U0367257

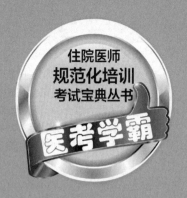

住院医师规范化培训

儿科
模拟试题及精析

住院医师规范化培训考试宝典编委会 编

第2版

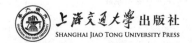

上海交通大学出版社
SHANGHAI JIAO TONG UNIVERSITY PRESS

内容提要

本书系儿科住院医师规范化培训考试辅导教材,试题设计紧扣《住院医师规范化培训结业理论考核大纲》和《住院医师规范化培训结业实践技能考核指导标准》,总结全国住院医师规范化培训考试的经验,以模拟试题为媒介,对相关考点进行解析,并对相对较难的知识点进行扩展解读,以帮助考生了解考试形式和内容,顺利地通过出科考核。

本书可供参加儿科住院医师规范化培训的住院医师及相关带教老师参考。

图书在版编目(CIP)数据

住院医师规范化培训儿科模拟试题及精析/刘乾生,
张津,梁轶群主编.—2版.—上海:上海交通大学出
版社,2022.1
(住院医师规范化培训考试宝典丛书)
ISBN 978-7-313-26970-6

Ⅰ.①住… Ⅱ.①刘…②张…③梁… Ⅲ.①儿科学
—岗位培训—解题 Ⅳ.①R72-44

中国版本图书馆 CIP 数据核字(2022)第 108528 号

住院医师规范化培训儿科模拟试题及精析(第 2 版)
ZHUYUAN YISHI GUIFANHUA PEIXUN ERKE MONI SHITI JI JINGXI

主　　编:	刘乾生　张　津　梁轶群		
出版发行:	上海交通大学出版社	地　　址:	上海市番禺路 951 号
邮政编码:	200030	电　　话:	021-64071208
印　　制:	苏州市越洋印刷有限公司	经　　销:	全国新华书店
开　　本:	787mm×1092mm　1/16	印　　张:	23.75
字　　数:	600 千字		
版　　次:	2019 年 1 月第 1 版　2022 年 1 月第 2 版	印　　次:	2022 年 1 月第 3 次印刷
书　　号:	ISBN 978-7-313-26970-6		
定　　价:	62.00 元		

住院医师规范化培训儿科模拟试题及精析

编 委 会

主　编　刘乾生　张　津　梁轶群
编　者　靳　丹　张小侠　闫　歌
编　委　（按汉语拼音排序）

前　言

　　医疗是关系国人身家性命的大事。完整的医学教育包括院校教育、毕业后教育和继续教育，而住院医师规范化培训是毕业后教育的重要组成部分，是医学生成长为合格医生的必由阶段，是合格医师成才的关键培养时期。培训水平的高低直接决定了医生今后的医疗水平，其重要性不言而喻。根据《关于建立住院医师规范化培训制度的指导意见》，要求到 2015 年，各省（区、市）全面启动住院医师规范化培训工作；到 2020 年，基本建立住院医师规范化培训制度，所有新进医疗岗位的本科及以上学历临床医师均接受住院医师规范化培训。参加住院医师规范化培训对全国各地的新进住院医师来说已是大势所趋。

　　对参加培训的年轻医师来说，培训考核（包括过程考核和结业考核）则是一道必经的门槛，未能通过结业考核的医师则可能面临延期出站甚至重新培训的后果。但是，目前国内关于住院医师规范化培训考核的辅导教材尚不多见，考生往往缺乏理想的复习资料。为此，上海交通大学出版社在上海市卫生和计划生育委员会的支持下，汇集多年住院医师规范化培训的经验，组织 300 多位专家，编写了一套《住院医师规范化培训示范案例》。图书一经推出，获得了巨大反响，深受住院医师欢迎，为解决住院医师实践不足的问题提供了抓手。但也有反馈，希望能够获得指导住院医师规范化培训考试的专门指导书。为此，在充分调研的基础上，上海交通大学出版社委托本丛书编委会，以国家出台的《住院医师规范化培训结业理论考核大纲》和《住院医师规范化培训结业实践技能考核指导标准》要求掌握的考点为标准，总结全国住院医师规范化培训考试的经验，以广西英腾教育股份有限公司《住院医师考试宝典》的庞大题库为平台，强调高效、精准的练习，编写了此套"住院医师规范化培训考试宝典"丛书，以适应住院医师规范化培训考核的需要，帮助住院医师了解考试形式和内容，更好地掌握相关知识点，顺利地通过出科考核。

　　本套图书有以下特点：

　　（1）学科体系完整。本套丛书暂定推出 10 册，包括内科、外科、妇产科、儿科、全科医学科、急诊科等 9 个住院医师规范化培训热门专业以及实践技能的训练。今后还将陆续出版精神科、耳鼻咽喉科、眼科、医学检验科、临床病理科等，全面涵盖住院医师规范化培训所要求的各个专业。

　　（2）题量丰富，题型全面。本套丛书所选题目经历了市场的多年检验，不乏各省乃至全国住院医师规范化培训考试中的仿真题，题量大，涵盖各个科目结业考核的各种题型。

　　（3）模拟真实考试，精准复习。本套丛书以《住院医师规范化培训结业理论考核大纲》所要求掌握的内容进行章节练习，同时附有模拟考卷，不仅包含专业理论知识考核，还有公共理论、心电图及 X 线结果判读等，题型接近真实考试，覆盖各类知识点，以达到高效、全面、精准的复习效果。

　　本套丛书的编者来自全国各地的高校及医院,具有丰富的教学及临床工作经验,为本系列丛书的编写提供了质量保证。本书在编写过程中得到了上海交通大学出版社和广西英腾教育股份有限公司的大力支持,在此表示感谢。本版次对第1版中存在的一些差错和疏漏之处进行了修正,请广大读者继续对本书的编写提出宝贵建议,以便我们不断修改完善。

"住院医师规范化培训考试宝典"编委会

目　录

题 型 说 明

A1 型题：单句型最佳选择题

每道试题由一个题干和 A、B、C、D、E 五个备选答案组成。备选答案中只有一个答案为正确答案，其余四个均为干扰答案。

例：体格发育最快的时期是

A. 新生儿期

B. 婴儿期

C. 幼儿期

D. 学龄前期

E. 学龄期

正确答案：B

A2 型题：病历摘要型最佳选择题

每道试题由一个简要病历作为题干，一个引导性问题和 A、B、C、D、E 五个备选答案组成。备选答案中只有一个答案为正确答案，其余四个均为干扰答案。

例：4 个月男婴，烦躁，易激惹，好哭易惊，体温正常，有枕秃，前囟平，颅骨有乒乓球样感，诊断首先考虑

A. 佝偻病

B. 软骨营养不良

C. 化脓性脑膜炎

D. 呆小病

E. 颅内出血

正确答案：A

A3 型题：病历组型最佳选择题

每道试题先叙述一个以患者为中心的临床场景，然后提出若干个相关问题，每个问题均与开始叙述的临床场景有关，但测试要点不同，且问题之间相互独立。每个问题下面都有 A、B、C、D、

E 五个备选答案。备选答案中只有一个答案为正确答案,其余四个均为干扰答案。

例:男孩,14 个月,发热、咳嗽 3 天,气急、发绀、烦躁不安 2 h 入院。体检:体温 39.5℃,气急,面色苍白,明显三凹征,呼吸 60 次/分,两肺部满中细湿啰音,肝肋下 3 cm。胸片示右下肺呈点片状阴影。

1. 最可能的诊断是
A. 金黄色葡萄球菌性肺炎
B. 毛细支气管炎
C. 支气管肺炎伴心力衰竭
D. 腺病毒性肺炎
E. 支气管肺炎伴败血症
正确答案:C

2. 该患儿的紧急处理原则是
A. 吸氧加用抗生素
B. 镇静、退热、祛痰、止咳
C. 地塞米松
D. 能量合剂
E. 吸氧、镇静、强心、血管活性药物
正确答案:E

A4 型题:病历串型最佳选择题

每道试题先叙述一个以患者为中心的临床场景,然后提出若干个相关问题。当病情逐渐展开时,可以逐步增加新的信息。每个问题均与开始叙述的临床场景有关,也与新增加的信息有关,但测试要点不同,且问题之间相互独立。每个问题下面都有 A、B、C、D、E 五个备选答案。备选答案中只有一个答案为正确答案,其余四个均为干扰答案。

例:男孩,3 岁,与同龄人相比体质较差,因怀疑先天性心脏病就诊。

1. 首先应检查
A. 血常规
B. 脑电图
C. 血钙、磷测定
D. 胸部 X 线摄片
E. 腹部 B 超
正确答案:D

2. 该患儿口唇黏膜发绀,轻度杵状指趾,胸骨左缘 2～4 肋间听到 2/6～3/6 级收缩期杂音,P_2 减弱。为确诊应做的检查是
A. 脑电图
B. 头颅 CT

C. 心肌酶谱

D. 右心导管造影

E. 腹部B超

正确答案：D

3. 2个月后患儿出现发热伴咽痛，2周后出现头痛。右侧巴氏征（＋），白细胞 $18 \times 10^9/L$，中性粒细胞0.86，淋巴细胞0.14。考虑合并

A. 肺炎

B. 脑出血

C. 结核性脑膜炎

D. 心肌炎

E. 脑脓肿

正确答案：E

4. 并发症治愈后，进一步治疗的方法为

A. 预防外伤

B. 长期抗生素预防感染

C. 应用激素

D. 口服维生素

E. 施行心脏手术

正确答案：E

B1型题：配伍题

每组试题由若干道题和A、B、C、D、E五个备选答案组成。所有试题共用备选答案。每个备选答案可能被选择一次、多次或不被选择。

例：（1～6题共用备选答案）

A. 10岁

B. 8周

C. 6个月

D. 12个月

E. 1岁半

F. 2岁

1. 腕部骨化中心出全的年龄为

2. 后囟闭合的时间为

3. 可确定出乳齿延迟的时间为

4. 乳齿通常萌出的时间为

5. 前囟闭合的时间为

6. 桡骨远端骨化中心出现的时间为

正确答案：**1.** A **2.** B **3.** D **4.** C **5.** E **6.** E

X 型题：多项选择题

每道试题由一个题干和 A、B、C、D、E 五个备选答案组成。备选答案中有两个或两个以上的正确答案。多选、少选、错选均不得分。

例：下列疾病表现为小细胞低色素性贫血的是

A. 缺铁性贫血

B. 感染、炎症性贫血

C. G6PD 缺乏症

D. 肺含铁血黄素沉着症

E. 地中海贫血

正确答案：ABDE

第一章

总　论

1. 新生儿保健的重点时间是
   A. 生后 1 h 内
   B. 生后 1 天内
   C. 生后 3 天内
   D. 生后 1 周内
   E. 生后 2 周内

2. 体格发育最快的时期是
   A. 新生儿期
   B. 婴儿期
   C. 幼儿期
   D. 学龄前期
   E. 学龄期

3. 幼儿期年龄的划分应是
   A. 出生到 1 岁
   B. 出生到 2 岁
   C. 1～3 岁
   D. 1～4 岁
   E. 2～4 岁

4. 小儿体格发育的两个高峰期是
   A. 青春期、学龄期
   B. 学龄期、学龄前期
   C. 青春期、幼儿期
   D. 青春期、婴儿期
   E. 学龄期、新生儿期

5. 胚胎期是指受孕后的
   A. 8 周内
   B. 9 周内
   C. 10 周内
   D. 11 周内
   E. 12 周内

6. 小儿容易发生意外伤害和中毒的时期是
   A. 新生儿期
   B. 婴儿期
   C. 幼儿期
   D. 学龄前期
   E. 学龄期

7. 青春期发育最突出的特点是
   A. 神经发育成熟
   B. 免疫功能进一步增强
   C. 生殖系统迅速发育,并趋向成熟
   D. 体格加速
   E. 内分泌调节尚不稳定

8. 新生儿期的特点是
   A. 发病率高,病死率高
   B. 语言、思维和交往能力增强,但对各种危险的识别能力不足
   C. 智能发育进一步完善,好奇心强

D. 生长迅速,对营养物质需求量相对较大,易发生消化系统疾病

E. 生长速度减慢,智能发育更趋完善,好奇多问,模仿性强

9. 儿童病死率最高的是哪一时期?
A. 胎儿期
B. 新生儿期
C. 婴儿期
D. 幼儿期
E. 学龄期

10. 儿童生长发育最快的时期是
A. 围生期
B. 新生儿期
C. 婴儿期
D. 幼儿期
E. 学龄前期

11. 新生儿早期是指
A. 生后1 h内
B. 生后1天内
C. 生后3天内
D. 生后1周内
E. 生后2周内

12. 儿童年龄划分为
A. 婴儿期、学龄期、青春期
B. 新生儿期、婴儿期、幼儿期、学龄期
C. 新生儿期、婴儿期、幼儿期、学龄前期、学龄期
D. 胎儿期、新生儿期、婴儿期、幼儿期、学龄前期、学龄期、青春期
E. 胎儿期、新生儿期、婴儿期、学龄前期、学龄期

13. 围生期是指
A. 孕期10周到出生后30天
B. 从受孕到出生后10天
C. 孕期20周到出生后1周

D. 孕期24周到出生后30天
E. 孕期28周到出生后1周

14. Tanner将青春期外生殖器和性征的发育分成
A. 5期
B. 4期
C. 3期
D. 2期
E. 以上都不是

15. 最易发生意外事故的年龄是
A. <1岁
B. 7~8岁
C. 2~4岁
D. 10~12岁
E. 青春期

16. 下列哪项是体格生长的总规律?
A. 正反规律
B. 头尾规律
C. 由简单到复杂
D. 由近到远
E. 各系统器官发育不平衡

17. 下列不是学龄前期儿童的特点的是
A. 体格发育稳步增长,但较前减慢
B. 脑发育完全成熟
C. 智能发育增快,可塑性强
D. 一般发病率较高
E. 以上都不是

18. 幼儿期生长速度减慢,智能发育较快,语言、思维和交往能力增强,识别能力不足,此期保健重点中更重要的是
A. 防病
B. 防意外
C. 早期教育
D. 食物选择
E. 定期体检

19. 3 岁女孩,坐高 57 cm,身高 85 cm,坐高与身高的比值为 0.66(参数为 0.59),可能为
　A. 不匀称性矮小
　B. 正常误差
　C. 骨发育异常
　D. 匀称性矮小
　E. 以上都不是

20. 一女孩出生体重 3.4 kg,5 个月 6.5 kg,用什么方法评价该女孩的体格发育?
　A. 体重公式
　B. 生长速度
　C. 生长水平
　D. 匀称度
　E. 生长速度、生长水平

21. 11 岁女孩,身高 132 cm,学习成绩好。其父亲身高 170 cm,母亲 160 cm。该女孩 6～7 岁时身高增长 5.1 cm,7～8 岁增长 5.0 cm,9～10 岁增长 5.3 cm,11 岁时骨龄为 10.8 岁,第二性征未出现。可能的原因是
　A. 正常生长
　B. 营养不良
　C. 先天卵巢发育不全
　D. 遗传性矮小
　E. 疾病

22. 2 岁女孩,身长 78 cm,体重 11 kg,智力正常,最首要的检查是
　A. 头颅 CT
　B. 头颅 MRI
　C. 骨龄
　D. 生长激素
　E. 甲状腺激素

23. 2 岁幼儿,尚未出牙,头发稀少,无其他异常表现,家长认为是"缺钙"来就诊,最有可能的原因是
　A. 外胚层发育不良
　B. 佝偻病

　C. 甲状腺功能减低
　D. 黏多糖
　E. 软骨发育不全

24. 婴儿体重 4 kg,逗能微笑,头能竖直,推测月龄是
　A. 3 个月
　B. 2 个月
　C. 10 个月
　D. 12 个月
　E. 15 个月

25. 体重 6 kg,身长 61 cm,相当于婴儿
　A. 3 个月
　B. 6 个月
　C. 10 个月
　D. 12 个月
　E. 15 个月

26. 儿童体重 9.2 kg,身长 75 cm,头围 46 cm,胸围 46 cm 时,推测月龄是
　A. 3 个月
　B. 6 个月
　C. 10 个月
　D. 12 个月
　E. 15 个月

27. 儿童会说 2～3 个字的句子,自己上楼,最可能的年龄是
　A. 1 岁
　B. 3 岁
　C. 4 岁
　D. 2 岁
　E. 5 岁

28. 3 岁小儿身高 90 cm,体重 14 kg,牙 20 个,可考虑
　A. 体重、身高略低
　B. 营养不良
　C. 肥胖

D. 正常

E. 身材高大

29. 男孩,1岁,体重10 kg,重度脱水,在补液初期给予的液体性质、量及速度为

  A. 等张含钠液,1 200 ml,8~12 h 静脉输入

  B. 2/3 张含钠液,1 200 ml,8~12 h 静脉输入

  C. 1/2 张含钠液,1 200 ml,8~12 h 静脉输入

  D. 1/3 张含钠液,1 200 ml,8~12 h 静脉输入

  E. 等张含钠液,200 ml,0.5~1 h 静脉输入

30. 男孩,16 个月,发热、咳嗽 4 天。体检:呼吸急促,唇发绀,三凹征明显,双肺闻及较多中细湿啰音,诊断为支气管肺炎。患儿可能存在的酸碱平衡紊乱类型为

  A. 正常 AG 型代谢性酸中毒

  B. 高 AG 型代谢性酸中毒

  C. 呼吸性酸中毒

  D. 代谢性碱中毒

  E. 呼吸性碱中毒

31. 男孩,7 岁,患新隐球菌脑膜炎,给予两性霉素治疗 2 周,现患儿出现四肢软弱。体检:心律齐,第一心音较低,腱反射减弱,腹稍胀,肠鸣音减弱,考虑为低钾血症。下列有关低钾血症的描述不正确的为

  A. 血钾浓度低于 3.5 mmol/L

  B. 可有活动障碍、腱反射减弱或消失,严重者发生弛缓性瘫痪

  C. 可有腹胀、肠鸣音减弱,甚至肠麻痹

  D. 可有心律失常、心肌损害表现

  E. 低钾血症均有症状

32. 男孩青春期的一般年龄范围是

  A. 10~11 岁到 18~20 岁

  B. 11~12 岁到 18~20 岁

  C. 12~13 岁到 18~20 岁

  D. 13~14 岁到 18~20 岁

  E. 14~15 岁到 20~22 岁

33. 关于遗传对小儿生长发育影响的叙述错误的是

  A. 遗传影响儿童性成熟的迟早

  B. 遗传决定了儿童生长发育的潜力

  C. 儿童最终的身高与遗传有密切关系

  D. 遗传对生长发育的作用显著大于环境因素

  E. 人的肤色、身体的比例受种族遗传的影响

34. 12 个月时小儿的体重约为出生体重的

  A. 2 倍

  B. 2.5 倍

  C. 3 倍

  D. 3.5 倍

  E. 4 倍

35. 生理性体重下降一般在什么时候恢复到出生体重?

  A. 出生 2~4 天

  B. 出生 4~7 天

  C. 出生 7~10 天

  D. 出生 10~12 天

  E. 出生 12~14 天

36. 男孩,4 岁,营养发育中等。其标准体重和身长最可能是

  A. 14 kg, 90 cm

  B. 15 kg, 100 cm

  C. 15 kg, 110 cm

  D. 16 kg, 110 cm

  E. 17 kg, 115 cm

37. 正常人的指距值为

  A. 等于身高值

B. 略小于身高值

C. 略大于身高值

D. 明显小于身高值

E. 明显大于身高值

38. 1 岁和 2 岁时的头围分别为

A. 45 cm, 47 cm

B. 45 cm, 48 cm

C. 46 cm, 48 cm

D. 46 cm, 49 cm

E. 47 cm, 49 cm

39. 出生时的胸围比头围

A. 小 1～2 cm

B. 小 2～3 cm

C. 相等

D. 大 1～2 cm

E. 大 2～3 cm

40. 2 岁以内乳牙的数目约为

A. 月龄加 1～2

B. 月龄加 2～4

C. 月龄减 2～4

D. 月龄减 4～6

E. 等于月龄

41. 以下生长发育的评价错误的是

A. 百分位数和均值离差法的设计原理相同

B. 均值离差法适合于正态分布的常用统计方法

C. 指数法是用两项指标间的相互关系进行比较

D. 相应身高的体重可反映儿童目前的营养状况

E. 标准差比值法用偏离该年龄组标准的程度来反映生长情况

42. 小儿生长发育最快的时期是

A. 生后最初 6 个月

B. 6 个月～1 岁

C. 1～2 岁

D. 2～3 岁

E. 3～4 岁

43. 前囟的正确测量方法是

A. 对角顶连线

B. 对边中点连线

C. 邻边中点连线

D. 邻角顶连线

E. 周径长度

44. 头围的测量方法为

A. 枕后结节到眉间绕头一周

B. 枕后到额部中央绕头一周

C. 枕后结节到眉弓上方最突出处绕头一周

D. 枕后到耳边到眉间绕头一周

E. 枕后结节到眉弓上 2 cm 绕头一周

45. 小儿特有的能量需求方面是

A. 基础代谢

B. 生长发育

C. 活动所需

D. 排泄损失能量

E. 食物特殊动力作用

46. 营养不良的最初症状是

A. 智力发育停滞

B. 肌肉张力低下

C. 身长低于正常

D. 体重不增或下降

E. 运动功能发育迟缓

47. 营养不良患儿皮下脂肪消失的顺序是

A. 面颊-胸背-腹部-臀部-四肢

B. 胸背-腹部-臀部-四肢-面颊

C. 腹部-胸背-臀部-四肢-面颊

D. 腹部-胸背-四肢-面颊-臀部

E. 臀部-四肢-面颊-胸背-腹部

48. 人体中维生素 D 的主要来源是
　　A. 皮肤中的 7 -脱氢胆固醇
　　B. 植物油中的维生素 D
　　C. 猪肝中的维生素 D
　　D. 蛋黄中的维生素 D
　　E. 牛奶中的维生素 D

49. 3~6 个月佝偻病患儿多见的骨骼系统改变是
　　A. 方颅
　　B. 胸廓畸形
　　C. 下肢畸形
　　D. 颅骨软化
　　E. 手镯、脚镯征

50. 为预防佝偻病的发生,医生应指导家长于几岁起口服维生素 D 400 IU/d?
　　A. 生后 4 周起
　　B. 2 岁
　　C. 3 岁
　　D. 4 岁
　　E. 5 岁

51. 小儿最常用的药物计算方法是
　　A. 按体重计算
　　B. 按身长计算
　　C. 按年龄计算
　　D. 按体表面积计算
　　E. 按成人剂量计算

52. 2 岁小儿身材矮小、匀称,下列诊断不太可能的是
　　A. 生长迟缓
　　B. 营养不良
　　C. 克汀病
　　D. 慢性腹泻
　　E. 垂体性侏儒症

53. 1 岁 2 个月男婴,因食欲差来门诊。母乳

少,长期以米糊、稀饭喂养,未添加其他辅食,诊断为轻度营养不良。在下列临床表现中,最先出现的是
　　A. 皮肤干燥
　　B. 肌张力低下
　　C. 身长低于正常
　　D. 皮下脂肪减少
　　E. 体重不增或减轻

54. 1 岁半患儿,重症营养不良。突然发生面色灰白、神志不清、脉搏减慢、呼吸暂停等。应首先考虑
　　A. 继发感染
　　B. 低钙血症
　　C. 低糖血症
　　D. 低钠血症
　　E. 心力衰竭

55. 女孩进入青春期较男孩约
　　A. 晚 1 年
　　B. 晚 2 年
　　C. 相同年龄
　　D. 早 1 年
　　E. 早 2 年

56. 关于青春期的描述错误的是
　　A. 青春中期体格生长开始加速
　　B. 青春早期第二性征迅速发育
　　C. 青春晚期体格生长完全停止
　　D. 进入青春期生长激素作用减弱,性激素量增加
　　E. 以上都不对

57. 学龄前期的儿童每年体重身高的增长值约为
　　A. 体重 1 kg,身长 4 cm
　　B. 体重 2 kg,身长 7 cm
　　C. 体重 3 kg,身长 7 cm
　　D. 体重 3 kg,身长 8 cm
　　E. 体重 1 kg,身长 9 cm

58. 小儿年龄分期,幼儿期是
    A. 出生后至足 28 天
    B. 出生后至满 1 周岁
    C. 1 周岁后至满 3 周岁
    D. 3 周岁后至 6～7 周岁
    E. 6～7 周岁至青春期前

59. 新生儿期是指从出生断脐至
    A. 7 天
    B. 18 天
    C. 28 天
    D. 30 天
    E. 40 天

60. 易发生各种感染和传染病的时期是
    A. 新生儿期
    B. 婴儿期
    C. 幼儿期
    D. 学龄前期
    E. 青春期

61. 智力发展的关键期在
    A. 3 岁前
    B. 4 岁前
    C. 5 岁前
    D. 6 岁前
    E. 7 岁前

62. 小儿病死率最高的时期是
    A. 新生儿期
    B. 婴儿期
    C. 幼儿期
    D. 学龄前期
    E. 学龄期

63. 小儿年龄分期中婴儿期是指
    A. 出生 1 个月后至满 1 周岁前
    B. 出生 1 个月后至满 3 周岁前
    C. 出生 1 周岁后至满 3 周岁前

    D. 出生后至满 1 周岁前
    E. 出生后至满 3 周岁前

64. 人体各系统发育不平衡,有先后之分,发育最晚的系统是
    A. 淋巴系统
    B. 神经系统
    C. 一般体格发育
    D. 生殖系统
    E. 呼吸系统

二、A3/A4 型题

(65～68 题共用题干)
　　一女孩出生体重 3.4 kg,3 个月 4.5 kg。

65. 该女孩体重生长
    A. 正常
    B. 较好
    C. 较差
    D. 好
    E. 差

66. 如何评价该女孩的体格生长?
    A. 体重公式
    B. 生长速度
    C. 生长水平
    D. 匀称度
    E. 生长速度、生长水平

67. 3 个月婴儿体格检查时,其大运动发育应是
    A. 瞬间抬头
    B. 直抱时不能抬头
    C. 抱时勉强竖起,但左右前后晃动
    D. 卧位时以肘支撑上半身,抬起头
    E. 卧位时抬头两手支撑,并左右旋转头部

68. 3 个月婴儿体格检查时,其语言发育应是
    A. 咿呀发音
    B. 说叠词

C. 发单音词,如"爸"、"妈"

D. 能哭喊,无其他语声

E. 能哭喊,逗引不太会笑

(69~72题共用题干)

男婴,独坐稳,换手,认生,头围43 cm。

69. 其年龄应为

A. 3个月

B. 8个月

C. 5个月

D. 12个月

E. 15个月

70. 下列哪项发育不可能出现?

A. 能发出"妈妈"等语音

B. 能指出身体的几个部分

C. 会扶着栏杆站起来

D. 会拍手

E. 能听懂自己的名字

71. 下列哪项反射已不存在?

A. 腹壁反射

B. 吸吮反射

C. 跟腱反射

D. 提睾反射

E. 巴宾斯基征阳性

72. 腕部X线摄片,骨化中心数最多为

A. 2个

B. 1个

C. 0个

D. 3个

E. 4个

(73~77题共用题干)

小儿的骨骼生长发育中:

73. 后囟关闭的年龄通常为

A. 4周

B. 6~8周

C. 5个月

D. 3个月

E. 4个月

74. 前囟关闭最迟的年龄通常为

A. 8个月

B. 12个月

C. 11个月

D. 13个月

E. 18个月

75. 脊柱出现胸曲的年龄为

A. 3个月

B. 4个月

C. 6个月

D. 5个月

E. 7个月

76. 脊柱出现颈曲的年龄为

A. 3个月

B. 4个月

C. 6个月

D. 5个月

E. 7个月

77. 脊柱出现腰曲的年龄为

A. 12个月

B. 4个月

C. 6个月

D. 5个月

E. 7个月

三、B型题

(78~80题共用备选答案)

A. 营养、锻炼、健康教育、预防接种

B. 定期检查、新生儿筛查

C. 锻炼、健康教育、定期检查

D. 疾病诊断及治疗

78. 一级预防包括

79. 三级预防包括

80. 二级预防包括

（81～83 题共用备选答案）

不同年龄阶段的小儿呼吸、心率分别为多少？

A. 40～45 次/分，120～140 次/分

B. 25～30 次/分，110～130 次/分

C. 20～25 次/分，80～100 次/分

D. 16～18 次/分，70～90 次/分

E. 50～60 次/分，130～160 次/分

81. 10 岁为

82. 1 岁为

83. 新生儿为

四、X 型题

84. 5 岁的孩子可采用以下哪几种方法进行智力的诊断性测验？

A. Gesell 发育量表

B. Bayley 婴儿发育量表

C. Standford-Binet 智能量表

D. Wechsler 学前儿童智能量表

E. Wechsler 儿童智能量表修订版

85. 以下发育评价正确的是

A. 百分位数法只适用于非正态分布状况

B. 定期纵向观察能判断儿童的生长趋势

C. 均值离差法是适合于正态分布的常用统计方法

D. 指数法是利用二项指标间的关系来评价营养状况

E. 参考人群值可选择中国城市儿童的体格发育数据

86. 男性青春期发育的征象是

A. 遗精

B. 睾丸增大

C. 变声、喉结出现

D. 阴毛、腋毛出现

E. 阴茎开始增长增粗

87. 下列关于小儿脊柱发育叙述正确的是

A. 2 个月出现颈椎前凸

B. 3 个月出现颈椎前凸

C. 1 岁出现腰椎前凸

D. 6 个月出现胸椎后凸

E. 7 个月出现胸椎后凸

88. 下列哪些疾病可引起高血压？

A. 病毒性脑炎

B. 急性肾小球肾炎

C. 支气管肺炎

D. 败血症

E. 长期激素治疗

89. 1 岁以上婴儿应完成以下预防接种中的

A. 卡介苗

B. 麻疹疫苗

C. 乙肝疫苗

D. 百日咳-白喉-破伤风混合疫苗

E. 脊髓灰质炎疫苗

第二章

营养及营养障碍疾病

1. 下列氨基酸中能转化为儿茶酚胺的是
   A. 天冬氨酸
   B. 色氨酸
   C. 酪氨酸
   D. 缬氨酸
   E. 甲硫氨酸

2. 3~6 个月婴儿维生素 D 缺乏性佝偻病激期骨骼改变最常见的表现为
   A. 颅骨软化
   B. 方颅
   C. 前囟增大
   D. 腕踝部膨大
   E. 串珠肋和肋膈沟

3. 患维生素 D 缺乏性佝偻病的 9~10 个月婴儿多见的骨骼改变是
   A. 肋膈沟
   B. 串珠肋
   C. 方颅
   D. 鸡胸
   E. 颅骨软化

4. 患儿男,8 个月。间断抽搐 1 天,不伴发热,无咳嗽。查体:方颅,心肺无异常。查血糖 3.3 mmol/L,血钙 1.5 mmol/L(6.0 mg/dl),血镁 0.64 mmol/L(1.6 mg/dl),血磷 2.5 mmol/L(8 mg/dl)。最可能的诊断是
   A. 低血糖症
   B. 低镁血症
   C. 婴儿痉挛症
   D. 维生素 D 缺乏性佝偻病
   E. 维生素 D 缺乏性手足搐搦症

5. 患儿女,4 岁。身高 90 cm,体重 8 kg,皮肤松弛,皮下脂肪菲薄,面颊消瘦。近期发生腹泻,皮肤干燥,哭时泪少,眼球结膜可见毕脱斑。其诊断应是
   A. 重度营养不良并发维生素 A 缺乏
   B. 重度营养不良并发维生素 D 缺乏
   C. 中度营养不良并发维生素 A 缺乏
   D. 中度营养不良并发维生素 B 缺乏
   E. 中度营养不良并发维生素 D 缺乏

6. 患儿女,2 岁。因智力发育落后 1 年伴间断抽搐半年就诊。查体:皮肤色泽浅,头发呈黄色,肌张力较高。对明确诊断最有意义的检查是
   A. 染色体核型分析
   B. 血钙、磷、镁、碱性磷酸酶
   C. 尿有机酸分析
   D. 血甲状旁腺素
   E. 血 TSH、T_4

7. 佝偻病颅骨软化多发生于
   A. 1～3 个月
   B. 3～6 个月
   C. 6～9 个月
   D. 6～12 个月
   E. 12 个月以上

8. 患儿,女,6 岁,发热 8 d,伴咽痛、头痛、食欲缺乏,体温 39℃左右。查体:咽充血,全身浅表淋巴结肿大,头面部及躯干可见丘疹。外周血白细胞 18×10^9/L,淋巴细胞 0.75,异型淋巴细胞 0.20。本病例临床诊断首先考虑是
   A. 风疹
   B. 登革热
   C. 巨细胞病毒感染
   D. 传染性单核细胞增多症
   E. 幼儿急疹

9. 患儿,8 岁,拟诊为传染性单核细胞增多症。为了确诊,其主要依据为
   A. 发热、咽痛、躯干部斑丘疹
   B. 全身浅表淋巴结肿大
   C. 外周血中白细胞增高及出现异型淋巴细胞
   D. 绵羊红细胞凝集试验
   E. 血清抗 EBV - IgM 阳性

10. 患儿,5 月,反复阵发性哭闹,发作时面色苍白,呕吐 3 次,为胃内容物。体检腹部扪及腊肠样块物,肛指检查指套上有果酱样大便。最可能的诊断为
    A. 急性胃炎
    B. 急性肠炎
    C. 急性阑尾炎
    D. 急性胰腺炎
    E. 以上都不是

11. 一足月新生儿生后第 6 天,因少吃、少哭、少动 2 天入院。体检:肛门温度 38.2℃,精

神萎,前囟饱满,皮肤黄染。呼吸 50 次/分,心、肺听诊正常,腹稍胀,肝肋下 2 cm,脾肋下刚及,拥抱反射迟钝。已抽血送培养。进一步检查应先考虑
    A. 胸部 X 线摄片
    B. 腰椎穿刺、脑脊液常规及培养
    C. 颅脑 CT 检查
    D. 膀胱穿刺、尿液培养
    E. 血清胆红素测定

12. 男,4 岁,自 2 岁起发现患儿行走无力,上楼困难,智力发育稍差。检查发现步行呈鸭步状态,从仰卧位起立困难,腓肠肌有肥大。其诊断最可能为
    A. DMD/BMD
    B. 线粒体肌病
    C. 脊髓肌萎缩症
    D. 脑性瘫痪
    E. 先天性肌病

13. 6 个月以内的婴儿人工喂养时,奶量每日约需
    A. 牛奶 100 ml/kg
    B. 配方奶粉 100 ml/kg
    C. 配方奶粉 30 g/kg
    D. 配方奶粉 20 g/kg
    E. 8% 加糖牛奶 67 ml/kg

14. 新生儿体内产热主要依靠
    A. 肢体肌肉的运动
    B. 皮肤脂肪的作用
    C. 棕色脂肪的作用
    D. 保证足够的奶量
    E. 尽量减少能量的消耗

15. 体重超过同性别、同身高正常儿均值的 30% - 39%,属
    A. 肥胖症
    B. 中度肥胖
    C. 重度肥胖

D. 轻度肥胖

E. 以上都不是

16. 儿童肥胖症常见于
A. 婴儿期、5～6岁和青春期
B. 婴儿期、幼儿期
C. 幼儿期、学龄期
D. 学龄期、青春期
E. 5～6岁、学龄期

17. 8个月小儿，人工喂养，未加辅食，反复腹泻3个月。2个月来面色渐苍白，对周围反应差，舌唇颤抖。RBC 2.0×10^{12}/L，Hb 75 g/L。经维生素 B_{12} 0.1 mg 每周2次肌内注射及维生素C治疗6周后，反应已正常，颤抖消失。RBC 3.0×10^{12}/L，Hb 95 g/L。此种情况应属于
A. 正常治疗反应，维持原有治疗
B. 效果差，宜加大维生素 B_{12} 剂量
C. 效果差，宜加输血疗法
D. 效果尚好，但应加用铁剂治疗
E. 以上均不是

18. 5个月男婴，母亲有慢性肝炎，人工喂养，应用鲜牛奶加热浓缩、喷雾、干燥而成，应用时按容量之比为1：4加水成乳汁，其成分同鲜牛奶。其应用的乳制品为
A. 脱脂奶粉
B. 蒸发乳
C. 酸牛奶
D. 全脂奶粉
E. 炼乳

19. 5个月小儿，人工喂养体重4 kg，腹部皮下脂肪0.3 cm，皮肤弹性差，肌肉明显松弛，两眼近角膜外侧缘有结膜干燥斑。其最可能的诊断是
A. Ⅱ度营养不良伴维生素C缺乏
B. Ⅱ度营养不良伴维生素A缺乏
C. Ⅰ度营养不良伴维生素C缺乏

D. Ⅲ度营养不良伴维生素B缺乏

E. Ⅲ度营养不良伴维生素A缺乏

20. 6个月男孩，自幼营养状况欠佳，身材瘦小，明显方颅，肋膈沟，下肢可见"O"形腿。实验室检查示：血钙稍低，血磷降低，X线摄片示长骨干骺端呈毛刷样，并有杯口状改变。该患儿确切的诊断是
A. 营养不良
B. 维生素D缺乏性佝偻病
C. 维生素D缺乏性手足搐搦症
D. 抗维生素D性佝偻病
E. 软骨营养不良

21. 患儿，男，6个月，平时多汗，有夜惊。检查：枕秃明显，无颅骨软化症，前囟2.0 cm，无方颅及鸡胸，肋外翻，四肢肌肉松弛，心肺检查无异常。早期诊断最可能的依据是
A. 血碱性磷酸酶升高
B. 病史与临床症状
C. 血钙、磷降低
D. 长骨X线异常
E. 血 $25-(OH)D_3$ 下降

22. 最易并发维生素A缺乏症的是
A. 幼儿急疹
B. 麻疹
C. 川崎病
D. 风疹
E. 咽结合膜热

23. 为预防营养性维生素D缺乏佝偻病，小儿每日口服维生素D的剂量为
A. 1 600～2 000 IU
B. 400～800 IU
C. 1 300～1 500 IU
D. 200～300 IU
E. 900～1 200 IU

24. 维生素D缺乏性佝偻病不易发生在

A. 长期奶糕喂养

B. 患儿偏食

C. 长期米粉喂养

D. 患儿消化吸收障碍

E. 单纯母乳或者牛奶喂养

25. 维生素 D 缺乏性手足抽搐症的发病机制主要是

A. 甲状腺反应迟钝

B. 甲状旁腺反应迟钝

C. 垂体反应迟钝

D. 肾上腺皮质反应迟钝

E. 肾上腺髓质反应迟钝

26. 维生素 D 缺乏性佝偻病后遗症期的临床特征是

A. 骨骼畸形

B. 长骨干骺端异常

C. 血磷、血钙降低

D. 血碱性磷酸酶升高

E. 易激惹、烦闹、多汗

27. 维生素 D 缺乏手足抽搐症发生惊厥时,除给氧和保持呼吸道通畅外,应立即采取的措施是

A. 肌内注射维生素 D_3

B. 静脉补充钙剂

C. 肌内注射硫酸镁

D. 静脉注射或肌内注射地西泮

E. 静脉滴注甘露醇

28. 下列属于隐匿型维生素 D 缺乏性手足搐搦症表现的是

A. 面神经征

B. Kernig 征

C. 阿宾汉征

D. Babinski 征

E. Brudzinski 征

29. 维生素 D 缺乏性手足搐搦症发生惊厥是由

于血清中

A. 钾离子浓度降低

B. 钠离子浓度降低

C. 氯离子浓度降低

D. 钙离子浓度降低

E. 磷离子浓度降低

30. 关于维生素缺乏症的叙述,不正确的是

A. 维生素 A 缺乏——夜盲症

B. 维生素 D 缺乏——软骨病

C. 维生素 B_1 缺乏——脚气病

D. 维生素 B_6 缺乏——口角炎

E. 以上均不正确

31. 营养不良患儿皮下脂肪逐渐减少或消失,最后累及的部位是

A. 面颊部

B. 胸部

C. 腹部

D. 臀部

E. 四肢

32. 维生素 D 缺乏性佝偻病发生颅骨软化的年龄多见于

A. 1～2 个月

B. 3～6 个月

C. 7～9 个月

D. 10～12 个月

E. 1～2 岁

33. 婴儿喂养每日水的需要量是

A. 170 ml/kg

B. 150 ml/kg

C. 120 ml/kg

D. 100 ml/kg

E. 80 ml/kg

34. 维生素 D 缺乏性佝偻病激期血生化的特点是

A. 血清钙正常,血清磷降低,碱性磷酸酶

降低

B. 血清钙降低,血清磷降低,碱性磷酸酶增高

C. 血清钙降低,血清磷正常,碱性磷酸酶增高

D. 血清钙降低,血清磷增高,碱性磷酸酶降低

E. 血清钙正常,血清磷降低,碱性磷酸酶增高

35. 维生素 D 缺乏性佝偻病时由骨样组织增生所致的骨骼改变为
A. 方颅
B. 肋膈沟(赫氏沟)
C. 鸡胸或漏斗胸
D. "O"形腿或"X"形腿
E. 脊椎后突或侧弯

36. 蛋白质-热能营养不良并发症中可造成患儿突然死亡的原因是
A. 营养性贫血
B. 各种维生素缺乏
C. 呼吸道感染
D. 肠道感染
E. 自发性低血糖

37. 儿童生长发育迟缓,食欲减退或有异食癖,最可能缺乏的营养素是
A. 蛋白质和热能
B. 维生素 B_1
C. 维生素 D
D. 锌
E. 钙

38. 1 岁以内小儿基础代谢所需的能量为
A. 55 kcal/kg
B. 70 kcal/kg
C. 80 kcal/kg
D. 30 kcal/kg
E. 44 kcal/kg

39. 小儿重度蛋白质-能量营养不良进行饮食调整治疗,热量开始给予的水平是
A. 40~60 kcal/(kg・d)
B. 60~80 kcal/(kg・d)
C. 120~150 kcal/(kg・d)
D. 80~100 kcal/(kg・d)
E. 100~120 kcal/(kg・d)

40. 患儿,男,2 个月,体重 6 kg,需用牛奶喂养,按每日需 8%糖的全牛奶和水分别为
A. 400 ml、150 ml
B. 500 ml、250 ml
C. 600 ml、300 ml
D. 700 ml、400 ml
E. 800 ml、500 ml

41. 男婴,6 个月,出生体重 3.0 kg,生后人工喂养。近 3 个月来反复腹泻,精神反应差,老人貌,现体重 3.5 kg,身长 65 cm,腹部皮下脂肪消失,皮肤干燥,轻度水肿,心、肺检查无异常,肝、脾不大。该患儿最可能的诊断是
A. 重度营养不良水肿型
B. 重度营养不良消瘦水肿型
C. 中度营养不良水肿型
D. 重度营养不良消瘦型
E. 中度营养不良消瘦型

42. 5 岁男孩每日每千克体重所需总热量是
A. 420 kJ(100 kcal)
B. 460 kJ(110 kcal)
C. 500 kJ(120 kcal)
D. 540 kJ(130 kcal)
E. 580 kJ(140 kcal)

43. 每 100 kcal 热量的混合膳食产生的内生水是
A. 8 ml
B. 10 ml
C. 12 ml

D. 14 ml

E. 16 ml

44. 关于母乳营养素的特点,下列错误的是

A. 蛋白质生物价值高,且酪蛋白含量较少

B. 不饱和脂肪酸较多

C. 乳糖含量高,且以乙型乳糖为主

D. 维生素 K 含量较低

E. 含矿物质锌、铜、碘较低

45. 母乳与牛乳相比,营养丰富,易于消化,是因为母乳中

A. 蛋白质含量高

B. 含酪蛋白多

C. 含白蛋白多

D. 含饱和脂肪酸多

E. 含甲型乳糖高

46. 全脂奶粉加开水冲调,使其成分与鲜牛奶相似,其容积比应是

A. 1∶1

B. 1∶2

C. 1∶4

D. 1∶6

E. 1∶8

47. 含 8% 糖的牛奶 100 ml 约供能量

A. 80 kcal

B. 100 kcal

C. 120 kcal

D. 140 kcal

E. 160 kcal

48. 男婴,4～6 个月,最宜添加哪种辅食?

A. 鲜果汁

B. 青菜汁

C. 米汤

D. 代乳粉

E. 蛋黄

49. 营养不良患儿应用苯丙酸诺龙的主要作用是

A. 促进消化功能

B. 促进食欲

C. 促进糖原合成

D. 促进蛋白质合成

E. 增强机体免疫功能

50. 冬季出生婴儿,1 个月左右应给予维生素 D 预防量是

A. 每天 400 IU

B. 每天 1 000 IU

C. 每天 1 500 IU

D. 每天 2 000 IU

E. 每天 3 000 IU

51. 8 个月男婴,咳嗽 2 天,2 h 前突然惊厥 1 次。查体:体温 38℃,神志清,咽充血,心、肺无异常,无脑膜刺激征。白细胞 6.5×10^9/L,血清钙 1.60 mmol/L。最可能的诊断是

A. 低血糖

B. 维生素 D 缺乏性手足搐搦征

C. 上呼吸道感染伴高热惊厥

D. 化脓性脑膜炎

E. 中毒性脑病

52. 4 个月男婴。冬季出生,足月顺产,单纯牛奶喂养,未添加辅食。近半个月来较烦躁,夜哭闹不安,多汗。体检:体重 6 kg,有颅骨软化。最可能的诊断是

A. 营养不良

B. 亚临床维生素 A 缺乏症

C. 维生素 D 缺乏性佝偻病

D. 婴儿肠痉挛

E. 以上都不是

53. 1 岁女婴,因发热 1 天入院。查体:T 39℃,体重减轻 15%,面红而光滑,唇红不干,咽充血,轻度肋外翻,心肺(一),腹壁皮下脂

肪 0.7 cm,弹性好。此患儿除上呼吸道感染外,伴有的疾病是

A. 中度脱水

B. 活动性佝偻病

C. 营养不良

D. 酸中毒

E. 呆小病

54. 女婴,10 个月,双胎之一,因食欲差就诊。2 月前曾间断腹泻。查体:欠活泼,面色稍苍白,面部无明显消瘦。测体重 7 kg,身长 73 cm,腹部皮下脂肪 0.4 cm,四肢肌张力尚可。测血红蛋白为 90 g/L。该患儿合理诊断为

A. 正常儿

B. 单纯营养性贫血

C. Ⅰ度营养不良伴营养性贫血

D. Ⅱ度营养不良伴营养性贫血

E. Ⅲ度营养不良伴营养性贫血

55. 男,7 个月。体重 5.5 kg。母乳喂养,量少,未加辅食。体检:神志清,精神可,稍苍白,腹部皮下脂肪 0.5 cm,肌肉稍松弛。可能诊断是

A. 正常儿

B. Ⅰ度营养不良

C. Ⅱ度营养不良

D. Ⅲ度营养不良

E. 佝偻病

56. 小儿营养性维生素 D 缺乏性佝偻病后遗症期的临床表现为

A. 易激惹、烦躁、枕秃

B. 颅骨软化

C. 方颅

D. 血钙、血磷降低

E. 骨骼畸形

57. 儿童蛋白质-能量营养不良的诱发因素中,最常见的疾病是

A. 长期发热

B. 急、慢性传染病

C. 恶性肿瘤

D. 肠道寄生虫病

E. 消化系统疾病或先天畸形

58. 维生素 D 缺乏性佝偻病可靠的早期诊断指标是

A. 干骺端临时钙化带消失

B. 血清钙、磷浓度降低

C. 血清活性维生素 D 水平明显降低

D. 方颅、鸡胸或漏斗胸

E. 多汗、夜惊、烦躁

59. 维生素 D 缺乏性手足搐搦症的隐性体征是

A. 喉痉挛

B. Kernig 征阳性

C. Brudzinski 征阳性

D. Trousseau 征阳性

E. Babinski 征阳性

60. 维生素 D 缺乏性佝偻病不正确的预防措施是

A. 适当多晒太阳

B. 提倡母乳喂养

C. 孕母补充维生素 D 及钙剂

D. 及时添加辅食

E. 早产儿 2 个月开始补充维生素 D

61. 婴儿总热量分配不包括

A. 基础代谢

B. 生长发育

C. 食物特殊动力作用

D. 思维活动

E. 排泄损失

62. 男孩,1 岁半。其基础代谢与所需热量占总热量的比例为

A. 30%以下

B. 30%～40%

C. 50%～60%

D. 70%～80%

E. 80%以上

63. 维持机体新陈代谢所必需的能量为小儿所
特有的是

A. 基础代谢

B. 生长发育所需

C. 食物特殊动力作用

D. 活动所需

E. 排泄损失能量

64. 不能为机体提供能量的营养素是

A. 糖类

B. 淀粉类

C. 蛋白质类

D. 维生素类

E. 脂肪类

65. 1岁以内婴儿基础代谢,每日每千克约需

A. 80 kcal

B. 66 kcal

C. 55 kcal

D. 44 kcal

E. 30 kcal

66. 1岁以内婴儿每天每千克所需总能量约为

A. 70 kcal

B. 90 kcal

C. 100 kcal

D. 130 kcal

E. 150 kcal

67. 重度营养不良患儿调整饮食,每日开始供
给的热量应是

A. 30 kcal/kg

B. 40 kcal/kg

C. 50 kcal/kg

D. 60 kcal/kg

E. 70 kcal/kg

68. 患儿,1岁。因食欲差,母乳少,以米糊、稀
饭喂养,未添加其他辅食,诊断为营养不良
Ⅰ度。最先出现的症状是

A. 身长低于正常

B. 体重不增

C. 皮肤干燥

D. 皮下脂肪减少

E. 肌张力低下

69. 患儿女,11个月。多汗,烦躁,睡眠不安,可
见肋膈沟,下肢轻度"O"形腿。血清钙稍
低,血磷降低,碱性磷酸酶增高。其佝偻病
应处于

A. 前驱期

B. 初期

C. 激期

D. 恢复期

E. 后遗症期

70. 患儿男,4岁。身高90 cm,体重11 kg,皮肤
较松弛,腹部皮下脂肪约0.3 cm。该小儿
的营养状况属于

A. 正常

B. 轻度营养不良

C. 中度营养不良

D. 重度营养不良

E. 极重度营养不良

71. 患儿男,6岁。发热2周,轻咳,精神差,一
直抗生素静脉治疗,仍发热。近2日诉头
痛,时有呕吐,突起抽搐,经用止痉剂、脱水
剂好转后仍有间断抽搐。为明确诊断,首
要的检查是

A. 血培养

B. 脑电图

C. 血钙测定

D. 脑脊液检查

E. 血PTH测定

72. 患儿男,9个月。发热1天,突起惊厥,伴呕吐数次。体温40℃,方颅,咽红,心肺检查无异常,腹平坦,前囟平坦,惊厥呈全身性,持续1~2分钟,停止后能进食。该患儿最可能的诊断是

A. 癫痫

B. 化脓性脑膜炎

C. 中毒性脑病

D. 维生素D缺乏性手足搐搦症

E. 热性惊厥

73. 患儿男,6岁。自幼营养欠佳,较瘦小,可见方颅、肋膈沟和"O"形腿。血钙稍低,血磷降低。X线示干骺端临时钙化带呈毛刷样。考虑其确切的诊断是

A. 营养不良

B. 维生素D缺乏性佝偻病

C. 维生素D缺乏性手足搐搦症

D. 抗维生素D佝偻病

E. 软骨营养不良

74. 患儿女,8个月。诊断为中度营养不良。开始供给热量每日应为

A. 250 kJ/kg(60 kcal/kg)

B. 300 kJ/kg(70 kcal/kg)

C. 340 kJ/kg(80 kcal/kg)

D. 375 kJ/kg(90 kcal/kg)

E. 420 kJ/kg(100 kcal/kg)

75. 3个月婴儿,烦躁不安、夜啼,食欲差,头颈后仰,吸吮无力,哭声嘶哑,听诊有心动过速,最可能的诊断为

A. 维生素A缺乏

B. 维生素B_1缺乏

C. 维生素B_2缺乏

D. 维生素C缺乏

E. 维生素D缺乏

二、B型题

(76~81题共用备选答案)

A. 10岁

B. 8周

C. 6个月

D. 12个月

E. 1岁半

F. 2岁

76. 腕部骨化中心出全的年龄为

77. 后囟闭合的时间为

78. 可确定出乳齿延迟的时间为

79. 乳齿通常萌出的时间为

80. 前囟闭合的时间为

81. 桡骨远端骨化中心出现的时间为

第三章

新生儿与新生儿疾病

一、A1/A2 型题

1. 新生儿生理性体重下降发生在出生后
  A. 第1周
  B. 第2周
  C. 第3周
  D. 第4周
  E. 第5周

2. 在新生儿窒息复苏方案中,应首先采取哪一步骤?
  A. 建立呼吸,增加通气
  B. 尽量吸净呼吸道黏液,保持气道通畅
  C. 给肾上腺素
  D. 维持正常循环,保证足够心输出量
  E. 以上都不是

3. 新生儿肺出血呼吸支持应首选
  A. 立即机械通气,给予适当的 PEEP
  B. 立即机械通气,不给予 PEEP
  C. 立即用 CPAP
  D. 高频通气
  E. 以上都不是

4. 足月新生儿,出生时有窒息,生后 1 min、5 min 及 10 min,Apgar 评分分别为 2、4、7 分,生后 12 h 时小儿肌张力增高,有吸吮、咂嘴等自主运动。最可能的诊断是

  A. 低血糖
  B. 缺氧缺血性脑病
  C. 大脑中动脉梗死
  D. 蛛网膜下腔出血
  E. 先天性脑发育不全

5. 下列不是新生儿出血症的主要原因的是
  A. 体内贮存不足
  B. 合成不足
  C. 宫内缺氧
  D. 吸收不良
  E. 摄入不足

6. 新生儿败血症的感染途径最常见的是
  A. 羊水穿刺
  B. 母孕期经胎盘血行感染胎儿
  C. 产时胎儿通过产道时吸入
  D. 产后感染
  E. 胎膜早破

7. 新生儿生后 2~3 d 出现的黄疸最常见的是
  A. 新生儿肺炎
  B. 母乳性黄疸
  C. 胆道闭锁
  D. 生理性黄疸
  E. 败血症

8. 下列不符合足月新生儿的特点的是

A. 生后第 1 小时内呼吸率可达 60～80 次/分

B. 生后 24 h 内排出胎便

C. 血压平均为 90/60 mmHg

D. 具备拥抱反射

E. 巴氏征阳性

9. 足月儿是指

A. 胎龄>20 周至第 37 周的新生儿

B. 胎龄>28 周至<37 足周的新生儿

C. 胎龄>28 周至<40 周的新生儿

D. 胎龄>37 周至<40 周的新生儿

E. 胎龄>37 周至<42 足周的新生儿

10. 新生儿寒冷损伤综合征的治疗首先采取的措施是

A. 应用抗生素

B. 纠正低血糖

C. 复温

D. 补充热量及水分

E. 以上都不是

11. 新生儿缺氧缺血性脑病时发生惊厥,首选的药物是

A. 甘露醇

B. 地塞米松

C. 苯巴比妥钠

D. 苯妥英钠

E. 呋塞米

12. 有关新生儿生理性黄疸的特点以下不符合的是

A. 一般情况好,不伴有其他症状

B. 多于生后 2～3 d 出现

C. 足月儿在 2 周内消退

D. 血清结合胆红素>26 μmol/L(1.51 mg/dl)

E. 足月新生儿血清总胆红素不超过 12 mg/dl

13. 新生儿每日热量的需求约为

A. 80～100 kcal/kg

B. 90～100 kcal/kg

C. 100～110 kcal/kg

D. 100～120 kcal/kg

E. 100～130 kcal/kg

14. 以下不是新生儿体温调节的特点的是

A. 体温调节功能差

B. 体表面积小,不易散热

C. 能通过皮肤蒸发出汗散热

D. 皮下脂肪薄,不易保温

E. 靠棕色脂肪产热

15. 有关新生儿病理性黄疸的特点以下不符合的是

A. 黄疸程度重,血清胆红素>205 μmol/L (12 mg/dl)

B. 黄疸在生后 24 h 内出现

C. 黄疸持续时间不超过 10 d

D. 黄疸进展快,每日上升超过 85 μmol/L

E. 黄疸退而复现

16. 以下哪组母子血型关系可能发生新生儿溶血病?

A. 母 A 子 O

B. 母 O 子 A

C. 母 AB 子 A

D. 母 B 子 O

E. 母 AB 子 B

17. 以下哪项不是新生儿 Apgar 评分的内容?

A. 皮肤颜色

B. 肌张力

C. 心率和呼吸次数

D. 对刺激的反应

E. 胎龄

18. 新生儿窒息首选的复苏措施为

A. 肌内注射洛贝林

B. 吸氧

C. 清除呼吸道黏液

D. 复苏器加压给氧

E. 静脉注射肾上腺素

19. 新生儿 ABO 溶血病的主要诊断依据是

A. 血清游离抗体阳性

B. 母 O 型,子 A 型

C. 贫血,肝脾大,黄疸进展快

D. 生后 24 h 内出现黄疸

E. 黄疸程度重,血清胆红素＞205 μmol/L（12 mg/dl）

20. 新生儿败血症,产后感染常见的致病菌为

A. 葡萄球菌

B. 大肠杆菌

C. 铜绿假单胞菌

D. 肺炎链球菌

E. 以上都不是

21. 新生儿缺氧缺血性脑病伴有颅内出血多见于

A. 适龄儿

B. 足月小样儿

C. 巨大儿

D. 早产儿

E. 足月儿

22. 以下哪项不是可使新生儿黄疸加重的因素?

A. 缺氧

B. 失水

C. 饥饿

D. 头皮血肿

E. 碱中毒

23. 新生儿寒冷损伤综合征首先出现硬肿的部位是

A. 面颊部

B. 肩部

C. 上肢

D. 小腿及大腿外侧

E. 臀部

24. 新生儿是指

A. 从出生到生后 14 d 内的婴儿

B. 从出生到生后 28 d 内的婴儿

C. 从出生到生后 30 d 内的婴儿

D. 从出生到生后 32 d 内的婴儿

E. 从出生到生后 60 d 内的婴儿

25. 以下有关新生儿胎便的特点错误的是

A. 早产儿胎便排出常延迟

B. 由肠黏膜脱落的上皮细胞、羊水及消化液组成

C. 墨绿色

D. 新生儿 6 h 内排出胎便

E. 2～3 d 排完

26. 新生儿出生 4 d 后出现黄疸者,首先不考虑

A. 败血症

B. 新生儿溶血病

C. 胆道闭锁

D. 新生儿肺炎

E. 母乳性黄疸

27. 生后 24 h 内出现的黄疸,首先应考虑

A. 母乳性黄疸

B. 胆道闭锁

C. 新生儿溶血病

D. 新生儿肝炎

E. 败血症

28. 新生儿溶血病发生胆红素脑病(核黄疸)一般在生后

A. 1 d 内

B. 1～2 d

C. 2～3 d

D. 2～5 d

E. 2～7 d

29. 新生儿缺氧缺血性脑病控制惊厥首选苯巴比妥钠,其负荷量是

A. 5 mg/kg

B. 10 mg/kg

C. 15 mg/kg

D. 20 mg/kg

E. 25 mg/kg

30. 新生儿重度窒息的 Apgar 评分是

A. 0 分

B. 0~1 分

C. 0~2 分

D. 0~3 分

E. 1~3 分

31. 新生儿开始排便的时间常为生后

A. 24 h

B. 36 h

C. 48 h

D. 60 h

E. 72 h

32. 新生儿易出现溢乳的原因不包括

A. 胃底发育差

B. 下食管括约肌压力低

C. 幽门括约肌较发达

D. 胃扭转

E. 胃呈水平位

33. 新生儿的原始反射不包括

A. 觅食反射

B. 吸吮反射

C. 握持反射

D. 拥抱反射

E. 腹壁反射

34. 新生儿轻度窒息的 Apgar 评分是

A. 1~3 分

B. 3~5 分

C. 4~7 分

D. 7~10 分

E. 10~15 分

35. 有关新生儿病理性黄疸,以下不正确的是

A. 生后 24 h 内出现黄疸

B. 黄疸退而复现

C. 足月儿黄疸持续>2 周,早产儿黄疸持续>4 周

D. 血清胆红素>205 μmol/L(12 mg/dl)

E. 血清结合胆红素>17.1 μmol/L(1 mg/dl)

36. 新生儿第 1 次排胎便多在生后

A. 6 h 内

B. 12 h 内

C. 18 h 内

D. 24 h 内

E. 36 h 内

37. 新生儿接种卡介苗的时间是

A. 出生后 1 d

B. 出生后 3 d

C. 出生后 5 d

D. 出生后 7 d

E. 出生后 10 d

38. 足月新生儿,因胎心每分钟>160 次而以产钳助产,第二产程延长,Apgar 评分 3 分。首先应采取的措施是

A. 供给氧气

B. 清除气道分泌物

C. 肌内注射洛贝林

D. 人工呼吸,心脏按压

E. 纠正酸中毒

39. 新生儿出生体重 3.2 kg,生后 48 h 血清总胆红素 297.5 μmol/L,未结合胆红素 289 μmol/L。在检查黄疸原因时,首选的治疗方法是

A. 光照疗法

B. 白蛋白输注

C. 口服苯巴比妥

D. 交换输血

E. 输血浆

40. 一新生儿生后 2 周开始呕吐，为喷射性，呕吐物不含胆汁，呕吐逐渐加重，体重减轻。最可能的诊断为
    A. 食管裂孔疝
    B. 环状胰腺
    C. 肠旋转不良
    D. 巨结肠
    E. 幽门肥厚性狭窄

41. 7 d 足月新生儿，生后 3 d 出现黄疸，吃奶及精神好。血红蛋白 155 g/L，血清胆红素 170 μmol/L，结合胆红素 3.5 μmol/L。可能的诊断为
    A. 新生儿溶血病
    B. 新生儿肝炎
    C. 新生儿败血症
    D. 生理性黄疸
    E. 先天性甲状腺功能减退

42. 一新生儿胎龄 240 d，娩出经过顺利。因早产送入婴儿室护理。下列情况不易发生的是
    A. 体温过低
    B. 呼吸暂停
    C. 红细胞增多症
    D. 肺透明膜病
    E. 低血糖

43. 一足月新生儿，有宫内窘迫史，羊水为黄绿色，经产钳助产娩出。生后 1 min 四肢发绀，心率 95 次/分，刺激时皱眉，呼吸浅弱，肌张力低。下列措施中不正确的是
    A. 擦干、保暖
    B. 吸出污染的羊水，保持气道通畅
    C. 给氧
    D. 注射洛贝林刺激呼吸

E. 若心率<60 次/分，进行胸外心脏按压

44. 一足月新生儿，出生体重 3.2 kg。有胎儿窘迫史，生后 1 min 及 5 min 评分分别为 3 分和 6 分。生后 3 h 患儿激惹，肌张力增高，有呼吸暂停。下列各项检查哪项不是必需的？
    A. 血糖
    B. 血钙
    C. 呼吸、心率、血压监测
    D. 头颅超声检查
    E. 血清总胆红素和结合胆红素

45. 一足月新生儿因脐带绕颈引起胎儿窘迫，娩出时 1 min、5 min、10 min Apgar 评分分别为 2 分、5 分、7 分。由于窒息可致下述病理状态，除外
    A. 意识改变、惊厥
    B. 急性肾小管坏死
    C. 溶血性贫血
    D. 坏死性小肠结肠炎
    E. 心源性休克

46. 一胎龄 33 周早产儿，顺产。生后 2 h 出现呼吸困难、发绀，进行性加重，伴呼气性呻吟。经头罩吸氧无效，诊断为新生儿肺透明膜病。该病的发病机制不正确的是
    A. 肺表面活性物质缺乏，肺泡萎陷
    B. 在肺组织缺氧缺血情况下，毛细血管和肺泡壁渗透性增加，纤维蛋白沉着
    C. 肺泡和细支气管壁肺透明膜形成
    D. 肺内液体吸收转运障碍，肺组织水肿，使小气道狭窄
    E. 肺血管痉挛引起动脉导管和卵圆孔水平右向左分流，加重缺氧

47. 足月顺产新生儿，女性，出生体重 3.4 kg，生后 3 d 发现巩膜、皮肤明显黄染，食欲缺乏。体检：体温不升，前囟平，全身皮肤黄染，心率 140 次/分，规则，两肺呼吸音正

常,腹稍胀,肝肋下 2.5 cm。下列检查不必要的是
A. 血培养
B. 血常规
C. 母婴血型检查
D. 血清胆红素测定
E. 粪常规

48. 早产儿(胎龄 34 周),于冬季急产于家中。生后 12 h 小儿体温不升,第 2 天小儿两下肢及面颊皮肤硬肿,诊断为新生儿硬肿症。该病的发生与下列哪项无关?
A. 棕色脂肪少
B. 体表面积相对较大易失热
C. 寒冷损伤
D. 免疫功能低下
E. 皮下脂肪饱和脂肪酸含量较多

49. 男,3 d,第一胎足月顺产,出生 18 h 发现皮肤黄染,吃奶好。体检:反应好,皮肤巩膜中度黄染,肝肋下 2 cm,子血型"B",母血型"O",血清胆红素 257 μmol/L(15 mg/dl)。最可能的诊断为
A. 新生儿肝炎
B. 败血症
C. 新生儿 ABO 溶血病
D. 新生儿 Rh 溶血病
E. 胆道闭锁

50. 新生儿生后 1 min 检查,皮肤苍白,肌张力松弛,弹足底无反应,没有呼吸和心跳,其 Apgar 评分是
A. 0 分
B. 1 分
C. 2 分
D. 3 分
E. 4 分

51. 足月新生儿母乳喂养,生后 6 d 出现皮肤黄染,吃奶好,血清胆红素 205 μmol/L

(12 mg/dl),首先应采用何种治疗方法?
A. 光照疗法
B. 口服苯巴比妥
C. 输血浆
D. 暂停母乳,24～72 h 后复查血清胆红素
E. 换血疗法

52. 足月新生儿,静脉血血细胞比容 75%,生后 12 h 发生呼吸暂停。引起呼吸暂停的原因最可能是
A. 胆红素脑病(核黄疸)
B. 脑血栓形成
C. 低血糖
D. 肺动脉高压
E. 低钙血症

53. 患儿 G_2P_1,生后母乳喂养,42 d 时因发热去医院就诊,体检发现头面部及胸腹部皮肤黄染,肝肋下 3 cm,质中。以下与以上临床表现无关的是
A. 新生儿母乳性黄疸
B. 新生儿生理性黄疸
C. 婴儿肝炎综合征
D. 新生儿尿路感染
E. 新生儿败血症

54. 足月顺产新生儿,计划母乳喂养,其母咨询不同时期的哺乳次数。下列回答不正确的是
A. 新生儿时宜按需哺乳,不计次数
B. 1～2 个月婴儿,一般可 4 h 喂乳 1 次
C. 3 个月后婴儿夜间睡眠延长,可省夜间喂乳 1 次
D. 4～6 个月婴儿哺乳约 4 小时 1 次
E. 可因吸吮能力及生活能力不同,适当延长或缩短每次时间

55. 先天性佝偻病可有下列特点,除了
A. 多见于北方寒冷地区
B. 母亲有维生素 D 缺乏

C. 前囟小于正常

D. X线骨片呈明显佝偻病变化

E. 新生儿期即呈明显的佝偻病症状、体征

56. 新生儿诊断为中度贫血,血红蛋白(Hb)应是

A. <30 g/L

B. 30～60 g/L

C. 60～90 g/L

D. 90～120 g/L

E. 120～145 g/L

57. 有关遗传性球形红细胞增多症的描述,下述错误的是

A. 间歇性黄疸

B. 小细胞低色素性贫血

C. 脾肿大明显

D. 易出现急性溶血发作

E. 可出现新生儿高胆红素血症

58. 早期诊断先天性甲状腺功能减退症,下列新生儿期筛查项目是

A. T_3

B. T_4

C. TSH

D. 碱性磷酸酶

E. 胆固醇

59. 足月新生儿,生后第 2 天出现黄疸,至第 3 周仍有黄疸。小儿少哭,吃奶少,便秘。测血 T_4 50 nmol/L, TSH 30 μU/ml,诊断为先天性甲状腺功能减退。关于该患儿的可能发病机制不可能的是

A. 下丘脑及垂体先天缺陷

B. 甲状腺缺如

C. 甲状腺组织减少

D. 甲状腺激素合成障碍

E. 甲状腺对 TSH 刺激反应降低

60. 有关免疫球蛋白的描述中不正确的是

A. IgG 可以通过胎盘

B. 母体 IgM 可进入胎儿血液中

C. IgE 与变态反应有关

D. 新生儿脐血中 IgD 含量极微

E. sIgA 是黏膜局部抗感染的重要因子

61. 关于胸腺发育不全(DiGeorge 综合征)的临床特点,应除外

A. 常有多处畸形

B. 胸腺发育不良

C. 血清 Ig 常明显降低

D. 对 PHA 增殖反应降低

E. 常在新生儿期反复发生难以纠正的低钙抽搐

62. 新生儿期的保健重点应包括以下内容,但应除外

A. 保暖

B. 母乳喂养

C. 保持脐部清洁

D. 多与人接触

E. 保持皮肤清洁

63. 小儿乙肝疫苗接种的程序是

A. 生后 24 h 内,满月时,生后 6 个月

B. 新生儿期,满月时

C. 新生儿期,满月时,生后 6 个月

D. 新生儿期,满月时,生后 12 个月

E. 新生儿时期

64. 对高危儿的早期干预应开始于

A. 婴儿期

B. 幼儿期

C. 学龄前期

D. 学龄期

E. 新生儿

65. 新生儿生理性体重下降通常在什么时候恢复到出生时的体重?

A. 7～10 天

B. 5 天

C. 3 天

D. 2～3 天

E. 4～5 天

66. 正常新生儿脾脏为

A. 左肋下不能扪及

B. 左肋下 0.5 cm 内

C. 左肋下 1～2 cm

D. 左肋下 2～3 cm

E. 左肋下 3～4 cm

67. 控制新生儿惊厥的首选药物是

A. 地西泮

B. 苯巴比妥

C. 水合氯醛

D. 苯妥英钠

E. 氯硝西泮

68. 过期产儿定义为

A. 胎龄≥28 周至<37 足周的婴儿

B. 胎龄>37 周至<40 周的新生儿

C. 胎龄>37 周至<42 周的新生儿

D. 胎龄≥42 周(294 天)的新生儿

E. 胎龄<28 周的新生儿

69. 正常出生体重儿是指

A. 出生体重不足 1 000 g 的新生儿

B. 出生体重不足 1 500 g 的新生儿

C. 出生体重不足 2 000 g 的新生儿

D. 出生体重不足 2 500 g 的新生儿

E. 出生体重为 2 500～4 000 g 的新生儿

70. 超低出生体重儿(ELBW)是指

A. 出生体重不足 1 000 g 的新生儿

B. 出生体重不足 1 500 g 的新生儿

C. 出生体重不足 2 000 g 的新生儿

D. 出生体重不足 2 500 g 的新生儿

E. 出生体重为 2 500～4 000 g 的新生儿

71. 巨大儿是指

A. 出生体重超过 2 000 g 的新生儿

B. 出生体重为 2 000～3 000 g 的新生儿

C. 出生体重超过 3 500 g 的新生儿

D. 出生体重超过 4 500 g 的新生儿

E. 出生体重超过 4 000 g 的新生儿

72. 以下关于新生儿呼吸系统特点的叙述正确的是

A. 湿肺是由于肺部感染炎性渗出造成的

B. 早产儿呼吸不规则,甚至出现呼吸暂停

C. 肺表面活性物质是由肺泡Ⅰ型上皮细胞产生的

D. 正常足月儿生后第 1 小时呼吸频率可达 80～90 次/分,伴呻吟、发绀

E. 肺表面活性物质至 33 周前迅速增加

73. 下列关于新生儿体温调节的描述正确的是

A. 产热主要依靠葡萄糖分解产热

B. 早产儿棕色脂肪多,低体温较多见

C. 中性温度是指能保持新生儿正常体温而耗氧量最少的环境温度

D. 中性温度与体重和出生日龄密切相关,相对湿度应保持在 30%～40%

E. 体表面积相对较大,皮下脂肪多

74. 下列属于高危儿的是

A. 母亲有贫血病史

B. 新生儿在出生时有使用镇静剂和止痛药物史

C. 母亲为 O 型血,父亲为 B 型血

D. 母亲孕期吸烟、吸毒、酗酒史

E. 出生时 Apgar 评分为 8 分

75. 关于肺表面活性物质,下列正确的是

A. 肺表面活性物质在胎龄 18～20 周时出现,35～36 周达肺成熟水平

B. 由肺泡Ⅰ型上皮细胞分泌产生

C. 肺表面活性物质缺乏不是引起新生儿肺透明膜病的主要原因

D. 肺表面活性物质人工制剂优于天然制剂

E. 肺表面活性物质的主要成分为蛋白质

76. 新生儿肺出血和以下因素关系最密切的是

A. 低氧血症、酸中毒

B. 足月儿

C. 贫血

D. 先天性心脏病

E. 配方奶喂养

77. 在新生儿初步复苏中正确的步骤是

A. 保暖→吸引→擦干→体位→刺激

B. 刺激→保暖→体位→吸引→擦干

C. 擦干→保暖→体位→吸引→刺激

D. 保暖→体位→吸引→擦干→刺激

E. 保暖→体位→刺激→吸引→擦干

78. 复苏时以下哪种情况需要气管插管

A. 出生后复苏 1 分钟，心率<80 次/分

B. 羊水Ⅲ度，Apgar 1 分钟评分 9 分

C. 怀疑膈疝

D. 产重<2 000 g 的新生儿复苏时

E. 孕周 35 周，产重 2 100 g，5 分钟评分 8 分

79. 新生儿胆红素代谢的特点中正确的是

A. 红细胞寿命长

B. 血中白蛋白含量高

C. 葡萄糖醛酸转移酶活性高

D. 肝脏排泄胆红素能力差

E. 肠道葡萄糖醛酸苷酶活性低

80. 关于母乳性黄疸描述正确的是

A. 绝大多数母乳喂养的新生儿都会产生黄疸

B. 以非结合和结合胆红素增高为主

C. 都需要停喂母乳

D. 可在生后与生理性黄疸重叠，也可在生后 12 周才消退

E. 是因为母乳中缺乏 β-葡萄糖醛酸苷酶

81. 以下配对不会引起新生儿 Rh 溶血病的是

A. 母：DccEe；子：Dccee

B. 母：DccEe；子：DCcEe

C. 母：Dccee；子：DCcEe

D. 母：dCcEe；子：DCcEe

E. 母：dCcEe；子：DccEe

82. 以下关于新生儿溶血病的说法正确的是

A. 第一胎不会发生 Rh 溶血

B. 母子血型不合都会发生溶血病

C. 母亲未接受过输血不会在第一胎发生 Rh 溶血

D. 母亲 Rh 阳性不会使胎儿发生溶血

E. 胎儿为"O"型血可发生溶血病

83. 新生儿生后 24 h 内出现黄疸，应首先考虑的诊断是

A. 生理性黄疸

B. 新生儿溶血病

C. 败血症

D. 新生儿肝炎

E. 胆道闭锁

84. 新生儿缺氧缺血性脑病的治疗中正确的是

A. 都需要供氧

B. 控制输液量 60～80 ml/(kg·d)

C. 都需要用多巴胺

D. 都需要纠正酸中毒

E. 都需要用脱水剂

85. 新生儿缺氧缺血性脑病的诊断主要靠

A. EEG

B. CT

C. B 超

D. MRI

E. 临床表现

86. 关于黄疸的治疗描述正确的是

A. 光疗是治疗黄疸最简单、有效的方法

B. 可供给白蛋白,阻止胆红素产生

C. 都要使用碱性液,以利胆红素与白蛋白连接

D. 在早期使用酶诱导剂常可很快降低胆红素

E. 新生儿高胆红素血症时可使用高效丙种球蛋白降低胆红素

87. 新生儿败血症最常见的感染途径是

A. 产后脐部感染

B. 产前羊水穿刺感染

C. 暖箱感染

D. 产时产程延长

E. 皮肤毛囊炎感染

88. 新生儿败血症在病原体未明之前,宜选用的抗生素为

A. 苯唑类青霉素+第3代头孢菌素

B. 氨苄西林

C. 苯唑类青霉素+阿米卡星

D. 阿米卡星

E. 万古霉素

89. 下列哪一项是新生儿败血症最常见的临床表现?

A. 黄疸加重、肝脾肿大、感染性肠麻痹

B. 黄疸加重、抽搐、发热

C. 出血倾向、精神改变

D. 休克征象、体温不升

E. 黄疸加重、感染中毒表现

90. 新生儿早发型败血症是指

A. 生后1天内起病

B. 生后1周尤其3天内起病

C. 生后3~7天发病

D. 出生7天后发病

E. 出生10天发病

91. 新生儿巨细胞病毒感染最常见的后遗症是

A. 智力低下

B. 运动障碍

C. 癫痫

D. 感觉神经性耳聋

E. 牙釉质钙化不全

92. 下列哪项是新生儿危重病例的单项指标?

A. 血糖<2.2 mmol/L

B. 出生体重≤1 000 g

C. 反复抽搐,经处理持续2 h以上不缓解

D. 高胆红素血症但无换血指征者

E. 体温≤35℃或>39℃

93. 危重新生儿的监护对象包括

A. HIE患儿

B. 需要呼吸支持的患儿

C. 心肺疾病或呼吸不规则患儿

D. 外科手术后患儿

E. 接受部分胃肠外营养患儿

94. 危重新生儿的转运设备包括

A. 插管设备、辐射台

B. 监护仪、辐射台

C. 插管设备、呼吸机

D. 呼吸机、辐射台

E. 药物、辐射台

95. 新生儿坏死性小肠结肠炎的首发临床表现常为

A. 腹胀

B. 呕吐

C. 腹泻

D. 血便

E. 喂养困难

96. 目前采用的新生儿低血糖的诊断是

A. 血糖<2.2 mmol/L

B. 足月儿3天以内血糖低于1.7 mmol/L

C. 足月儿3天以内血糖低于2.2 mmol/L

D. 早产儿3天以后血糖低于2.2 mmol/L

E. 早产儿 3 天以内血糖低于 1.1 mmol/L

D. 母乳喂养

E. 肠道细菌先感染肠黏膜

97. 下列腹部 X 线检查结果可作为确诊新生儿坏死性小肠结肠炎依据的是
   A. 肠曲形态不规则及肠壁僵硬
   B. 门静脉积气及肠壁积气
   C. 肠间隙增宽明显
   D. 立位片见较多液平面及腹胀
   E. 钙化点

102. 新生儿高血糖的诊断标准为
    A. 全血血糖＞5.5 mmol/L
    B. 血清糖＞6.5 mmol/L
    C. 全血糖＞7.0 mmol/L
    D. 血清糖＞7.0 mmol/L
    E. 全血血糖＞11.2 mmol/L

98. 下列哪项是新生儿坏死性小肠结肠炎的发病原因？
   A. 大肠杆菌
   B. 病毒
   C. 铜绿假单胞菌
   D. 真菌
   E. 肠黏膜损伤与感染

103. 新生儿寒冷时产热的主要方式是
    A. 骨骼肌震颤产热
    B. 葡萄糖氧化供能
    C. 棕色脂肪组织化学性产热
    D. 饱和脂肪酸代谢产热
    E. 消耗储备的氨基酸产热

99. 下列关于新生儿坏死性小肠结肠炎确诊病例禁食时间的处理正确的是
   A. 3 天
   B. 3～6 天
   C. 7～14 天
   D. 禁食到腹胀缓解为止
   E. 14～21 天

104. 关于新生儿高血糖的治疗,下列说法正确的是
    A. 尽快降低血糖至正常范围
    B. 使用胰岛素治疗
    C. 减慢葡萄糖输注速度,必要时用生理盐水
    D. 可使用利尿剂
    E. 氢化可的松静脉滴注

100. 下列关于新生儿低血糖的临床表现,正确的是
    A. 有症状者多见
    B. 可表现为前囟凹陷,脱水表现
    C. 低血糖导致脑损伤临床少见
    D. 可表现为惊厥
    E. 可表现为呕吐

105. 胎龄为 39 周的新生儿,出生体重为 3 899 g,其体重位于同胎龄标准的第 97 百分位。下列诊断最准确的是
    A. 过期产儿,巨大儿
    B. 足月儿,大于胎龄儿
    C. 足月儿,巨大儿
    D. 过期产儿,大于胎龄儿
    E. 足月儿,适于胎龄儿

101. 导致新生儿坏死性小肠结肠炎肠管黏膜损伤机制的说法正确的是
    A. 低氧血症导致肠黏膜血管防御性收缩,导致肠管损伤
    B. 动脉导管未闭导致体循环血流增加
    C. 红细胞刺激肠黏膜微循环

106. 胎龄为 32 周的新生儿,出生体重为 1 299 g,其体重位于同胎龄标准的第 3 百分位。下列诊断最准确的是
    A. 早产儿,小于胎龄儿,低出生体重儿
    B. 早产儿,大于胎龄儿

C. 早产儿,适于胎龄儿

D. 早产儿,小于胎龄儿,极低出生体重儿

E. 超低出生体重儿

107. 母亲孕期血糖高,尿糖(+),其新生儿多为

A. 早产儿

B. 过期产儿

C. 足月儿

D. 小于胎龄儿

E. 巨大儿

108. 出生后 6 天女婴,反应好,阴道流出少量血性液体,未处理,2 天后自止,考虑诊断为

A. 假月经

B. 新生儿出血症

C. 外伤出血

D. 血友病

E. 凝血因子缺乏

109. 患儿生后 74 h,G_2P_1,足月顺产。生后 7 h 发现颜面黄染,呈进行性加重,1 h 前黄疸显著加深,小儿嗜睡、吐奶、少吃。查体见肌张力减弱,吸吮反射变弱。诊断应首先考虑新生儿溶血病合并

A. 败血症

B. 化脓性脑膜炎

C. 胆红素脑病

D. 低血糖

E. 缺氧缺血性脑病

110. 37 孕周新生儿出生时 Apgar 评分 1 min、5 min 及 10 min 分别为 3 分、5 分、7 分,生后 12 h 小儿肌张力增高,有吸吮、咂嘴等自主运动。最可能的诊断是

A. 低血糖

B. 缺氧缺血性脑病

C. 大脑中动脉梗死

D. 蛛网膜下腔出血

E. 先天性脑发育不全

111. 29 周早产新生儿,生后第 2 天出现双目凝视、前囟张力增高,头颅 B 超检查提示生发基质区出血,脑室内出血面积为 30%,出血范围分级为

A. Ⅰ级

B. Ⅱ级

C. Ⅲ级

D. Ⅳ级

E. Ⅴ级

112. 足月顺产分娩的新生儿,G_1P_1,生后 6 h 开始母乳喂养,12 h 排胎粪,24 h 发现其头面、胸腹及下肢有黄染。最可能的诊断是

A. 新生儿败血症

B. 新生儿胎粪延迟排出

C. 新生儿溶血病

D. 新生儿母乳性黄疸

E. TORCH 感染

113. 患儿 G_2P_1,生后母乳喂养,吃奶好,体重增长满意,大便黄色,41 天因黄疸不退去医院就诊。体检:反应好,面色红黄,头面部及胸腹部皮肤黄染,肝肋下 1 cm,质软。以下诊断可能性最大的是

A. 新生儿 ABO 溶血病

B. 婴儿肝炎综合征

C. 新生儿胆道闭锁

D. 母乳性黄疸

E. 新生儿败血症

114. 小儿生后 4 天因"不吃、不哭、体温不升 2 天"入院。查体发现:患儿反应差,气促,皮肤较红,躯干、四肢近端黄染,脐部红肿,有脓性分泌物。黄疸最可能的原因是

A. 新生儿肺炎

B. 红细胞增多症

C. 葡萄糖-6 磷酸酶缺陷症

D. 败血症

E. 新生儿溶血病

115. 38 孕周出生的新生儿,因胎膜早破 3 天,第二产程延长,行产钳助产。生后第 2 天出现不吃、不哭、少动和体温不升。外周血白细胞 21×10^9/L,中性粒细胞 0.8,考虑有新生儿感染。治疗时应首选下列哪种抗生素?
A. 苯唑西林钠+阿米卡星
B. 头孢拉定+阿米卡星
C. 头孢他啶+氨苄西林
D. 青霉素+氨苄西林
E. SMZ+TMP

116. 33 周早产新生儿,日龄 8 天,近 2 天出现脐部化脓、体温不升、拒奶、少动现象。查外周血 WBC 4.2×10^9/L,CRP 18 mg/L。治疗应采取哪项措施?
A. 在获得血培养报告之前只用一种抗生素
B. 生后 1 周内可用庆大霉素治疗,连续用药不应超过 2 周
C. 疑为厌氧菌感染可用甲硝唑
D. 估计为金黄色葡萄球菌感染,选用苯唑西林
E. 头孢菌素类不适用于新生儿败血症的治疗

117. 生后 3 天足月新生儿,母孕期有发热病史,现不吃、不哭闹、体温不升,全身可见大理石样花纹,双肺闻及中、细湿啰音,心音低钝,肝肋下 3 cm。外周血白细胞 9×10^9/L,中性粒细胞中杆状核细胞占总数的 25%。血压 40/20 mmHg。诊断应考虑为
A. 新生儿肺炎、心力衰竭
B. 新生儿肺炎、心力衰竭、新生儿败血症
C. 新生儿肺炎、心力衰竭、心源性休克
D. 新生儿肺炎、新生儿败血症、感染中毒性休克

E. 新生儿肺炎、新生儿败血症、心源性休克

118. 门诊急诊室接诊一患儿,日龄 2 h,足月顺产,母无特殊疾病,孕期体健,因生后不哭、呼吸微弱曾在当地医院行复苏抢救治疗。现查体:昏迷状,面色尚可,R 50 次/分,HR 100 次/分,BP 55/30 mmHg,左锁骨骨折,原始反射均消失。该患儿应住哪个病房?
A. PICU
B. NICU
C. 新生儿内科
D. 新生儿外科
E. 骨科

119. 新生儿内科新入院一男性患儿,日龄 26 天,胎龄 31 周,体重 1 700 g,体温不升,颜面、胸、腹、臀、背及四肢均明显硬肿,且有出血倾向。应转到哪个病房?
A. NICU
B. PICU
C. 特需病房
D. 新生儿外科
E. 血液科

120. 一名 38 孕周新生儿,Apgar 评分 1 分钟为 9 分,生后 3 天均只给予白水喂养,今日突然出现惊厥。最有可能的原因为
A. 破伤风
B. 缺氧缺血性脑病
C. 低血糖脑损伤
D. 颅内出血
E. 新生儿寒冷损伤综合征

121. 正常分娩足月新生儿,生后不久出现面色发绀,呼吸 50 次/分。此时最应做的检查是
A. 心脏彩超
B. 胸片

C. 头颅 B 超

D. 头颅 CT

E. 痰培养

122. 某新生儿临床诊断坏死性小肠结肠炎,下列处理正确的是

A. 给予稀释奶喂养

B. 每日供给热量可按 209 kJ/kg 计算,以后增加至 418~427 kJ/kg

C. 可输入新鲜冰冻血浆,预防出血

D. 有腹腔脓肿但未穿孔可内科保守治疗

E. 可输大剂量丙种球蛋白加强支持治疗

123. 某新生儿临床考虑持续性肺动脉高压,现在吸氧条件下发绀仍不能缓解,对于该新生儿目前治疗的关键是

A. 积极治疗原发病

B. 积极纠正低氧血症和酸中毒

C. 尽快关闭动脉导管

D. 防治并发慢性肺疾病及颅内出血

E. 扩血管药物

124. 新生儿坏死性小肠结肠炎出现下列哪项应考虑外科治疗?

A. 发热不退

B. 腹胀

C. 呕吐胆汁

D. 便血

E. 大量气腹

125. 足月新生儿从母体获取的铁足够生后使用

A. 1~2 周

B. 2~4 周

C. 6~8 周

D. 10~12 周

E. 4~5 个月

126. 下述关于 G6PD 缺乏症的描述正确的是

A. 呈常染色体不完全显性遗传

B. 全世界有 2 亿以上的人患有 G6PD 缺乏症

C. 蚕豆病是其唯一表现型

D. 不表现为先天性非球形细胞性溶血性贫血

E. 是新生儿高胆红素血症的最常见原因

127. 关于遗传性球形红细胞增多症的描述,下述正确的是

A. 是血管内溶血性贫血

B. 是小细胞低色素性贫血

C. 常有肝脏中重度肿大

D. 无明显黄疸

E. 可出现新生儿高胆红素血症

128. 婴幼儿肾脏生理特点正确的是

A. 婴幼儿期肾脏滤过功能比成人好

B. 婴幼儿期肾小管重吸收已经成熟

C. 婴幼儿期肾脏对尿液浓缩功能近似于成人

D. 新生儿分泌肾素较少,血管紧张素和醛固酮分泌均减少

E. 出生后,因氧分压升高促红细胞生成素分泌下降

129. 血行尿路感染好发于

A. 儿童各时期

B. 幼儿

C. 学龄儿童

D. 新生儿及婴儿

E. 年长儿

130. 可能引起智力低下的病因有

A. 苯丙酮尿症

B. 新生儿窒息

C. 颅内感染

D. 先天性甲状腺发育不全

E. 以上都是

131. 下列哪项是小儿脑性瘫痪的病因?

A. 重症肌无力

B. 周期性瘫痪

C. 进行性肌营养不良

D. 脊肌萎缩症

E. 新生儿重度窒息

132. 关于先天性甲状腺功能减退新生儿筛查的采血时间正确的是

A. 生后第 1 天

B. 生后第 3 天

C. 生后 15 天

D. 生后 1 个月

E. 出生时脐血检查

133. 先天性风疹综合征引起的新生儿常见畸形是

A. 脑积水

B. 腹股沟斜疝

C. 先天性心脏病

D. 血管瘤

E. 骨发育障碍、腭裂

134. 乙肝免疫球蛋白的正确使用方法是

A. 高危新生儿生后 3 天内肌内注射

B. 接触 HBV≥3 天不应接种

C. 接触 HBV 后 48 h 内肌内注射

D. 高危新生儿生后≥7 天不应接种

E. 高危新生儿生后 2 天内肌内注射

135. 新生儿及小婴儿百日咳的临床特征是

A. 痉挛性咳嗽伴鸡鸣样吼声

B. 阵发性屏气、发绀、窒息

C. 流涕、轻咳

D. 咳嗽、流泪、喷嚏

E. 阵发性呛咳

136. 百日咳的发病高峰年龄是

A. 新生儿

B. 1～3 个月

C. 2 岁内婴幼儿

D. 8 个月～5 岁

E. 6 个月～2 岁

137. 下列有关化脓性脑膜炎的描述不正确的是

A. 小婴儿脑膜刺激征多不典型

B. 2 岁以上儿童的症状和体征渐趋典型

C. 肺炎球菌脑膜炎各年龄组均较常见

D. 大肠杆菌脑膜炎多见于新生儿

E. 脑膜炎双球菌脑膜炎多流行于秋季

138. 新生儿淋菌性结膜炎最常见的传染途径是

A. 被污染的毛巾、手

B. 被污染的食物

C. 患病母亲产道

D. 患病母亲乳汁

E. 患病母亲亲吻

139. 下列有关新生儿淋菌性眼炎临床特征是

A. 以流泪为主要表现

B. 初有结膜炎，分泌物增多，1 天后出现眼睑红肿、结膜充血、流脓

C. 无感染中毒症状

D. 多为下眼睑受累

E. 发热、流泪

140. 新生儿期感染的支原体主要是

A. 肺炎支原体

B. 人型支原体

C. 解脲支原体

D. 口腔支原体

E. 生殖支原体

141. 下列有关衣原体的描述错误的是

A. 细胞内寄生的微生物

B. 肺炎衣原体和沙眼衣原体是主要的人类致病原

C. 沙眼衣原体是新生儿结膜炎的最常见病原体

D. 感染后可获得终身的免疫

E. 感染后白细胞计数多正常

142. 新生儿衣原体结膜炎的治疗是

A. 局部用药

B. 红霉素治疗 2~3 天

C. 红霉素治疗 7~10 天

D. 局部用药+红霉素治疗 10~14 天

E. 有自限性,可不予治疗

143. 女孩,6 个月,2 个月前因发热、抽搐 3 天确诊为化脓性脑膜炎,经治疗症状及体征消失、CSF 正常,治疗 2 周后出院。体检:头围 46 cm,前囟 3.5 cm×3.5 cm 且隆起,前额突起,颅缝宽,两眼球向下凝视,心肺无异常。可能的诊断是

A. 硬脑膜下积液

B. 脑脓肿

C. 脑室膜炎

D. 脑肿瘤

E. 脑积水

144. 食物过敏的易感年龄是

A. 学龄前期

B. 婴儿期

C. 幼儿期

D. 新生儿期

E. 学龄期

145. 早产儿的定义是

A. 体重<1 500 g 的婴儿

B. 胎龄 37~40 周的新生儿

C. 胎龄<28 周的新生儿

D. 体重<2 500 g 的婴儿

E. 胎龄 28~37 周的婴儿

146. 婴幼儿易患呼吸道感染的主要原因是

A. 细胞免疫功能低下

B. 咳嗽反射差

C. 分泌型 IgA 低下

D. 纤毛运动功能差

E. IgM 低下

147. 关于新生儿肾脏的生理特点,以下错误的是

A. 排钠能力差

B. 尿液浓缩功能接近成人

C. 尿液稀释功能接近成人

D. 肾糖阈低,易出现糖尿

E. 肾小球滤过率明显较成人低

148. 先天性甲状腺功能减退症在新生儿筛查时测定的是

A. TSH

B. T_3、T_4

C. 血清碘

D. 游离 T_3、T_4

E. 游离 T_3、T_4 及 TSH

149. 新生儿轻度窒息,Apgar 评分为

A. 0~2 分

B. 2~4 分

C. 4~7 分

D. 7~10 分

E. 10 分

150. 肠套叠最常见的发病年龄为

A. 新生儿

B. 2~4 个月

C. 4~10 个月

D. 1~3 岁

E. 3~6 岁

151. 生后 1 天新生儿 WBC 20×10^9/L,N 65%,L 35%。提示该新生儿为

A. 正常

B. 体内有感染灶

C. 有白血病

D. 类白血病

E. 骨髓外造血

152. 关于皮肤锻炼不正确的是
A. 擦浴的水温为 32～33℃
B. 从小就可开始训练游泳
C. 7～8 个月以上的婴儿可进行身体擦浴
D. 新生儿脐带脱落后即可行温水浴,每日 1～2 次
E. 3 岁以上的儿童可用淋浴,开始每次冲淋身体 24 分钟

153. 以下不是新生儿窒息的病因的是
A. 脐带血流受阻
B. 颅内出血
C. 分娩时用麻醉剂过量
D. 子宫、胎盘血流障碍
E. 母患妊娠高血压综合征

154. 新生儿胎龄 39 周,出生时 Apgar 评分 3 分,出生后出现呼吸困难,胸部 X 线检查表现为肺气肿。最可能的诊断为
A. 湿肺
B. 感染性肺炎
C. 胎粪吸入综合征
D. 新生儿肺透明膜病
E. 持续性肺动脉高压

155. 以下不是新生儿缺氧缺血性脑病的治疗方法的是
A. 供氧
B. 苯巴比妥
C. 抗生素
D. 脱水剂
E. 康复干预

156. 以下不是新生儿溶血病发病原因的是
A. 第一胎
B. 母子血型不合
C. 母亲有贫血
D. 胎儿为 O 型血
E. 母亲未接受过输血

157. 未明病原菌的新生儿脑膜炎治疗应选用
A. 青霉素＋庆大霉素
B. 青霉素＋氯霉素
C. 异烟肼＋链霉素
D. 两性霉素 B
E. 头孢曲松钠

158. 足月顺产儿,出生后 12 h 来儿科门诊,2 h 前开始呼吸急促,口唇发绀,双肺有粗湿啰音,胸片示肺纹理粗,叶间胸膜积液。追问出生时无窒息史,经观察 1 天后症状明显好转。下列诊断可能性最大的是
A. 新生儿窒息
B. 新生儿湿肺
C. 新生儿感染性肺炎
D. 新生儿吸入性肺炎
E. 新生儿肺透明膜病

159. 以下不是诱发新生儿出血症的原因的是
A. 孕母患结核用利福平治疗
B. 新生儿肝炎综合征
C. 新生儿溶血病
D. 腹泻
E. 感染

160. 下列不是新生儿溶血病主要的临床表现的是
A. 贫血
B. 黄疸
C. 胎儿水肿
D. 心力衰竭
E. 肝脾肿大

161. 新生儿保健重点应放在
A. 生后第 1 周
B. 生后第 2 周
C. 生后第 3 周
D. 生后第 4 周
E. 出生后 28 天

162. 新生儿败血症最有助于诊断的检查是
　A. 血常规
　B. 血培养
　C. 脑脊液检查
　D. 血气分析
　E. 外周血细胞形态

163. 新生儿出血症是由哪种凝血因子缺乏所致?
　A. Ⅶ、Ⅷ、Ⅸ、Ⅺ
　B. Ⅴ、Ⅶ、Ⅷ、Ⅸ
　C. Ⅱ、Ⅶ、Ⅸ、Ⅹ
　D. Ⅱ、Ⅶ、Ⅸ、Ⅺ
　E. Ⅱ、Ⅴ、Ⅶ、Ⅸ

164. 新生儿生理性黄疸的原因与以下哪项无关?
　A. 肝脏葡萄糖醛酸转移酶活性低下
　B. 肠道葡萄糖醛酸苷酶活性增高
　C. 胆道排泄胆红素的能力低下
　D. 红细胞量多,寿命短
　E. 肝脏 Y、Z 蛋白含量少

165. 新生儿持续气道正压呼吸(CPAP)如压力过高可发生哪些后果?
　A. 肺水肿
　B. $PaCO_2$ 增高
　C. $PaCO_2$ 降低,肺气肿
　D. $PaCO_2$ 增高,肺气肿,气漏
　E. 以上都不是

166. 新生儿感染性肺炎最大特点是
　A. 水泡音不典型
　B. 发热
　C. 发绀
　D. 症状不典型
　E. 咳嗽出现早

167. 下列情况不能诊断为高热惊厥的是

　A. 新生儿期有热惊厥
　B. 肠道感染伴高热惊厥
　C. 泌尿道感染伴高热惊厥
　D. 出疹性疾病伴高热惊厥
　E. 上呼吸道感染伴高热惊厥

168. 关于化脓性脑膜炎的叙述错误的是
　A. 多数由上呼吸道侵入
　B. 任何化脓菌均可引起
　C. 婴幼儿时期的表现最典型
　D. 新生儿以全身中毒症状为主
　E. 治疗不及时或不彻底可发生脑积水

169. 新生儿胎龄 257 天,出生体重 1 550 g,其体重位于同胎龄标准体重的第 3 百分位,下列诊断最正确的是
　A. 足月儿,小于胎龄儿
　B. 低出生体重儿
　C. 极低出生体重儿
　D. 早产儿
　E. 早产儿,小于胎龄儿

170. 以下不是新生儿败血症临床表现的是
　A. 黄疸
　B. 抽搐
　C. 嗜睡
　D. 颅内出血
　E. 不吃、不哭、体温不升

171. 新生儿低血糖的诊断标准为
　A. 血糖低于 1.1 mmol/L
　B. 血糖低于 1.7 mmol/L
　C. 血糖低于 2.2 mmol/L
　D. 血糖低于 2.5 mmol/L
　E. 血糖低于 2.75 mmol/L

172. 新生儿期中枢神经系统感染中最常见的为
　A. 脑脓肿
　B. 病毒性脑炎

C. 中毒性脑病

D. 大肠杆菌脑膜炎

E. 脑膜炎双球菌脑膜炎

173. 10 天新生儿,轻度黄染 7 天,母乳喂奶精神好。测血总胆红素为 85.5 mmol/L,直接胆红素 4 mmol/L,间接胆红素 81.5 mmol/L,ALT 正常。此患儿最适宜的处理为

A. 输血浆

B. 给予苯巴比妥口服

C. 给予泼尼松片口服

D. 蓝光照射

E. 1 周后复诊再定处理方案

174. 内科王医生春节回乡探亲的火车上,遇有一临产产妇,因无妇产科及其他医生,王医生遂协助产妇分娩,因牵拉过度导致新生儿左上臂丛神经损伤。王医生行为的性质属

A. 属违规操作,构成医疗事故

B. 属非法行医,不属医疗事故

C. 属超范围执业,构成医疗事故

D. 属见义勇为,不构成医疗事故

E. 虽造成不良后果,但不属医疗事故

175. 《母婴保健法》所指的孕产期保健服务不包括

A. 母婴保健指导

B. 孕妇、产妇保健

C. 胎儿保健

D. 胎儿性别鉴定

E. 新生儿保健

176. 下列属于《传染病防治法》规定的乙类传染病的是

A. 鼠疫

B. 流行性感冒

C. 人感染高致病性禽流感

D. 黑热病

E. 霍乱

177. 围生期保健重点是

A. 母乳喂养,合理添加辅食

B. 进行生长发育系统监测

C. 完成基础计划免疫

D. 加强传染病防治,预防意外

E. 产前诊断,新生儿期先天性代谢病筛查

178. 足月儿生后 1~2 天内出现呼吸急促,一般情况好,肺呼吸音减低,X 线示两肺广泛斑点阴影,有叶间积液,2~3 天消失。可能的诊断为

A. 新生儿窒息

B. 新生儿肺透明膜病

C. 新生儿肺出血

D. 湿肺

E. 吸入性肺炎

179. 新生儿出生后,四肢发绀,吸痰器清理呼吸道时患儿有恶心表现,四肢活动,心跳每分钟 90 次,呼吸浅慢不规则。其 Apgar 评分为

A. 0 分

B. 3 分

C. 5 分

D. 7 分

E. 10 分

180. 新生儿日龄 4 天,在家出生,近 1 天来拒奶,面灰,手足凉,黄疸迅速加重,白细胞 20×10^9/L,中性粒细胞 75%,淋巴细胞 25%,血总胆红素 222.3 μmol/L。最可能的诊断是

A. 新生儿败血症

B. 新生儿低血糖

C. 新生儿硬肿症

D. 核黄疸

E. 新生儿破伤风

181. 足月儿,有窒息史,生后第 2 天嗜睡,面色微绀,呼吸频率 32 次/分,心率 95 次/分,前囟紧张,心音较低钝,四肢肌张力差,拥抱反射消失。最可能的诊断是
    A. 吸入综合征
    B. 湿肺
    C. 新生儿肺透明膜病
    D. 缺氧缺血性脑病
    E. 低血糖

182. 足月顺产新生儿,出生体重 4.4 kg,生后 2 d 发现巩膜、皮肤黄疸,3 d 来拒奶,呕吐 3 次。查体:体温不升,前囟平,全身皮肤黄染,肺清,心率 160 次/分,心音尚有力,腹稍胀,脐部有脓性分泌物,肝肋下 2.5 cm。下列检查对诊断最有帮助的是
    A. 血常规
    B. 胸部 X 线片
    C. 母子血型检查
    D. 血清间接胆红素测定
    E. 血培养

183. 女,7 天,生产史无异常,母乳喂养。近 2 日来哭声低弱,不吃奶,黄疸加深。体检:高热,面色发灰,脐部有脓性分泌物。血清总胆红素 221 μmol/L(13 mg/dl),直接胆红素 171 μmol/L(1 mg/dl),血培养阳性。引起黄疸的原因是
    A. 母乳性黄疸
    B. 新生儿肝炎
    C. 新生儿败血症
    D. 新生儿 ABO 溶血病
    E. 新生儿 Rh 溶血病

184. 生后 24 h 内出现的黄疸,首先应考虑
    A. 母乳性黄疸
    B. 胆道闭锁
    C. 新生儿溶血病
    D. 新生儿肝炎

    E. 败血症

二、A3/A4 型题

(185~187 题共用题干)

新生儿生后 5 d,家中接生,母乳喂养,生后第 3 天出现皮肤黄染、拒乳、精神差。查体:体温不升,面色灰暗,四肢稍凉,脐轮红,有脓性分泌物,肝肋下 3 cm,脾肋下 2 cm。

185. 最可能的诊断是
    A. 新生儿脐炎,母乳性黄疸
    B. 新生儿脐炎,新生儿溶血症
    C. 新生儿脐炎,生理性黄疸
    D. 新生儿脐炎,新生儿败血症
    E. 新生儿脐炎,新生儿肝炎

186. 为明确诊断,首选的检查是
    A. 网织红细胞计数
    B. 粪常规
    C. 血 ALT 测定
    D. 血气分析
    E. 血培养

187. 以下治疗不恰当的是
    A. 静脉输入白蛋白
    B. 抗生素
    C. 保暖
    D. 禁食母乳
    E. 纠正酸中毒

(188~190 题共用题干)

早产儿,34 周出生,出生时困难,Apgar 评分 7 分,生后 5 h 出现进行性呼吸困难及发绀,两肺呼吸音低,深吸气末少量湿啰音。

188. 该患儿呼吸困难最可能的原因是
    A. 胎粪阻塞支气管
    B. 大量羊水吸入
    C. 肺泡表面活性物质缺乏

D. 肺液潴留过多

E. 肺部细菌感染

189. 最可能的诊断是

A. 羊水吸入综合征

B. 感染性肺炎

C. 持续发生肺动脉高压

D. 新生儿湿肺

E. 肺透明膜病

190. 最紧急的处理是

A. 保湿

B. 抗生素

C. 纠正酸中毒

D. 激素

E. 正压给氧

（191～192题共用题干）

女婴，出生后安静或吸奶时发绀，呼吸困难，啼哭时发绀减轻。

191. 本例最可能的诊断为

A. 支气管食管瘘

B. 后鼻孔闭锁

C. 新生儿湿肺

D. 红细胞增多症

E. 先天性心脏病（右向左分流）

192. 为明确诊断，应选择何种检查？

A. 碘油造影

B. 用鼻饲管自鼻孔插入观察其能否抵达咽部

C. 胸部平片

D. 测血细胞比容

E. 心脏超声波检查

（193～195题共用题干）

足月儿，生后12d，不吃不哭，体温不升2d，抽搐3次。皮肤黄，前囟饱满，心、肺听诊无异常，脐部少量分泌物，肝肋下2.5 cm，脾肋下

1 cm。血白细胞总数 15×10^9/L，中性粒细胞0.70。面颊部及两下肢轻度硬肿。

193. 该患儿最可能的主要诊断是

A. 新生儿脐炎

B. 新生儿败血症

C. 新生儿硬肿症

D. 新生儿颅内出血

E. 新生儿败血症并发化脓性脑膜炎

194. 下列诊断措施最有价值的是

A. 血常规

B. 血培养

C. 颅脑 CT 或 B 超检查

D. 脑脊液常规＋细菌培养

E. 血培养＋脑脊液常规＋细菌培养

195. 此患儿血培养为大肠杆菌，选用哪组抗生素最合理？

A. 青霉素＋氯霉素

B. 阿莫西林

C. 克林霉素＋氯霉素

D. 氨苄西林＋庆大霉素

E. 氨苄西林＋头孢噻肟

（197～198题共用题干）

足月新生儿，臀位产。生后 Apgar 评分1 min、5 min、10 min 分别为 4 分、6 分、8 分。生后 12 h，小儿烦躁，肢体抖动。体检：体温正常，前囟饱满，肌张力增高，双眼凝视，瞳孔等大，心、肺听诊正常。血白细胞数 11.0×10^9/L，中性粒细胞0.65，血钙2.4 mmol/L，血糖2.5 mmol/L。

196. 下列措施不妥的是

A. 适量控制入液量

B. 20%甘露醇 0.75 g/kg，q6 h

C. 腰椎穿刺放脑脊液

D. 心率、呼吸监护

E. 维持正常血压

197. 入院 10 h 后患儿四肢抽搐,心率 100 次/分。下列处理不妥的是

    A. 氧吸入

    B. 立即作腰椎穿刺

    C. 苯巴比妥 15～20 mg/kg,静脉缓慢注入

    D. 复查血糖、血钙

    E. 吸引咽部分泌物

(198～200 题共用题干)

    足月新生儿,女,第 1 胎第 1 产。娩出经过顺利,无窒息,母乳喂养。生后 18 h 出现黄疸并加重,胎粪已排空。生后第 3 天住院。体检:皮肤、巩膜中至重度黄染,心、肺听诊正常,肝肋下 2.5 cm,脾未及。血红蛋白 12.5 g/L,网织红细胞 0.05,白细胞数 11×10^9/L,中性粒细胞 0.7,血型 A。血清总胆红素: 255 μmol/L (15 mg/dl),1 分钟胆红素 8 μmol/L。

198. 该患儿诊断首先考虑

    A. 新生儿败血症

    B. 新生儿溶血病

    C. 新生儿肝炎综合征

    D. 母乳性黄疸

    E. 先天性胆道畸形

199. 为明确诊断,应选哪种检查项目?

    A. 血培养

    B. 红细胞 G-6-PD 活性测定

    C. 肝功能、乙型肝炎二对半

    D. 血型抗体检查

    E. 肝及胆道超声波检查

200. 治疗措施为

    A. 交换输血

    B. 输血

    C. 输注白蛋白

    D. 光照疗法

    E. 氨苄西林+庆大霉素静脉滴注

(201～203 题共用题干)

    新生儿出生时有重度窒息,生后 24 h 时,小儿烦躁、肢体抖动。体检:体温正常,前囟饱满,肌张力增高,瞳孔等大,心肺听诊正常。血白细胞 11.0×10^9/L,中性粒细胞 0.65,血钙 2.4 mmol/L,血糖 2.5 mmol/L。

201. 最有助于诊断的检查是

    A. 头颅 B 超

    B. 脑电图

    C. 腰穿

    D. 血培养

    E. 血气分析

202. 下列治疗措施不妥的是

    A. 20% 甘露醇 0.5 g/kg,q8h

    B. 腰椎穿刺放脑脊液

    C. 心率、呼吸监护

    D. 维持正常血压

    E. 控制入液量 60 ml/kg

203. 患儿在治疗期间,突然四肢抽动,下列措施不妥的是

    A. 吸氧

    B. 静脉缓慢注射苯巴比妥 20 mg/kg

    C. 用亚胺培南加强抗感染

    D. 增加脱水剂的应用

    E. 吸痰,清除咽喉部的分泌物

(204～205 题共用题干)

    男性,8 d 新生儿,频繁呕吐,严重时呕吐物含粪便,伴便秘、腹胀。查体:腹部见肠型,肛诊直肠空虚感。

204. 最可能的诊断是

    A. 肥厚性幽门狭窄

    B. 幽门痉挛

    C. 贲门松弛症

    D. 巨结肠

E. 肠麻痹

205. 为明确诊断应选择的检查是

A. 钡剂灌肠

B. 上消化道造影

C. 腹部立卧位平片

D. 腹部 B 超

E. 腹部 CT

（206～207 题共用题干）

女婴,8 个月。母乳喂养,新生儿期因黄疸测血清胆红素 170 μmol/L。本次因半个月来面色苍黄,智力及动作发育倒退而入院。

206. 首选的检查项目是

A. 骨髓检查

B. 脑电图检查

C. 血常规,包括血细胞形态

D. 血清叶酸、维生素 B_{12} 含量测定

E. 血免疫球蛋白测定

207. 最可能的诊断是

A. 呆小病

B. 脑发育不全

C. 核黄疸后遗症

D. 营养性缺铁性贫血

E. 营养性巨幼细胞贫血

（208～209 题共用题干）

儿童神经反射中:

208. 新生儿下列神经反射属不正常的是

A. 腹壁反射阴性

B. 提睾反射阴性

C. 克氏征阳性

D. 巴氏征阴性

E. 觅食反射存在

209. 下列神经反射正常的是

A. 握持反射 3～4 个月消失

B. 提睾反射 1 岁后不稳定

C. 克氏征 6 个月转阴性

D. 巴氏征 1 岁转阴性

E. 觅食反射 10 个月存在

（210～215 题共用题干）

孕 42^{+3} 周分娩男婴,出生体重 4 500 g,羊水Ⅲ度,生后 Apgar 评分 1 分钟为 3 分,窒息复苏时气管内吸出胎粪。

210. 对该患儿最恰当的评价是

A. 足月儿

B. 过期产儿

C. 高危儿

D. 早期新生儿

E. 巨大儿

211. 该患儿分别根据胎龄、出生体重分类,以下诊断正确的是

A. 足月儿,正常体重儿

B. 过期产儿,正常体重儿

C. 过期产儿,大于胎龄儿

D. 足月儿,适于胎龄儿

E. 过期产儿,巨大儿

212. 该患儿于生后 1 h 出现气促、发绀、呻吟、三凹征,双肺可闻及粗湿啰音,听诊左肺呼吸音较右肺降低。考虑诊断为

A. 胎粪吸入综合征

B. 新生儿肺出血

C. 湿肺

D. 新生儿呼吸窘迫综合征

E. 宫内感染性肺炎

213. 该患儿胸部 X 线检查特征一般情况下可能性小的是

A. 弥漫性浸润影

B. 可并发气胸

C. 支气管充气征

D. 可见肺气肿

E. 两肺透亮度增强伴有节段性肺不张

214. 呼吸机辅助呼吸后,给氧浓度为100%,患儿发绀不能改善。血气分析提示右桡动脉 PaO_2 高于股动脉 PaO_2 18 mmHg,提示
　　A. 心力衰竭
　　B. PPHN
　　C. 肺水肿
　　D. 气胸
　　E. 严重先天性心脏病

215. 对于上述诊断疗效最肯定的治疗方法为
　　A. 高频通气
　　B. 酚妥拉明静脉滴注
　　C. 硫酸镁静脉滴注
　　D. 一氧化氮吸入
　　E. 利尿剂

(216~222题共用题干)

　　患儿胎龄33周,生后6 h出现呼吸困难、呻吟、进行性加重。体检有吸气性三四征,两肺呼吸音减低。

216. 最可能的诊断为
　　A. 肺出血
　　B. 湿肺
　　C. 严重的先天性心脏病
　　D. 新生儿呼吸窘迫综合征
　　E. 宫内感染性肺炎

217. 该患儿摄胸片可表现为
　　A. 胸片可见斑片状、面纱或云雾状密度增高或有叶间积液,多伴有肺气肿,心胸比例增大
　　B. 胸片可见肺大疱、脓胸或脓气胸
　　C. 胸片缺乏特异性改变,初期肺纹理增粗,亦可呈局灶性改变,条索状阴影或大块实变征
　　D. 胸片显示两肺透亮度增强伴有节段性或小叶肺不张,也可仅有弥漫性浸润

影或并发气胸、纵隔气肿
　　E. 胸片显示两肺透亮度普遍降低,可见弥漫性均匀网状阴影和支气管充气征,重者呈"白肺"

218. 下列处理最恰当的是
　　A. 头罩吸氧
　　B. 纠正酸中毒
　　C. PS+持续气道正压呼吸(CPAP)
　　D. 高压氧
　　E. 地塞米松

219. 关于患儿用氧,下列说法正确的是
　　A. 应进行血氧监测,使 PaO_2 维持在50~70 mmHg, SaO_2 维持在85%~95%
　　B. 应进行血氧监测,使 PaO_2 维持在50~65 mmHg, SaO_2 维持在88%~92%
　　C. 应进行血氧监测,使 PaO_2 维持在60~70 mmHg, SaO_2 维持在88%~95%
　　D. 应进行血氧监测,使 PaO_2 维持在50~80 mmHg, SaO_2 维持在87%~93%
　　E. 应进行血氧监测,使 PaO_2 维持在65~70 mmHg, SaO_2 维持在90%~95%

220. 若给予该患儿PS治疗,每次给药剂量为
　　A. 50 mg/kg
　　B. 80~100 mg/kg
　　C. 100~150 mg/kg
　　D. 70~200 mg/kg
　　E. 200~250 mg/kg

221. 经治疗后病情改善,但第2天患儿又出现呼吸急促、尿量减少、心率增快,达180次/分,经皮血氧饱和度在70%~80%左右。应首先考虑
　　A. 感染性肺炎
　　B. 肺动脉高压
　　C. 气漏
　　D. 支气管肺发育不良
　　E. 动脉导管开放

222. 针对上述症状,采取以下哪种治疗可能
有效?
A. 地塞米松
B. 加强抗感染
C. 硫酸镁
D. 吲哚美辛
E. 前列环素

(223～224题共用题干)

患儿,女,胎龄38周,剖宫产,出生时
Apgar评分为8分,出生后4 h出现气促,80
次/分,唇周微绀,反应好,吃奶可。胸片示两肺
纹理增粗,可见广泛斑点状影,少量叶间积液。

223. 该患儿最可能的诊断为
A. 胎粪吸入综合征
B. 新生儿肺出血
C. 湿肺
D. 新生儿呼吸窘迫综合征
E. 宫内感染性肺炎

224. 临床上应如何处理该患儿?
A. 高频通气
B. 机械通气
C. CPAP
D. PS
E. 可不予特殊处理,如发绀明显,可予
氧疗

(226～228题共用题干)

患儿,10天,因"少哭、少吃、少动7天,伴皮
肤硬肿3天"入院。查体:T 33℃,R 20次/分,
P 60次/分,全身发绀,四肢凉,球囊加压给氧及
胸外心脏按压时,口鼻腔流出血性泡沫液体。

225. 该患儿最可能的诊断为
A. 应激性溃疡
B. DIC
C. 肺出血

D. 败血症
E. 新生儿硬肿症

226. 给予该患儿呼吸支持首选
A. 立即机械通气,不给予PEEP
B. 立即IPPV机械通气,给予适当
的PEEP
C. 高频通气
D. 立即用CPAP
E. 球囊加压给氧

227. 应首先采取的处理措施为
A. 保暖、复温
B. 纠正酸中毒
C. 补充凝血因子
D. 保持正常心功能
E. 清理呼吸道,气管插管,机械通气

(228～230题共用题干)

足月新生儿出生时有重度窒息史,生后
24 h,小儿频繁划船样动作。体检:体温正常,
前囟饱满,肌张力增高,瞳孔等大。

228. 首先的检查是
A. 腰穿与定血型
B. 头颅B超
C. 头颅CT与电解质
D. 脑电图与脑地形图
E. 血常规＋胆红素

229. 下列治疗措施正确的是
A. 腰椎穿刺放脑脊液
B. 呋塞米或甘露醇
C. 呼吸机辅助呼吸
D. 维持血糖在正常低值
E. 控制入液量100 ml/kg

230. 患儿在治疗期间,四肢抽动频繁,首先采
用下列哪项措施?
A. 吸氧

B. 用亚胺培南-西司他丁加强抗感染

C. 静脉缓慢注射苯巴比妥 20 mg/kg

D. 继续增加脱水剂的用量

E. 吸痰

(231～233题共用题干)

新生儿生后 3 天因高胆红素血症入院。患儿为 O 型血,入院时 Hb 90 g/L,血清总胆红素水平为 390 μmol/L。

231. 首先采用以下哪项措施?

A. 立即换血

B. 立即静脉输注白蛋白

C. 立即静脉输血

D. 光疗

E. 静脉输注丙种球蛋白

232. 患儿发生抽搐,首先考虑为

A. 低血糖

B. 胆红素脑病

C. 低血钙

D. 化脓性脑膜炎

E. 颅内出血

233. 首先进一步检查能明确诊断的是

A. 血常规

B. 释放试验

C. 脑电图

D. 直接抗人球蛋白试验

E. 母血的血型抗体

(234～236题共用题干)

40 孕周新生儿,产重 2 900 g,出生前胎心减慢、胎动减少,出生时发绀、四肢肌张力低、羊水Ⅲ度。

234. 在窒息复苏方案中,应首先采取哪一步骤?

A. 建立呼吸,增加通气

B. 尽量吸净呼吸道黏液,保持气道通畅

C. 给予肾上腺素

D. 维持正常循环,保证足够心输出量

E. 给予纳洛酮

235. 以下哪种情况初步复苏后应加用复苏囊?

A. 初步复苏后无自主呼吸

B. 四肢发绀

C. 刺激无反应

D. 心率<120 次/分

E. 肌张力明显减低

236. 复苏时,该患儿在以下哪种情况需要气管插管?

A. 复苏后心率80 次/分

B. 5 分钟 Apgar 评分 8 分

C. 面罩正压给氧无效

D. 呼吸道有分泌物

E. 呼吸不规则

(237～238题共用题干)

足月儿新生儿,产重 3 200 g,生后 4 天出现双目凝视、呼吸暂停。出生前胎心、胎动正常,无胎膜早破及产程延长,出生时有轻度窒息史,羊水Ⅲ度。生后 22 h 发现黄疸,逐渐加重波及手足心,生后开始时吃奶较好,近 1 天吃奶差。

237. 引起的原因最可能是

A. 脑血栓形成

B. 核黄疸

C. 化脓性脑膜炎

D. 缺氧缺血性脑病

E. 低钙血症

238. 首先做何种检查来初步明确诊断?

A. 头颅 CT

B. 血培养

C. 总胆红素、分钟胆红素

D. 脑电图

E. 脑脊液检查

（239～240题共用题干）

早产儿，胎龄31周，体重1 400 g，剖宫产。生后无窒息，出生后因诊断为新生儿呼吸窘迫综合征予以CPAP治疗。在治疗过程中，生后28 h突然出现呼吸不规则、面色苍白、前囟饱满。

239. 该患儿最可能的诊断是
A. 并发感染
B. 气胸
C. 坏死性小肠结肠炎
D. 颅内出血
E. 肺动脉高压

240. 下列措施正确的是
A. 使用止血药
B. 输血
C. 继续CPAP治疗
D. 大剂量使用脱水剂
E. 肺表面活性物质治疗

（241～245题共用题干）

12天女婴，足月顺产，母乳喂养，生后第3天出现黄疸。近2天皮肤黄染加深，拒奶，体检发现面色灰暗、易激惹、前囟张力稍高、四肢稍凉、脐部红肿、有脓性分泌物，肝肋下3 cm，肛温34.5℃。

241. 最可能的诊断是
A. 新生儿脐炎，生理性黄疸
B. 新生儿脐炎，母乳性黄疸
C. 新生儿脐炎，新生儿肝炎
D. 新生儿脐炎，新生儿溶血病
E. 新生儿脐炎，新生儿败血症

242. 下列检查对明确诊断最重要的是
A. 血ALT测定
B. 查母婴血型
C. 血常规和血小板
D. 血培养

E. 查尿中巨细胞病毒

243. 该患儿最可能的并发症是
A. 脑膜炎
B. 核黄疸
C. 肝硬化
D. 骨髓炎
E. 腹膜炎

244. 需做哪项检查以明确诊断？
A. 腰椎穿刺
B. 脑干听觉诱发电位
C. 肝功能
D. 骨骼X线检查
E. 腹腔穿刺

245. 本病最基本的治疗措施是
A. 蓝光照射
B. 脐部护理
C. 选用敏感抗生素口服
D. 选用敏感抗生素静脉注射
E. 注射高渗液体

（246～250题共用题干）

一患儿因母急产在路边出生，自带小刀断脐带。生后4天开始出现抽搐，渐加重，轻微刺激抽搐不已，吮乳及张口困难，低热。

246. 该患儿最可能的诊断是
A. HIE
B. 颅内出血
C. 化脓性脑膜炎
D. 新生儿破伤风
E. 癫痫

247. 下列哪项体格检查对确诊该病有诊断价值？
A. 拥抱反射
B. 觅食反射
C. 压舌板试验

D. 握持反射

E. 瞳孔对光反射

248. 该患儿在临床上应选用哪种抗生素治疗？

A. 青霉素

B. 红霉素

C. 万古霉素

D. 亚胺培南-西司他丁

E. SMZ

249. 该患儿止痉首选药物为

A. 苯巴比妥钠

B. 水合氯醛

C. 苯妥英钠

D. 地西泮

E. 异丙嗪

250. 止痉剂疗程为

A. 1~2 天

B. 2~3 天

C. 3~4 天

D. 7~10 天

E. 1~4 周

(251~254题共用题干)

一患儿足月经阴道分娩,日龄7天,发现双眼凝视1 h,入院,母孕期接触过猫狗。查体:嗜睡状,轻到中度黄疸貌,前囟张力稍高,手足可见疱疹。实验室检查:TB 224 μmol/L,外周血 WBC 8×10^9/L, N 50%。

251. 诊断应考虑

A. 新生儿败血症

B. 先天性梅毒

C. 弓形虫感染

D. 单纯疱疹病毒感染

E. CMV 感染

252. 进一步检查发现脑脊液清亮,白细胞 20×10^6/L,单核细胞 70%,蛋白(++);脑脊

液生化:蛋白定量 1.7 g/L,葡萄糖 2.8 mmol/L,氯化物 118 mmol/L。还应考虑什么疾病?

A. 化脓性脑膜炎

B. 神经梅毒

C. 单纯疱疹病毒感染脑炎

D. 弓形虫感染脑膜炎

E. CMV 感染脑炎

253. 还可做什么血液检查?

A. 血培养

B. 单纯疱疹病毒 IgM

C. 血弓形虫 IgM

D. 梅毒筛查及确诊实验

E. 血 CMV - IgM、CMV - IgG

254. 应使用何种药物?

A. 更昔洛韦

B. 头孢菌素

C. 青霉素

D. 阿昔洛韦

E. 磺胺嘧啶＋乙胺嘧啶

(255~257题共用题干)

某早产儿,胎龄 29 周,日龄为 4 h,产重 1 350 g,因"窒息复苏后进行性呼吸困难 3 h 余"入院。出生时 1 min、5 min、10 min Apgar 评分分别为 3 分、5 分、8 分,考虑存在新生儿呼吸窘迫综合征,立即给予呼吸机辅助呼吸。但在高参数通气状态下,患儿 SpO_2 始终保持在 55%~69%。查体见双侧胸廓对称,未见隆起,心音低钝,未闻及杂音,未见明显贫血貌。

255. 目前应当考虑存在的主要问题是

A. 心力衰竭

B. 新生儿肺动脉高压

C. 严重酸中毒

D. 颅内出血

E. 气胸

256. 需要进一步做的检查是

    A. 血气分析

    B. 头颅 B 超

    C. 心脏彩超

    D. 心肌酶谱

    E. 胸片

257. 针对该疾病,下列治疗方式中最有效的是

    A. 尽快使用毛花苷丙

    B. 尽快使用碳酸氢钠,纠正 pH 至接近正常范围

    C. 尽快使用止血药物,如巴曲酶

    D. 一氧化氮吸入

    E. 如气胸量大应尽快胸腔穿刺

（258～261题共用题干）

某早产儿胎龄为 30 周,因生后"进行性呼吸困难 25 分钟"入院。考虑存在新生儿呼吸窘迫综合征,给予呼吸机辅助呼吸。

258. 患儿于呼吸机辅助呼吸的第 2 天突然出现面色发绀,SpO_2 下降至 47%。查体:全身发绀,双侧胸廓对称,未见隆起,双肺出现湿啰音。导致患儿 SpO_2 下降的根本原因为

    A. 肺出血

    B. 心力衰竭

    C. 颅内出血

    D. 气胸

    E. 并发持续性肺动脉高压

259. 患儿于呼吸机辅助呼吸 7 天后撤机,并开始给予配方奶粉喂养 4 天,患儿出现不吃、不哭、不动。查体:反应差,肺部听诊可闻及中、细湿啰音,腹部稍膨隆,肠鸣音 0～1 次/分,大便隐血（＋＋＋）。目前最需要做的检查是

    A. 血培养

    B. 腹平片检查

    C. 痰培养

    D. 头颅 B 超

    E. 胸片检查

260. 患儿经过 43 天治疗后,吃奶稍差,体重 2 100 g,NBNA 评分为 38 分,无呼吸暂停,体温正常,仅需要低流量吸氧即可维持正常生命体征。目前存在的最主要问题是

    A. 慢性肺疾病

    B. 缺氧缺血性脑病

    C. 体重低

    D. 脑室周围白质软化

    E. 脑性瘫痪

261. 针对该问题的治疗方案为

    A. 间断停氧,必要时采用药物治疗

    B. 加强脑功能训练

    C. 加强营养支持,促进体重增长

    D. 无须特殊治疗

    E. 高压氧治疗

（262～265题共用题干）

某 35 孕周新生儿,因"进行性呼吸困难 25 min"入院,胎膜早破 30 h,出生时 1 min、5 min、10 min Apgar 评分分别为 8 分、9 分、10 分,胃液振荡试验为阴性。入院后立即给予呼吸机辅助呼吸。

262. 目前最需要立即做的检查是

    A. 床旁头颅 B 超

    B. 床旁胸片

    C. 血培养

    D. 痰培养

    E. 电解质

263. 治疗该患儿目前症状最有效的药物是

    A. 第三代头孢菌素

    B. 一氧化氮

    C. 肺表面活性物质

    D. 巴曲酶

E. 静脉营养

264. 患儿于治疗的第 2 天,监测血糖为 14 mmol/L,最有可能的原因为
A. 应激导致
B. 输注葡萄糖过快
C. 存在新生儿糖尿病
D. 使用了特殊药物如纳洛酮等
E. 暂时性高胰岛素血症

265. 患儿出现四肢抖动,双目凝视,可能的原因为
A. 颅内出血
B. 高血糖症
C. 低钙血症
D. 低血糖症
E. 低镁血症

(266~269 题共用题干)

某早产儿,33 孕周,因生后气促、发绀 1 h 入院,考虑诊断 NRDS,给予呼吸机辅助呼吸。

266. 患儿于呼吸机治疗第 4 天,发现体温为 38.5℃,左肺部可闻及少许中、粗湿啰音。最有可能的原因为
A. 右肺不张
B. 右肺气胸
C. 机械通气相关性肺炎
D. 呼吸机湿化过度
E. 肺出血

267. 针对该症状,目前最应当采取的措施是
A. 胸片检查
B. 痰培养
C. 胸腔穿刺检查
D. 调整呼吸机湿化器
E. 调整呼吸机参数

268. 患儿于治疗的第 5 天撤离呼吸机,给予配方奶喂养,2 天后出现明显腹胀,大便隐血

阳性,伴呕吐咖啡样物质两次。最有可能的原因为
A. 咽下综合征
B. 新生儿出血症
C. 凝血功能异常
D. 坏死性小肠结肠炎
E. 应激性溃疡

269. 针对该症状,目前最应当做的检查是
A. 凝血功能检查
B. 腹部平片检查
C. 大便培养
D. 钡剂灌肠
E. 食管 pH 测定

(270~272 题共用题干)

某新生儿于 2006 年 12 月 24 日出生,在家分娩,出生情况不详,因"生后不吃、不哭 2 天"入院,查体见四肢冰凉,肛温为 29℃,呼吸微弱,心率 98 次/分。

270. 关于患儿的复温,正确的措施是
A. 尽快复温至正常体温,以减少硬肿症及器官损伤
B. 尽快复温至亚低温(34℃)并保持,以减少硬肿症及器官损伤
C. 每小时使体温升高 1℃,6~12 h 内恢复正常体温
D. 每小时使体温升高 2℃,6~12 h 内恢复正常体温
E. 每小时使体温升高 3℃,6~12 h 内恢复正常体温

271. 患儿体温恢复正常后,突然出现面色发绀,呕吐血性泡沫样液体。为明确其原因,此时最应当做的检查是
A. 凝血功能
B. 胸片
C. 头颅 B 超
D. 血气分析

E. 3P 实验

272. 此时最有效的治疗措施是

　　A. 呼吸机辅助呼吸

　　B. 静脉使用止血药物

　　C. 纠正心力衰竭

　　D. 防止肾衰竭

　　E. 推注碳酸氢钠,以纠正酸碱失衡

(273～275 题共用题干)

　　新生儿,38 孕周,因"窒息复苏后气促 30 min"入院,产前羊水Ⅲ度污染,1 min、5 min、10 min Apgar 评分分别为 3 分、6 分、9 分。查体呼吸 67 次/分,反应差,肌张力减弱,原始反射减弱。

273. 患儿于治疗的当天,突然出现烦躁不安。查体见口周发绀明显,右肺呼吸音减低。目前考虑最有可能的原因为

　　A. 气胸

　　B. 肺出血

　　C. 颅内出血

　　D. 突发脑疝

　　E. 肺不张

274. 目前应当做的检查是

　　A. 胸片

　　B. 头颅 B 超

　　C. 头颅 CT

　　D. 血气分析

　　E. 凝血 4 项

275. 患儿于治疗的第 2 天,出现全身发绀明显,给予吸氧后缓解不明显,听诊肺部未闻及中细湿啰音,心脏听诊有杂音。目前最应当做的检查是

　　A. 胸片

　　B. 头颅 B 超

　　C. 心脏彩超

　　D. 血气分析

E. 头颅 CT

(276～277 题共用题干)

　　18 天男性新生儿,呕吐 8 天,逐渐加重,呕吐物不含胆汁及粪便。查体:腹部无异常发现,肛诊直肠无空虚感。

276. 可能性不大的疾病是

　　A. 巨结肠

　　B. 幽门痉挛

　　C. 贲门松弛症

　　D. 肥厚性幽门狭窄

　　E. 胃内隔膜

277. 为了进一步排除该病首选的检查是

　　A. 腹部 B 超

　　B. 空气灌肠

　　C. 腹部立卧位平片

　　D. 钡剂灌肠

　　E. 腹部 CT

(278～281 题共用题干)

　　女,2 岁半,落日眼,耳聋,牙齿深褐色,流涎,对外界反应迟钝,伴手足徐动。

278. 最可能的诊断为

　　A. 苯丙酮尿症

　　B. 继发性癫痫

　　C. 核黄疸后遗症

　　D. 甲状腺功能减退

　　E. 21 -三体综合征

279. 为进一步诊断,应选择的检查是

　　A. 尿三氯化铁试验

　　B. 脑电图

　　C. 头颅 MRI

　　D. 血清 T_3、T_4、TSH 测定

　　E. 染色体核型分析

280. 以下病史或体征有助于该病病因诊断

的是

A. 头发黄、皮肤白，鼠尿味

B. 新生儿窒息史

C. 新生儿高胆红素血症史

D. 黏液水肿貌、身材不匀称、矮小

E. 眼距宽，鼻梁塌，伸舌，通贯掌

281. 要判断患儿的智力水平，需做哪项筛查试验

A. DDST

B. 绘人测验

C. WPPSI

D. 50项测验

E. S-B智力量表

(282~284题共用题干)

早产儿胎龄32周，出生体重1700g，出生后5小时出现进行性呼吸困难，入院时呼吸不规则，经皮氧饱和度为75%。

282. 最可能的诊断为

A. 湿肺

B. 衣原体肺炎

C. 胎粪吸入综合征

D. 新生儿肺透明膜病

E. 持续性肺动脉高压

283. 为初步诊断，应先做哪一项检查？

A. 血常规

B. 血气分析

C. 胸部X线检查

D. 心脏超声检查

E. 查卵磷脂/鞘磷脂(L/S)比值

284. 应先进行哪一项紧急治疗？

A. 纠正酸中毒

B. 关闭动脉导管

C. 抗生素的使用

D. 气管插管，机械通气

E. 肺表面活性物质的应用

(285~289题共用题干)

胎龄35周，顺产，生后4h出现呼吸急促伴发绀。体检：呼吸68次/分，有吸气性凹陷，两肺粗湿啰音，胸骨左缘第2肋间可及1/6~2/6级收缩期杂音，心率148次/分，律整。头罩吸氧后，测血气分析：pH 7.32，PaO_2 46.5 mmHg，$PaCO_2$ 54 mmHg。胸部X线片示普遍性透亮度减低，有均匀散在的颗粒和网片状阴影及支气管充气征。

285. 最可能的诊断是

A. 湿肺

B. 肺透明膜病

C. 感染性肺炎

D. 先天性心脏病

E. 新生儿肺出血

286. 引起本病的病因是

A. 因缺氧影响心功能

B. 肺表面活性物质缺乏

C. 肺泡内液过多或体液转运不全

D. 娩出时病原体经产道侵入小儿呼吸道

E. 母怀孕早期病毒感染影响胎儿心脏发育

287. 其母亲病史中最能提供诊断线索的是

A. 先兆流产史

B. 应用药物史

C. 胎膜早破史

D. 孕期肝损伤

E. 孕早期感染史

288. 体检中最能支持诊断的发现是

A. 肝脾肿大

B. 皮肤苍白，贫血貌

C. 心音低钝，心率增快

D. 反射和肌张力减低

E. 脐部有脓性分泌物

289. 最具有诊断价值的实验室检查是
  A. 微量血沉
  B. 血培养
  C. 肝功能
  D. 血白细胞计数
  E. 血清胆红素测定

三、X 型题

290. 小儿感染性疾病的临床表现有
  A. 起病急,来势凶
  B. 机体缺乏局限能力
  C. 新生儿常不伴发热
  D. 新生儿可出现黄疸
  E. 新生儿外周血白细胞明显增高

291. 先天性风疹综合征引起的新生儿畸形主要有
  A. 先天性心脏病(动脉导管未闭、肺动脉狭窄等)
  B. 糖尿病
  C. 眼部畸形(白内障、青光眼或视网膜病)
  D. 神经系统异常(小头畸形、智力低下)
  E. 骨发育障碍、腭裂

292. 新生儿 T 细胞免疫功能特点是
  A. 细胞毒性 T 细胞功能不足
  B. Th1 细胞功能高于 Th2 细胞功能
  C. 产生干扰素-γ 的能力与成人相似
  D. 产生白细胞介素-4 的能力低下
  E. 产生肿瘤坏死因子的能力低下

293. 新生儿贫血的程度,正确的是
  A. Hb 130 g/L 属轻度
  B. Hb 80 g/L 为中度
  C. Hb 60 g/L 为重度

  D. Hb<60 g/L 为极重度
  E. Hb<30 g/L 为极重度

294. 提示先心病可能存在的情况有
  A. 3 岁以后听到器质性杂音
  B. 新生儿期听到杂音,6 个月后消失
  C. 婴幼儿期反复发生肺炎、心力衰竭者
  D. 活动后或哭吵后出现气急、发绀者
  E. 发育迟缓或有其他畸形者

295. 现已进行新生儿筛查的疾病是
  A. 糖原累积病
  B. 先天愚型
  C. 肝豆状核变性
  D. 苯丙酮尿症
  E. 先天性甲状腺功能减退症

296. 新生儿败血症可能发生的常见并发症为
  A. 化脓性脑膜炎
  B. 胸膜炎
  C. 骨髓炎
  D. 肺炎
  E. 肾炎

297. 4 个月女婴,因腹泻 2 周用抗生素治疗无显效,近 3 天来食欲缺乏、轻吐。查口腔黏膜上有白色乳凝块状物,不易拭去,诊断鹅口疮。下列描述正确的是
  A. 由白色念珠菌引起
  B. 多见于新生儿及幼婴
  C. 局部可用 1% 甲紫(龙胆紫)溶液或制霉菌素治疗
  D. 多见于长期使用广谱抗生素及肾上腺皮质激素者
  E. 诊断必须取白膜在显微镜下找到真菌和孢子

第四章

内分泌遗传代谢病

一、A1/A2 型题

1. 关于激素的共同特征错误的是
   A. 激素在血中的浓度都很高
   B. 激素必须通过其受体产生作用
   C. 只有游离的激素才能与其受体结合而产生作用
   D. 游离激素在血中的半衰期都很短
   E. 部分激素是以激素原形式分泌，进入靶组织后转换成活性激素产生作用

2. 关于内分泌疾病错误的是
   A. 激素分泌减少引起功能减退
   B. 激素分泌过量引起功能亢进
   C. 激素受体异常产生激素抵抗综合征
   D. 激素的转运代谢异常不是内分泌疾病
   E. 可同时存在多种激素异常

3. 地方性克汀病的主要原因是
   A. 甲状腺发育异常
   B. 垂体分泌促甲状腺激素减少
   C. 甲状腺激素合成障碍
   D. 母亲孕期饮食中缺碘
   E. 母亲在妊娠期应用抗甲状腺药物

4. 对于散发性先天性甲状腺功能减退症，下列措施不合适的是
   A. 尽早诊断后尽快用甲状腺素治疗

   B. 用甲状腺素治疗时，应注意适当补充营养
   C. 血清 T_4、TSH 可作为调节用药的参考
   D. 用药后如有烦躁不安、多汗、消瘦时宜减量
   E. 用药后精神、食欲好转，即可减量

5. 疑诊新生儿先天性甲状腺功能减退症患儿检查骨龄时，X 线摄片的部位应是
   A. 腕部
   B. 膝部
   C. 踝部
   D. 髓部
   E. 肘部

6. 先天性甲状腺功能减退症的智力低下为
   A. 可逆的，可恢复正常
   B. 不可预防的
   C. 少数可预防，多数不能预防
   D. 患儿的典型症状出现后，替代治疗可逆转智力低下
   E. 新生儿筛查和早期替代治疗可预防智力低下的发生

7. 先天性甲状腺功能减退症的最严重后果是
   A. 身材矮小
   B. 智力落后
   C. 心力衰竭，心包积液

D. 腹胀,便秘,脐疝

E. 贫血

8. 儿童甲状腺功能亢进症最常见的病因是

A. Graves 病

B. 慢性淋巴细胞性甲状腺炎

C. 亚急性甲状腺炎

D. 甲状腺癌

E. 碘过多诱发甲亢

9. 抗甲状腺药物的最严重不良反应是

A. 药物性肝炎

B. 关节痛

C. 恶心、食欲缺乏

D. 粒细胞缺乏症

E. 皮疹

10. 关于儿童甲状腺功能亢进症,下列正确的是

A. 大多数患儿在婴幼儿期发病

B. 男性患儿明显多于女性患儿

C. 所有患儿都有甲状腺肿大及眼球突出

D. 常出现食欲增加、体重上升、怕热多汗等表现

E. 可先表现易激惹、多动和注意力不集中

11. 甲亢的发病与下列哪些因素无关?

A. 精神刺激

B. 食盐加碘

C. 特定遗传素质

D. 免疫功能紊乱

E. 应激

12. 患儿男,3 岁半,生长发育缓慢,反应迟钝,2 岁半时会走、说话。身高 80 cm,体重 12.5 kg,皮肤粗糙,面色苍白,眼睑水肿,鼻梁低,表情呆滞,进食少,大便每 3~4 天 1 次,腹部膨隆。Hb 90 g/L。最可能的诊断是

A. 巨结肠

B. 营养不良性贫血

C. 佝偻病

D. 先天愚型

E. 先天性甲状腺功能减退症

13. 20 天女婴,生后 3 天行新生儿筛查发现 TSH 浓度为 30 mU/L,为进一步明确诊断,必须再进行以下何项检查?

A. 骨龄测定

B. 染色体核型分析

C. 血清 T_3、T_4、TSH 测定

D. TRH 刺激试验

E. 血钙、磷及碱性磷酸酶测定

14. 患儿,3 岁,因身材矮小就诊。10 个月会坐,1 岁 10 个月会走,平时安静,食欲差,常便秘。查体:头大,皮肤较粗糙,前囟未闭,出牙两颗,反应较迟钝,有脐疝,心、肺无明显异常。为明确诊断,首先应做的检查是

A. 智商测定

B. 血钙、血磷测定

C. T_3、T_4、TSH 测定

D. 染色体检查

E. 脑 CT 检查

15. 3 岁男孩,确诊为先天性甲状腺功能减退症,服用甲状腺素片已 2.5 年,连续 3 次复查血清 T_4、TSH 正常。该患儿的下一步治疗是

A. 可停止用药

B. 甲状腺素可逐渐减量,3 个月后停药

C. 3 个月后再次复查血清 T_4、TSH,若正常则可停药

D. 维持原剂量继续治疗

E. 加大剂量继续治疗

16. 患儿,女,8 岁,已诊断 Graves 病,应采用什么治疗?

A. 普萘洛尔

B. 甲巯咪唑

C. ^{131}I 治疗

D. 手术切除

E. 以上同时使用

17. 患儿女,12 岁,确诊儿童甲状腺功能亢进症,已使用甲巯咪唑治疗 1 个月。血常规 WBC $2.9×10^9$/L, N 0.26, L 0.74, Hb 98 g/L, PLT $216×10^9$/L。此时应考虑出现什么情况?

A. 噬血细胞综合征

B. 再生障碍性贫血

C. 粒细胞缺乏症

D. 继发病毒感染

E. 骨髓抑制

18. 男孩,12 岁,患 1 型糖尿病,近日因肺部感染诱发酮症酸中毒。特征性的临床症状是

A. 烦渴、多饮、多尿

B. 呼出气有烂苹果味

C. 昏迷

D. 皮肤干燥,弹性差

E. 呼吸深大

19. 男孩,12 岁,口渴、多饮、多尿、消瘦乏力 1 个月,近 2 天发热、咳嗽。空腹血糖 17 mmol/L,血酮体阴性,尿糖(+++),pH 7.28, BE −8 mmol/L。主要的治疗是

A. 口服磺脲类降糖药

B. 口服双胍类降糖药

C. 严格控制饮食

D. 胰岛素治疗

E. 抗生素以控制感染

20. 患儿男,10 岁,臀位产,出生体重,3 000 g,身材比例匀称,身高 110 cm,骨龄相当 5~6 岁,生长速度每年 2~3 cm,智力正常。此患儿最可能的诊断是

A. 体质性青春期发育延迟

B. 家族性身材矮小

C. 宫内生长障碍

D. 生长激素缺乏

E. 甲状腺功能减退

21. 男孩,5 岁,系足月顺产,出生体重 2.2 kg,出生身长 46 cm,头围 33 cm,婴儿期无特殊患病史。但自 1 岁起,其生长速度较慢,智力正常。体检:身高 −2.5SD,上、下部量比例为正常,骨龄相当于 4.8 岁,尚无第二性征,睾丸大小正常,降至阴囊。此患儿最可能的诊断是

A. 体质性青春期发育延迟

B. 家族性身材矮小

C. 宫内发育迟缓

D. 生长激素缺乏

E. 甲状腺功能减退

22. 12 岁男孩,出生时身长及体重正常,智力良好,家庭环境尚好,家长发现自幼生长慢于其他同龄儿童。母亲身高 146 cm。父亲身高 167 cm。查体:身高 −2.1SD,体重 −1.8SD,心、肺、腹(−),双睾丸体积 8 ml,少许阴毛,骨龄 12.5 岁,生长激素激发试验结果正常。预计这种异常最可能的疾病是

A. 体质性青春期发育延迟

B. 家族性身材矮小

C. 宫内发育迟缓

D. 生长激素缺乏

E. 甲状腺功能减退

23. 1.5 岁女孩,身高 82 cm,洗澡时发现乳房增大,无其他异常表现,否认特殊饮食及服药史,骨龄与实际年龄相当,腹腔 B 超检查正常。最可能的诊断是

A. 乳房肿物

B. 中枢性性早熟

C. 单纯乳房早发育

D. 正常女童

E. 外源性雌激素影响

24. 3 岁女孩,身高 93 cm,发现乳房增大 3 个月,乳晕黑褐色,阴道流血 3 天,外阴着色,有白色分泌物,否认特殊饮食史,家中有避孕药,骨龄与实际年龄相当,腹部 B 超检查子宫增大,卵巢大小正常。最可能的诊断是
    A. 乳房肿物
    B. 中枢性性早熟
    C. 单纯乳房早发育
    D. 正常女童
    E. 外源性雌激素影响

25. 女孩,8.6 岁,因乳房增大,身高增长加速近 1 年来院就诊。查体:身高 139 cm,乳房 B3 期,阴毛 P2 期,手腕骨 X 线片示骨龄 11 岁。此患儿最可能的诊断的是
    A. 单纯性乳房早发育
    B. 真性性早熟
    C. McCune-Albright 综合征
    D. 先天性肾上腺皮质增生症
    E. 原发性甲状腺功能减退症伴性早熟

26. 男婴,3 周,因发热 3 天,呕吐、精神差 1 天入院。查体:皮肤色素深,脱水明显,阴茎稍大。测血清电解质钠 126 mmol/L,钾 5.8 mmol/L,氯 91 mmol/L,明确诊断为最常见类型的先天性肾上腺皮质增生症。此病是哪个酶缺陷?
    A. 3-β 羟类固醇脱氢酶
    B. 11β-羟化酶
    C. 17-羟化酶
    D. 18-羟化酶
    E. 21-羟化酶

27. 患儿,6 岁,生后发现阴蒂肥大似阴茎,大阴唇似阴囊。查体:血压正常,外阴性别难辨,身高＋2SD,血钠 140 mmol/L,骨龄 10 岁,染色体核型分析 46,XX。最可能的诊断是
    A. 3β-羟类固醇脱氢酶缺陷

    B. 11β-羟化酶缺陷
    C. 17-羟化酶缺陷
    D. 18-羟化酶缺陷
    E. 21-羟化酶缺陷

28. 导致新生儿胆红素生成过多的疾病是
    A. 新生儿败血症
    B. 先天性甲状腺功能减退症
    C. 先天性胆道闭锁
    D. 新生儿窒息
    E. 胆汁黏稠综合征

29. 3 岁男孩,因智能低下、身材矮小。查染色体核型为：46,XY,－14,＋t(14q21q)。追查其母,为平衡易位染色体携带者,核型应为
    A. 45,XX,－14,－21,＋t(14q21q)
    B. 45,XX,－15,－21,＋t(15q21q)
    C. 46,XX,－15,＋t(15q21q)
    D. 46,XX,－14,＋t(14q21q)
    E. 46,XX,－21,＋t(14q21q)

30. 小儿智能低下,胸骨左缘闻及 3/6～4/6 级收缩期杂音,最可能的诊断是
    A. 21-三体综合征
    B. 苯丙酮尿症
    C. 先天性甲状腺功能减退症
    D. 先天性心脏病
    E. 急性风湿热

31. 唐氏综合征属于
    A. 常染色体畸变疾病
    B. 性染色体显性遗传疾病
    C. 性染色体隐性遗传疾病
    D. Y 连锁显性遗传疾病
    E. Y 连锁隐性遗传疾病

32. 散发性呆小病使用甲状腺制剂过程中,剂量过大的表现为
    A. 嗜睡、少哭、少动

B. 食欲减退

C. 脉搏、呼吸减慢

D. 腹胀、便秘

E. 烦躁、多汗、消瘦、腹泻

33. 儿童糖尿病酮症酸中毒时,下列治疗错误的是
   A. 常规使用碳酸氢钠溶液纠正
   B. 见尿后补钾
   C. 静脉输入0.9%氯化钠溶液
   D. 小剂量胰岛素静脉滴注
   E. 控制感染

34. 关于儿童糖尿病,错误的是
   A. 儿童糖尿病多为1型
   B. 病理变化为胰岛B细胞数量减少
   C. 常有多尿、多饮、多食
   D. 多不用胰岛素治疗
   E. 有酮症酸中毒

35. 新生儿筛查先天性甲状腺功能减退症的实验室指标为
   A. 血清T_4
   B. 血清T_3
   C. FT_4、FT_3
   D. 滤纸片检测血TSH
   E. 放射性核素检查

36. 孕41周女孩,出生体重4 200 g,生后48小时排胎便,喂养困难并常伴呕吐。查体:体温低,反应迟钝,皮肤中度黄染,心音低钝,腹胀有脐疝。最可能的诊断是
   A. 病理性黄疸
   B. 先天性甲状腺功能减退症
   C. 巨结肠
   D. 胃食管反流
   E. 脑损伤

37. 男,7个月,出生后经常便秘,腹胀,少哭,生长缓慢,运动和智力差。查体:皮肤粗糙,

毛发枯黄,厚唇,舌大,心脏大,心率慢,腹大,脐疝。最可能的诊断是
   A. 先天性甲状腺功能减退症
   B. 21-三体综合征
   C. 苯丙酮尿症
   D. 黏多糖病
   E. 软骨发育不良

38. 父母为近亲结婚者发病率升高的为
   A. 佝偻病
   B. 营养不良
   C. 唐氏综合征
   D. 苯丙酮尿症
   E. 缺铁性贫血

39. HbA1c是目前监测糖尿病控制情况的良好指标,其所代表的血糖水平是近期
   A. 1~2周
   B. 2~4周
   C. 4~6周
   D. 6~12周
   E. 16~20周

40. 以下哪项是先天性肾上腺皮质增生症的最常见类型?
   A. 17α-羟化酶缺乏症
   B. 3β-羟类固醇脱氢酶缺乏症
   C. 21-羟化酶缺乏症
   D. 11β-羟化酶缺乏症
   E. 醛固酮合成酶

41. 以下哪项是体质性性早熟的临床表现?
   A. 患儿身高及体重增长减慢
   B. 绝大多数在4~8岁出现,也有婴儿期发病者
   C. 发育顺序与正常青春发育不同
   D. 以男孩多见,占男孩性早熟的80%以上
   E. 骨龄发育落后

42. 关于先天性甲状腺功能减退症,服用甲状

腺素制剂最重要的原则是

A. 有甲亢表现时应适当减量

B. 小剂量开始,根据 T_4 及 TSH 调整剂量

C. 年龄加大剂量加大

D. 终身用药

E. 尽快用甲状腺素

43. 对疑似呆小病的患儿,最合理的检查是

A. 腕部 X 线摄片

B. 染色体

C. 血清碱性磷酸酶测定

D. 尿三氯化铁

E. 血清 25 -(OH)D_3 测定

44. 散发性呆小病临床最早出现的表现是

A. 经常便秘

B. 精神及动作反应迟钝

C. 体温低,出汗少

D. 呼吸、脉搏慢

E. 新生儿期生理性黄疸延长

45. 以下不是散发性呆小症临床特点的是

A. 怕冷、低体温、四肢凉

B. 低鼻梁、眼距宽、舌体宽厚、伸出口外

C. 喂养困难、腹胀、便秘

D. 骨龄正常

E. 运动及智力发育落后

46. 对于散发性先天性甲减,下列措施不合适的是

A. 诊断后尽快用甲状腺素治疗

B. 用甲状腺素治疗时,应注意适当补充营养

C. 血清 T_4、TSH 可作为调节用药的参考

D. 用药后如有烦躁不安,多汗消瘦时宜减量

E. 用药后精神食欲好转,即可减量

47. 不符合呆小病临床表现的是

A. 智能障碍

B. 腹胀、便秘

C. 黏液性水肿

D. 皮肤细白

E. 身材矮小,四肢粗短,特殊面容

48. 儿童甲状腺功能亢进主要见于

A. 外源性甲状腺素摄入过多

B. 弥漫性毒性甲状腺肿

C. 甲亢性甲状腺癌

D. 淋巴细胞性甲状腺炎

E. 亚急性甲状腺炎

49. 以下物质不影响甲状腺素的合成与释放的是

A. 甲状腺球蛋白

B. 丙硫氧嘧啶

C. 促甲状腺激素

D. 二碘酪氨酸

E. C 肽

50. 以下哪项是先天性甲状腺功能减退症的最常见原因?

A. 甲状腺不发育或发育不良

B. 甲状腺或靶器官反应性低下

C. 促甲状腺激素缺乏

D. 甲状腺素合成途径缺陷

E. 碘缺乏

51. 最佳的预防地方性呆小病的措施是

A. 积极治疗患甲状腺病的妇女

B. 在甲状腺肿流行区广泛食用碘化食盐

C. 孕妇宜多食含碘食物

D. 对育龄妇女进行一次性碘油肌内注射 2.5 ml

E. 在流行区域,小儿生后用碘预防

52. 关于儿童甲状腺功能亢进症的发病率,正确的是

A. 多见于婴幼儿

B. 女性发病是男性的 6 倍

C. 男性发病是女性的 6 倍

D. 男女发病率无差异

E. 母亲不患甲亢,子女就不会患甲亢

53. 儿童甲状腺功能亢进症的首选治疗方案是
    A. 手术治疗
    B. 放射性核素[131]I治疗
    C. 抗甲状腺药物治疗
    D. 以上 3 种方案同时使用
    E. 普萘洛尔口服减轻症状

54. 甲状腺功能亢进症的特征性表现不包括
    A. 心动过速
    B. 肢凉少汗
    C. 眼球突出
    D. 神经过敏
    E. 甲状腺肿大

55. 目前糖尿病分为
    A. 1 型糖尿病和 2 型糖尿病
    B. 1 型糖尿病、2 型糖尿病和妊娠糖尿病
    C. 免疫介导性糖尿病和特发性糖尿病
    D. "胰岛素依赖型糖尿病"和"非胰岛素依赖型糖尿病"
    E. 1 型糖尿病、2 型糖尿病、其他特殊类型糖尿病和妊娠糖尿病

56. 对可疑 2 型糖尿病患者最有诊断价值的检查是
    A. 空腹血糖
    B. 口服葡萄糖耐量试验
    C. 餐后 2 h 尿糖
    D. 24 h 尿糖定量
    E. 糖化血红蛋白

57. 小儿身材矮小的诊断标准是
    A. 身高低于同龄、同性别正常小儿生长曲线第 10 百分数以下
    B. 身高低于同龄、同性别正常小儿生长曲线第 5 百分数以下

C. 身高低于同龄、同性别正常小儿平均身高的 2 个标准差以下

D. 身高低于同龄、同性别正常小儿平均身高的 3 个标准差以下

E. 以上都不是

58. 性发育异常的早现称为性早熟,是指女孩性发育出现在
    A. 7 岁以前
    B. 8 岁以前
    C. 9 岁以前
    D. 10 岁以前
    E. 11 岁以前

59. 特发性真性性早熟最重要的特点是
    A. 生长速度加快
    B. 骨龄增速
    C. 骨骺早愈合
    D. 影响最终身高
    E. 性发育过程遵循正常规律

60. 中枢性尿崩症缺乏的物质是
    A. 降钙素
    B. 肾上腺皮质激素
    C. 抗利尿激素
    D. 甲状旁腺素
    E. 肾素-血管紧张素

61. 中枢性尿崩症的主要特点不包括
    A. 多饮、多尿和烦渴
    B. 常有多汗
    C. 重型中枢性尿崩症患儿每日饮水量可达 300～400 ml/kg
    D. 部分患儿可证实系颅内肿瘤所致
    E. 若同时伴有渴觉中枢受损则不产生烦渴

62. 治疗苯丙酮尿症时,低苯丙氨酸饮食的具体方法是
    A. 每日应按 50～80 mg/kg 苯丙氨酸摄入

B. 每日应按 10～20 mg/kg 苯丙氨酸摄入

C. 摄入的食物中应不含苯丙氨酸

D. 每日应按 30～50 mg/kg 苯丙氨酸摄入

E. 每日苯丙氨酸摄入量不超过 100 mg/kg

63. 21-三体综合征属于

A. 常染色体畸变

B. 常染色体显性遗传

C. 常染色体隐性遗传

D. X 连锁显性遗传

E. X 连锁隐性遗传

64. 苯丙酮尿症患儿最初出现症状的时间通常在

A. 生后 1～3 个月

B. 生后 3～6 个月

C. 生后 6～9 个月

D. 生后 9～12 个月

E. 生后 1～3 岁

65. 苯丙酮尿症最突出的临床特点是

A. 智力低下

B. 皮肤白皙

C. 肌张力减低

D. 头发黄褐色

E. 伴有惊厥

66. 诊断儿童苯丙酮尿症最常用的筛选方法是

A. 血清苯丙氨酸浓度测定

B. Guthrie 试验

C. 尿三氯化铁试验

D. 氨基酸层析法

E. 苯丙氨酸耐量试验

67. 有关先天愚型患儿最典型的临床表现是

A. 智力低下,癫痫发作

B. 智力落后,癫痫发作,皮肤白皙,头发淡黄,尿味异常

C. 智力低下,皮肤粗糙,特殊面容

D. 智力落后,性功能异常,常伴发白血病

E. 智力发育障碍,体格发育迟缓,特殊面容

68. 产前确诊先天性卵巢发育不全综合征的方法是

A. 超声波检查

B. X 线检查

C. 抽取羊水进行染色体检查

D. 母血甲胎蛋白测定

E. 抽取羊水进行 DNA 检查

69. 糖原累积症最常见的类型是

A. Ⅰ 型

B. Ⅱ 型

C. Ⅲ 型

D. Ⅳ 型

E. Ⅵ 型

70. 典型苯丙酮尿症的发病机制是

A. 酪氨酸羟化酶受抑制

B. 苯丙氨酸-4-羟化酶缺陷

C. 四氢生物蝶呤生成不足

D. 脑内 5-羟色胺不足

E. 二氢生物蝶呤还原酶先天缺陷

71. 关于 21-三体综合征,以下说法最正确的是

A. 原因不明的先天性疾病

B. 最常见的小儿染色体病

C. 单基因病

D. 多基因病

E. 小儿染色体病中的常见者

72. 苯丙酮尿症患儿出现神经系统症状的机制是

A. 生物蝶呤缺乏

B. 酪氨酸不足

C. 继发性肾上腺素不足

D. 继发性甲状腺素缺乏

E. 高浓度苯丙氨酸及其旁路代谢产物对脑细胞的损害

73. 苯丙酮尿症的主要临床表现是
    A. 智能低下＋惊厥
    B. 智能低下＋多发畸形
    C. 毛发、皮肤和虹膜色浅
    D. 智能低下＋毛发、皮肤和虹膜色浅＋尿臭味
    E. 惊厥＋多发畸形

74. 新生儿期有下列哪项表现即可疑为先天性卵巢发育不全综合征?
    A. 肢体畸形
    B. 手和(或)足背水肿
    C. 特殊面容
    D. 母亲高龄
    E. 极低出生体重

75. 肝豆状核变性的治疗原则是
    A. 限制吃食含铜高的食物
    B. 应用青霉胺
    C. 减少铜的摄入和增加铜的排出
    D. 应用锌剂
    E. 肝移植

76. 治疗先天性睾丸发育不全综合征时,应用睾酮的最合适年龄是
    A. 11～12 岁
    B. 确诊后即用
    C. 出生后尽早
    D. 达成年期
    E. 任何年龄均可

77. 出生时即可能疑为 21-三体综合征患儿的特征是
    A. 极低出生体重
    B. 特征性面容
    C. 多发畸形
    D. 智能低下
    E. 母亲高龄

78. 关于先天性卵巢发育不全综合征的治疗是
    A. 单用人生长激素
    B. 确诊后先用雌激素,到成年后加入生长激素
    C. 单用雌激素
    D. 确诊后立即应用人生长激素＋雌激素
    E. 确诊后即用人生长激素,到骨龄达 12 岁以上时加雌激素

79. 先天性卵巢发育不全综合征最常见的核型是
    A. 45,XO
    B. 45,XO/46,XX
    C. 46,Xdel(Xp)
    D. 46,Xdel(Xq)
    E. 46,Xi(Xq)

80. 苯丙酮尿症患儿的智能水平取决于
    A. 治疗开始的早晚和饮食控制是否严格
    B. 是否进行强化教育
    C. 是否执行无苯丙氨酸饮食
    D. 治疗开始的早晚、饮食控制是否严格和疗程足够
    E. 是否应用药物四氢生物蝶呤

81. 导致染色体畸变的原因有
    A. 母亲妊娠时年龄过大
    B. 放射线
    C. 化学因素
    D. 病毒感染
    E. 以上都是

82. 下列疾病不属常染色体隐性遗传的是
    A. 苯丙酮尿症
    B. 糖原累积病
    C. 肝豆状核变性
    D. 黏多糖病
    E. Turner 综合征

83. 关于先天性甲状腺功能减退的新生儿筛查

错误的是
A. 经皮采新生儿足后跟血,滴于特制的滤纸片上送检
B. 生后 3 天采血
C. 测定血 T_3 和 T_4
D. 测定血 TSH
E. 阳性结果需再抽静脉血测定 T_3、T_4、TSH 进一步证实

84. 21-三体综合征发病率与下列因素关系最密切的是
A. 母孕期前 3 个月有感冒病史的发病率高
B. 孕期有放射线接触史的发病率高
C. 母亲怀孕的年龄越大,该病的发病率越高
D. 父母酗酒
E. 父母系近亲结婚

85. 关于 21-三体综合征下列不正确的是
A. 本征不属于常染色体畸变
B. 小儿染色体病例中最常见的一种
C. 母亲年龄越大本病的发病率越高
D. 60% 的患儿在胎儿早期即夭折流产
E. 活婴中发生率约 1/600~800

86. 先天性卵巢发育不全综合征患者,成年后是否有生育能力取决于
A. 新生儿期即开始治疗
B. 使用的雄激素种类
C. 染色体核型
D. 是否加用人生长激素
E. 青春期开始治疗

87. 糖原累积病 I 型是由于缺乏哪种酶所引起?
A. 苯丙氨酸羟化酶
B. 葡萄糖-6-磷酸酶
C. 酪氨酸酶
D. 氨基己糖酶

E. 半乳糖-1-磷酸尿苷转移酶

88. 经肝细胞酶检测发现葡萄糖-6-磷酸酶缺陷,确诊为 I 型糖原累积症。当前的治疗原则为
A. 酶替代治疗
B. 控制酸中毒
C. 进行肝移植
D. 保持血糖正常,预防和积极治疗感染,控制酸中毒
E. 保肝+控制感染和酸中毒

89. 肝糖原累积症保持血糖正常的最合理方法是
A. 应用升血糖药物
B. 静脉输葡萄糖液
C. 多次少量摄入生玉米淀粉或高碳水化合物饮食
D. 血糖药物+静脉输葡萄糖液
E. 手术

90. 糖原累积症的主要受累组织是
A. 肝脏和心脏
B. 肝脏和肌肉
C. 心脏和肌肉
D. 肝脏和骨骼
E. 肝脏和脾脏

91. 关于黏多糖病的分型依据是
A. 酶缺陷
B. 临床表现
C. 基因型
D. 基因型+临床表现
E. 酶缺陷+临床表现

92. 目前国内确诊黏多糖病的依据是
A. 染色体分析
B. 尿液黏多糖检测
C. 特异性的酶活性测定
D. 组织学病理检查

E. 骨骼 X 线检查

93. 测定黏多糖病酶活性的样本是
    A. 白细胞、血清或皮肤成纤维细胞
    B. 肝细胞
    C. 尿液
    D. 脑脊液
    E. 骨骼

94. 关于黏多糖病,错误的是
    A. 黏多糖在不同组织沉积的多系统受累疾病
    B. 骨骼改变为其临床特征性改变
    C. 骨 X 线片特点为骨骼变形和多发骨发育不良
    D. 各组织受累的程度和范围不同而临床表现多样
    E. 尿黏多糖阳性可确诊该病

95. 苯丙酮尿症属于
    A. 染色体畸变
    B. 常染色体显性遗传
    C. 常染色体隐性遗传
    D. X 连锁显性遗传
    E. X 连锁隐性遗传

96. 苯丙酮尿症的发病是由于哪种物质的代谢障碍?
    A. 碳水化合物
    B. 脂肪酸
    C. 氨基酸
    D. 碳水化合物与脂肪酸
    E. 碳水化合物与氨基酸

97. 戈谢病是
    A. 常染色体显性遗传
    B. 性连锁隐性遗传
    C. 常染色体隐性遗传
    D. 性连锁显性遗传
    E. 多基因遗传

98. 戈谢病是由于葡萄糖脑苷酶缺乏和减少,因而在
    A. 单核-巨噬细胞系统的细胞内积聚大量葡萄糖脑苷脂而形成
    B. 在骨髓积聚大量葡萄糖脑苷脂而形成
    C. 在脾脏积聚大量葡萄糖脑苷脂而形成
    D. 在肝脏积聚大量葡萄糖脑苷脂而形成
    E. 在脑组织积聚大量葡萄糖脑苷脂而形成

99. 诊断戈谢病最可靠的方法是
    A. 骨髓检查发现戈谢细胞
    B. 骨髓检查发现戈谢细胞,并组化染色
    C. 血浆中多种酶活性升高
    D. 基因诊断
    E. 以上均不是

100. 关于戈谢病的治疗错误的是
    A. 无治疗
    B. 贫血时输红细胞
    C. 巨脾伴脾亢时可脾切除
    D. 酶替代疗法
    E. 阿糖脑苷酶注射

101. 戈谢病最常见的类型是
    A. Ⅰ型
    B. Ⅱ型
    C. Ⅲa 型
    D. Ⅲb 型
    E. Ⅲc 型

102. 肝豆状核变性的基本代谢缺陷是
    A. 肝不能正常合成铜蓝蛋白
    B. 肠道吸收铜功能增强
    C. 胆汁中排出铜量不减少
    D. 尿排铜量减少
    E. 以上都不是

103. 男婴,足月儿,生后 28 d,出生体重4 100 g,

生后母乳喂养困难。查体：T 35.5℃，P 98 次/分，R 32 次/分，皮肤黄染未退，少哭多睡，腹胀明显，大便秘结。摄膝部 X 线片未见骨化中心。此患儿最可能的诊断是

A. 新生儿败血症

B. 母乳性黄疸

C. 21-三体综合征

D. 先天性甲状腺功能减退症

E. 先天性佝偻病

104. 女 5 岁，身高 85 cm，表情呆滞，智力差，甲状腺不大，诊断为先天性甲状腺功能减退症，用甲状腺素治疗。下列治疗最合适的是

A. 治疗至成年后停药

B. 在儿童期定期调整剂量，终身用药治疗

C. 治疗半年至 1 年后停药

D. 使症状好转后逐渐减量至停药

E. 治疗停用后有症状时再用药

105. 患儿，2 岁，少哭，便秘。尚不能站立，不会叫爸爸、妈妈。经检查，诊断为甲状腺功能减退症。下列治疗不正确的是

A. 明确诊断后即应开始治疗

B. 开始服用 5～10 mg/d(甲状腺片)

C. 每隔 2～4 周增加 5～10 mg/d，至精神活泼、食欲好转、便秘消失而又无甲状腺功能亢进时再用维持量

D. 需长期应用碘剂治疗

E. 应终身服用

106. 男孩，2 岁半。尚不会独立行走，智力落后于同龄儿。查体：表情淡漠，眼睑轻度水肿，鼻梁较塌，手指粗短，皮肤粗糙，心率 82 次/分，腹较膨隆。以下检查对诊断有帮助的是

A. 染色体核型分析

B. 腕部摄片测骨龄

C. 测血钙、磷、碱性磷酸酶

D. 尿三氯化铁试验

E. 作智能筛查

107. 关于 21-三体综合征的临床表现，以下不正确的是

A. 智力低下

B. 皮肤粗糙、发干

C. 韧带松弛

D. 身材矮小

E. 通贯手

108. 患儿，2 岁半，不会独立行走，不会叫爸爸、妈妈。两眼距离增宽，两眼外眦上斜，鼻梁低，舌伸出口外，通贯手。其最可能的诊断是

A. 呆小病

B. 佝偻病活动期

C. 苯丙酮尿症

D. 软骨营养不良

E. 先天愚型

109. 患儿，4 岁，智力低下，说话不清，舌大，有裂纹并伸出口外，鼻根扁平，双眼外侧上斜，双手贯通掌，小手指短而弯。此患儿最可能的诊断是

A. 先天愚型

B. 克汀病

C. 苯丙酮尿症

D. 黏多糖病

E. 脑发育障碍

110. 患儿，2 岁，不会独立行走，智力落后，查体：眼距宽，鼻梁低平，伸舌，皮肤细嫩。小指短向内侧弯曲，通贯手。此患儿最可能的诊断是

A. 呆小病

B. 先天愚型

C. 佝偻病活动期

D. 软骨发育不良

E. 苯丙酮尿症

111. 患儿男性,6个月,抽搐1次,表情呆滞,皮肤白皙,头发淡黄,智力低下。首先考虑哪种疾病?
   A. 呆小病
   B. 苯丙酮尿症
   C. 先天愚型
   D. 黏多糖病Ⅰ型
   E. 婴儿痉挛症

112. 患儿,3岁,因体格、智力发育落后来就诊,查体:表情呆滞,两眼距宽,两眼外侧上斜,鼻梁低平,舌常伸出口外,通贯手。此患儿的诊断可考虑是
   A. 苯丙酮尿症
   B. 先天性甲状腺功能减退症
   C. 18-三体综合征
   D. 21-三体综合征
   E. 黏多糖病

113. 以下哪项不是21-三体综合征的临床特征?
   A. 尿有特殊臭味
   B. 皮肤纹理异常
   C. 特殊面容
   D. 智能低下
   E. 体格发育迟缓

114. 男婴,1岁。生后常便秘、腹胀、少哭。体检:36.0℃,四肢稍凉,皮肤粗糙,毛发枯黄、稀疏,心率72次/分,腹部膨隆,脐疝,四肢粗短,唇厚,舌大。最可能的诊断是
   A. 先天性甲状腺功能减退
   B. 21-三体综合征
   C. 苯丙酮尿症
   D. 黏多糖病
   E. 软骨发育不良

115. 有关先天性肾上腺皮质增生症的实验室检查,下列不正确的是
   A. 皮质醇和ACTH浓度常在正常范围内
   B. 11β-羟化酶缺乏症患儿,尿液17-羟类固醇水平增高
   C. 21-羟化酶缺乏症患儿,尿液17-酮类固醇水平增高
   D. 17α-羟化酶缺乏症患儿,血浆和尿中去氧皮质酮明显增高
   E. 失盐型21-羟化酶缺乏症患儿,血去氧皮质酮明显增高

116. 下丘脑分泌的激素是
   A. 三碘甲腺原氨酸(T_3)
   B. 生长激素(GH)
   C. 促甲状腺素释放激素(TRH)
   D. 促肾上腺皮质激素(ACTH)
   E. 促黄体激素(LH)

117. 诊断生长激素缺乏症,最可靠的依据是
   A. 矮身材
   B. 骨龄落后
   C. 生长速度每年≤5 cm
   D. 一次药物激发试验GH峰值<10
   E. 两次药物激发试验GH峰值<10

二、A3/A4型题

(118~120题共用题干)

女孩,12岁,身高109 cm,小学5年级,学习成绩欠佳,新生儿时手、足背肿。体检时发现乳房未发育,乳头间距宽,外生殖器呈婴儿型,未有过月经,无其他第二性征。初步诊断为先天性卵巢发育不全综合征。

118. 为明确诊断,应进行的检查为
   A. 生长激素测定
   B. 血染色体检查
   C. 睾酮测定
   D. T_3、T_4和TSH测定

E. 血 21-羟化酶测定

119. 如已确诊,应如何治疗?
A. 无须治疗
B. 单纯应用人生长激素
C. 补充甲状腺素+雌激素
D. 应用重组人生长激素+雌激素
E. 补充雌激素

120. 治疗的目的是
A. 达到治愈
B. 使患儿成年后获得生育能力
C. 为了安慰父母
D. 防止下一代发生类似情况
E. 改善成人期终身高和使其性征发育,以获得患儿的心理健康

三、X 型题

121. 21-三体综合征的产前诊断方法有

A. 抽取羊水细胞进行染色体检查
B. 测母血甲胎蛋白
C. 超声波检查
D. X 线检查
E. 分离母血中胎儿血细胞进行染色体检查

122. 以下哪些是 21-三体综合征的临床表现?
A. 眼距宽、眼外侧上斜、舌常伸出口外
B. 通贯手、atd 角增大
C. 眼角膜 K-F 环
D. 脚蹬趾球部胫侧弓纹
E. 关节可过度屈伸

123. Turner 综合征的临床特征是
A. 乳头间距宽、原发性闭经
B. 身材瘦长
C. 主动脉缩窄
D. 大部分智力落后
E. 颈蹼、后发际低

第五章

免疫性疾病

一、A1/A2 型题

1. 不属于风湿热诊断标准中主要表现的是
   A. 心脏炎
   B. 舞蹈病
   C. 皮下小结
   D. 环形红斑
   E. 关节痛

2. 男，10 岁，因发热 7 天，抗生素治疗无效入院。查体：球结膜充血，口唇皲裂，杨梅舌，颈部淋巴结肿大，全身可见多形性红斑。临床治愈出院 2 个月后猝死于家中。其最可能的死因是
   A. 心肌炎
   B. 脑栓塞
   C. 脑出血
   D. 心包炎
   E. 冠状动脉瘤破裂

3. 急性风湿热患儿心尖区闻及 2/6 级杂音，可能的诊断是
   A. 心肌炎
   B. 心包炎
   C. 心内膜炎
   D. 无心脏侵犯
   E. 上述均可发生

4. 川崎病急性期的最佳治疗药物是
   A. 阿司匹林
   B. 糖皮质激素
   C. 丙种球蛋白
   D. 糖皮质激素＋阿司匹林
   E. 丙种球蛋白＋阿司匹林

5. 系统性红斑狼疮中具有该病标记性意义的抗体是
   A. 抗 RNP
   B. 抗双链 DNA
   C. 抗 Scl - 70
   D. 抗 Sm
   E. 抗 Jo - 1

6. 患儿，女，13 岁，发热 2 周。近 2 天胸闷、心慌，发病前 1 周有明显咽痛史。实验室检查：血 Hb 100 g/L，WBC 13.6×10^9/L，N 0.82，L 0.17，ESR 50 mm/h，CRP（＋），ASO 1 200 U/ml。心电图示 PR 间期延长，ST - T 改变。首选的治疗药物是
   A. 甲氨蝶呤
   B. 阿司匹林
   C. 泼尼松
   D. 环磷酰胺
   E. 青霉素

7. 急性风湿热治疗时，早期使用糖皮质激素

的指征是

A. 环形红斑

B. 多发性关节炎

C. 心脏炎

D. 皮下小结

E. 舞蹈病

8. 属于链球菌感染证据的是

A. 瓣膜病

B. 皮下结节

C. 血沉增快,CRP 阳性

D. ASO≥500 U/ml

E. 心电图可见 ST 段下移及 T 波平坦或倒
置

9. 儿童风湿热的相关发病机制是

A. Ⅰ型变态反应

B. Ⅱ型变态反应

C. Ⅲ型变态反应

D. Ⅳ型变态反应

E. 链球菌直接损害

10. 下列对系统性红斑狼疮临床特点的表述,
错误的是

A. 蝶形红斑和盘状红斑最具特征性

B. 关节痛和肌痛是其常见症状

C. 大部分患者都有肾脏病变

D. 脾脏肿大为主要体征

E. 常导致心包炎

11. 不同类型的结缔组织病与不同的抗体相
关,下列配对错误的是

A. 抗 Sm 抗体为 SLE 的标记性抗体

B. 抗 SSA 与干燥综合征相关

C. 抗 Scl - 70 抗体与系统性硬化病相关

D. 抗 Jo - 1 抗体与肌炎/皮肌炎相关

E. 抗双链 DNA 抗体与类风湿关节炎相关

12. 可导致红细胞沉降速率增快的影响因素是

A. 血细胞比容增大

B. 血浆球蛋白含量增多

C. 红细胞脆性增大

D. 血浆白蛋白含量增多

E. 血浆球蛋白含量降低

13. 下列检查对系统性红斑狼疮的诊断常用而
有价值的是

A. 皮肤狼疮带试验

B. 淋巴结活检

C. 骨髓穿刺

D. 肺穿刺

E. 血清检查

14. 对系统性红斑狼疮的诊断最特异的检查项
目是

A. 狼疮细胞

B. 抗核抗体

C. 抗 Sm 抗体

D. 类风湿因子

E. 抗 AF 抗体

15. 以下哪项是系统性红斑狼疮的特点?

A. Ⅰ型超敏反应

B. Ⅱ型超敏反应

C. Ⅲ型超敏反应

D. Ⅳ型超敏反应

E. Ⅴ型超敏反应

16. 类风湿关节炎较具特异性的自身抗体是

A. 抗 IgG - Fc 片段抗体

B. 抗双链 DNA 抗体

C. 抗 SSA 和 SSB 抗体

D. 抗 DNA 拓扑异构酶抗体

E. 抗 Sm 抗原抗体

17. 诊断下列疾病,采用的血清学诊断方法,下
列错误的是

A. 伤寒——肥达反应

B. 风湿热——抗"O"试验(ASO 试验)

C. 斑疹伤寒——外斐反应

D. 支原体肺炎——冷凝集试验

E. 结核——结核菌素试验

18. 均可用抗毒素进行紧急预防的疾病是
    A. 破伤风与结核病
    B. 肠热症与波状热
    C. 白喉与痢疾
    D. 白喉与破伤风
    E. 猩红热与风湿热

19. 类风湿关节炎常见的关节表现是
    A. 对称性近端指间、掌指和腕关节持续性肿痛
    B. 膝、髋和踝关节非对称,持续肿痛
    C. 膝关节单侧或双侧肿痛,休息后好转
    D. 单侧第一跖趾关节剧烈肿痛
    E. 胸锁关节肿痛

20. 患者,女,12岁,发热伴对称性多关节肿痛,晨僵3个月。查 ANA 低滴度阳性,RF(+)、IgG 和补体升高。最可能的诊断是
    A. 多肌炎
    B. 系统性红斑狼疮
    C. 类风湿关节炎
    D. 干燥综合征
    E. 混合性结缔组织病

21. 下列有关风湿病的描述,错误的是
    A. 属于变态反应性疾病
    B. 发病与溶血性链球菌感染有关
    C. 以心脏病变的后果最为严重
    D. 风湿性关节炎不导致关节畸形
    E. 风湿性关节炎常导致关节畸形

22. 下列基因被认为与类风湿关节炎的发病和发展无关的是
    A. HLA - B27
    B. HLA - DR4
    C. TNF 基因

D. 性别基因

E. TNF

23. 下列属于退行性疾病的是
    A. 强直性脊柱炎
    B. 骨关节炎
    C. Reiter 综合征
    D. 银屑病关节炎
    E. 脊柱关节病

24. 下列属于抗磷脂抗体的是
    A. 抗核抗体
    B. 类风湿因子
    C. 狼疮抗凝物
    D. 抗 Sm 抗体
    E. 以上均正确

25. 下列不是我国风湿病学会诊断 SLE 的标准的是
    A. 颜面红斑,非畸形性关节炎
    B. 多发性浆膜炎
    C. 肾脏病变——蛋白尿
    D. 血沉增快
    E. 白细胞$<4\times10^9/L$

26. 在类风湿关节炎发病中起主要作用的细胞是
    A. CD3 细胞
    B. CD4 细胞
    C. CD8 细胞
    D. B 细胞
    E. T 细胞

27. 弥漫性结缔组织病不包括
    A. 强直性脊柱炎
    B. 类风湿关节炎
    C. 系统性红斑狼疮
    D. 硬皮病
    E. 血管炎

28. 系统性红斑狼疮的标记性抗体是指
    A. ANA
    B. 抗 dsDNA 抗体
    C. 抗 Sm 抗体
    D. 抗组蛋白抗体
    E. 抗核小体抗体

29. 下列药物为 COX-2 特异性抑制剂的是
    A. 双氯芬酸钠
    B. 对乙酰氨基酚
    C. 美洛昔康
    D. 塞来昔布
    E. 萘丁美酮

30. 女,13 岁。低热伴关节肿痛 3 个月,轻度贫血,抗核抗体(+),抗双链 DNA 抗体(+),疑患系统性红斑狼疮。治疗首选的药物是
    A. 非甾体抗炎药
    B. 免疫抑制剂
    C. 抗疟药
    D. 抗生素
    E. 糖皮质激素

31. 女,12 岁,2 周来发热,四肢关节酸痛,无皮疹,胸透胸腔(双侧)少量积液。体检:体温 38.5℃,心率 118 次/分,两下肺叩诊浊音,呼吸音减弱,肝、脾均未触及,两手掌指关节及膝关节轻度肿胀。血红蛋白100 g/L,白细胞 3×10⁹/L,血小板 5×10⁹/L,尿蛋白(++)。最可能的诊断是
    A. 类风湿关节炎
    B. 系统性红斑狼疮
    C. 结核性胸膜炎
    D. 病毒感染
    E. 细菌感染

32. 10 个月婴儿,发热 5 d,伴口唇红肿。查体:眼结膜充血,口唇黏膜充血、皲裂,咽红,全身浅表淋巴结黄豆至花生米大小,无明显皮疹,心肺听诊无特殊,肝肋下 3.5 cm,质软,脾肋下 2 cm,质软,指趾端略肿胀。需作进一步检查,较合适的是
    A. 肝、脾 B 超+血常规
    B. 血沉+EB 病毒抗体
    C. 血沉+免疫球蛋白
    D. 血常规+血沉
    E. 肝、脾 B 超+EB 病毒抗体

33. 川崎病最常见的死亡原因是
    A. 脑栓塞
    B. 心肌炎
    C. 冠状动脉瘤破裂或心肌梗死
    D. 心包炎
    E. 以上都是

34. 过敏性紫癜的并发症中,需要外科处理的是
    A. 关节腔积血
    B. 肠套叠
    C. 泌尿道阻塞
    D. 皮肤大面积坏死
    E. 自发性张力性气胸

35. 下列对鉴别小儿风湿热与类风湿关节炎最有价值的是
    A. 发热
    B. 关节炎
    C. 心脏炎
    D. 血沉增快
    E. X 线示关节面破坏

36. 男性,8 岁,2 周前发热,体温 39℃,咽痛、鼻塞、流涕、全身酸痛,治疗 1 周后痊愈。1 天前,晨起牙龈出血,不易止。体检:体温正常,无贫血貌,全身皮肤布满针尖大小出血点,无骨压痛,肝脾肋下未触及。Hb 128 g/L,WBC 8.4×10⁹/L,分类正常,PLT 18×10⁹/L。该患儿最可能的诊断是
    A. 急性白血病
    B. 急性再生障碍性贫血

C. 类白血病反应

D. 过敏性紫癜

E. 特发性血小板减少性紫癜

37. 使用苄星青霉素预防风湿性心脏病复发的疗程为

A. 1年

B. 3~5年

C. 至少5年

D. 5~10年

E. 终身预防

38. 风湿性心内膜炎最易累及

A. 主动脉瓣

B. 肺动脉瓣

C. 二尖瓣

D. 三尖瓣

E. 以上都是

39. 过敏性紫癜患儿实验室检查中不可能出现的是

A. 白细胞增高

B. 血小板下降

C. 血红蛋白正常

D. 出血时间正常

E. 凝血时间正常

40. 血清 IgA 明显增高的疾病是

A. 川崎病

B. 高 IgM 血症

C. 原发性血小板减少性紫癜

D. 过敏性紫癜

E. 幼年型类风湿关节炎

41. 最容易发生肾炎临床表现的疾病是

A. 幼年型类风湿关节炎

B. 川崎病

C. 风湿热

D. 过敏性紫癜

E. 中毒性休克

42. 风湿性疾病属于慢性疾病,它主要累及

A. 肾脏

B. 心脏

C. 肺

D. 骨骼肌肉系统

E. 中枢神经系统

43. 患者女,13岁,关节痛半年余,诊断为"类风湿关节炎"。此病一般不出现

A. 晨僵时间超过1小时

B. 双手对称性关节肿胀

C. X线片示骶髂关节间隙狭窄

D. 血沉明显增快

E. X线片示近端指间关节间隙狭窄

44. 患者女,10岁。反复低热1年,伴四肢大小关节肿痛。WBC 8×10^9/L, Hb 100 g/L, ANA(-),RF(+)。经多种抗生素正规治疗无效。可能的诊断是

A. 风湿性关节炎

B. 系统性红斑狼疮

C. 骨关节炎

D. 类风湿关节炎

E. 结核菌感染引起的关节炎

45. 患者男,10岁,发热、关节肿痛,皮肤出现环形红斑,心率增快出现奔马律,血沉增快。经治疗上述症状、体征消失后,需预防继发性疾病的方法是

A. 避免关节损伤

B. 忌海鲜

C. 减少体育运动

D. 长效青霉素肌内注射

E. 激素吸入维持

46. 患者女,12岁,对称性多关节肿痛伴晨僵1年余。血 RF 1:40(+),ESR 100 mm/h。本患者目前暂不考虑的治疗措施是

A. 非甾体抗炎药

B. 甲氨蝶呤

C. 环磷酰胺

D. 泼尼松

E. 关节手术

47. 患者女,12 岁,因多关节疼痛 2 个月就诊。近 1 周出现双手指间关节及掌指关节肿胀,晨僵 30 min。血白细胞 $3.2×10^9$/L,血小板 $83×10^9$/L;24 小时尿蛋白定量 1.9 g;血沉 48 mm/h;血抗核抗体阳性;补体 C3 轻度下降。最可能的诊断是

A. 类风湿关节炎

B. 骨关节炎

C. 系统性红斑狼疮

D. 原发性干燥综合征

E. 系统性血管炎

48. 目前治疗系统性红斑狼疮的主要药物为

A. 环磷酰胺

B. 磷酸氯喹

C. 雷公藤总苷

D. 非甾体抗炎药

E. 泼尼松

49. 患者女,10 岁。双腕和膝关节疼痛,伴高热 2 个月,曾有癫痫样发作 1 次。心脏超声检查示中等量心包积液,X 线胸片示右侧少量胸腔积液,血常规检查血红蛋白、白细胞和血小板下降,尿蛋白(＋＋)。多种抗生素治疗无效。最可能的诊断为

A. 肾小球肾炎急性发作

B. 恶性肿瘤颅内转移

C. 系统性红斑狼疮

D. 结核性胸膜炎和心包炎

E. 再生障碍性贫血

50. 迟发型皮肤过敏反应代表

A. T 细胞功能

B. B 细胞功能

C. 自然杀伤细胞功能

D. 抗体依赖性细胞毒性效应

E. 中性粒细胞功能

51. 下列不宜作为哮喘的预防措施的是

A. 免疫治疗

B. 色甘酸钠

C. 酮替芬

D. 激素吸入疗法至少 6 个月～2 年

E. 支气管扩张剂

52. 食物不耐受是

A. 特殊食物蛋白引起的异常免疫反应

B. Ⅰ 型和 Ⅳ 型变态反应

C. 对食物发生异常的生理反应

D. 食物消化不良

E. 细菌毒素所致

53. 可用于哮喘患儿自我检测的指标是

A. 症状

B. PEF

C. 双肺哮鸣音

D. 皮肤过敏原皮试

E. 运动试验

54. 关于变态反应性接触性皮炎不正确的是

A. 属速发型变态反应

B. 接触致敏物多属半抗原

C. 接触者仅少数人发病

D. 有一定潜伏期

E. 以上均不正确

55. 参与荨麻疹发病中最主要的抗体是

A. IgG

B. IgE

C. IgA

D. sIgA

E. IgD

56. 丘疹性荨麻疹的典型皮疹是

A. 红色纺锤形丘疹

B. 丘疱疹

C. 水疱或大疱

D. 风团

E. 水肿性斑块

57. 新生儿各种吞噬细胞的功能

A. 成熟

B. 增强

C. 暂时增强

D. 减弱

E. 暂时减弱

58. 小儿特异性体液免疫的正确认识是

A. B细胞免疫的发育较T细胞免疫早

B. IgG类抗体应答需在出生1年后出现

C. IgM类抗体在胎儿期即可产生

D. 足月新生儿B细胞量低于成人

E. 免疫球蛋白均不能通过胎盘

59. 导致风湿热最常见的病原菌是

A. 脑膜炎奈瑟菌

B. A组乙型溶血性链球菌

C. 流感嗜血杆菌

D. 肺炎链球菌

E. 金黄色葡萄球菌

60. 风湿活动的正确判断指标是

A. 血沉慢

B. 血小板减少

C. 黏蛋白降低

D. C反应蛋白增多

E. 血浆白蛋白增高

61. 小儿风湿热急性期有心肌炎者逐渐起床活动需在

A. ASO正常时

B. 血沉正常时

C. 黏蛋白正常时

D. C反应蛋白正常时

E. 心电图恢复正常时

62. 川崎病常见的临床表现不包括

A. 高热

B. 草莓舌

C. 颈部淋巴结肿大

D. 多形性红斑

E. 化脓性球结膜炎

63. 小儿扁桃体发育的高峰年龄段是

A. 3~6个月

B. 1~2岁

C. 2~4岁

D. 4~10岁

E. 10~14岁

64. B细胞免疫功能测定的常用方法是

A. 外周血淋巴细胞计数

B. 免疫球蛋白测定

C. 血清补体测定

D. 抗"O"试验

E. 嗜异性凝集试验

65. 风湿性心内膜炎常受侵犯的瓣膜是

A. 二尖瓣

B. 三尖瓣

C. 主动脉瓣

D. 肺动脉瓣

E. 三尖瓣和肺动脉瓣

66. 风湿热最常见的皮肤表现是

A. 猩红热样皮疹

B. 荨麻疹

C. 结节性红斑

D. 多形红斑

E. 皮下小结

67. 原发性免疫缺陷易出现的主要疾病是

A. 自身免疫性疾病

B. 肿瘤

C. 白血病

D. 艾滋病

E. 反复感染

68. 不符合风湿热诊断标准主要表现的是
A. 发热
B. 游走性多发性关节炎
C. 舞蹈病
D. 皮下结节
E. 环形红斑

69. 女孩,2岁。突发喘息1天。查体:体温正常,稍气促,两肺广布哮鸣音。母亲有哮喘史。给予沙丁胺醇气雾剂吸入后,肺部哮鸣音逐渐消失。按评分法该患儿评分是
A. 2分
B. 3分
C. 4分
D. 5分
E. 6分

70. 下列川崎病的治疗中易发生冠状动脉瘤和影响冠脉修复,而不宜单独使用的是
A. 阿司匹林
B. 糖皮质激素
C. 静脉注射丙种球蛋白
D. 双嘧达莫
E. 心脏手术

71. 小儿急性风湿热发生充血性心力衰竭时,使用强心剂治疗宜
A. 用慢速制剂,剂量偏大
B. 用慢速制剂,剂量偏小
C. 用快速制剂,剂量偏大
D. 用快速制剂,剂量偏小
E. 需洋地黄化,维持给药

72. 判断风湿热活动性,除主要表现持续存在外,其他指标中错误的是
A. 血沉增快
B. C反应蛋白增高
C. 黏蛋白增高

D. 心电图 PR 间期缩短
E. 进行性贫血

73. 细胞免疫功能测定的常用方法是
A. 外周血淋巴细胞计数
B. 免疫球蛋白测定
C. 血清补体测定
D. 抗"O"试验
E. 嗜异性凝集试验

74. 婴儿从母体获得的抗体开始消失的月龄是
A. 1~2个月以后
B. 3~4个月以后
C. 5~6个月以后
D. 7~8个月以后
E. 9~10个月以后

75. 各种补体成分浓度达到成人水平的年龄是
A. 2个月
B. 3个月
C. 4个月
D. 5个月
E. 6个月

76. 急性风湿热诊断标准中的主要表现不包括
A. 舞蹈病
B. 关节痛
C. 心肌炎
D. 环形红斑
E. 皮下结节

77. 下列关于类风湿关节炎的叙述,错误的有
A. 受累关节以踝、肘关节最为常见
B. 属全身性疾病,病因不明
C. 80%患者的类风湿因子呈阳性
D. 受累关节以近侧指间关节常见
E. 以上均不正确

78. 患者女,6岁。不规则发热2周,伴关节疼痛,轻咳,精神差,食欲欠佳。查体:面色苍

白,膝、腕关节明显红肿,心尖部可闻及吹风样收缩期杂音。心电图示 ST 段下移,T 波平坦。首先考虑的诊断是

A. 心肌炎

B. 先天性心脏病

C. 类风湿关节炎

D. 急性风湿热

E. 急性白血病

79. 患者女,8 岁。4 周前因猩红热用青霉素治疗好转,2 周后又高热不退,四肢关节酸痛。查体:体温 39℃,精神好,皮疹(一),心率 160 次/分,奔马律,血培养(一)。该患儿最可能的诊断是

A. 扁桃体炎

B. 败血症

C. 伤寒

D. 风湿热

E. 肺炎

80. 关于使用糖皮质激素治疗 JIA 正确的是

A. 全身型 JIA 首选

B. 多关节型 RF 阳性者应尽早使用

C. 少关节型 JIA 需全身应用

D. 虹膜睫状体炎需大剂量长期使用

E. 用于银屑病性关节炎

81. SLE 的标记性抗体是

A. 抗组蛋白抗体

B. 抗 Sm 抗体

C. 抗 SSB 抗体

D. 抗 Scl - 70 抗体

E. 抗 Jo - 1 抗体

82. SLE 患者最典型的面部表现是

A. 痤疮

B. 湿疹

C. 蝶形红斑

D. 色素沉着

E. 紫癜

83. SLE 可出现以下哪种症状?

A. 面部皮肤对称性红斑

B. 手关节天鹅颈样畸形

C. 口腔、阴部溃疡

D. 上眼睑皮疹

E. 面容刻板、张口困难

84. NSAIDs 类药物的不良反应不包括

A. 胃出血

B. 胃穿孔

C. 肾间质性损害

D. 肌肉溶解

E. 胃溃疡

85. 川崎病患儿早期不易发现的是

A. 轻度贫血

B. CRP 增高

C. 血小板增高

D. 血沉增快

E. 血浆白蛋白水平降低

86. 急性风湿热的持续性器官损害主要发生在

A. 关节

B. 中枢神经系统

C. 皮肤

D. 皮下组织

E. 心脏

87. 儿童系统性红斑狼疮的远期预后主要取决于

A. 发热时间长短

B. 皮疹时间长短

C. 肺部损害程度

D. 肾脏受损程度

E. 贫血程度

二、A3/A4 型题

(88～91 题共用题干)

男孩,10 岁。发热 10 余天,体温 38.0～

39.5℃,双手指指关节和掌指关节肿痛伴活动受限,两侧膝关节肿胀,以右侧明显,被动活动受限。无皮疹,浅表淋巴结无肿大,肝脾无明显肿大。血沉和 C 反应蛋白升高,血白细胞 $12.5×10^9/L$,尿常规检查正常。

88. 诊断首先考虑
  A. 风湿热
  B. 过敏性紫癜
  C. 小儿类风湿关节炎
  D. 关节结核
  E. 化脓性关节炎

89. 膝关节 X 线检查,无骨质破坏和关节积液,应做哪种检查发现早期关节病变?
  A. 关节 CT
  B. 关节核磁共振
  C. 关节分层 X 线片
  D. 同位素骨扫描
  E. B 超检查

90. 为了排除风湿热,应做下列哪项检查?
  A. X 线胸片
  B. 肺功能
  C. 心电图
  D. 头颅 CT
  E. 心脏超声和血 ASO 检查

91. 如果初诊类风湿关节炎,首先应给予哪种药物治疗?
  A. 激素
  B. 非甾体抗炎药
  C. 缓解病情抗风湿药物
  D. 静脉用人血丙种球蛋白
  E. 胸腺肽

(92～94 题共用题干)
  男孩,8 岁,因呕血、黑便 1 天入院。既往有类似呕血史 2 次,发现乙肝"大三阳"5 年。查体:重度贫血貌,面色苍白,肢端凉,心率 120

次/分,血压 85/60 mmHg,腹部平软,中上腹轻压痛,肝肋下未触及,脾肋下 2 cm。

92. 该患儿消化道出血的原因是
  A. 急性胃炎
  B. 消化性溃疡
  C. 慢性胃炎
  D. 食管静脉曲张
  E. 过敏性紫癜

93. 为明确诊断首选的检查是
  A. B 超
  B. 腹部平片
  C. 胃镜
  D. 钡餐检查
  E. CT 检查

94. 该患儿需立即解决的问题是
  A. 抗病毒治疗
  B. 纠正凝血功能
  C. 扩充血容量
  D. 止吐
  E. 改善中毒症状

(95～97 题共用题干)
  患儿,男,4 岁 8 个月,因发热 2 天,左上下肢瘫痪 1 天入院。2 天前无明显诱因发热,体温 40.3℃,伴头痛、呕吐 2 次,为胃内容物,非喷射性,于外院输液对症治疗,体温降至正常。入院前 1 天,患儿出现左侧上、下肢无力,不能站立,无发热及抽搐。查体:双下肢对称分布针尖大小紫红色皮疹,不高出皮面,压之不退色,左上下肢肌力 4 级,右上下肢肌力 5 级,四肢痛温觉存在。

95. 该患儿的初步诊断是
  A. 过敏性紫癜
  B. 过敏性紫癜、小儿偏瘫
  C. 小儿偏瘫
  D. 血小板减少性紫癜

E. 血小板减少性紫癜、小儿偏瘫

96. 入院后最需要进行的检查为
　　A. 脑电图
　　B. 肌电图
　　C. 神经传导速度
　　D. 头颅 MRI
　　E. 体感诱发电位

97. MRI 提示右基底节、右侧脑室旁小点片影,血沉、脑脊液检查正常。考虑其病因为
　　A. 腔隙性梗死
　　B. 脑缺血
　　C. 急性播散性脑脊髓炎
　　D. 病毒性脑炎
　　E. 脑白质病

(98～99 题共用题干)

女孩,3 岁,发热 8 小时伴呕吐 5 次、抽搐 1 次,病后尿量少,于 3 月份入院。体检:T 40℃,BP 76/50 mmHg,R 48 次/分,P 140 次/分,烦躁不安,神志恍惚,面色青灰,四肢冷,颈部及腹部皮肤有数个瘀点,心、肺无异常,腹部平软,肝脾不大,颈部有阻力,克氏征及布氏征均阴性。

98. 最可能的诊断是
　　A. 中毒型细菌性痢疾
　　B. 流行性脑脊髓膜炎
　　C. 过敏性紫癜
　　D. 血小板减少性紫癜
　　E. 败血症

99. 为尽快明确诊断,最可行的病原学诊断是
　　A. 脑脊液检查及瘀点涂片找细菌
　　B. 血常规
　　C. 血培养
　　D. 粪常规
　　E. 尿常规

(100～103 题共用题干)

男性,13 岁,半月来全身水肿,乏力。尿蛋白(＋＋＋＋),定量 4.0 g/24 h,镜检偶见沉渣红细胞和透明管型。血压 120/80 mmHg。血浆白蛋白 29 g/L,BUN 5 mmol/L,Scr 98 μmol/L,胆固醇、甘油三酯升高。

100. 该例临床诊断是
　　A. 急性肾炎综合征
　　B. 急进性肾炎综合征
　　C. 慢性肾炎综合征
　　D. 肾病综合征
　　E. IgA 肾病

101. 该例最可能的病因是
　　A. 急性肾炎
　　B. 狼疮性肾炎
　　C. 慢性肾炎
　　D. 继发性肾病综合征
　　E. 原发性肾病综合征

102. 该例最可能的病理诊断应是
　　A. 轻度系膜增生性肾炎
　　B. 恶性 IgA 肾病
　　C. 系膜毛细血管性肾炎
　　D. 重度系膜增生性肾炎
　　E. 微小病变肾病

103. 该例用泼尼松 45 mg/d 治疗,尿蛋白转阴。当药量减至 20 mg,尿蛋白增至 2 g/d,白蛋白 29 g/L。此时应用的治疗方案是
　　A. 泼尼松加量
　　B. 泼尼松加细胞毒药物
　　C. 环孢素
　　D. 甲泼尼龙冲击
　　E. MTX

三、X型题

104. 胸腺发育不全(DiGeorge)综合征的表现包括

A. 高热惊厥

B. 低钙惊厥

C. 甲状腺功能障碍

D. 先天性心血管疾病

E. 肝脏功能异常

105. 儿童时期常见的继发性免疫缺陷病的原发性疾病包括

A. 先天性心脏病

B. 营养紊乱

C. 感染

D. 严重外伤和手术

E. 免疫抑制剂

106. 病毒性感染引起的免疫功能低下包括

A. T细胞数量减少

B. 中性粒细胞减少

C. 中性粒细胞吞噬和杀菌功能低下

D. 细胞毒性T细胞功能低下

E. 抗体反应缺乏

107. 慢性良性中性粒细胞减少症的临床表现为

A. 可无任何症状

B. 大多数于4岁前自愈

C. 外周血中性粒细胞计数持续下降

D. 粒细胞-集落刺激因子可提高中性粒细胞数量

E. 骨髓移植是常规治疗方法

108. 腺苷脱氨酶(ADA)缺陷的临床表现有

A. 骨骼异常

B. 淋巴细胞数量减少

C. 常染色体隐性遗传

D. 免疫球蛋白进行性下降

E. 基因治疗是常规的治疗方案

第六章

感染性疾病

一、A1/A2 型题

1. 下列疾病无头痛表现的是

A. 鼻旁窦炎

B. 中枢感染

C. 中暑

D. 颅脑外伤后

E. 风湿热

2. 足月儿,母乳喂养。2 d 来食欲减退、烦躁、呕吐 2 次,于生后 7 d 住院。体检:较烦躁,皮肤黄疸,呼吸 45 次/分,心率 160 次/分,血压 68/47 mmHg,血红蛋白 120 g/L,总胆红素 255 μmol/L,结合胆红素 68 μmol/L,尿糖阴性。最可能的诊断是

A. 宫内感染

B. 败血症

C. 母婴血型不合溶血病

D. 母乳性黄疸

E. 甲状腺功能减退

3. 5 岁男孩,腹泻、呕吐 3 d,大便黄色水样,少量黏液,量多,十余次/日,进食有呕吐,伴发热、尿少。体检:T 38.8℃,BP 60/30 mmHg,神萎、嗜睡状,呼吸促,前囟、眼眶明显凹陷,口唇樱红,皮肤干燥,伴花纹,弹性差,心肺未见异常,腹稍胀。此例最重要的处理是

A. 扩容、纠正酸中毒及水电解质紊乱

B. 纠正电解质紊乱

C. 纠正酸中毒

D. 控制感染

E. 降温

4. 小儿腹泻病是指

A. 病毒性肠炎

B. 细菌性痢疾

C. 喂养不当引起的腹泻

D. 肠道外感染引起的腹泻

E. 多病原、多因素引起的以大便次数增多、大便性状改变为特点的病症

5. 腹泻的治疗不正确的是

A. 调整饮食

B. 控制肠道内外感染

C. 纠正水电解质紊乱

D. 早期使用止泻剂

E. 加强护理,防止并发症

6. 以下最能确定慢性胃炎诊断的是

A. 上消化道造影

B. 幽门螺杆菌感染检测

C. 胃镜检查及胃黏膜活检

D. 胃脱落细胞检查和胃液分析

E. 慢性上腹部疼痛和消化不良症状

7. 缺铁性贫血患儿对感染的易感性高,最可能的机制为
   A. 细胞免疫功能缺陷
   B. 微量元素缺乏
   C. 能量和蛋白质营养不良
   D. 体温较低
   E. 体液免疫功能缺陷

8. 7岁小儿发热5 d,咽痛,轻咳,血尿2 d,尿量正常,无水肿,血压不高,尿蛋白(一),RBC(+++),无尿痛,近2年反复发生肉眼血尿。最可能的诊断是
   A. 急性链球菌感染后肾小球肾炎
   B. 单纯性血尿
   C. 尿路感染
   D. 肾病综合征
   E. 肾结核

9. 患儿,男,7岁,患肾病综合征2年,激素治疗中,病后一直忌盐。近7 d发热、咳嗽、面部、下肢水肿,在外院用呋塞米静脉注射,出现食欲缺乏,恶心、呕吐。体检:精神萎靡,眼睑、双下肢水肿,血压90/70 mmHg,咽充血,扁桃体Ⅱ度肿大,心肺无异常。可能的诊断是
   A. 败血症
   B. 低钠血症
   C. 低钾血症
   D. 低钙血症
   E. 氮质血症

10. 男孩,8岁。因水肿、尿少、尿色加深1周,烦躁、气促入院。体检:体温36.5℃,血压130/80 mmHg,端坐呼吸,口唇微绀,心率115次/分,两肺底少量细湿啰音,肝肋下2.0 cm,血红蛋白110 g/L,白细胞正常。尿蛋白(++),红细胞15~20个/HP,白细胞0~3个/HP。血BUN 5.8 mmol/L,血胆固醇5.2 mmol/L。此病例诊断为
   A. 急性肾小球肾炎合并肺炎

   B. 慢性肾炎急性发作
   C. 肾炎型肾病,合并肺炎
   D. 急性肾小球肾炎,循环充血
   E. 病毒性肾炎,合并肺炎

11. 10岁女孩,因尿频、尿急就诊,查尿常规:白细胞10~20/HP。应首选何种治疗?
   A. 阿米卡星肌内注射
   B. 复方磺胺甲噁唑口服
   C. 三代头孢菌素静脉滴注
   D. 氨苄西林静脉滴注
   E. 庆大霉素口服

12. 流行性脑脊髓膜炎流行时,下列感染形式最多见的是
   A. 上呼吸道感染
   B. 隐性感染
   C. 脑膜炎
   D. 败血症性休克
   E. 脑膜脑炎

13. 患儿,女,7岁。因发热伴有肘膝关节游走性疼痛14 d入院,查体:皮肤可见环形红斑。查抗"O">500 U/ml。临床诊断为风湿热。治疗中给予青霉素静脉滴注的目的是
   A. 制止风湿的活动
   B. 防止心脏病变
   C. 控制皮肤和关节症状
   D. 清除链球菌感染病灶
   E. 防止感染加重

14. 风湿热的发病常与下列哪种病原菌感染有关?
   A. A组甲型溶血性链球菌
   B. 皮肤溶血性链球菌
   C. A组乙型溶血性链球菌
   D. 肺炎链球菌
   E. 金黄色葡萄球菌

15. 下列不符合风湿热实验室检查的结果的是
    A. ASO增高,只能说明近期有过链球菌感染
    B. C反应蛋白可提示风湿活动
    C. 舞蹈病患儿ASO一定增高
    D. 血沉增快是风湿活动的重要标志
    E. 20%患者ASO不增高

16. 关于结核病正确的说法是
    A. 感染麻疹后可使原有结核病恶化
    B. 婴儿原发性肺结核的确诊主要靠痰结核菌培养
    C. 抗结核药物可有效预防结核病
    D. BCG可有效地预防结核病,故每个婴幼儿均应常规接种
    E. 结核性脑膜炎是小儿最常见的结核病

17. 关于结核菌素试验阴性反应的临床意义,下列说法不正确的是
    A. 表示身体未受过结核感染
    B. 已感染结核,而未产生变态反应(初次感染后4~8周内)
    C. 肾病综合征泼尼松治疗中
    D. 受过结核菌感染,但没有活动病灶
    E. 粟粒型肺结核

18. 有关潜伏结核感染的诊断,以下不正确的是
    A. 可有或无结核中毒症状
    B. 身体其他部位一定能找到结核感染病灶
    C. 结核菌素试验阳性反应
    D. 胸部X线检查正常
    E. 多有结核病接触史

19. 有关结核病的治疗,以下不正确的是
    A. 链霉素能杀死酸性环境中生长、分裂、繁殖活跃的细胞外结核菌
    B. 利福平是用于耐药菌感染和短程化疗的主要药物

C. 异烟肼是小儿结核病治疗的首选药物
D. 异烟肼静脉滴注可用于结核性脑膜炎的治疗
E. 利福平为全杀菌药

20. 小儿初次感染结核杆菌至产生变态反应的时间是
    A. 48~72 h
    B. 1~2周
    C. 4~8周
    D. 10~12周
    E. 2~3月

21. 患儿,3岁,出生时曾接种卡介苗,2岁半时PPD试验为6 mm×6 mm,最近PPD试验为15 mm×16 mm。下列情况可能性较大的是
    A. 卡介苗接种后反应
    B. 曾经有结核感染
    C. 新近有结核感染
    D. 假阳性反应
    E. 皮肤激惹反应

22. 革兰氏阴性杆菌败血症的最主要临床特点是
    A. 高热持续不退
    B. 多伴有尿路及肠道感染
    C. 周围血象中白细胞减少
    D. 主要发生于婴幼儿
    E. 易引起感染性休克

23. 水痘最常见的并发症为
    A. 脑炎
    B. 心肌炎
    C. 肺炎
    D. 败血症
    E. 以上都不是

24. 婴幼儿发热最多见的原因是
    A. 胃肠道病毒感染

B. 呼吸道感染

C. 中枢神经系统感染

D. 泌尿道感染

E. 幽门螺杆菌感染

25. 儿童 HIV 感染最常见的传播方式是

A. 输入 HIV 污染的血制品

B. 母乳传播

C. 宫内和产时感染

D. 静脉毒瘾

E. 注射途径

26. 儿童淋病多由哪条途径传染？

A. 性接触

B. 污染血制品

C. 污染的衣物、洁具

D. 与淋病患者同餐

E. 经宫内感染

27. 人类免疫缺陷病毒的特点错误的是

A. 主要感染 CD4$^+$细胞

B. 可引起人类艾滋病

C. 可通过性行为传播

D. 不能经胎盘传播

E. 可通过输血传播

28. 临床上沙门氏菌感染的临床类型不包括

A. 胃肠炎型

B. 伤寒型

C. 败血症型

D. 局部化脓感染型

E. 全身播散型

29. 感染 HIV 后，按照感染程度、时间和临床表现可将艾滋病分为下列各期，除了

A. 急性感染期

B. 无症状感染期

C. 艾滋病前期

D. 艾滋病机会感染期

E. 艾滋病期

30. 关于艾滋病的流行病学观点，下列正确的是

A. 儿童感染艾滋病后，预后比成人好

B. HIV 也可通过日常生活接触传播

C. 剖宫产比正常产道分娩传播艾滋病的机会大

D. 儿童艾滋病最主要是母乳传播

E. 以上都不是

31. 男孩，3 岁。发热伴呕吐半天。体检：体温 39℃，神萎，面色较苍白，皮肤可见瘀点，无明显神经系统体征。拟诊为流行性脑脊髓膜炎。考虑该患儿处于临床哪一期？

A. 前驱期

B. 上呼吸道感染期

C. 潜伏期

D. 败血症期

E. 脑膜炎期

32. 常见变异型免疫缺陷病与 Bruton 病相比，较易出现哪种肠道病原感染？

A. 大肠杆菌

B. 轮状病毒

C. 真菌

D. 蓝氏贾第鞭毛虫

E. 沙门氏菌

33. X-连锁联合免疫缺陷病的最佳治疗方法是

A. 造血干细胞移植

B. 定期使用静脉注射免疫球蛋白

C. 免疫调节治疗

D. 有效抗生素控制感染

E. 胎肝移植

34. 关于湿疹不正确的是

A. 常迁延不愈

B. 环境变应原可加重病情

C. 经常清洗皮疹有助于缓解症状

D. 合并感染时应积极抗感染治疗

E. 婴儿湿疹属异位性皮炎的婴儿期

35. 关于结节性红斑不正确的是
A. 女性发病率为男性的3～5倍
B. 半数以上患者无法找到明确的致病原因
C. 前期链球菌感染是常见诱因
D. 皮疹对称分布于小腿伸侧
E. 皮疹消退后局部可发生溃疡

36. 感染性休克在充分扩容基础上血压仍不恢复应考虑加用下列药物,但不包括
A. 多巴胺
B. 甘露醇
C. 冰冻血浆
D. 血清白蛋白
E. 肾上腺皮质激素

37. 以下不是儿童疾病特点的是
A. 起病急
B. 变化快
C. 并发症多
D. 后遗症多
E. 感染性疾病多

38. 亚临床维生素A缺乏不正确的是
A. 挑食、食欲不好
B. 血清维生素A为0.7～1.05 μmol/L
C. 夜盲症
D. 反复呼吸道感染
E. 贫血

39. 咯血最常见的感染性病因是
A. 支气管扩张
B. 血友病
C. 肺动静脉瘘
D. 肺炎
E. 肺部肿瘤

40. 咯血最常见的非感染性病因是

A. 特发性肺含铁血黄素沉着症
B. 肺炎
C. 支气管炎
D. 肺结核
E. 肺脓肿

41. 以下对咳嗽变异型哮喘最具临床诊断价值的是
A. 咳嗽持续≥4周
B. 常在夜间和(或)清晨发作
C. 临床上无感染征象,经较长时间抗生素治疗无效
D. 有个人或家族过敏史
E. 支气管扩张剂诊断性治疗后咳嗽明显缓解

42. 下列疾病可引起呼气性呼吸困难的是
A. 上呼吸道感染
B. 先天性喉喘鸣
C. 会厌炎
D. 毛细支气管炎
E. 喉痉挛

43. 以脾大为主的感染性疾病为
A. 败血症
B. 黑热病
C. 血吸虫病
D. 钩端螺旋体病
E. 巨细胞病毒感染

44. 感染性疾病肝、脾增大的主要原因为
A. 病原体在肝脏和脾脏繁殖
B. 网状内皮细胞增生
C. 肝脏细胞和脾脏细胞的肿胀
D. 肝脏和脾脏的充血
E. 病原体代谢产物沉积致肝脾肿大

45. 引起小儿惊厥最常见的病因是
A. 颅内感染
B. 热性惊厥

C. 中毒性脑病

D. 低钙惊厥

E. Reye 综合征

46. 临床上常表现为慢性头痛的是

A. 颅内感染

B. 颅内肿瘤

C. 蛛网膜下腔出血

D. 高血压脑病

E. 颅内静脉窦血栓形成

47. 怀疑颅内感染引起的头痛,应进行的必要检查是

A. 脑电图

B. 脑脊液检查

C. 头颅 CT

D. 脑血流图

E. 眼底检查

48. 头痛及呕吐多为进行性,可见视乳头水肿,并伴有神经系统定位体征,考虑以下哪种疾病可能性大?

A. 颅内占位性病变

B. 中枢神经系统感染

C. 以头痛为主要表现的癫痫

D. 蛛网膜下腔出血

E. 偏头痛

49. 小儿发热最常见的原因为

A. 风湿性疾病

B. 中暑

C. 恶性肿瘤

D. 感染

E. 体温中枢发育不全

50. 患儿男,4 岁半,因咳嗽 1 周咯血数小时急诊入院,咯血量为 Ⅱ - Ⅲ度。入院后应做的紧急处理是

A. 抗感染

B. X 线检查

C. 纤维支气管镜检查

D. 积极止血,保持呼吸道通畅

E. 取半卧位,无须特殊处理

51. 早产儿视网膜病变的最主要原因是

A. 早产与长期高氧暴露

B. 早产与缺氧缺血

C. 早产与感染

D. 早产与低血糖症

E. 早产与高碳酸血症

52. 新生儿寒冷损伤综合征治疗的关键为

A. 正确复温

B. 防止器官功能障碍

C. 早期积极提供热量

D. 积极防治脑损伤

E. 早期积极控制感染

53. 女孩,7 岁,反复右下腹痛、腹泻脓血便伴里急后重 2 年。查体:未发现异常,多次大便培养阴性,大便中未找到溶组织阿米巴原虫,抗生素治疗无效。应首选的辅助检查是

A. 钡灌肠

B. 结肠镜

C. 腹部 B 超

D. 腹部平片

E. 腹部 CT

54. 有关急性上呼吸道感染下列描述正确的是

A. 多由细菌感染引起

B. 年长儿症状重,而婴幼儿较轻

C. 特殊类型的上感包括疱疹性咽峡炎和咽结合膜热

D. 婴幼儿全身症状轻

E. 婴幼儿不易出现并发症

55. 链球菌性上呼吸道感染后 2~3 周可引起下列哪种疾病?

A. 咽后壁脓肿

B. 川崎病

C. 急性肾小球肾炎

D. 中耳炎

E. 颈淋巴结炎

56. 急性上呼吸道感染的治疗原则是

A. 抗感染治疗

B. 对症治疗

C. 抗生素使用

D. 支持治疗

E. 中药治疗

57. 反复呼吸道感染的临床表现,正确的是

A. 以夏秋季多见

B. 症状与体征有特征性

C. 以上呼吸道感染最多见,肺炎少见

D. 以冬春季最多见

E. 无明显季节差异

58. 6岁男孩,发热伴腹泻5天,胸闷、心悸2天,心率52次/分,心律略不齐。ECG检查示二度房室传导阻滞,血清肌钙蛋白T(＋)。诊断为

A. 感染性心内膜炎

B. 风湿性心肌炎

C. 病毒性心肌炎

D. 中毒性心肌炎

E. 心肌病

59. 男,6岁,因发热、畏寒1周来急诊。查体:精神面色差,皮肤有少量瘀点,无黄染及发绀,胸骨左缘第3～4肋间有全收缩期杂音,伴震颤,肝肋下2 cm,脾肋下1 cm。Hb 100 g/L,WBC 18×10^9/L,N 80%,L 20%。诊断考虑为

A. 房间隔缺损伴肠伤寒

B. 室间隔缺损伴败血症

C. 动脉导管未闭伴感染性心内膜炎

D. 房间隔缺损伴充血性心力衰竭

E. 室间隔缺损伴感染性心内膜炎

60. 继发性噬血细胞综合征的主要诱因是

A. EB病毒感染

B. 巨细胞病毒感染

C. 真菌感染

D. 原虫感染

E. 恶性肿瘤

61. 免疫抑制剂治疗感染相关噬血细胞综合征的主要机制是

A. 抑制B细胞增生

B. 抑制抗原抗体复合物形成

C. 抑制组织细胞的吞噬作用

D. 抑制高细胞因子血症

E. 抑制病毒复制

62. 预防儿童急性肾炎的根本措施是

A. 防治感染

B. 保肾

C. ACEI

D. 多饮水

E. 加强营养,增强体质

63. 急性链球菌感染后肾小球肾炎的最主要的发病机制是

A. 免疫复合物致病

B. 自身抗体致病

C. 抗肾抗体致病

D. 细胞免疫异常

E. 细胞因子分泌异常

64. 急性链球菌感染后肾炎,下列各项不是链球菌感染证据的是

A. 抗链球菌溶血素O(ASO)增高

B. 抗透明质酸酶增高

C. 抗脱氧核糖核酸酶增高

D. 抗胆碱酯酶增高

E. 以上均不是

65. 急性链球菌感染后肾炎,其补体恢复的时间是

A. 1~2 周

B. 2~3 周

C. 3~5 周

D. >6 个月

E. 6~8 周

66. 肾病综合征患儿激素治疗与预防接种的关系是

    A. 治疗、接种同时进行

    B. 症状缓解激素减量后进行

    C. 停药后马上可以进行

    D. 停药 6 个月~1 年后进行

    E. 停药后 1~2 个月进行

67. 原发性肾病综合征最常见的并发症是

    A. 低钠血症

    B. 感染

    C. 高凝状态

    D. 低血容量休克

    E. 低钙血症

68. 原发性肾病综合征应用泼尼松治疗的原则中不正确的是

    A. 始量要足

    B. 缓慢减量

    C. 维持用药半年或更长

    D. 无效时加用免疫抑制剂

    E. 抗生素预防感染

69. 儿童尿路感染的致病菌中最多见的细菌为

    A. 变形杆菌

    B. 副大肠杆菌

    C. 大肠杆菌

    D. 粪链球菌

    E. 葡萄球菌

70. 下列对诊断尿路感染最有意义的是

    A. 尿频、尿急、尿痛

    B. 畏寒、发热、头痛

    C. 清洁中段尿培养细菌计数≥10^5/ml

    D. 清洁中段尿白细胞>5 个/HP

    E. 血白细胞总数升高

71. 小儿急性上尿路感染正确的治疗措施是

    A. 口服环丙沙星 3 天

    B. 口服复方磺胺甲噁唑 7 天

    C. 根据细菌药物敏感试验选用有效的抗生素治疗 2 周

    D. 联合应用 2 种以上抗生素进行治疗

    E. 应用中药治疗

72. 急性上尿路感染的抗生素疗程常规是

    A. 根据细菌药物敏感试验选用有效的抗生素治疗 10~14 天

    B. 用到尿中细菌转阴

    C. 根据细菌药物敏感试验选用有效的抗生素治疗 1 周

    D. 联合应用 2 种以上抗生素进行治疗

    E. 尿常规正常 3~5 天

73. 关于小儿尿路感染的治疗原则不正确的是

    A. 积极控制感染

    B. 急性期感染控制后,无须随访

    C. 去除诱因

    D. 防止肾瘢痕

    E. 具体治疗方案视患者具体情况而定

74. 腹泻后溶血尿毒综合征与感染有关,目前认为最可能的细菌是

    A. 肺炎链球菌

    B. 副大肠杆菌

    C. 大肠杆菌 O157:H7

    D. 粪链球菌

    E. 葡萄球菌

75. 5 岁男孩,水肿 3 天,血压正常,尿量偏少,色深,20 天前有脓尿病史。尿常规:蛋白(++),红细胞 15~20 个/HP。经抗感染及对症支持治疗 2 周,病情缓解,其间对患儿进行肾活检。估计该患儿最可能的病理

类型是
A. 微小病变肾病
B. 毛细血管内增生性肾小球肾炎
C. 系膜增生性肾小球肾炎
D. 膜增生性肾小球肾炎
E. 局灶性节段性肾小球硬化

76. 男性,13 岁,因发热、咽痛 1 天就诊,体温 39.8℃,颜面及四肢无水肿,扁桃体Ⅲ度肿大、充血明显。尿常规仅见尿蛋白(+)。临床首先考虑
A. 急性链球菌感染后肾小球肾炎
B. 慢性肾小球肾炎
C. 功能性蛋白尿
D. 肾病综合征
E. IgA 肾病

77. 女,10 岁,消瘦、反复低热、夜尿多 2 年,3 次尿培养均为大肠杆菌生长。为进一步确诊疾病,首选检查是
A. 肾小球滤过率
B. 肾 B 超
C. 腹部平片
D. 静脉肾盂造影
E. 放射性肾图

78. 女性,14 岁,3 周前患猩红热,3 天来脸肿、头晕、乏力,血压 130/100 mmHg,尿蛋白(+),比重 1.028,镜下见红细胞管型,血沉 30 mm/h,ASO 1∶800,血尿素氮 7.1 mmol/L,血肌酐 88.4 μmol/L。以下处理不妥的是
A. 卧床休息
B. 低盐饮食
C. 氢氯噻嗪利尿降压
D. 青霉素消除感染灶
E. 大剂量糖皮质激素和免疫抑制剂

79. 吉兰-巴雷综合征的发病与哪种细菌的感染有关?

A. 空肠弯曲菌
B. 大肠杆菌
C. 流感嗜血杆菌
D. B 族溶血性链球菌
E. 金黄色葡萄球菌

80. 吉兰-巴雷综合征不包括下列哪种类型?
A. 急性运动轴索性神经病
B. 急性感染性脱髓鞘性多神经根炎
C. 急性感觉运动轴性神经根炎
D. 急性感觉轴性神经病
E. Miller-Fisher 综合征

81. 吉兰-巴雷综合征危及生命的主要原因是
A. 四肢瘫痪
B. 后组脑神经麻痹
C. 呼吸肌麻痹
D. 水、电解质紊乱
E. 皮肤感染

82. 下列病原感染后急性播散性脑脊髓炎的发生率最高的是
A. 麻疹病毒
B. 巨细胞病毒
C. 空肠弯曲菌
D. 流感嗜血杆菌
E. 轮状病毒

83. 女孩 12 岁,1 周前有腹泻,5 天后四肢乏力、发麻,腰背部疼痛,逐渐加重而不能行走,上肢无力,声音低微及吞咽困难入院。检查:软腭运动减弱,咽反射消失,四肢弛缓性瘫痪,肌力 2 级。诊断可能是
A. 肠道病毒感染
B. 脊髓灰质炎
C. 急性炎症性脱髓鞘性多发性神经病
D. 急性播散性脑脊髓炎
E. 急性脑干脑炎

84. 患儿男,9 岁,因水痘后 2 周,发热、头痛、双

下肢麻木无力、大小便困难2天入院。查体：神志清，精神萎靡，双下肢肌力2级，肌张力低，双足下垂，第6胸椎以下感觉消失，留置尿管。头颅MRI检查示：双侧丘脑、中脑及延髓部多发性异常信号。首选的治疗方案为

A. 足量敏感抗生素治疗

B. 气管插管，保持气道通畅

C. 抗病毒治疗

D. 甲泼尼龙冲击后，口服泼尼松

E. 高压氧治疗

85. 结核杆菌进入机体是否引起结核病，主要确定的因素是

A. 结核杆菌的类型

B. 结核杆菌数量

C. 机体的体液免疫强弱

D. 机体细胞免疫功能强弱

E. 机体营养及发育状态

86. 儿童感染结核杆菌发生变态反应时间是

A. 2～3天

B. 5～7天

C. 7～10天

D. 3～4周

E. 1～3个月

87. 严格操作规程接种卡介苗后，出现严重的播散性结核病，常见原因是

A. 年龄太小

B. 伴先天性细胞免疫功能缺陷

C. 伴先天性体液免疫功能缺陷

D. 有潜伏的结核病病灶

E. 伴有营养不良和贫血

88. 儿童原发型结核最常见感染途径是

A. 胎盘传播

B. 血源性传播

C. 呼吸道传播

D. 消化道传播

E. 日常生活密切接触传播

89. 世界结核病防疫宣传日是每年的

A. 3月10日

B. 3月24日

C. 4月10日

D. 4月24日

E. 5月24日

90. 全球感染结核菌最多的地区是

A. 北美洲

B. 南美洲

C. 欧洲

D. 非洲

E. 亚洲

91. 接种卡介苗预防结核，正确的描述是

A. 阻止结核菌感染作用

B. 没有阻止结核菌感染作用

C. 有部分阻止结核菌感染作用

D. 可使已经感染结核菌迅速扩散恶化

E. 可使已经感染结核菌迅速抑制或消除

92. 异型麻疹的特征是

A. 没有接种过麻疹活疫苗

B. 多无发热及皮疹

C. 麻疹黏膜斑出现较晚

D. 皮疹从耳后及颈部开始，逐渐向躯干、四肢蔓延

E. 多见于接种过麻疹减毒活疫苗再次感染麻疹者

93. 麻疹造成结核病恶化的主要原因是

A. 麻疹病毒入血直接激活潜伏的结核菌

B. 机体免疫反应过强，潜伏结核病灶变为活动

C. 免疫反应受到抑制，潜伏结核病灶变为活动

D. 免疫反应受到抑制，导致结核继发感染

E. 机体免疫反应过强。导致结核继发

感染

94. 猩红热危害性最大的并发症是
A. 皮肤感染
B. 中耳炎
C. 骨关节炎
D. 颈部淋巴结炎
E. 风湿热

95. 有关流行性腮腺炎,错误的是
A. 通常一侧腮腺肿大,数日内累及对侧
B. 肿大腮腺的局部皮肤有红、肿、热、痛
C. 患流行性腮腺炎后可以获得持久免疫
D. 传染源主要为患者和隐性感染者
E. 多伴有颌下腺肿大

96. 关于流行性乙型脑炎流行病学,错误的是
A. 流行性乙型脑炎是自然疫源性疾病
B. 蚊虫既是乙脑的传播媒介,又是乙脑病毒的长期宿主
C. 患者是主要传染源
D. 发病有严格的季节性
E. 发病具有高度的分散性

97. 流行性乙型脑炎最常见的并发症是
A. 喉炎
B. 中耳炎
C. 支气管肺炎
D. 尿路感染
E. 败血症

98. 儿童乙型肝炎的主要感染途径是
A. 血液
B. 密切接触
C. 母婴
D. 注射
E. 食物

99. 有关丙型肝炎,正确的是
A. 丙型肝炎临床不需要分型
B. 丙型肝炎临床可以进一步分为慢性及亚临床型
C. 丙型肝炎病毒属于黄病毒科
D. HCV IgG 阳性表明既往感染
E. 丙型肝炎可以通过疫苗预防

100. 血清 HBV 标志物的意义,正确的观点是
A. HBsAg 是 HBV 感染的标志,但不是病毒复制的标志
B. HBeAg 是病毒复制的标志
C. HBsAg 转阴表示感染终止
D. HBcAb 阳性无论滴度高低都表示有 HBV 复制
E. HBeAb 具有保护性

101. EBV 近期感染最具有诊断意义的抗体是
A. EBNA 抗体
B. EA 抗体
C. VCA - IgM 抗体
D. VCA - IgG 抗体
E. MA 抗体

102. EB 病毒感染传播的主要途径是
A. 虫媒
B. 消化道
C. 血液
D. 母婴
E. 接触含病毒的唾液

103. EBV 感染血清学检查意义正确的是
A. VCA - IgG 阳性表明原发感染
B. VCA - IgG 双份血清有重要的诊断价值
C. 慢性感染时 VCA - IgG 抗体滴度降低
D. 再发感染时 VCA - IgG 抗体通常阴性
E. 慢性感染时 VCA - IgM 抗体通常阴性

104. 活动性 HCMV 感染标志是
A. HCMV - mRNA(一)
B. HCMV - DNA(一)

C. HCMV - IgG 抗体(＋)

D. 病毒分离(－)

E. HCMV - IgM 抗体(＋)

105. 婴儿巨细胞病毒感染的主要传播途径是

A. 血液

B. 消化道

C. 接触

D. 母婴

E. 呼吸道

106. HCMV 先天感染的临床特征是

A. 临床表现以黄疸及肝、脾肿大最常见

B. 绝大多数感染后有严重的肺炎

C. 多伴有头小畸形

D. 神经性损害是可逆的

E. 出生 2 周后开始排毒

107. HCMV 围生期感染的特征是

A. 出生后 2 周内开始排毒

B. 绝大多数没有临床症状

C. 多留下不同程度的后遗症

D. 容易出现严重的黄疸及肝脏肿大

E. 病死率可以高达 30％以上

108. HCMV 感染治疗的首选药物是

A. 阿昔洛韦

B. 更昔洛韦

C. 利巴韦林

D. 干扰素

E. 泛昔洛韦

109. 儿童感染艾滋病最主要的途径是

A. 宫内或产时传播

B. 输注血液和血制品

C. 与艾滋病父母过分密切接触

D. 母乳传播

E. 静脉吸毒

110. 2002 年中华医学会儿科学分会感染学组，制定的小儿 AIDS 的诊断标准是

A. HIV 感染母亲所生的婴儿，CD4$^+$T 细胞总数减少

B. 生长发育迟缓，CD4$^+$T 细胞总数减少

C. 迁延难治性肺炎，CD4$^+$T 细胞总数减少

D. ≥18 个月患儿 HIV 抗体阳性或 HIV - RNA 阳性

E. <18 个月患儿 HIV 抗体阳性或 HIV - RNA 阳性

111. 小儿艾滋病中度临床表现期的临床表现是

A. 严重反复细菌感染

B. 贫血、慢性腹泻

C. 卡波西肉瘤

D. 卡氏肺囊虫

E. 消耗综合征

112. 下列感染性疾病的母传抗体不能有效保护新生儿及小婴儿的是

A. 流行性乙型脑炎

B. 麻疹

C. 猩红热

D. 百日咳

E. 流行性腮腺炎

113. 下列有关流行性脑脊髓膜炎流行病学的描述错误的是

A. 带菌者较患者对周围人群的威胁更大

B. 人是唯一传染源

C. 主要为呼吸道传播

D. 以冬春季节发病为主

E. 感染后获得的免疫力不持久

114. 下列有关流行性脑脊髓膜炎临床表现描述正确的是

A. 感染后绝大多数表现为败血症或脑膜炎

B. 脑脊液为化脓性改变

C. 患儿均有皮肤瘀点和瘀斑

D. 外周血白细胞均增高,并以中性粒细胞为主

E. 脑膜刺激征均阳性

115. 下列疾病中容易发生感染性休克的是

A. 猩红热

B. 流行性脑脊髓膜炎

C. 白喉

D. 伤寒

E. 霍乱

116. 引起化脓性脑膜炎的主要感染途径是

A. 呼吸道

B. 消化道

C. 泌尿道

D. 邻近组织器官感染

E. 颅腔存在直接通道

117. 小婴儿化脓性脑膜炎的主要临床表现是

A. 感染中毒症状重、反应差、凝视、尖叫、前囟隆起

B. 高热、呕吐

C. 发热、抽搐

D. 颅神经损伤

E. 呼吸不规则

118. 引起儿童院内感染革兰氏阴性杆菌败血症的主要细菌是

A. 大肠埃希菌、痢疾杆菌、铜绿假单胞菌

B. 大肠埃希菌、克雷伯杆菌、铜绿假单胞菌

C. 克雷伯杆菌、铜绿假单胞菌、流感嗜血杆菌

D. 铜绿假单胞菌、流感嗜血杆菌、沙门菌

E. 变形杆菌、产气杆菌、耶尔森菌

119. 下列有关革兰氏阴性杆菌败血症临床特点描述错误的是

A. 高热持续不退

B. 多伴有呼吸道、尿路或肠道感染

C. 周围血象中白细胞计数减少

D. 多发生于幼儿

E. 很少发生感染性休克

120. 院内感染的主要途径是

A. 医疗器械

B. 医护人员间直接传播

C. 呼吸道传播

D. 医护人员的手将患者的病原体传播给另一患者

E. 内源性感染

121. 院内感染最常见的病原体是

A. 病毒

B. 细菌

C. 真菌

D. 寄生虫

E. 支原体

122. 院内感染病原菌的特点是

A. 多为耐药菌

B. 与社区获得性感染的病原菌相同

C. 感染容易控制

D. 为革兰氏阳性球菌

E. 很少发生在重症监护室

123. 最常发生院内感染的是

A. 消化道

B. 泌尿道

C. 呼吸道

D. 神经系统

E. 皮肤

124. 引起院内感染性肺炎的常见病原菌是

A. 大肠杆菌、金黄色葡萄球菌、流感嗜血杆菌、肺炎链球菌

B. 克雷伯杆菌、大肠杆菌、铜绿假单胞杆菌、金黄色葡萄球菌

C. 流感杆菌、沙雷菌、表皮葡萄球菌、肺

炎链球菌

    D. 阴沟杆菌、军团菌、表皮葡萄球菌、肺炎链球菌

    E. 李斯特菌、腐乳链球菌、B族链球菌

125. 儿童院内尿路感染的常见细菌是

    A. 大肠杆菌

    B. 铜绿假单胞菌

    C. 克雷伯杆菌

    D. 变形杆菌

    E. 肠球菌

126. 儿童院内感染败血症的主要病原菌是

    A. 葡萄球菌

    B. 大肠杆菌

    C. A组乙型溶血性链球菌

    D. 肠球菌

    E. 铜绿假单胞菌

127. 下列预防院内感染的主要措施不正确的是

    A. 建立完善的消毒隔离制度

    B. 合理应用抗生素

    C. 谨慎使用类固醇激素

    D. 建立细菌耐药监测系统

    E. 隔离患者

128. 治疗院内感染的抗生素最好的是

    A. 万古霉素

    B. 第四代头孢菌素

    C. 亚胺培南

    D. 第三代头孢菌素

    E. 根据药敏试验结果选用

129. 下列有关厌氧菌描述不正确的是

    A. 厌氧菌只存在于周围环境中

    B. 某些厌氧菌是人体正常菌群的一部分

    C. 主要分布在口腔、肠道和阴道

    D. 人体不同部位厌氧菌株分布有所不同

    E. 人体免疫功能减退时,作为正常菌群

的厌氧菌繁殖增强,可引起内源性感染

130. 引起厌氧菌感染的主要诱因是

    A. 胃肠道和生殖道手术

    B. 外伤

    C. 烧伤

    D. 拔牙

    E. 眼部手术

131. 治疗厌氧菌感染常选用的抗生素是

    A. 青霉素

    B. 甲硝唑

    C. 青霉素+甲硝唑

    D. 克林霉素

    E. 红霉素

132. 下列不是真菌感染诱因的是

    A. 长期使用肾上腺皮质激素

    B. 长期使用广谱抗生素

    C. 免疫抑制剂的使用

    D. 气候异常

    E. 侵袭性操作

133. 真菌感染的病原诊断方法不包括

    A. 直接镜检法

    B. 血清学检查

    C. 真菌染色

    D. 真菌培养

    E. PCR

134. 下列有关钩端螺旋体病的流行病学描述错误的是

    A. 可经乳汁、胎盘传播

    B. 主要为接触疫水而感染

    C. 病后也可获得较强的异型交叉免疫力

    D. 主要流行于夏秋季

    E. 流行形式有稻田型、洪水型、雨水型和散发型

135. 钩端螺旋体病后发症的机制是
    A. 内毒素
    B. 钩端螺旋体的直接作用
    C. 免疫复合物的损伤
    D. 继发感染
    E. 外毒素

136. 钩虫病的流行病学特征是
    A. 在我国主要好发于城市人群
    B. 钩虫患者和带虫者是主要的传染源
    C. 主要通过皮肤接触感染
    D. 钩虫病主要见于 3 岁以下的儿童
    E. 春季是流行高峰

137. 弓形虫的流行病学特征是
    A. 传染源为人和动物
    B. 获得性感染主要通过呼吸道传播
    C. 胎儿可以通过胎盘感染
    D. 获得性感染主要通过密切接触
    E. 鸟类为主要传染源

138. 弓形虫病的治疗原则是
    A. 一旦明确诊断无论有无症状都得治疗
    B. 有重要脏器损害的必须治疗
    C. 输血意外获得感染者暂不治疗
    D. 疗程为 1~2 周
    E. 疗程为 1~2 个月

139. 疟疾的流行病学特征是
    A. 蚊虫是唯一的传染源
    B. 患者是唯一的传染源
    C. 自然传播媒介为按蚊
    D. 人感染后可产生持久免疫
    E. 成人较儿童易感

140. 血吸虫病的流行病学特征是
    A. 患者是唯一的传染源
    B. 牛是唯一的传染源
    C. 血吸虫流行与钉螺分布基本一致
    D. 感染高峰在学龄前儿童

E. 人群普遍易感,但有性别差异

141. 4 岁女孩,来自农村。7 月份因发热、头痛 4 天,伴呕吐、抽搐住院。体检:神志欠清,压眶有反应,双侧瞳孔 4 mm,对光反射存在,颈有阻力,心、肺无异常,腹软,腹壁反射未引出,四肢肌张力较高,克氏征、布氏征、巴氏征均阳性。最可能的诊断是
    A. 中毒性菌痢
    B. 病毒性脑炎
    C. 结核性脑膜炎
    D. 流行性乙型脑炎
    E. 化脓性脑膜炎

142. 男孩,5 岁,发热 12 天,伴刺激性干咳,门诊使用阿莫西林、头孢噻肟治疗 6 天,无好转。查体:精神尚可,呼吸稍促,右下肺可闻及少许湿啰音,X 线两肺下部呈云雾状浸润影。最可能的诊断是
    A. 金黄色葡萄球菌肺炎
    B. 腺病毒肺炎
    C. 肺结核
    D. 支原体肺炎
    E. 大叶性肺炎

143. 根据抗体产生的原理,以下正确的是
    A. IgM 抗体阳性可确诊相应病原的现症感染
    B. IgG 抗体阳性可确诊既往相应病原感染
    C. IgM 抗体阳性＋急性期、恢复期双份血清 IgG 抗体滴度四倍增高可确诊相应病原体感染
    D. 血清学检测是落后的诊断手段,准确率低,应该淘汰
    E. IgG 是低亲和力抗体,基于 IgG 的抗原-抗体反应可靠性低

144. 川崎病本质上是
    A. 急性过敏性血管炎症

B. 免疫机制介导的急性血管炎

C. 感染性血管炎

D. 物理因素介导的血管炎

E. 婴儿型结节性多动脉炎

145. 关于荨麻疹正确的是

A. 慢性荨麻疹 80%～90% 都可以找到明确的病因

B. 感染是婴幼儿急性荨麻疹的主要病因

C. 药物都是通过变态反应机制引发荨麻疹

D. 风团反复发作超过 6 个月,称为慢性荨麻疹

E. 严重急性荨麻疹伴喉头水肿时,首选 H 受体拮抗剂静脉滴注

146. 变应性鼻炎最主要的病因是

A. 过敏体质

B. 鼻腔感染

C. 体内有慢性病灶

D. 感冒

E. 环境因素

147. 下列疾病不会发生急性淋巴结肿大的是

A. 麻疹

B. X 连锁无丙种球蛋白血症

C. 传染性单核细胞增多症

D. 血清病

E. 立克次体感染

148. 婴幼儿上呼吸道感染的临床特点是

A. 以鼻咽部症状为主

B. 全身症状轻

C. 以消化道症状为主

D. 全身症状重

E. 以呼吸道症状为主

149. 小儿下尿路感染抗生素治疗的疗程一般为

A. 3～5 天

B. 5～7 天

C. 7～10 天

D. 10～14 天

E. 14～21 天

150. 1 岁男孩,反复皮肤化脓感染、上呼吸道感染及肺炎等,PPD(－)。血常规：WBC 10.0×10^9/L, N 0.60, L 0.40。血清免疫球蛋白总量低于 180 mg/dl。为进一步确诊,以下最关键的是

A. X 线检查胸腺

B. 淋巴母细胞转化试验

C. 植物血凝素皮肤反应

D. 巨噬细胞移动抑制试验

E. 直肠黏膜固有层活检找浆细胞

151. 新生男婴,于生后 5 h 起反复发生低钙性抽搐,静脉滴注 5% 葡萄糖酸钙无效。体检：眼距增宽,小颌畸形,四肢肌张力高。X 线胸片未见胸腺影,诊断 DiGeorge 综合征。可用下列治疗,除了

A. 胸腺移植

B. 输注新鲜血浆

C. 维生素 D 制剂

D. 甲状旁腺素

E. 合并感染用适当抗生素

152. WHO 推荐的防治小儿呼吸道感染一线抗生素不包括

A. 青霉素

B. 氨苄西林

C. 复方磺胺甲噁唑

D. 阿莫西林

E. 红霉素

153. 小儿尿路感染具有确诊意义的检查是

A. 尿常规见白细胞成堆

B. 尿细菌涂片找到细菌

C. 亚硝酸盐试纸条试验阳性

D. Addis 计数：白细胞>100 万/12 h

E. 清洁中段尿细菌培养阳性,菌落计数
  >10万/ml

154. 6个月婴儿,发热3天,体温每日高达
  39℃,无咳嗽、流涕,一般状况良好。今日
  热退,但发现躯干部出现淡红色斑丘疹。
  该患儿最可能的诊断是
  A. 风疹
  B. 麻疹
  C. 猩红热
  D. 幼儿急疹
  E. 肠道病毒感染

155. 小儿急性上呼吸道感染,最常见的病原
  体是
  A. 支原体
  B. 肺炎链球菌
  C. 溶血链球菌
  D. 真菌
  E. 呼吸道合胞病毒

156. 鉴别吉兰-巴雷综合征和脊髓灰质炎,最
  重要的体征为
  A. 肌张力减低
  B. 肌肉萎缩
  C. 腱反射消失
  D. 病理征阴性
  E. 感觉异常

157. 以下属于甲类传染病的是
  A. 霍乱
  B. 狂犬病
  C. 传染性非典型肺炎
  D. 人感染高致病性禽流感
  E. 炭疽

158. 患儿8个月,突发高热3天,烦躁,咳嗽频
  繁,喘憋,发病前4天有皮肤破损及感染
  史,肺部有散在中、细湿啰音,胸部X线可
  见斑点状结节阴影,血象白细胞总数增

高,核左移。该患儿诊断为
  A. 金黄色葡萄球菌性肺炎
  B. 腺病毒肺炎
  C. 支原体肺炎
  D. 呼吸道合胞病毒肺炎
  E. 肺炎链球菌肺炎

159. 8个月婴儿,发热、呕吐、腹泻3天,大便稀
  水样,7~8次/日,于11月25日入院。体
  检T 38.5℃,轻度脱水貌,咽充血,心肺未
  见异常,肠鸣音稍亢进,大便镜检脂肪球
  (++)。最可能的诊断为
  A. 上呼吸道感染
  B. 生理性腹泻
  C. 病毒性肠炎
  D. 耶尔森菌小肠结肠炎
  E. 侵袭性大肠杆菌肠炎

160. 男婴,1天,生后1分钟Apgar评分5分。
  查体:易激惹,心率150次/分,肌张力稍
  增强,Moro反射增强,余阴性。最可能的
  诊断是
  A. 低钙惊厥
  B. 缺氧缺血性脑病
  C. 中枢神经系统感染
  D. 胆红素脑病
  E. 以上都不是

161. 患儿2岁,腹泻伴发热2天,大便7~8次/
  日,为暗绿色,有黏液,有伪膜,有腥臭味,
  大便镜检有大量脓细胞和成簇的革兰氏
  阳性球菌,凝固酶试验阳性。该患儿最可
  能的诊断为
  A. 轮状病毒肠炎
  B. 致病性大肠埃希菌肠炎
  C. 金黄色葡萄球菌肠炎
  D. 急性细菌性痢疾
  E. 空肠弯曲菌肠炎

162. 新生儿坏死性小肠结肠炎发病机制的主

要因素不包括

A. 缺氧、缺血致肠壁血灌注减少

B. 肠黏膜微循环障碍

C. 病原菌直接侵入肠黏膜

D. 内毒素激活细胞因子

E. 低渗乳汁损伤肠黏膜

163. 急性上呼吸道感染直接蔓延不引起哪种疾病?

A. 支气管炎

B. 肺炎

C. 咽后壁脓肿

D. 风湿热

E. 中耳炎

164. 下列不是导致小儿腹泻病的内在因素的是

A. 消化系统发育不成熟

B. 消化道负担过重

C. 肠道内感染

D. 血中免疫球蛋白及胃肠道分泌型IgA低

E. 胃内酸度低

165. 缺铁性贫血患儿对感染的易感性高,最可能的机制为

A. 细胞免疫功能缺陷

B. 微量元素缺乏

C. 能量和蛋白质营养不良

D. 体温较低

E. 体液免疫功能缺陷

166. 预防风湿热复发最常用的药物是

A. 阿司匹林

B. 泼尼松

C. ACTH

D. 萘普生

E. 青霉素类

167. TORCH 综合征包括

A. 弓形虫、柯萨奇病毒、风疹病毒

B. 弓形虫、巨细胞病毒、柯萨奇病毒

C. 弓形虫、风疹病毒、单纯疱疹病毒

D. 弓形虫、单纯疱疹病毒、柯萨奇病毒

E. 单纯疱疹病毒、风疹病毒、柯萨奇病毒

168. 轮状病毒肠炎的典型粪常规改变是

A. WBC(−)、RBC(−)

B. WBC(+)、RBC(+)

C. WBC(++)、RBC(++)

D. WBC(+++)、RBC(+++)

E. WBC(−)、RBC(++)

169. 宫内感染引起儿童智力低下的常见病原体是

A. 大肠杆菌感染

B. TORCH 感染

C. 链球菌感染

D. 厌氧菌感染

E. 以上都不是

170. EBV 分类属于

A. 肠道病毒

B. 疱疹病毒

C. 黄热病毒

D. 细小病毒

E. 副黏液病毒

171. 引起艾滋病的病原体是

A. CMV

B. EBV

C. HBV

D. HIV

E. HPV

172. 对青霉素过敏的白喉患儿选用的抗生素是

A. 氯霉素

B. 红霉素

C. 复方磺胺甲噁唑

D. 喹诺酮类

E. 四环素

173. 目前认为对心肌炎有诊断价值的血清酶是
    A. 乳酸脱氢酶(LDH)增高
    B. 肌酸激酶(CK)增高
    C. 天门冬氨酸氨基转移酶(AST)增高
    D. LDH1 增高
    E. CK - MB 增高

174. 对乙型肝炎病毒感染有保护作用的是
    A. 血清中检出 HBsAg
    B. 血清中检出 HBsAb
    C. 血清中检出 HBeAg
    D. 血清中检出 HBeAb
    E. 血清中检出 HBcAb

175. 有关结核病的药物描述错误的是
    A. 异烟肼是小儿结核病的首选药
    B. 异烟肼是全杀菌剂
    C. 利福平是全杀菌剂
    D. 利福平最大的不良反应是神经系统损害
    E. 异烟肼最大的不良反应是肝损害

176. 流行性感冒大流行是由于流感病毒抗原性变异,变异的形式是
    A. 神经氨酸酶抗原性漂移
    B. 血凝素抗原性漂移
    C. 血凝素和神经氨酸酶抗原性漂移
    D. 血凝素和神经氨酸酶抗原性转换或漂移
    E. 血凝素和核衣壳抗原性转换

177. 流行性感冒病毒的特点是
    A. 属于副黏病毒科,基因组为双链 DNA
    B. 流感病毒结构包括包膜及蛋白质
    C. 包膜有 3 种蛋白突起,分别是血凝素、神经氨酸酶、基质蛋白
    D. 抗原性漂移形成新的亚型

E. 抗原性转换引起中小型流行

178. 狂犬病病原和流行病学特征是
    A. 狂犬病病毒属于杯状病毒科
    B. 病毒基因为双链 DNA
    C. 病毒在患者神经细胞内形成特有的胞质内包涵体
    D. 病毒主要存在在患者的血液中
    E. 传染源只有病犬

179. 白喉最常见的并发症是
    A. 中毒性心肌炎
    B. 周围神经炎
    C. 中毒性休克
    D. 中毒性肾炎
    E. 呼吸道阻塞

180. 化脓性脑膜炎的主要病变部位是
    A. 颅底脑膜
    B. 颅顶脑膜
    C. 脑实质
    D. 颅神经
    E. 脑脊液通路

181. 病后不产生免疫力的疾病是
    A. 白喉
    B. 伤寒
    C. 胃肠型食物中毒
    D. 神经型食物中毒
    E. 霍乱

二、A3/A4 型题

(182～185 共用题干)

女,25 岁。因 1 周来皮肤出现紫癜来诊,无发热,大小便正常。实验室检查:血 Hb 120 g/L, WBC 6.5×10^9/L,分类正常,PLT 25×10^9/L。

182. 该患者最可能的诊断是

　　A. 过敏性紫癜

　　B. 单纯性紫癜

　　C. 感染性紫癜

　　D. 特发性血小板减少性紫癜(ITP)

　　E. 血栓性血小板减少性紫癜(TTP)

183. 下列支持该诊断的实验室检查是

　　A. 凝血时间延长,凝血酶原时间延长

　　B. 血块收缩良好,血小板功能正常

　　C. 抗核抗体阳性,免疫球蛋白增高

　　D. 骨髓巨核细胞增多,产板型增多

　　E. 骨髓巨核细胞增多,幼稚、颗粒型增多

184. 该患者首选的治疗是

　　A. 糖皮质激素

　　B. 脾切除

　　C. 血小板输注

　　D. 长春新碱

　　E. 达那唑

185. 若患者病情加重,出血症状明显,血小板 6.0×10^9/L,应选用如下治疗,除了

　　A. 静脉注射免疫球蛋白G

　　B. 静脉注射长春新碱

　　C. 静脉注射地塞米松

　　D. 静脉注射甲泼尼龙

　　E. 输注浓缩血小板

(186～188共用题干)

　　患者男,10岁。发热10天,体温38～39℃,刺激性咳嗽明显,胸痛。查体:双肺散在干啰音。胸片:左肺下野淡片状阴影。

186. 最可能的诊断为

　　A. 腺病毒肺炎

　　B. 呼吸道合胞病毒肺炎

　　C. 肺炎支原体肺炎

　　D. 金黄色葡萄球菌肺炎

　　E. 肺炎链球菌肺炎

187. 为确诊,首选的检查是

　　A. 血培养

　　B. 结核菌素试验

　　C. 冷凝集试验

　　D. 肥达反应

　　E. 痰液病毒分离

188. 首选的药物治疗为

　　A. 青霉素

　　B. 头孢菌素

　　C. 链霉素

　　D. 红霉素

　　E. 阿昔洛韦

(189～191题共用题干)

　　患儿,男,6岁。2周前患上呼吸道感染,目前不规则发热,脸色略苍白,易疲倦。查体:心率增快,可闻及期前收缩,心尖部第一心音减弱。心电图检查:P-R间期延长,ST段下移。实验室检查:C反应蛋白增高。

189. 初步诊断为

　　A. 结核性心包炎

　　B. 风湿性心肌炎

　　C. 风湿性心包炎

　　D. 病毒性心肌炎

　　E. 类风湿性心包炎

190. 有助于确诊的检查为

　　A. 抗透明质酸酶

　　B. 心脏X线检查

　　C. 天门冬氨酸氨基转移酶

　　D. 肌酸磷酸激酶

　　E. 红细胞沉降率

191. 首选治疗药物是

　　A. 洋地黄类药物

　　B. 水杨酸制剂

　　C. 地塞米松制剂

　　D. 抗生素

E. 镇静剂

(192~195 题共用题干)

男孩,3 岁,与同龄人相比体质较差,因怀疑先天性心脏病就诊。

192. 首先应检查
    A. 血常规
    B. 脑电图
    C. 血钙、磷测定
    D. 胸部 X 线摄片
    E. 腹部 B 超

193. 该患儿口唇黏膜发绀,轻度杵状指趾,胸骨左缘 2~4 肋间听到 2/6~3/6 级收缩期杂音,P₂减弱。为确诊应做的检查是
    A. 脑电图
    B. 头颅 CT
    C. 心肌酶谱
    D. 右心导管造影
    E. 腹部 B 超

194. 2 个月后患儿出现发热伴咽痛,2 周后出现头痛。右侧巴氏征(+),白细胞 18×10^9/L,中性粒细胞 0.86,淋巴细胞 0.14。考虑合并
    A. 肺炎
    B. 脑出血
    C. 结核性脑膜炎
    D. 心肌炎
    E. 脑脓肿

195. 并发症治愈后,进一步治疗的方法为
    A. 预防外伤
    B. 长期抗生素预防感染
    C. 应用激素
    D. 口服维生素

E. 施行心脏手术

(196~199 题共用题干)

患儿 18 天,顺产,发热 3 天,呕吐 1 天,不吃奶,体温不稳定,有时尖叫,双眼上吊。查体:T 39℃,前囟隆起,口紧,颈软,心肺(—),双侧巴氏征(+),布氏征(+)。化验 WBC 23.0×10^9/L,N 0.870,L 0.130。

196. 该患儿首选的检查为
    A. 血培养
    B. 复查血常规+C 反应蛋白
    C. 脑脊液常规+生化检查+培养
    D. 尿常规
    E. 头颅 CT

197. 该患儿最可能的诊断为
    A. 病毒性脑炎
    B. 新生儿颅内出血
    C. 新生儿缺氧缺血性脑病
    D. 化脓性脑膜炎
    E. 脑发育不全

198. 下一步治疗措施中,不正确的是
    A. 保证热量供应
    B. 联合使用抗生素
    C. 加强支持治疗
    D. 吸氧、止惊
    E. 静脉输 2:1 等张含钠液

199. 若脑脊液细菌培养为肺炎链球菌,应选的抗生素为
    A. 青霉素
    B. 红霉素
    C. 氨苄西林
    D. 氯霉素
    E. 头孢唑啉

第七章

消化系统疾病

一、A1/A2 型题

1. 慢性胃炎的临床表现一般不包括
- A. 恶心、呕吐
- B. 反酸、烧心
- C. 贫血
- D. 右季肋部痛
- E. 上腹部痛

2. 判断慢性胃炎有无活动的病理学依据是
- A. 浆细胞浸润
- B. 淋巴细胞浸润
- C. 淋巴滤泡形成
- D. 中性粒细胞浸润
- E. 肠上皮化生

3. 对于胃食管反流病患者，需要定期接受内镜检查的是
- A. 非糜烂性胃食管反流病
- B. 合并食管裂孔疝
- C. Barrett 食管
- D. 反酸、烧心反复出现者
- E. 伴有咽部异物感

4. 诊断慢性胃炎最可靠的方法是
- A. 幽门螺杆菌检测
- B. 24 h 食管 pH 监测
- C. 胃肠钡餐检查

5. 奥美拉唑的临床应用适应证是
- A. 消化性溃疡
- B. 胃肠平滑肌痉挛
- C. 慢性腹泻
- D. 消化道功能紊乱
- E. 萎缩性胃炎

6. 用于胃食管反流病诊断性治疗的药物是
- A. 多潘立酮
- B. 枸橼酸铋钾
- C. 奥美拉唑
- D. 铝碳酸镁
- E. 雷尼替丁

7. 浅表性胃炎的病理，下列错误的是
- A. 黏膜充血、水肿或伴有渗出液
- B. 少数有糜烂及出血
- C. 胃腺体部分消失
- D. 黏膜有淋巴细胞浸润

8. 慢性胃窦炎发病的病因最重要的是
- A. 长期暴饮暴食
- B. 饮食不规律
- C. 长期大量饮酒
- D. 幽门螺杆菌感染

E. 自身免疫

9. 引起胃食管反流病的主要原因是
A. 一过性食管下括约肌(LES)松弛
B. 食管酸清除障碍
C. 胃排空延迟
D. 食管黏膜防御作用降低
E. 食管裂孔疝

10. 下列不是糜烂性胃炎的常见病因的是
A. 口服大量吲哚美辛
B. 幽门螺杆菌感染
C. 大量饮酒
D. 脑外伤
E. 严重烫伤

11. 有关慢性胃体胃炎(A 型胃炎)的临床表现不正确的是
A. 胃酸分泌可减少或增加
B. 无规律性上腹隐痛和消化不良
C. 可出现恶性贫血
D. 可并发甲状腺炎
E. 可并发肾上腺皮质功能减退

12. 胃炎的急诊胃镜检查应在上消化道出血后
A. 24 h 内进行
B. 3 天后进行
C. 4 天后内进行
D. 72 h 内进行
E. 24～48 h 内进行

13. 一般认为应激导致急性胃炎的重要环节是
A. 胃酸分泌增多
B. HP 感染
C. 黏膜缺血、缺氧
D. 胃蛋白酶分泌增加
E. 脂肪酶分泌增加

14. 下列不是肠内营养并发症的是
A. 腹泻

B. 腹胀
C. 肠炎
D. 肠道细菌移位
E. 急性胃炎

15. 急性胆囊炎的并发症不包括
A. 急性坏死性胰腺炎
B. 胆囊积脓
C. 急性胃炎
D. 胆囊坏疽穿孔致胆汁性腹膜炎
E. 胆囊十二指肠内瘘

16. 急性糜烂性胃炎确诊的主要依据是
A. X 线胃肠钡餐检查
B. 胃液分析
C. 上消化道出血的临床表现
D. 急诊胃镜检查
E. 腹部 B 超检查

17. 胃食管反流病常发生的消化道外症状是
A. 头晕
B. 咳嗽、哮喘
C. 便血
D. 黄疸
E. 贫血

18. 提高早期胃癌诊断率的三项关键性手段是
A. 纤维胃镜检查,胃液细胞学检查,X 线钡餐检查
B. 纤维胃镜检查,粪便隐血试验,X 线钡餐检查
C. 胃液细胞学检查,胃液酸碱度检查,X 线钡餐检查
D. X 线钡餐检查,胃液酸碱度检查,粪便隐血试验
E. 纤维胃镜检查,粪便隐血试验,胃液细胞学检查

19. 幽门螺杆菌是
A. 无鞭毛

B. 革兰氏染色阳性

C. 营养要求低

D. 微需氧

E. 呈球形

20. 下列胃食管反流病的临床表现中,不属于食管外刺激症状的是

    A. 咳嗽

    B. 哮喘

    C. 吸入性肺炎

    D. 声嘶

    E. 胸痛

21. 下列关于胃食管反流病胸痛的叙述,错误的是

    A. 疼痛不向其他处放射

    B. 疼痛可发生在胸骨后

    C. 疼痛可放射至颈部

    D. 疼痛可为剧烈刺痛

    E. 反流物刺激食管痉挛所致

22. 胃食管反流病的主要发病机制不包括

    A. 食管酸廓清能力下降

    B. 下食管括约肌压力降低

    C. 异常的下食管括约肌一过性松弛

    D. 胃排空异常

    E. 夜间胃酸分泌过多

23. 下列有关胃食管反流病烧心的描述,错误的是

    A. 烧心是指胸骨后或剑突下烧灼感

    B. 常在餐后半小时出现

    C. 腹压增高时可加重

    D. 弯腰时可加重

    E. 平躺时可加重

24. 急性胃炎的临床表现不包括

    A. 恶心

    B. 消化道出血

    C. 呕吐

D. 上腹痛

E. 黄疸

25. 关于慢性胃体胃炎的叙述,正确的是

    A. 易发生恶性贫血

    B. 病变主要在胃窦部

    C. 主要由幽门螺杆菌感染引起

    D. 发病与遗传无关

    E. 壁细胞抗体阳性率小于 10%

26. 慢性浅表性胃炎的临床表现错误的是

    A. 反酸、嗳气常见

    B. 有时症状酷似消化性溃疡

    C. 消化性溃疡的发生率增高

    D. 胃酸偏低

    E. 可以引起恶性贫血

27. HP 感染致慢性胃炎的机制不正确的是

    A. HP 分泌毒素引起炎症

    B. HP 的尿素酶起破坏黏膜作用

    C. HP 分泌多种毒素渗入黏膜致中性粒细胞浸润

    D. 致黏膜屏障破坏,氢离子逆向弥散,引起散在的胃黏膜糜烂

    E. 分泌空泡毒素 A

28. 消化性溃疡病理损伤至少达

    A. 黏膜层

    B. 黏膜下层

    C. 肌层

    D. 黏膜肌层

    E. 浆膜层

29. 下列哪一项是发生缺铁性贫血最常见的病因?

    A. 慢性失血

    B. 慢性溶血

    C. 慢性胃炎

    D. 慢性肝炎

    E. 急性肝炎

30. 小儿腹泻病是指
　　A. 病毒性肠炎
　　B. 喂养不当引起的腹泻
　　C. 细菌性痢疾
　　D. 多病原、多因素引起的腹泻为主的综合征
　　E. 肠道外感染引起的腹泻

31. 与吸入性肺脓肿发病关系最密切的疾病是
　　A. 支气管扩张
　　B. 肺结核
　　C. 牙周疾病
　　D. 胃食管反流病
　　E. 肺癌

32. 4 个月女孩,高热、频繁呕吐 2 d,嗜睡 1 d,惊厥 2 次。查体:精神差,双眼凝视,前囟隆起,心肺无异常,脑膜刺激征阴性,外周血白细胞 $16×10^9$/L,中性粒细胞 0.90,淋巴细胞 0.10。最可能的诊断是
　　A. 上呼吸道感染
　　B. 急性胃炎
　　C. 化脓性脑膜炎
　　D. 结核性脑膜炎
　　E. 病毒性脑炎

33. 诊断儿童胃食管反流病的最可靠的检查是
　　A. 24 h pH 检测
　　B. 食管 B 超
　　C. 胃镜
　　D. 食管测压
　　E. 钡餐

34. 治疗儿童胃食管反流病首选药物是
　　A. H_2受体拮抗剂
　　B. 硫糖铝
　　C. 质子泵抑制剂
　　D. 多潘立酮
　　E. 蒙脱石散

35. 生理性胃食管反流症状消失的时间为
　　A. 生后 3 个月内
　　B. 生后 6 个月内
　　C. 生后 12 个月内
　　D. 生后 20 个月内
　　E. 生后 24 个月内

36. 5 岁女孩,反复发作腹痛 2 个月余,疼痛经常出现于进食过程中或餐后,位于上腹部,常伴食欲缺乏、恶心、呕吐,中上腹压痛。最可能的诊断为
　　A. 肠痉挛
　　B. 慢性胃炎
　　C. 急性胃炎
　　D. 腹型癫痫
　　E. 肠蛔虫

37. 男孩,8 个月,腹泻伴呕吐 3~4 天。体检:精神萎靡,面色苍灰,口唇樱红,前囟、眼窝凹陷,皮肤弹性差,心肺未见异常,腹软。入院诊断腹泻病、中度失水、代谢性酸中毒,予补液后出现抽搐。最可能的并发病为
　　A. 低血糖
　　B. 低血钾
　　C. 低血钠
　　D. 中毒性脑病
　　E. 低血钙

38. 男孩,10 个月,因腹泻 3 天入院。大便为水样便,十余次/天,量较多,近 2 天尿少、12 h 无尿。体检:前囟略凹,哭无泪,皮肤弹性差,肢端凉。有关补钾错误的是
　　A. 见尿后补钾
　　B. 静脉输液中氯化钾浓度不得超过 0.3%
　　C. 全天静脉滴注时间不应少于 6~8 h
　　D. 静脉补钾后继续口服氯化钾 4~6 天
　　E. 氯化钾只需要补充 1 天

39. 男孩,8 岁,近 2 年时常上腹隐痛、腹胀,晨

起有恶心,偶尔呕吐,食纳减少,其父近期纤维胃镜检查诊断为浅表性胃炎、HP(＋)。该患儿应选择的检查是

A. 肝功能检查

B. 胃电图检查

C. 粪便虫卵检查

D. 纤维胃镜＋HP检测

E. 上消化道钡餐造影

40. 男孩,13岁,间断上腹痛2个月余,常于夜间发作,近5天来呕吐频繁,呕吐物为隔夜食。查体:上腹部有振水音。最可能的诊断是

A. 急性胃炎

B. 幽门梗阻

C. 肠梗阻

D. 胆囊炎

E. 胰腺炎

41. 8岁患儿,反复腹痛1年多,为发作性剧痛,每天上午或晚上发作1~2次,每次持续1~3 min,发作间隙无任何不适,不伴腹泻与便秘。体检:腹部无固定压痛。脑电图提示有异常。最可能的诊断是

A. 慢性胃炎

B. 消化性溃疡

C. 腹型癫痫

D. 慢性肠梗阻

E. 慢性胰腺炎

42. 7个月男婴,腹泻、呕吐2天,诊断为腹泻病伴中度脱水及代谢性酸中毒,经补液治疗后出现低钾血症。有关腹泻所致低钾血症原因,错误的是

A. 腹泻、呕吐排出大量钾盐

B. 输入葡萄糖合成糖原消耗钾

C. 补液后钾经尿排出增加

D. 补液后血液被稀释,血钾相对降低

E. 钾向细胞外转移

43. 患儿3岁,反复肺炎,4~5次/年。同时有腹泻病史。查血 IgA<5 mg/L,IgG、IgM正常。其诊断可能为

A. IgG 亚类缺陷病

B. 先天性低丙种球蛋白血症

C. 严重联合免疫缺陷症

D. 高 IgE 综合征

E. 选择性 IgA 缺乏症

44. 2岁女孩,患室间隔缺损合并心功能不全,1年前开始用地高辛、卡托普利治疗。近2周内出现咳嗽,伴恶心、呕吐,食欲缺乏,无发热、腹泻。查体:无发绀,气促,胸骨左缘第3~4肋间闻及3/6级收缩期杂音,两肺闻及细湿啰音,肝肋下3 cm。心电图示左心室增大,V_5、V_6导联 ST 段压低。X 胸片示心脏中度增大,以左心室增大为主,两肺纹理显著增多。首先考虑为

A. 合并急性胃炎

B. 地高辛剂量不足,心功能不全未能控制

C. 地高辛中毒

D. 肺炎

E. 病毒性肝炎

45. 2岁女孩,患室间隔缺损合并心功能不全,6个月前开始用地高辛、卡托普利治疗。近1周内出现恶心、呕吐,食欲缺乏,胃纳明显减少,并伴有头晕、嗜睡,无发热、咳嗽,无腹泻,心电图示胸前导联 ST 段鱼钩样压低。首先考虑为

A. 合并急性胃炎

B. 地高辛剂量不足,心功能不全未能控制

C. 地高辛中毒

D. 低钾血症

E. 病毒性心肌炎

46. 5岁女孩,反复发作腹痛,疼痛经常出现于进食过程中或餐后,位于上腹部,常伴食欲缺乏、恶心、呕吐。最可能的诊断为

A. 肠痉挛

B. 急性胃炎

C. 慢性胃炎

D. 十二指肠溃疡

E. 腹型癫痫

47. 5 岁女孩,因发热、扁桃体化脓,口服抗生素和阿司匹林 1 周,突然呕吐深咖啡色液体 50 ml,隐血阳性。既往无胃肠病史及胃肠病家族史。该患儿的可能诊断是

A. 食管炎

B. 药物性胃炎

C. 过敏性紫癜

D. 上消化道血管畸形

E. 十二指肠球部溃疡出血

48. 6 个月男婴,高热、频繁呕吐 1 天。查体:面色青灰、两眼凝视,前囟隆起,心肺无异常,无脑膜刺激征。血象:WBC 16×10^9/L。N 0.90,L 0.10。患儿最可能的诊断是

A. 上呼吸道感染

B. 急性胃炎

C. 病毒性脑膜炎

D. 结核性脑膜炎

E. 化脓性脑膜炎

49. 14 个月女孩,高热 2 d,流涎、拒食就诊。查体:体温 39℃,发热面容,检查时哭闹,颌下淋巴结肿大,右口角见数个疱疹,舌面及齿龈处有几簇小疱疹,部分已溃破成浅溃疡,咽充血明显,心、肺无特殊。该病最可能由下列哪种病原体引起?

A. 链球菌

B. 腺病毒

C. 白色念珠菌

D. 柯萨奇病毒

E. 单纯疱疹病毒

50. 6 个月男孩,因发热、腹泻 3 d 就诊,体温 38.5~40℃(肛温),大便 10~15 次/天,为

黄色稀水样,量中等,有时有呕吐。体检:患儿较烦躁,哭无泪,尿量很少。下列检查最合理和急需的是

A. 尿常规+血常规+电解质测定

B. 粪常规+尿常规+粪培养

C. 粪常规+血气分析+电解质测定

D. 粪常规+血常规+粪便病毒分离

E. 粪常规+电解质测定+血培养

51. 6 个月女婴,因腹泻 2 周用抗生素治疗无显效,近 3 d 来食欲缺乏,伴轻吐。查口腔见颊黏膜上有白色乳凝块样物,不易拭去,诊断为鹅口疮。下列各项均为对该病的正确描述,除了

A. 由白色念珠菌引起

B. 多见于新生儿及幼婴

C. 局部可用制霉菌素治疗

D. 诊断必须取白膜在显微镜下找到真菌和孢子

E. 多见于长期使用广谱抗生素或肾上腺皮质激素者

52. 新生儿坏死性小肠结肠炎腹部 X 线平片最具有特征性的表现是

A. 结肠充气

B. 肠壁积气

C. 肠腔液平段

D. 肠间隙模糊

E. 腹腔游离气体

53. 新生儿坏死性小肠结肠炎发病机制的主要因素不包括

A. 缺氧缺血致肠壁血灌注减少

B. 肠黏膜微循环障碍

C. 病原菌直接侵入肠黏膜

D. 内毒素激活细胞因子

E. 低渗乳汁损伤肠黏膜

54. 腹泻的治疗不正确的是

A. 调整饮食

B. 控制肠道内外感染

C. 纠正水电解质紊乱

D. 早期使用止泻剂

E. 加强护理,防止并发症

55. 10 个月男婴,体重 7.5 kg,腹泻 6 d,中度脱水并酸中毒,脱水纠正后突发惊厥。首先考虑

A. 低血镁

B. 低血钠

C. 碱中毒

D. 高血钠

E. 低血钙

56. 腹泻病,中度失水、低钾、代谢性酸中毒患儿入院时最主要的处理是

A. 纠正水、电解质紊乱,纠正代酸

B. 给止泻药

C. 给止吐药

D. 调整饮食

E. 控制感染

57. 腹泻病伴低钾血症的临床表现错误的是

A. 腱反射迟钝或消失

B. 腹胀、肠鸣音减弱

C. 心音低钝

D. 心电图示 T 波高尖

E. 精神萎靡

58. 新生儿及婴儿容易发生溢奶及呕吐的原因错误的是

A. 胃呈水平位

B. 胃底发育差

C. 贲门肌弱

D. 常吸入空气

E. 幽门口细小

59. 儿童慢性胃炎最主要的病因是

A. 病毒感染

B. 幽门螺杆菌感染

C. 胆汁反流、胆盐刺激

D. 长期服用刺激性食物和药物

E. 精神、神经因素

60. 有关小儿腹泻病的描述,错误的是

A. 多病原、多因素引起

B. 以大便次数增多、大便性状改变为特点

C. 可引起儿童营养不良

D. 是引起儿童死亡的重要原因之一

E. 细菌是引起儿童腹泻的主要病原

61. 小儿溃疡病的年龄特点,错误的是

A. 新生儿不发生原发性溃疡

B. 婴儿继发性溃疡多见

C. 幼儿原发性与继发性溃疡发病相当

D. 学龄期原发性十二指肠溃疡多见

E. 青春期发病特点接近成人

62. 幽门螺杆菌根除治疗的适应证不包括

A. 慢性胃炎反复发作伴幽门螺杆菌感染

B. 消化性溃疡伴幽门螺杆菌感染

C. 胃癌伴幽门螺杆菌感染

D. MALT 淋巴瘤伴幽门螺杆菌感染

E. 有幽门螺杆菌感染但临床无任何症状者

63. 诊断幽门螺杆菌感染的"金标准"是

A. 细菌培养

B. 基因诊断

C. 尿素酶试验

D. ^{13}C 呼气试验

E. 组织染色

64. 对多次复发的消化性溃疡给予维持治疗,常使用的药物是

A. 奥美拉唑

B. 雷尼替丁

C. 次枸橼酸铋钾

D. 硫糖铝

E. 十六角蒙脱石

65. 新生儿期溃疡病最常见的临床表现是
　　A. 反复呕吐
　　B. 哭闹
　　C. 呕血、便血
　　D. 腹泻
　　E. 呕吐

66. 有关 HP 流行病学错误的是
　　A. 人是唯一的传染源
　　B. 粪-口或口-口是主要传播途径
　　C. 感染率随年龄增加而下降
　　D. 经济发达地区感染率低于不发达地区
　　E. 有家庭聚集现象

67. 肠套叠灌肠疗法的禁忌证不包括
　　A. 病程超过 12 h
　　B. 一般情况差
　　C. 高度腹胀
　　D. 小肠型肠套叠
　　E. 2 个月婴儿

68. 下列与胃食管反流的发生无关的是
　　A. 抗反流屏障功能低下
　　B. 频发短暂的食管下括约肌松弛
　　C. 胃、十二指肠功能失常
　　D. 食管下括约肌松弛障碍
　　E. 食管黏膜的屏障功能破坏

69. 新生儿及婴幼儿易发生溢奶的主要原因是
　　A. 下食管括约肌功能不全,抗反流机制不成熟
　　B. 胃体积小
　　C. 胃位置较垂直
　　D. 胃排空慢
　　E. 胃与食管的夹角较小

70. 有关溃疡性结肠炎的病理特点,错误的是
　　A. 直肠起源、逆向扩展
　　B. 连续弥漫性病变
　　C. 病变常扩展至空肠

　　D. 病变表浅(较少累及肌层及浆膜层)
　　E. 慢性非特异性炎症

71. 13 岁女孩,餐后突发中上腹剧痛 4 h,伴右下腹痛。检查上腹及右下腹压痛,伴肌紧张,既往有空腹痛病史。可能诊断为
　　A. 阑尾炎穿孔
　　B. 溃疡病穿孔
　　C. 胆道蛔虫症
　　D. 绞窄性肠梗阻
　　E. 急性出血性胰腺炎

72. 男孩,10 个月,因腹泻 3 天,于 7 月份就诊。大便每天 10 余次,量中,蛋花汤样,含黏液。体检:精神稍萎,皮肤弹性差,哭泪少。粪常规:白细胞(＋)。其病原体最可能为
　　A. 真菌
　　B. 铜绿假单胞菌
　　C. 轮状病毒
　　D. 痢疾杆菌
　　E. 致病性大肠杆埃希菌

73. 婴儿腹泻的饮食治疗不正确的是
　　A. 腹泻伴呕吐者应禁食 24 h
　　B. 母乳喂养者可继续哺乳,暂停辅食
　　C. 人工喂养者,可给米汤和水稀释的牛奶或脱脂奶
　　D. 病毒性肠炎应暂停乳类,改为豆制代乳品
　　E. 腹泻停止后继续给予营养丰富饮食,每日加餐 1 次共 2 周

74. 以下哪项不是小儿胃食管反流病的发病因素?
　　A. 下食管括约肌张力低
　　B. 食管、胃夹角大
　　C. 幽门括约肌发育成熟
　　D. 胃排空慢
　　E. 胃底发育差

75. 以下有关小儿肠套叠诊断的各项检查中，哪项目前不主张使用？
    A. 钡剂灌肠
    B. 腹部 X 线平片
    C. 腹部 CT
    D. 空气灌肠
    E. 腹部 B 超

76. 1 岁小儿腹泻、脱水、中度酸中毒，经补液、纠酸治疗后出现腹胀、心音低钝、四肢腱反射减弱，最大的可能是
    A. 低钠血症
    B. 低钙血症
    C. 低血糖症
    D. 低钾血症
    E. 酸中毒未纠正

77. 婴儿腹泻伴水电解质紊乱时，下列不正确的是
    A. 腹泻时由于排钾过多致缺钾
    B. 酸中毒时易致低血钾
    C. 血钾低于 3.5 mmol/L 时，临床上出现低钾症状
    D. 补液后钾由尿中排出引起缺钾
    E. 补液后血液被稀释，血钾相对减少

78. 下列除哪项外均为低渗性脱水的特点？
    A. 失钠比例大于失水
    B. 主要为细胞外液减少
    C. 黏膜干燥，口渴严重
    D. 易出现休克
    E. 多见于营养不良，长期腹泻者

79. 判断脱水性质的临床表现不正确的是
    A. 等渗性脱水常为轻中度脱水表现
    B. 高渗性脱水出现口渴早且严重
    C. 低渗性脱水，易出现血容量不足症状
    D. 高渗性脱水，脱水症不明显
    E. 低渗性脱水，皮肤黏膜极干燥

80. 学龄期儿童患消化性溃疡的最主要临床表现是
    A. 反复腹痛
    B. 反复呕吐
    C. 便秘
    D. 反酸、嗳气
    E. 血便

81. 十二指肠球部溃疡钡餐的征象不包括
    A. 痉挛性切迹
    B. 十二指肠球部激惹
    C. 十二指肠球部变形
    D. 龛影
    E. 充盈缺损

82. 对儿童消化性溃疡有诊断价值的钡餐征象是
    A. 痉挛性切迹
    B. 十二指肠球部激惹
    C. 十二指肠球部变形
    D. 龛影
    E. 充盈缺损

83. 溃疡性结肠炎的主要症状是
    A. 腹泻伴黏液脓血便
    B. 腹痛
    C. 肛周脓肿
    D. 发热
    E. 关节炎

84. 难治性消化性溃疡首选的药物是
    A. 雷尼替丁
    B. 西咪替丁
    C. 法莫替丁
    D. 氢氧化铝
    E. 奥美拉唑

85. 炎症性肠病最常见的肠外表现为
    A. 血管病变
    B. 强直性脊柱炎

C. 结节性红斑

D. 皮肌炎

E. 关节炎痛

86. 6个月内婴儿慎用多潘立酮的原因是

A. 血脑屏障发育不成熟

B. 胃肠发育不成熟

C. 口服后吸收快

D. 血药浓度高

E. 肾功能差

87. 胃食管反流发生的最主要原因是

A. LES 张力增高

B. 频发的 LES 一过性松弛

C. 胃排空延迟

D. 食管与胃的夹角呈锐角

E. 食管腹腔段变短

88. HP 根除是指

A. 抗 HP 治疗结束时,HP 检测阴性

B. 抗 HP 治疗结束后 1 个月内,HP 检测阴性

C. 抗 HP 治疗结束 1 个月后,HP 检测阴性

D. 抗 HP 治疗结束 1 周后,HP 检测阴性

E. 抗 HP 治疗结束 3 个月后,HP 检测阴性

89. 常用的抗 HP 药物不包括

A. 铋剂

B. 环丙沙星

C. 克拉霉素

D. 甲硝唑

E. 阿莫西林

90. 引起儿童病毒性肠炎最常见的病原是

A. 诺沃克病毒

B. 星状病毒

C. 轮状病毒

D. 冠状病毒

E. 肠腺病毒

91. 产毒性大肠杆菌肠炎的发病机制是

A. 渗透性腹泻

B. 分泌性腹泻

C. 侵袭性腹泻

D. 动力性腹泻

E. 吸收障碍性腹泻

92. 属于 H_2 受体拮抗剂的药物是

A. 奥美拉唑

B. 雷尼替丁

C. 多潘立酮

D. 次枸橼酸铋(CBS)

E. 氢氧化铝

93. 属于质子泵抑制剂的药物是

A. 奥美拉唑

B. 雷尼替丁

C. 多潘立酮

D. 次枸橼酸铋(CBS)

E. 氢氧化铝

94. 属于黏膜保护剂的药物是

A. 奥美拉唑

B. 雷尼替丁

C. 多潘立酮

D. 次枸橼酸铋(CBS)

E. 氢氧化铝

95. 轮状病毒肠炎最常见的并发症是

A. 心肌炎

B. 上呼吸道感染

C. 皮疹

D. 肝炎

E. 间质性肾炎

96. 婴幼儿最常见的急性肠梗阻是

A. 阑尾炎

B. 胰腺炎

C. 肠套叠

D. 急性腹膜炎

E. 坏死性小肠结肠炎

97. 下列关于肠套叠的描述错误的是

A. 男多于女

B. 4～10 个月婴儿为发病高峰

C. 肥胖儿多见

D. 早产儿多见

E. 春末夏初多

98. 消化性溃疡手术治疗指征不包括

A. 合并穿孔

B. 难治性大出血

C. 幽门梗阻保守治疗无效

D. 慢性难治性腹痛

E. 复合性溃疡

99. 年长儿十二指肠球部溃疡的典型临床表现是

A. 餐后痛

B. 饥饿痛或夜间痛

C. 持续性疼痛,阵发性加剧

D. 抗酸治疗无效的上腹痛

E. 间歇性隐痛,进食后加剧

100. 儿童消化性溃疡的典型临床表现是

A. 持续隐痛,进食后加剧

B. 饥饿痛或夜间痛

C. 持续性剧痛

D. 抗酸治疗无效的上腹痛

E. 持续隐痛,进食后缓解

二、A3/A4 型题

(101～103 题共用题干)

女孩 10 岁,因上呼吸道感染、发热服阿司匹林 2 d,热退但出现上腹痛、呕吐物中带咖啡样物、面色苍白、乏力,并有少量黑便,便潜血(十)。既往体健,否认肝胆疾病及上腹疼痛史。

101. 为明确诊断以下检查首选的是

A. 胃镜检查

B. 骨髓穿刺

C. 肠镜检查

D. 血常规

E. 凝血因子

102. 入院后应给予何种饮食?

A. 流食

B. 软食

C. 普食

D. 禁食

E. 富铁饮食

103. 最可能的诊断是

A. 药物性胃炎

B. 慢性胃炎

C. 胃溃疡

D. 十二指肠溃疡

E. 应激性溃疡

(104～106 题共用题干)

男孩,4 岁。因发热伴双耳垂下肿痛 3 d、头痛 1 d、喷射性呕吐 3 次、上腹部疼痛于 1995 年 5 月入院。患儿呕吐前吃香蕉 2 只。体检:体温 40℃,神志清,咽红,颈软,双侧腮腺 2 cm×3 cm,有压痛,心、肺无异常,全腹软,无压痛,克氏征、布氏征、巴氏征均阴性。

104. 该患者应补充询问的病史是

A. 大便次数及性状,有无腹泻患者接触史

B. 腹痛发作情况,既往有无胃病史

C. 既往是否患过流行性腮腺炎,近期有无流行性腮腺炎接触史

D. 腹痛与饮食的关系,病前有无油食史

E. 腹痛时呕吐物中有无胆汁及蛔虫

105. 该患者应做的检查是

A. 粪常规及培养

B. 血常规及血沉

C. 脑脊液检查

D. 血淀粉酶测定

E. 腹部 B 型超声波

106. 该患者最可能的诊断是

A. 腮腺炎合并胰腺炎

B. 腮腺炎合并急性胃炎

C. 腮腺炎合并胆囊炎

D. 腮腺炎合并脑膜脑炎

E. 腮腺炎合并睾丸炎

(107～109 题共用题干)

女孩,8 个月。2 h 来哭闹、呕吐 2 次、稀便 1 次来诊。体检:体温 37.5℃,神志清,咽正常,颈无阻力,心、肺无异常,腹部检查不合作。粪常规:白细胞 5～10 个/HP,红细胞 15～20 个/HP,吞噬细胞 0～1 个/HP。转入传染科,以细菌性痢疾收入院。入院后仍有呕吐及阵发性哭闹,无腹泻。

107. 该患儿最可能的诊断是

A. 急性细菌性痢疾

B. 婴儿急性阑尾炎

C. 急性胃炎

D. 肠套叠

E. 肠痉挛

108. 应首先作的检查为

A. 肛指检查

B. 腹部 X 线平片

C. 粪常规及培养

D. 血常规

E. 血培养

109. 应采取的措施为

A. 肌内注射地西泮

B. 静脉补液

C. 肌内注射甲氧氯普胺

D. 口服多潘立酮

E. 空气灌肠诊断性复位

(110～113 题共用题干)

男孩,10 岁,确诊肾病综合征,服用泼尼松治疗 2 周。近 1 天出现上腹痛,呕吐咖啡样物,面色苍白,乏力,并有少量黑便,大便隐血(＋)。既往无肝胆疾病及上腹疼痛史。

110. 最可能的诊断是

A. 急性胃黏膜病变

B. 慢性胃炎

C. 胃溃疡

D. 十二指肠溃疡

E. 食管炎

111. 为明确诊断,首选的辅助检查是

A. 胃镜检查

B. 骨髓穿刺

C. 肠镜检查

D. 血常规

E. 凝血因子

112. 入院后应给予

A. 流质饮食

B. 软食

C. 普通饮食

D. 禁食

E. 富铁饮食

113. 不恰当的药物治疗是

A. 奥美拉唑

B. 去甲肾上腺素冷盐水洗胃

C. 麦滋林

D. 硫糖铝

E. 酚磺乙胺

三、X 型题

114. 关于小儿急性肠套叠,以下不正确的是

    A. 病因为先天性幽门肌间神经节数量增加

    B. 80%的患儿大于2岁

    C. 营养不良患儿多见

    D. 继发性占95%

    E. 排果酱样黏液血便

115. 胃食管反流病的临床表现包括

    A. 呕吐

    B. 营养不良

    C. 咽下困难

    D. 上腹部包块

    E. 反复呼吸道感染

116. 下列哪些是消化性溃疡必要的实验室检查?

    A. 胃液分析

    B. 腹部平片

    C. 纤维胃镜检查

    D. 胃肠X线钡餐造影

    E. 幽门螺杆菌(HP)检查

117. 小儿补液原则包括

    A. 判断脱水性质有困难时,可按低渗性脱水处理

    B. 输液速度原则是先快后慢

    C. 累积损失应于8~12h补足

    D. 低渗脱水第一天补液用2/3张含钠液

    E. 有循环障碍者,先用2:1等张含钠液扩容

118. 小儿急性腹泻病的治疗包括

    A. 洗胃

    B. 饮食疗法

    C. 液体疗法

    D. 控制感染

    E. 对症处理

119. 肝细胞性黄疸见于下列哪些疾病?

    A. 病毒性肝炎

    B. 胆总管囊肿

    C. 血型不合输血

    D. 甲状腺功能减退

    E. 婴儿肝炎综合征

第八章

呼吸系统疾病

一、A1/A2 型题

1. 腺病毒肺炎最易出现的并发症是
   A. 张力性气胸
   B. 心力衰竭
   C. 肺脓肿
   D. 肺大疱
   E. 脓气胸,脓胸

2. 痰呈铁锈色最常见于
   A. 肺炎链球菌肺炎
   B. 肺炎支原体肺炎
   C. 葡萄球菌肺炎
   D. 肺炎克雷伯杆菌肺炎
   E. 病毒性肺炎

3. 下列疾病中,最可能于凌晨反复出现咳嗽和气短症状的是
   A. 慢性肺脓肿
   B. 慢性支气管炎
   C. 支气管哮喘
   D. 肺结核
   E. 支气管扩张

4. 导致慢性肺心病最常见的疾病是
   A. 支气管扩张
   B. 慢性阻塞性肺疾病
   C. 严重胸廓畸形

   D. 支气管哮喘
   E. 肺血栓栓塞症

5. 哮喘患儿出现持续状态的治疗为
   A. 脱敏疗法
   B. 口服氨茶碱类药物
   C. 口服免疫抑制剂
   D. 静脉应用糖皮质激素
   E. 去除诱导因素

6. 有关气道高反应性(AHR)的描述正确的是
   A. AHR 是哮喘发作的重要神经机制
   B. 气道炎症是导致 AHR 的重要机制
   C. AHR 检测阳性者可诊断支气管哮喘
   D. 肺泡巨噬细胞激活可降低 AHR
   E. AHR 不受遗传因素的影响

7. 支气管哮喘患者发作时禁用的药物是
   A. 吗啡
   B. 氨茶碱
   C. 泼尼松
   D. 肾上腺素
   E. 沙丁胺醇

8. 不符合肺炎支原体肺炎 X 线改变的是
   A. 间质性肺炎改变
   B. 均质性的片状阴影
   C. 支气管肺炎改变

D. 多发空洞

E. 肺门阴影增浓

9. 主要用于预防Ⅰ型变态反应所致哮喘的药物是

A. 氨茶碱

B. 肾上腺素

C. 特布他林

D. 色甘酸钠

E. 异丙肾上腺素

10. 双肺满布湿啰音见于

A. 支气管哮喘

B. 支气管扩张

C. 肺结核

D. 急性肺水肿

E. 支气管肺炎

11. 吸气性呼吸困难常见于

A. 慢性支气管炎

B. 气管异物

C. 支气管哮喘

D. 肺炎球菌肺炎

E. 阻塞性肺气肿

12. 肺炎链球菌肺炎消散后肺组织结构的变化是

A. 肺泡壁纤维化

B. 恢复正常

C. 细支气管狭窄

D. 支气管扩张

E. 肺大疱形成

13. 大叶性肺炎实变期不应出现的体征是

A. 胸膜摩擦音

B. 肺部叩诊浊音

C. 气管向健侧移位

D. 可听到湿啰音

E. 可听到支气管呼吸音

14. 病变消散后肺组织结构和功能大都恢复正常的是

A. 肺炎链球菌肺炎

B. 葡萄球菌肺炎

C. 克雷伯杆菌肺炎

D. 肺炎支原体肺炎

E. 干酪性肺炎

15. 易并发肺大疱、脓气胸的肺炎是

A. 流感嗜血杆菌肺炎

B. 金黄色葡萄球菌肺炎

C. 呼吸道合胞病毒肺炎

D. 腺病毒肺炎

E. 肺炎支原体肺炎

16. 支气管哮喘患者发生Ⅰ型呼吸衰竭最主要的机制是

A. 肺泡通气量下降

B. 通气/血流比例失衡

C. 弥散功能障碍

D. 肺内分流

E. 氧耗量增加

17. 下列胸腔积液检查项目中,对诊断结核性胸膜炎最有帮助的是

A. 铁蛋白

B. 乳酸脱氢酶

C. 有核细胞分类

D. 涂片抗酸染色

E. 腺苷脱氨酶

18. 患儿男,1岁,高热6天,精神差,频繁咳嗽,阵发性喘憋。体检:鼻翼扇动,吸气性凹陷,两下肺叩诊稍浊,呼吸音减低,双肺闻及少量中湿啰音,白细胞数 9.0×10^9/L,胸部X线摄片示双肺片状密度较淡阴影。最可能的诊断为

A. 金黄色葡萄球菌性肺炎

B. 呼吸道合胞病毒肺炎

C. 腺病毒肺炎

D. 肺炎支原体肺炎

E. 肺炎链球菌肺炎

19. 患儿男,2 岁,发热、咳嗽 4 天,咳喘加重 1 天。查体:双肺可闻及散在中小水泡音,血白细胞 10×10^9/L,中性粒细胞 0.65,淋巴细胞 0.35。最可能的诊断是

A. 支气管炎

B. 支气管肺炎

C. 毛细支气管炎

D. 上呼吸道感染

E. 支气管哮喘

20. 患儿男,4 岁,发热 2 天伴咽痛。查体:咽部充血,咽腭弓、悬雍垂、软腭处可见 2~4 mm 大小疱疹。最可能的病原体是

A. 柯萨奇病毒 A 组

B. 呼吸道合胞病毒

C. 腺病毒

D. 鼻病毒

E. 冠状病毒

21. 患儿男,14 岁。发热、干咳伴全身肌痛 2 天,胸部 X 线片示间质性肺炎,同班级中数人有类似症状。治疗首选的是

A. 头孢唑啉

B. 左氧氟沙星

C. 庆大霉素

D. 克林霉素

E. 阿奇霉素

22. 对胸腔积液患者,胸穿抽出有臭味混浊液体,对病因诊断最有价值的诊断是

A. 涂片革兰氏染色和抗酸染色检菌

B. 查瘤细胞

C. 需氧菌和真菌培养

D. 厌氧菌培养

E. 找寄生虫卵

23. 有关支气管哮喘基本概念的描述不正确的是

A. 哮喘的特征是具有不完全可逆气流受限

B. AHR 是哮喘患者的共同病理生理特征

C. 哮喘的本质是气道的慢性炎症

D. 哮喘患病率儿童高于青壮年

E. 哮喘通过防治可以临床控制

24. 下列肺炎中,一般不会发生感染中毒性休克的是

A. 金黄色葡萄球菌肺炎

B. 肺炎克雷伯杆菌肺炎

C. 肺炎支原体肺炎

D. 肺炎球菌肺炎

E. 铜绿假单胞菌肺炎

25. 目前用于控制支气管哮喘患者气道高反应最主要的措施是

A. 使用 H_1 受体拮抗剂

B. 吸入支气管舒张剂

C. 特异性免疫治疗

D. 吸入糖皮质激素

E. 使用白三烯调节剂

26. 下列疾病中,最常表现为呼气性呼吸困难的疾病是

A. 气管异物

B. 急性喉炎

C. 气胸

D. 支气管哮喘

E. 心力衰竭

27. 以反复发作性干咳、胸闷为主要症状的疾病是

A. 支气管哮喘

B. 支气管异物

C. 支气管肺炎

D. 支气管结核

E. 支气管肺癌

28. 异常性支气管呼吸音常见于
    A. 气胸
    B. 胸膜肥厚
    C. 肺实变
    D. 胸腔积液
    E. 气道阻塞

29. 急性肾衰竭选择血液净化疗法时,血钾浓度至少应达到
    A. 5.0 mmol/L
    B. 5.5 mmol/L
    C. 6.0 mmol/L
    D. 6.5 mmol/L
    E. 7.0 mmol/L

30. 细菌性肝脓肿的临床表现,下列错误的是
    A. 寒战、高热、肝大、肝区痛
    B. 严重时出现黄疸
    C. 有脓血症的表现及转移性脓肿
    D. 少数患者有胆管出血
    E. 多有反应性胸膜炎及胸腔积液

31. 空肠弯曲菌引起的主要疾病是
    A. 婴幼儿急性胃肠炎
    B. 急性上呼吸道感染
    C. 婴幼儿败血症
    D. 婴幼儿肺炎
    E. 食物中毒

32. 支气管哮喘患者呼气比吸气更为困难,其原因是
    A. 吸气是被动的,呼气是主动的
    B. 吸气时肺弹性阻力减小,呼气时肺弹性阻力增大
    C. 吸气时胸廓弹性阻力减小,呼气时胸廓弹性阻力增大
    D. 吸气时气道阻力减小,呼气时气道阻力增大
    E. 吸气时胸内负压减小,呼气时胸内负压增大

33. 下面有关哮喘特征的描述不准确的是
    A. 凡气道反应性增高者都是支气管哮喘
    B. 不同程度的可逆性气道阻塞
    C. 反复发作性呼气性呼吸困难
    D. 典型发作时可闻及哮鸣音
    E. 可自行缓解或经治疗后缓解

34. 应用青霉素治疗肺炎链球菌肺炎时,错误的方法是
    A. 轻症患者每次肌内注射 80 万单位,分 3 次
    B. 每日剂量 800 万单位,加在 500 ml 溶液中缓慢静脉滴注
    C. 重症患者每日剂量 1 000 万单位,分 4 次静脉滴注
    D. 静脉滴注时每次用量应在 1 h 内滴完
    E. 对青霉素过敏者不可使用此药

35. 用于变异型心绞痛的药物是
    A. 硝酸甘油
    B. 普萘洛尔
    C. 硝苯地平
    D. 维拉帕米
    E. 硝酸异山梨酯

36. 肺血栓栓塞症患者最常出现的体征是
    A. 呼吸急促
    B. P_2亢进、分裂
    C. 口唇发绀
    D. 三尖瓣区反流性杂音
    E. 颈静脉怒张

37. 在胸腔积液所致呼吸困难中,不可使用
    A. 强效镇静剂
    B. 利尿剂
    C. 糖皮质激素
    D. 胸腔穿刺排液
    E. 氨茶碱

38. 毛细支气管炎的病原体是

A. 腺病毒

B. 呼吸道合胞病毒

C. 金黄色葡萄球菌

D. 支原体

E. 衣原体

39. 下列关于支气管哮喘发作的临床表现不正确的是

A. 语音震颤减弱

B. 出现严重呼气性呼吸困难

C. 呼吸动度增大、呈吸气位

D. 强迫端坐位

E. 大汗淋漓伴发绀

40. 突然发生呼吸困难,下列疾病应除外

A. 支气管哮喘

B. 癔症

C. 大片肺梗死

D. 胸膜炎

E. 气管内异物

41. 血性胸腔积液最常见于

A. 结核

B. 恶性淋巴瘤

C. 外伤

D. 肿瘤

E. 败血症

42. 结核属于

A. Ⅰ型超敏反应

B. Ⅱ型超敏反应

C. Ⅲ型超敏反应

D. Ⅳ型超敏反应

E. Ⅴ型超敏反应

43. 最可能出现三凹征的是

A. 大叶肺炎

B. 胸膜肥厚

C. 大气道狭窄

D. 胸腔积液

E. 间质性肺病

44. 肺炎链球菌可引起

A. 支气管肺炎

B. 肺脓肿

C. 胸膜炎

D. 支气管哮喘

E. 大叶性肺炎(即典型肺炎)

45. 阻塞性肺气肿最常见的病因为

A. 支气管哮喘

B. 支气管异物阻塞

C. 支气管扩张

D. 肺结核

E. 慢性支气管炎

46. 慢性肺源性心脏病最常见的病因是

A. 肺结核

B. 支气管哮喘

C. 支气管扩张

D. 肺脓肿

E. 慢性支气管炎

47. 支气管哮喘发作的主要病理基础是

A. 细菌感染

B. 支气管痉挛

C. 副交感神经兴奋

D. 气道的非特异性炎症

E. 病毒感染

48. 外源性支气管哮喘,浆细胞产生使人体致敏的抗体是

A. IgA

B. IgG

C. IgM

D. IgD

E. IgE

49. 预防及治疗支气管哮喘的最有效药物是

A. 糖皮质激素

B. 茶碱类

C. 抗胆碱药

D. β_2受体激动剂

E. 抗生素

50. 支气管哮喘发作时,最有诊断意义的体征是

A. 胸廓饱满

B. 肋间隙增宽

C. 呼吸音增强

D. 触诊胸部语颤减弱

E. 听诊两肺广泛哮鸣音

51. 支气管-肺感染和阻塞是主要发病因素的疾病是

A. 肺结核

B. 支气管肺癌

C. 慢性支气管炎

D. 支气管哮喘

E. 支气管扩张症

52. 治疗肺炎支原体肺炎宜选用

A. 青霉素

B. 头孢呋辛

C. 阿米卡星

D. 红霉素

E. 万古霉素

53. 首选大环内酯类抗生素治疗的是

A. 干酪样肺炎

B. 肺炎球菌肺炎

C. 葡萄球菌肺炎

D. 肺炎支原体肺炎

E. 肺炎克雷伯杆菌肺炎

54. 结核性与癌性胸腔积液的鉴别要点是

A. 胸腔积液颜色

B. 胸腔积液比重

C. 胸腔积液蛋白质含量

D. 胸腔积液 LDH 含量

E. 胸腔积液细胞学与细菌学检查

55. 诊断癌性胸腔积液最常用且特异性最强的检查方法是

A. 胸膜活检

B. 胸腔镜检查

C. 从渗液离心沉淀涂片找病理细胞

D. 胸腔积液 CEA 水平

E. 胸部增强 CT

56. 下列情况不会导致胸腔积液产生的是

A. 毛细血管内静水压增高

B. 胸腔负压增加

C. 有效渗透压增高

D. 胸内淋巴引流障碍

E. 血浆胶体渗透压增高

57. 支气管哮喘患者突发胸痛、气急、呼吸困难,应考虑

A. 肺炎

B. 胸膜炎

C. 自发性气胸

D. 左心衰竭

E. 急性心肌梗死

58. 支气管哮喘与心源性哮喘一时难以鉴别,应采用下列哪种药物治疗?

A. 毛花苷丙

B. 肾上腺素

C. 氨茶碱

D. 异丙肾上腺素

E. 去甲肾上腺素

59. 心源性哮喘与支气管哮喘不同点在于

A. 慢性、阵发性、季节性发作史

B. 呼气性呼吸困难

C. 肺部听诊哮鸣音

D. 心脏无特殊体征

E. 咳粉红色泡沫痰

60. 闭合性肋骨骨折时,下列说明肺或支气管有损伤的是
    A. 伤侧肺呼吸音减低
    B. 伤侧肺有啰音
    C. 伤侧胸内剧痛
    D. 伤侧皮下气肿
    E. 伤侧胸膜腔积液

61. 女孩,8岁,发热伴头痛及肌肉酸痛4天,查体:咽部充血,扁桃体Ⅰ度肿大。同学中有数人发病。最可能的诊断是
    A. 急性上呼吸道感染
    B. 急性扁桃体炎
    C. 疱疹性咽峡炎
    D. 流行性感冒
    E. 川崎病

62. 患儿女,6个月。发热3天,体温38.5℃左右,伴咳嗽、喘憋。查体:呼吸64次/分,心率160次/分,烦躁不安,呼吸困难,三凹征(+),两肺呼气相哮鸣音为主,肺底部可闻细湿啰音,肝肋下3 cm。胸部X线片显示两肺小点片状影,伴明显肺气肿。最可能的诊断是
    A. 肺炎支原体肺炎
    B. 呼吸道合胞病毒肺炎
    C. 支气管肺炎
    D. 腺病毒肺炎
    E. 支气管哮喘

63. 女婴,6个月。咳嗽伴喘憋2天,查体:T 38℃,P 120次/分,R 80/分,烦躁不安,双肺明显哮鸣音,喘息缓解时可闻及少许中、小湿啰音,肝肋下2.0 cm。最可能的诊断是
    A. 肺炎链球菌肺炎
    B. 腺病毒肺炎
    C. 呼吸道合胞病毒肺炎
    D. 肺炎支原体肺炎
    E. 金黄色葡萄球菌肺炎

64. 女孩,3岁。咳嗽5天,发热2天。查体:咽红,双侧扁桃体Ⅰ度肿大,双肺可闻及较固定的中、细湿啰音。最可能的诊断是
    A. 上呼吸道感染
    B. 支气管肺炎
    C. 支气管哮喘
    D. 支气管炎
    E. 毛细支气管炎

65. 患儿,7岁。近3个月反复出现发作性咳嗽,尤其在夜间或清晨为著,痰少,运动后加重,抗生素治疗效果不明显,使用沙丁胺醇却有较好疗效。此病该做哪种诊断?
    A. 反复呼吸道感染
    B. 呼吸道腺病毒肺炎
    C. 支原体肺炎
    D. 衣原体肺炎
    E. 咳嗽变异性哮喘

66. 患儿女,7岁。反复喘息发作4年。现喘息复发半天,双肺广泛哮鸣音,考虑诊断支气管哮喘。能与过敏性肺炎鉴别的是
    A. 有无季节性
    B. 有无过敏原接触史
    C. 有无发热
    D. 哮鸣音的多少
    E. 胸部X线表现的不同

67. 患儿男,3个月。咳嗽3天,发热1天,有痰咳不出,偶伴喘息,哺乳时明显,三凹征(一),双肺未闻及中、小湿啰音,听诊心脏正常。最可能的诊断是
    A. 上呼吸道感染
    B. 支气管炎
    C. 支气管肺炎
    D. 支气管扩张
    E. 支气管哮喘

68. 患儿男,8岁。突然出现烦躁不安、喘憋、大汗,既往喘息发作2次。查体:两肺布满哮

鸣音,诊断支气管哮喘。目前治疗应首选

A. 全身性应用糖皮质激素

B. 氨茶碱

C. 呋塞米

D. 糖皮质激素雾化吸入

E. 沙丁胺醇口服

69. 女婴,8 个月。因高热半天,咳嗽、流涕 3 天入院。抽搐 1 次,约 3 分钟自行缓解。查体:体温 39.4℃,精神尚可,前囟平,咽充血,双肺未闻及中、小水泡音,脑膜刺激征阴性,血常规示白细胞 5×10⁹/L。该患儿最可能的诊断是

A. 肺炎

B. 上呼吸道感染+热性惊厥

C. 肺炎+中毒性脑病

D. 上呼吸道感染+手足搐搦症

E. 化脓性脑膜炎

70. 患儿女,8 岁。每年春秋季发生喘息,现又突发喘息,体温正常,两肺布满哮鸣音,白细胞 8.6×10⁹/L,中性粒细胞 0.75。可能的诊断是

A. 支气管肺炎

B. 支气管哮喘

C. 呼吸道合胞病毒性肺炎

D. 衣原体肺炎

E. 腺病毒肺炎

71. 某患者,因支气管哮喘住院治疗 10 余天,今晨突感左上胸短暂刺痛,逐渐感呼吸困难,不能平卧。心率 120 次/分,律不齐,左肺呼吸音减弱。此患者首先考虑并发

A. 支气管哮喘急性发作

B. 心绞痛

C. 自发性气胸

D. 肺不张

E. 急性心衰

72. 8 个月男孩,持续高热、频咳、精神萎靡

5 天,近 2 天气促加重,今抽搐 3 次,全身性发作,嗜睡。查体:体温 40.0℃,呼吸 56 次/分,心率 148 次/分,双肺少量中细湿啰音,左下肺可闻管状呼吸音,白细胞计数 4.0×10⁹/L,腰椎穿刺颅压稍高,脑脊液常规正常。最可能的诊断是

A. 肺炎链球菌肺炎

B. 金黄色葡萄球菌肺炎

C. 支原体肺炎

D. 腺病毒肺炎

E. 毛细支气管炎

73. 1 岁男孩,发热、咳嗽、咳痰 5 d。查体:呼吸 38/分,双肺闻及中小水泡音,胸部 X 线示两下肺模糊片影。最可能的诊断是

A. 大叶性肺炎

B. 腺病毒肺炎

C. 支原体肺炎

D. 毛细支气管炎

E. 支气管肺炎

74. 7 岁男孩,高热、剧烈咳嗽 5 d,既往体健。查体:一般情况可,左上臂"卡疤"存在,无明显的呼吸困难,右中下肺叩浊,呼吸音减低。胸腔穿刺液黄色稀薄,细胞数 0.56×10⁶/L,N 60%,血象不高,PPD(-)。其最可能的诊断为

A. 结核性胸膜炎

B. 支原体肺炎合并胸腔积液

C. 化脓性胸膜炎

D. 恶性肿瘤合并胸腔积液

E. 结缔组织病合并胸腔积液

75. 5 个月男婴,体温 38℃,咳嗽、喘憋明显。查体:呼吸急促,鼻翼扇动,三凹征明显,双肺听诊满布哮鸣音,偶闻中、小水泡音。胸部 X 线片:双侧肺纹理增强,可见小片状阴影,肺气肿改变明显。可诊断为

A. 呼吸道合胞病毒肺炎

B. 肺炎支原体肺炎

C. 腺病毒肺炎

D. 金黄色葡萄球菌肺炎

E. 衣原体肺炎

76. 下列不是重症肺炎应用糖皮质激素治疗指征的是

A. 合并休克

B. 合并 ARDS

C. 喘憋和呼吸困难

D. 中毒性脑病脑水肿

E. 合并脓胸伴压迫症状肺炎

77. 女,6 个月,发热、咳嗽 1 周,烦躁、惊厥 1 次。查体:体温 39℃,呼吸 50 次/分,双肺满布细小水泡音,心率 140 次/分,脑膜刺激征阴性。最可能的诊断是

A. 腺病毒肺炎合并中毒性脑病

B. 支气管肺炎合并高热惊厥

C. 毛细支气管炎合并心力衰竭

D. 毛细支气管炎合并高热惊厥

E. 支气管肺炎合并心力衰竭

78. 患儿男,5 岁,因受凉后发热半天,呼吸困难、喘憋 1 小时,吸气时喘憋明显,院外诊断为"急性喉炎",给予泼尼松后患儿仍有喘憋。查体:T 38℃,R 40 次/分,HR 120 次/分,Ⅲ度吸气性呼吸困难,张口呼吸,流涎拒吞咽,哭闹不安,其声音响亮,无明显犬吠样咳嗽,咽部轻度充血,无水肿,无异物,无伪膜,喘鸣音明显。心脏检查(一)。该患儿可能诊断为

A. 支气管哮喘重度发作

B. 气管异物

C. 支气管异物

D. 急性喉炎

E. 急性会厌炎

79. 患儿,男,1 岁半。发热、咳嗽 3 d,右耳痛 1 d,五官科诊断为急性卡他性中耳炎。其发病机制为

A. 小儿喉部呈漏斗型,感染不容易向下,故向周围蔓延

B. 血行播散

C. 淋巴管播散

D. 咽鼓管较宽、直而短,呈水平位

E. 上呼吸道 IgA 分泌

80. 在胸腔积液的诊治中,最重要的检查是

A. 体检

B. 胸部 B 超

C. 胸透

D. 穿刺抽胸腔积液

E. 肺部 CT

81. 下列肺炎易合并脓胸的是

A. 支气管肺炎

B. 金黄色葡萄球菌肺炎

C. 呼吸道合胞病毒肺炎

D. 支原体肺炎

E. 腺病毒肺炎

82. 小儿肺炎合并急性心力衰竭的诊断中,不重要的是

A. 肢体水肿

B. 心率增快

C. 心音低钝

D. 肝脏迅速增大

E. 闻及奔马律

83. 下列药物不是 β_2 受体激动剂的是

A. 妥洛特罗

B. 肾上腺素

C. 间羟胺

D. 沙美特罗

E. 福莫特罗

84. 学龄儿童反复上呼吸道感染与哪项因素无关?

A. 慢性扁桃体炎

B. 慢性鼻窦炎

C. 肺先天畸形

D. 腺样体肥大

E. 慢性鼻炎

85. 关于衣原体肺炎错误的是

A. 年幼儿易感

B. 可出现喘憋症状

C. X线以间质炎症为主

D. 病情较重，但一般不发热

E. 治疗给予大环内酯类抗生素

86. 小儿重症肺炎常并发下列哪种情况？

A. 气胸

B. 肾衰竭

C. 肝功能衰竭

D. 中毒性脑病

E. 败血症

87. 下列不是小儿上呼吸道的解剖特点的是

A. 咽鼓管呈宽、直、短、平的特点

B. 咽扁桃体发育的高峰是 1～3 岁

C. 喉部呈漏斗状，喉腔狭窄

D. 鼻腔黏膜与鼻窦黏膜连续，且鼻窦开口相对较大

E. 鼻腔短，无鼻毛，后鼻道狭窄

88. 婴儿期扁桃体炎少见的原因是

A. 咽部狭窄

B. 咽鼓管宽、短、直，呈水平位

C. 咽扁桃体至 1 岁末逐渐增大

D. 咽部方向垂直

E. 婴儿非特异性免疫功能差

89. 下列有关小儿呼吸生理特点正确的是

A. 年龄越小，呼吸频率越快

B. 婴幼儿呈胸式呼吸

C. 年龄越小，肺活量越大

D. 小儿气道阻力小于成人

E. 足月儿容易出现呼吸节律不齐

90. 婴幼儿呼吸肌发育不全，通常呈下列哪种呼吸？

A. 胸式呼吸

B. 胸腹式呼吸

C. 腹式呼吸

D. 点头样呼吸

E. 叹气样呼吸

91. 咽扁桃体开始逐渐增大的年龄是

A. 新生儿

B. 1～11 个月

C. 1 岁末

D. 4～10 岁

E. 8～14 岁

92. 引起咽-结合膜热的病毒是

A. 柯萨奇病毒

B. 麻疹病毒

C. 偏肺病毒

D. 呼吸道合胞病毒

E. 腺病毒

93. 急性上呼吸道感染直接蔓延不引起哪种疾病？

A. 支气管炎

B. 肺炎

C. 咽后壁脓肿

D. 风湿热

E. 中耳炎

94. 下列不是咽-结合膜热典型的临床表现的是

A. 发热

B. 咽部充血

C. 颈部、耳后淋巴结肿大

D. 眼结合膜炎

E. 恢复期指（趾）端膜状脱屑

95. 有关毛细支气管炎下列描述不正确的是

A. 多由病毒感染引起

B. 仅见于 2 岁以前小儿

C. 约有 20%～40%可能发展成为婴幼儿哮喘

D. 主要并发症是继发细菌感染

E. 均需要住院治疗

96. 有关毛细支气管炎的临床特征描述不正确的是

A. 喘憋重,感染中毒症状不重

B. 呼吸道合胞病毒感染最常见

C. 肺部可闻及弥漫的哮鸣音

D. 多见高热

E. 严重时可以发生呼吸衰竭

97. 支原体肺炎治疗的首选抗生素是

A. 红霉素

B. 青霉素

C. 万古霉素

D. 庆大霉素

E. 头孢菌素

98. 不符合支原体肺炎的临床症状是

A. 年长儿多见

B. 全身中毒症状不重

C. 肺部体征不明显

D. 高热

E. 呼吸困难明显

99. 支原体肺炎的描述不正确的是

A. 部分患者伴有肺外表现

B. 青霉素对本病有良好效果

C. 肺炎支原体侵入机体后首先在呼吸道黏膜表面繁殖

D. 咳嗽常较剧,可似百日咳

E. 肺部不一定出现阳性体征

100. 目前支原体肺炎主要依靠的确诊手段是

A. 血常规

B. 肺部 X 线

C. 支原体培养

D. 支原体抗体检测

E. C 反应蛋白

101. 渗出液的特点中,下列错误的是

A. 比重>1.106

B. 蛋白>25～30 g/L

C. 细胞数>500/×10⁶/L

D. Rivalta 试验(一)

E. 胸腔积液 LDH/血清 LDH>0.6

102. 支气管扩张最常见于下列哪种免疫缺陷病?

A. 吞噬功能缺陷

B. 体液免疫缺陷

C. 细胞免疫缺陷

D. 纤毛运动功能障碍

E. 黏附分子缺陷

103. 下列检查可确诊支气管扩张的是

A. 胸片

B. 高分辨 CT

C. B 超

D. 肺功能

E. 血气分析

104. 关于气管支气管异物,描述正确的是

A. 是儿科常见、多发的普通病

B. 不会造成死亡

C. 最多见于学龄期

D. 女孩比男孩多见

E. 5 岁以下者占 80%～90%

105. 以下疾病中,主要表现为吸气性呼吸困难的是

A. 增殖体肥大

B. 毛细支气管炎

C. 支气管哮喘

D. 支气管异物

E. 气胸

106. 诊断气管异物最主要的依据是
    A. 异物吸入史
    B. 咳嗽
    C. 呼吸困难
    D. 肺部听诊
    E. X线表现

107. 下列检查可确诊支气管异物的是
    A. X线检查
    B. CT扫描检查
    C. 磁共振检查
    D. 病理检查
    E. 支气管镜检查

108. 气管异物的X线征象正确的是
    A. 透视可见横膈位置升高
    B. 透视可见吸气时心影缩小
    C. 透视可见吸气时纵隔向健侧移动
    D. 双肺透亮度增高
    E. 心影正常大小

109. 特发性肺含铁血黄素沉着症的急性出血期X线表现为
    A. 双肺纹理增粗
    B. 双肺内中带小斑片影
    C. 双肺弥漫网点状阴影
    D. 肺野中有边缘不清、密度浓淡不一的云絮状阴影,于2～4天内又可消散
    E. 双肺内中带条絮影

110. 关于反复呼吸道感染的病因,下列正确的是
    A. 胸腺肥大
    B. 微量元素缺乏
    C. 急性感染性喉炎
    D. 肺动脉狭窄
    E. 急性病灶如鼻窦炎、扁桃体炎

111. 关于反复呼吸道感染的诊断,下列依据正确的是

    A. 病史
    B. 体征
    C. 免疫功能检查结果
    D. X线胸片
    E. 纤维支气管镜检查

112. 反复呼吸道感染的诊断标准,正确的是
    A. 0～2岁,上呼吸道感染6次/年
    B. 0～2岁,下呼吸道感染4次/年
    C. 3～5岁,上呼吸道感染6次/年
    D. 3～5岁,下呼吸道感染3次/年
    E. 6～12岁,上呼吸道感染4次/年

113. 反复呼吸道感染的治疗,正确的是
    A. 根据临床表现、实验室检查等确定治疗措施
    B. 根据继发疾病给予相应治疗
    C. 必须给予全身抗生素治疗
    D. 所有患者必须给予免疫调节剂
    E. 主要给予中药治疗

114. 喉梗阻的最主要表现为
    A. 三凹征
    B. 声音嘶哑
    C. 犬吠样咳嗽
    D. 吸气性呼吸困难
    E. 呼气性呼吸困难

115. 下列病原体引起喉炎比较常见且病情危重的是
    A. 流感病毒
    B. 肺炎支原体
    C. 金黄色葡萄球菌
    D. 麻疹病毒
    E. 溶血性链球菌

116. 关于急性感染性喉炎的临床特点,描述正确的是
    A. 多继发于上呼吸道感染
    B. 多为高热

C. 呼气性喉鸣

D. 面色潮红

E. 症状白天重,夜间轻

117. 关于喉梗阻分度,依据正确的是

A. 根据呼气性呼吸困难程度

B. 根据声音嘶哑程度

C. 根据犬吠样咳嗽程度

D. 根据吸气性呼吸困难程度

E. 根据实验室结果

118. 关于喉梗阻,描述正确的是

A. 3度以上喉梗阻需要加皮质激素治疗

B. 2度喉梗阻表现为安静时如常人,活动后才出现呼吸困难

C. 1度喉梗阻不会出现啰音

D. 3度喉梗阻可出现口唇发绀

E. 4度喉梗阻肺部可闻及明显中粗湿啰音

119. 正常新生儿呼吸系数为安静时每分钟

A. 50~60次

B. 45次左右

C. 30~40次

D. 20~30次

E. 18~20次

120. 婴幼儿肺炎最常见的类型为

A. 大叶性肺炎

B. 小叶性肺炎

C. 节段性肺炎

D. 混合性肺炎

E. 干酪性肺炎

121. 毛细支气管炎的高发年龄是

A. 新生儿

B. 2岁以上

C. 2岁以下

D. 1~3岁

E. 2~6岁

122. 引起毛细支气管炎最常见的病原体是

A. 病毒

B. 细菌

C. 支原体

D. 衣原体

E. 真菌

123. 引起毛细支气管炎最常见的病毒是

A. 柯萨奇病毒

B. 腺病毒

C. 偏肺病毒

D. 呼吸道合胞病毒

E. 巨细胞病毒

124. 哮喘治疗中哪项无助于提高β受体对平喘药的敏感性?

A. 纠正酸中毒

B. 改善患者肺氧合

C. 利尿剂

D. 应用肾上腺皮质激素

E. 控制感染

125. 我国每年年龄<5岁儿童肺炎病死率占世界儿童肺炎病死率的

A. 10%

B. 21%

C. 28%

D. 35%

E. 60%

126. 7岁男孩,咳嗽12 d,加重1周,晚间明显,病初伴发热,咳黏痰,伴胸痛。查体:一般情况可,呼吸平稳,咽充血,两肺呼吸音稍粗,偶闻干性啰音,胸部X线呈肺门阴影增浓,右下肺有云雾状阴影。病初用过利巴韦林及青霉素,无效,改用红霉素后近日症状好转,诊断为支气管肺炎。下列不正确的是

A. 肺炎支原体是介于细菌与病毒之间的一种微生物

B. 红霉素、四环素对本病有良好效果

C. X 线胸部摄片对诊断本病很有帮助

D. 咳嗽常较剧,可似百日咳

E. 肺部不一定出现阳性体征

127. 肺炎患儿使用抗生素治疗 2 d 后,呼吸困难反加重,烦躁,右肺呼吸音减弱,中下肺叩诊浊音,上部叩诊过清音。血 PaO_2 70 mmHg,$PaCO_2$ 50 mmHg。此时最重要的治疗措施应该是

A. 静脉注射地西泮

B. 加大吸氧浓度

C. 呼吸机辅助治疗

D. 抗生素加大剂量

E. 胸腔穿刺抽气

128. 5 个月婴儿,生后人工喂养,经常腹泻,营养不良Ⅱ度,5 d 前皮肤有脓疖,近 3 d 发热、咳嗽。昨日出现气急,予红霉素治疗。今门诊体检发现两肺有中、细水泡音,诊断为金黄色葡萄球菌性肺炎。入院时肛门温度 38.5℃,呼吸 55 次/分,口唇发绀,继续用红霉素并加用庆大霉素。下述各项中错误的是

A. 住院第 2 天体温降至 35.5℃(未用退热剂),呼吸 55 次/分,血白细胞计数 $3.5×10^9$/L,中性粒细胞 0.68,淋巴细胞 0.32,说明病情得到初步控制

B. 本病好发于胸膜下肺组织,以广泛的出血、坏死及多个脓肿形成为特点

C. 当患儿出现气急加重、呼吸音减低时要考虑并发脓胸或脓气胸

D. 若并发肺大疱,一般不需外科治疗

E. 经治疗,体温正常,胸片检查示病变吸收,不应立即停药

129. 5 岁患儿,因发热、咳嗽 3 d,声音嘶哑 2 d 就诊。查体:体温37.5℃,烦躁不安,吸气性呼吸困难,口周发青,口唇、指、趾发绀,双肺呼吸音减低,无啰音及喘鸣音,心率

140 次/分,心音低钝,肝肋下 2 cm。此患儿应诊断为

A. 第 1 度喉梗阻

B. 第 2 度喉梗阻

C. 第 3 度喉梗阻

D. 第 4 度喉梗阻

E. 重度支气管哮喘

130. 8 岁男孩,反复咳喘 1 年,曾咯血 2 次,按肺炎治疗。查体:面色苍白,体温37.5℃,精神较差,面色苍白,呼吸急促,双肺呼吸音粗,未闻及啰音。血红蛋白 80 g/L。胸片提示双肺网点状阴影,"卡疤"阳性,5 U PPD(+),最可能的诊断是

A. 支气管扩张

B. 粟粒性肺结核

C. 急性白血病伴肺炎

D. 朗格汉斯组织细胞增生症

E. 特发性肺含铁血黄素沉着症

131. 3 个月婴儿,2 d 前喂奶后溢奶较多,接着呛咳,抱起拍背后好转,但仍时有咳嗽。今晨气促来急诊。体检:神清气促,口周轻度发绀,心音有力,右肺可闻少量干啰音,血白细胞 $8.0×10^9$/L,考虑为吸入性肺炎。下列哪项是最有力的证据?

A. 血白细胞计数

B. 肺可闻及干啰音

C. 胸片有肺炎改变

D. 咳嗽、气促、发绀

E. 有溢奶后呛咳发病史

132. 6 个月婴儿,发热伴咳嗽 2 d,今出现呼吸困难,两肺有少量哮鸣音,胸片示肺气肿,诊断为毛细支气管炎。病原体主要是

A. 流感病毒

B. 呼吸道合胞病毒

C. 流感杆菌

D. 肺炎支原体

E. 腺病毒

133. 10岁男孩,发热、寒战、咳嗽5 d,诊断为支气管肺炎,经氨苄西林治疗,病情无好转并逐渐加重,下列病原体除哪一项外均可引起上述症状?
A. 肺炎支原体
B. 嗜肺军团菌
C. 流感病毒
D. 肺炎衣原体
E. 结核菌

134. 6岁女孩,门诊就医,主诉为咳嗽、发热、右侧胸疼7 d,胸片检查显示右肺门阴影增宽。以下检查不必要的是
A. 结核菌素试验
B. 支原体抗体
C. 血培养
D. 冷凝集试验
E. 白细胞总数及分类

135. 9个月婴儿,发热3天,烦躁、流涎1天。查体:一般状态可,前囟平坦,咽部充血,咽峡及软腭部可见直径2~3 mm的疱疹及溃疡,颈部无抵抗,心、肺听诊正常,诊断为上呼吸道感染。其病原体最可能为
A. 腺病毒
B. 流感杆菌
C. 副流感病毒
D. 溶血性链球菌
E. 柯萨奇病毒A组

136. 4个月男孩,冬季发病,因低热、咳嗽、喘憋2天入院,精神、食欲可,既往无喘息史。查体:T 37.8℃,鼻翼扇动,口周轻度发绀,三四征明显,两肺满布哮鸣音,水泡音不明显,心率144次/分,WBC 5.0×10^9/L,N 37%,L 64%。最可能的诊断为
A. 腺病毒肺炎
B. 支原体肺炎
C. 肺炎链球菌肺炎
D. 毛细支气管炎

E. 金黄色葡萄球菌肺炎

137. 支气管肺炎并心衰患儿,同时患有维生素D缺乏性手足搐弱症,急诊处理不宜给予
A. 毛花苷丙
B. 镇静剂
C. 维生素D
D. 钙剂
E. 吸氧

138. 应用人工呼吸机的意义中,错误的是
A. 降低颅内压
B. 减少呼吸功
C. 改善通气功能
D. 增加回心血量,进而增加心输出量
E. 应用PEEP可改善肺内分流所致低氧血症

139. 咽后壁穿刺脓液培养为金黄色葡萄球菌,耐甲氧西林金葡菌(MRSA)菌株,何种抗生素比较有效?
A. 青霉素
B. 阿米卡星
C. 万古霉素
D. 红霉素
E. 头孢曲松

140. ARDS目前最主要的治疗是
A. 肺泡表面活性物质
B. 体外膜肺氧合(ECMO)
C. 山莨菪碱或东莨菪碱
D. CPAP/PEEP
E. 肾上腺皮质激素

141. 下列抗结核药中,不属于杀菌药的是
A. INH
B. RFP
C. PZA
D. SM
E. EMB

142. 不符合 ARDS 临床表现的症状是
A. 呼吸费力
B. 呼吸频率加快
C. 阵发性呼吸困难
D. 发绀
E. 心率加快

143. Ⅱ度咯血是指
A. 痰中带血,失血量少于有效循环量的 5%,外周血 RBC 及 Hb 无明显变化
B. 口鼻喷血,失血量大于有效循环量的 15%,血压下降,外周血 RBC 及 Hb 较出血前降低 20% 以上
C. 一次或反复加重的咯血,失血量为有效循环量的 5%~10%,外周血 RBC 及 Hb 较出血前降低 10%~20%
D. 反复加重的咯血,失血量为有效循环量的 5%~10%,外周血 RBC 及 Hb 较出血前降低 20% 以上
E. 大口咯血,失血量大于有效循环量的 20%,血压下降,外周血 RBC 及 Hb 较出血前降低 25% 以上

144. 中华医学会呼吸分会制定的 ARDS 的诊断标准中错误的是
A. 有 ARDS 发病的高危因素
B. 急性起病
C. $PaO_2/FiO_2 \leqslant 200$
D. 胸部 X 线检查两肺浸润阴影
E. $PCWP \leqslant 16 \text{ mmHg}$

145. 沙丁胺醇治疗哮喘急性发作的药理基础为
A. 兴奋 β_1 肾上腺素能受体
B. 兴奋 β_2 肾上腺素能受体
C. 兴奋 M 胆碱能受体
D. 兴奋 β_2 肾上腺素能受体和 M 胆碱能受体
E. 兴奋白三烯受体

146. 吸入溴化异丙托品治疗哮喘的药理机制为
A. 兴奋 β_1 肾上腺素能受体
B. 兴奋 β_2 肾上腺素能受体
C. 拮抗 M 胆碱能受体
D. 兴奋 β_2 肾上腺素能受体和 M 胆碱能受体
E. 兴奋白三烯受体

二、A3/A4 型题

(147~150 题共用题干)

患儿男,1 岁,发热伴咳嗽 3 天,食欲差,偶有呕吐。查体:T 39℃,P 110 次/分,R 32 次/分,咽充血,双侧扁桃体Ⅰ度肿大,颈部可触及多个黄豆大小淋巴结,皮肤可见密集点状丘疹,双肺可闻及中、细湿啰音,心率 110 次/分,律齐,腹部未见异常。

147. 该患儿目前的主要诊断是
A. 急性扁桃体炎
B. 急性咽峡炎
C. 咽-结合膜热
D. 急性支气管炎
E. 急性支气管肺炎

148. 若患儿在病程中出现烦躁不安、眼球上窜、凝视、瞳孔对光反射迟钝,前囟隆起,继之昏睡,查脑脊液压力增高,余正常,血电解质正常,最可能并发
A. 心力衰竭
B. 脑水肿
C. 抗利尿激素分泌异常综合征
D. 中毒性脑病
E. 中枢神经系统感染

149. 病程中,患儿高热不退,呈弛张热型,出现面色苍白、呻吟不安、咳嗽加重,呼吸困难,右侧呼吸音减低。为了解病情变化,

应首选的检查是

A. 血常规

B. 超声心电图

C. 胸部 X 线片

D. 血培养

E. 心电图

150. 若患儿除上述表现外,还伴有凹陷性水肿,查血钠 120 mmol/L,尿钠 40 mmol/L,肾功能和肾上腺皮质功能正常,最可能并发

A. 中枢神经系统感染

B. 心力衰竭

C. 抗利尿激素分泌异常综合征

D. 中毒性脑病

E. 脑水肿

(151~152 题共用题干)

患儿,女,6 岁。晚饭后突然出现喘憋,大汗,烦躁不安,不能平卧。该患儿在幼年时曾 2 次患毛细支气管炎。查体:痛苦面容,呼气性呼吸困难,两肺闻及哮鸣音,体温正常。

151. 该患儿的临床诊断最大可能是

A. 肺结核

B. 大叶性肺炎

C. 气管异物

D. 支气管哮喘

E. 急性支气管炎

152. 下列治疗措施,应慎用或禁用的是

A. 给予抗生素静脉滴注

B. 肾上腺皮质激素

C. 沙丁胺醇雾化吸入

D. 10% 葡萄糖盐静脉滴注

E. 苯巴比妥镇静·

(153~157 题共用题干)

患儿女,3 岁。反复咳嗽 2 个月。查体:体温正常,浅表淋巴结(一),咽(一),两肺多哮鸣音,无水泡音。反复抗生素治疗不愈,以往无呛咳病史,有过敏性鼻炎。

153. 此患儿可能的诊断是

A. 喘息性支气管炎

B. 毛细支气管炎

C. 肺炎

D. 气管异物

E. 咳嗽变异性哮喘

154. 首选的检查是

A. 胸片

B. 气管镜

C. 血培养

D. 气道分泌物病毒分离

E. 心电图

155. 首选的治疗是

A. 抗生素

B. 利巴韦林

C. 沙丁胺醇

D. 骨化三醇

E. 多巴酚丁胺

156. 如肺部哮鸣音广泛而且持续存在,则不能使用

A. 氨茶碱

B. 比索洛尔

C. 地塞米松

D. 异丙肾上腺素

E. 碳酸氢钠

157. 如病情恶化,呼吸音减弱,应紧急采用

A. 纯氧吸入

B. 机械通气

C. 胸外心脏按压

D. 头部冰枕

E. 水合氯醛灌肠

(158～159题共用题干)

男孩,14个月,发热、咳嗽3天,气急、发绀、烦躁不安2小时入院。体检：体温39.5℃,气急,面色苍白,明显三四征,呼吸60次/分,两肺部满中细湿啰音,肝肋下3 cm。胸片示右下肺呈点片状阴影。

158. 最可能的诊断是
    A. 金黄色葡萄球菌性肺炎
    B. 毛细支气管炎
    C. 支气管肺炎伴心力衰竭
    D. 腺病毒性肺炎
    E. 支气管肺炎伴败血症

159. 该患儿的紧急处理原则是
    A. 吸氧加用抗生素
    B. 镇静、退热、祛痰、止咳
    C. 地塞米松
    D. 能量合剂
    E. 吸氧、镇静、强心、血管活性药物

三、X型题

160. 腺病毒肺炎的临床特点为

A. 早期即有全身中毒症状
B. 肺部体征出现较晚
C. 可并发渗出性胸膜炎
D. 多为稽留热
E. 憋喘、呼吸困难

161. 符合腺病毒肺炎X线特点的是
    A. 少数并发渗出性胸膜炎
    B. 大小不等的片状阴影
    C. X线改变出现早
    D. 少数并发脓气胸
    E. 以上都不是

162. 属于漏出液的是
    A. 肺炎、胸膜炎、胸腔积液
    B. 低蛋白血症、心包积液
    C. 结核性胸膜炎、胸腔积液
    D. 肾病综合征、腹腔积液
    E. 心力衰竭、心包积液

第九章

心血管系统疾病

一、A1/A2 型题

1. 用药物可能治愈的先天性心脏病是
   A. 法洛四联症
   B. 动脉导管未闭
   C. 房间隔缺损
   D. 室间隔缺损
   E. 大血管部分转位

2. 严重心力衰竭时,治疗频发室性期前收缩首选的药物是
   A. 胺碘酮
   B. 索他洛尔
   C. 多巴酚丁胺
   D. 氟卡尼
   E. 普罗帕酮

3. 能增加左心室后负荷的临床情况是
   A. 二尖瓣反流
   B. 高血压
   C. 房间隔缺损
   D. 主动脉瓣反流
   E. 室间隔缺损

4. 体检发现单侧肺底部湿性啰音,且长期固定存在的情况最常见于
   A. 支气管扩张
   B. 慢性阻塞性肺疾病
   C. 心力衰竭
   D. 肺结核
   E. 特发性肺纤维化

5. 室间隔缺损和动脉导管未闭患儿压迫喉返神经是由于
   A. 肺动脉扩张
   B. 主动脉扩张
   C. 右心房扩张
   D. 左心房扩张
   E. 左、右心房扩张

6. 最易引起急性心力衰竭的心律失常是
   A. 窦性心动过缓
   B. 一度房室传导阻滞
   C. 偶发室性期前收缩
   D. 快速心房颤动
   E. 偶发房性期前收缩

7. 病毒性心肌炎的确诊有赖于:
   A. 血肠道病毒核酸阳性
   B. 血清柯萨奇病毒 B 组 IgG 1：640
   C. 心肌组织内病毒的检出
   D. 血 C 反应蛋白水平增高
   E. 血清柯萨奇病毒 B 组 IgM 1：320 以上

8. 室间隔缺损伴艾森曼格综合征的临床表现为

A. 全身性发绀

B. 暂时性发绀

C. 持续性发绀

D. 不出现发绀

E. 差异性发绀

9. 最不可能出现右心室肥大的疾病是

A. 房间隔缺损

B. 小型室间隔缺损

C. 肺动脉狭窄

D. 艾森曼格综合征

E. 法洛四联症

10. 治疗脑水肿的首选药物是

A. 甘露醇

B. 螺内酯

C. 呋塞米

D. 氯噻嗪

E. 氢氯噻嗪

11. 可减弱香豆素类药物抗凝血作用的药物是

A. 甲苯磺丁脲

B. 奎尼丁

C. 阿司匹林

D. 口服避孕药

E. 保泰松

12. 某医院新生儿室发现多名发热、流涕、口唇发绀患儿,体检时均表现为心动过速、心音低钝,肺部体征(-),心电图检查呈心肌炎表现。患儿最可能感染的病毒是

A. 流感病毒

B. 疱疹病毒

C. 脊髓灰质炎病毒

D. 麻疹病毒

E. 柯萨奇病毒

13. 心尖区触及舒张期震颤。最可能的是

A. 二尖瓣狭窄

B. 二尖瓣关闭不全

C. 主动脉瓣狭窄

D. 室间隔缺损

E. 动脉导管未闭

14. 易导致主动脉瓣狭窄患者晕厥的情况为

A. 服用地尔硫䓬

B. 静坐休息

C. 剧烈运动

D. 睡眠

E. 窦性心律,心率70次/分

15. 胸骨左缘第 2 肋间触及连续性震颤,常见病变为

A. 动脉导管未闭

B. 肺动脉瓣狭窄

C. 房间隔缺损

D. 室间隔缺损

E. 主动脉瓣狭窄

16. 最易引起房室传导阻滞的是

A. 前壁心肌梗死

B. 下壁心肌梗死

C. 侧壁心肌梗死

D. 后壁心肌梗死

E. 广泛前壁心肌梗死

17. 患者,男,48 岁,发作性胸痛 1 个月,每次发作含硝酸甘油后缓解,考虑心绞痛。最常用的检查方法是

A. 心脏 X 线片

B. 心电图运动负荷试验

C. 放射性核素检查

D. 动态心电图

E. 超声心动图

18. 对药物治疗无效的反复发作室性心动过速、心室颤动的心力衰竭患者,最适宜的治疗为

A. 服用阿托品

B. 植入性心脏转复除颤器

C. 服用奎尼丁

D. 安置房室顺序起搏器

E. 静脉注射维拉帕米

19. 适宜使用洋地黄类药物的情况是

A. 快速心房颤动

B. 三度房室传导阻滞

C. 预激综合征伴心房颤动

D. 病态窦房结综合征

E. 二度Ⅱ型房室传导阻滞

20. 法洛四联症心脏杂音响度主要取决于

A. 左、右室之间压力差

B. 肺动脉瓣狭窄程度

C. 室间隔缺损大小

D. 主动脉骑跨程度

E. 右室肥厚程度

21. 预防法洛四联症小儿缺氧发作,宜选用的药物是

A. 卡托普利

B. 地高辛

C. 螺内酯

D. 普萘洛尔

E. 布洛芬

22. 室间隔缺损和动脉导管未闭患儿,喉返神经受压迫出现声音嘶哑,最可能的原因是

A. 右心房增大

B. 肺动脉显著扩张

C. 左、右心室扩大

D. 左心室增大

E. 右心室增大

23. 患儿女,2岁,体检发现胸骨左缘第2~3肋间2/6~3/6级收缩期杂音,肺动脉瓣区第二心音亢进,伴固定性分裂。该患儿的诊断是

A. 动脉导管未闭

B. 房间隔缺损

C. 室间隔缺损

D. 法洛四联症

E. 肺动脉瓣狭窄

24. 患儿男,2岁,胸骨左缘3~4肋间可闻及4/6级粗糙收缩期杂音,广泛传导,可触及收缩期震颤,P₂亢进,胸部X线显示主动脉结(弓)影缩小。最可能的诊断是

A. 房间隔缺损

B. 室间隔缺损

C. 动脉导管未闭

D. 法洛四联症

E. 肺动脉狭窄

25. 患儿10个月,出生后反复呼吸道感染,2天前发热、咳嗽、气促、烦躁不安,呼吸60次/分,脉搏168次/分,唇周发绀,胸骨左缘3~4肋间有3/6级收缩期杂音,P₂亢进,双肺可闻固定细湿啰音,肝右肋下3.5 cm。最可能的诊断是

A. 动脉导管未闭合并急性支气管肺炎

B. 室间隔缺损合并急性支气管肺炎、充血性心力衰竭

C. 室间隔缺损合并感染性心内膜炎

D. 房间隔缺损合并急性支气管肺炎

E. 室间隔缺损合并急性支气管肺炎

26. 电击伤主要损害

A. 心脏

B. 肺

C. 肝

D. 肾

E. 皮肤

27. 不符合甲亢临床表现的是

A. 易发生房性心律失常

B. 可发生低钾性瘫痪

C. 活动时心率加快,休息则心率正常

D. 可伴有肌病

E. 老年患者可不出现高代谢综合征

28. 既是淋巴器官，又有内分泌功能的是
   A. 淋巴结
   B. 扁桃体
   C. 胸腺
   D. 胰
   E. 脾

29. 房间隔缺损杂音产生的主要机制是
   A. 主动脉瓣相对狭窄
   B. 血流直接通过缺损口
   C. 二尖瓣相对狭窄
   D. 肺动脉瓣相对狭窄
   E. 三尖瓣相对狭窄

30. 新生儿病毒性心肌炎的主要病原体是
   A. 汉坦病毒
   B. 大肠埃希菌
   C. 解脲脲原体
   D. 伯氏疏螺旋体
   E. 柯萨奇病毒 B 组

31. 慢性肺心病引起肺动脉高压最主要的原因是
   A. 血液黏稠度增加
   B. 血容量增加
   C. 慢性炎症所致的肺动脉狭窄
   D. 高碳酸血症
   E. 缺氧性肺血管收缩

32. 室性心动过速伴严重血流动力学障碍时，终止发作的首选方法是
   A. 利多卡因
   B. 胺碘酮
   C. 同步电复律
   D. 人工起搏超速抑制
   E. 压迫颈动脉窦

33. 在治疗洋地黄中毒所引起的室性心动过速时，禁忌使用
   A. 氯化钾

B. 苯妥英钠
   C. 普罗帕酮
   D. 利多卡因
   E. 直流电复律

34. 扩张型心肌病的最主要特征是
   A. 左心室或右心室明显扩大
   B. 心肌舒张功能减退
   C. 呼吸困难
   D. 附壁血栓
   E. 心房颤动

35. 肺源性心脏病患者出现心室颤动以至心搏骤停的原因是
   A. 急性广泛性心肌梗死
   B. 急性严重心肌缺氧
   C. 右心功能不全
   D. 左心功能不全
   E. 合并脑血管意外

36. 房间隔缺损患儿的心电图典型表现是
   A. PR 间期延长
   B. 电轴右偏，右心室肥厚
   C. 电轴右偏，不完全性右束支传导阻滞
   D. P 波高尖
   E. 右心房和右心室肥大

37. 慢性心力衰竭症状急性加重的最常见诱因是
   A. 情绪激动
   B. 肺血栓栓塞
   C. 药物治疗不当
   D. 体力活动
   E. 感染

38. 肥厚型梗阻性心肌病下列治疗原则错误的是
   A. 防止心动过速
   B. 减轻左心室流出道狭窄
   C. 抗心律失常

D. 增强心肌收缩力

E. 弛缓肥厚的心肌

39. 下列选项中,表现为血管舒缩障碍所致晕厥的是

A. 颈动脉窦综合征

B. 严重心律失常

C. 阿-斯综合征

D. 脑动脉粥样硬化

E. 主动脉狭窄

40. 房间隔缺损的特征性体征是

A. 胸骨左缘第2肋间收缩期杂音

B. 肺动脉瓣区第二心音单一

C. 右心室增大、心前区隆起

D. 肺动脉瓣区第二心音固定分裂

E. 肺动脉瓣区第二心音增强

41. M胆碱受体阻断药的临床应用错误的是

A. 解除平滑肌痉挛

B. 制止腺体分泌

C. 用于局部麻醉前给药

D. 治疗缓慢型心律失常

E. 抗休克

42. 普萘洛尔治疗的适应证不包括

A. 心律失常

B. 心绞痛

C. 高血压

D. 甲状腺功能亢进症

E. 甲状腺功能减退症

43. 洋地黄中毒最常见的心电图表现是

A. 心房颤动

B. 室性期前收缩

C. 房性期前收缩

D. ST-T缺血性改变

E. 房室传导阻滞

44. 下列哪项是充血性心力衰竭时血流动力学

异常的特点?

A. 心输出量下降,心室舒张末压力增加

B. 外周阻力降低

C. 心输出量降低,心室舒张末压力降低

D. 心输出量降低,心室舒张末压力正常

E. 心输出量正常,心室舒张末压力正常

45. 急性左心衰竭常见病因下列错误的是

A. 高血压性心脏病

B. 急性广泛前壁心肌梗死

C. 高血压危象

D. 心脏瓣膜病突发心律失常或输液过多、过快时

E. 急性肺源性心脏病

46. 动态心电图检查对评价心律失常的临床价值最小的是

A. 心率变异性

B. 心律失常的类型

C. 心律失常的性质

D. 心律失常的诱因

E. 心律失常的病因

47. 房颤发生后易引起哪种并发症?

A. 严重心力衰竭

B. 肺内感染

C. 神志模糊

D. 体循环动脉栓塞

E. 抽搐

48. 下列哪项心律失常处理时可应用兴奋迷走神经的方法纠正?

A. 频发室性期前收缩

B. 心室颤动

C. 阵发性室上性心动过速

D. 心房颤动

E. 心室颤动

49. 在正常人和各种心脏病患者中,最为常见的心律失常为

A. 房性期前收缩

B. 房性心动过速

C. 心室颤动

D. 室性心动过速

E. 室性期前收缩

50. 引起心脏骤停最常见的病因是

A. 急性心肌梗死

B. 心律失常

C. 心肌病

D. 心绞痛

E. 急性心肌炎

51. 心脏触及震颤多由于

A. 心脏瓣膜轻度关闭不全

B. 心脏瓣膜狭窄

C. 心房颤动

D. 心室颤动

E. 心房扑动

52. 心室颤动时初次直流电除颤的能量是

A. 360 J

B. 100 J

C. 150 J

D. 200 J

E. 300 J

53. 心尖部触及舒张期震颤最常见于

A. 二尖瓣狭窄

B. 二尖瓣关闭不全

C. 动脉导管末闭

D. 主动脉瓣狭窄

E. 房间隔缺损

54. 导致脉压增大的疾病是

A. 主动脉瓣狭窄

B. 心力衰竭

C. 低血压

D. 主动脉瓣关闭不全

E. 动脉导管末闭

55. 病毒性心肌炎的临床表现是

A. 寒战,高热,呼吸困难,偶见心律失常

B. 剧烈胸痛,发热,心电图出现 Q 波,ST 段弓背向上抬高

C. 症状、体征无典型表现,主要依据血沉增快帮助诊断

D. 最先有低热,倦怠,与发热程度不平行的心动过速,各种心律失常

E. 以上均正确

56. 左向右分流型先心病最常见的并发症为

A. 细菌性心内膜炎

B. 脑血栓

C. 脑脓肿

D. 肺炎

E. 心力衰竭

57. 有机磷中毒中,属烟碱样症状的是

A. 恶心、呕吐、腹痛

B. 多汗、流涎、流泪、流涕

C. 咳嗽、气促、肺水肿

D. 心跳减慢、瞳孔缩小

E. 肌纤维颤动、肌肉强直性痉挛

58. 以下不属于急性肺损伤/急性呼吸窘迫综合征治疗原则的是

A. 心力衰竭治疗

B. 治疗原发病

C. 纠正缺氧

D. 机械通气

E. 液体管理

59. 男,6个月,患法洛四联症,因 2 天反复于哭闹时突然四肢抽搐,发绀加重,神志不清,呼吸急促,持续时间约 2～3 分钟,主要原因是

A. 肺动脉梗阻

B. 脑栓塞

C. 心力衰竭

D. 脑炎

E. 心包炎

60. 男1岁,发热、咳嗽3天,今日突然出现气促、呼吸困难,发绀,面色苍白,心率增快达180次/分,两肺闻及粗湿啰音和哮鸣音,肝肋下3cm。最可能合并的疾病是

A. 急性心力衰竭

B. 艾森曼格综合征

C. 脓胸

D. 气胸

E. 心肌炎

61. 患儿9个月,出生后反复呼吸道感染,脉搏162次/分,胸骨左缘第3、4肋间可闻及3/6级粗糙收缩期杂音,双肺闻及湿啰音。该患儿的诊断是

A. 室间隔缺损并急性支气管肺炎

B. 房间隔缺损合并急性支气管肺炎

C. 动脉导管未闭合并支气管肺炎

D. 法洛四联症合并支气管肺炎

E. 单纯性室间隔缺损

62. 男孩,2岁。自幼咳嗽。气急,生长发育落后。查体:胸骨左缘上方可闻及收缩期杂音。心导管检查发现肺动脉血氧含量高于右心室。最可能的诊断是

A. 房间隔缺损

B. 法洛四联症

C. 肺动脉高压

D. 动脉导管未闭

E. 肺动脉狭窄

63. 患儿男,3岁,自生后6个月开始出现口唇、指(趾)甲床发绀,并有杵状指。胸部X线检查示"靴型心"、肺动脉段凹陷、肺血减少。最可能的诊断是

A. 房间隔缺损

B. 室间隔缺损

C. 动脉导管未闭

D. 法洛四联症

E. 艾森曼格综合征

64. 男孩2岁,活动后气急、口唇发绀1年余。查体:胸骨左缘第3肋间可闻及3/6级喷射性收缩期杂音。胸部X线片示心影稍增大,心尖圆钝上翘,肺动脉段凹陷,肺门血管影缩小,肺透亮度增加。最可能的诊断是

A. 完全性大动脉转位

B. 房间隔缺损

C. 室间隔缺损

D. 动脉导管未闭

E. 法洛四联症

65. 患儿男,3岁,自幼经常患肺炎。体检:胸骨左缘第2肋间可闻及收缩期杂音,肺动脉瓣第二心音亢进,伴固定分裂,心电图显示电轴右偏,V_1 呈 rsR' 波型,RV_1 14 mm,PV_1 2 mm,P-R间期0.15 s。该患儿考虑何种心脏病?

A. 主动脉狭窄

B. 肺动脉狭窄

C. 房间隔缺损

D. 室间隔缺损

E. 右位心

66. 患者女,8岁,患先天性心脏病,3个月前开始出现不规则发热,体温38~39℃,2个月前出现咳嗽、气促、下肢水肿,经抗结核治疗后无效。查体:T 38.8℃,心率116次/分,呼吸45次/分,颈静脉怒张,心前区隆起,于胸骨左缘第2、3肋间可闻及连续性杂音,肝肋下4.5cm。尿常规:蛋白(+)。本例应诊断为

A. 动脉导管未闭合并心力衰竭+反复上呼吸道感染

B. 动脉导管未闭合并心力衰竭+肺炎

C. 动脉导管未闭合并心力衰竭+肺结核

D. 动脉导管未闭合并急性感染性心内

膜炎

E. 动脉导管未闭合并心力衰竭＋亚急性感染性心内膜炎

67. 患儿男,7 岁,自幼反复感冒,体检发现心前区稍隆起,胸骨左缘第 3、4 肋间闻及收缩期杂音,伴震颤,肺动脉瓣第二心音亢进。胸部 X 线显示左、右心室扩大,最可能的诊断是
A. 肺动脉狭窄
B. 法洛四联症
C. 动脉导管未闭
D. 室间隔缺损
E. 房间隔缺损

68. 患儿女,8 个月,发热 4 天后耳后出现红色斑丘疹,伴咳嗽、畏光,出疹持续 5 天高热不退,咳嗽加重,伴喘息,鼻翼扇动。查体:口唇发绀,肺部有中、小水泡音,P 185 次/分,肝肋下 3.5 cm。初步诊断为
A. 麻疹并发心衰
B. 风疹并发心衰
C. 麻疹并发肺炎＋心衰
D. 风疹并发肺炎
E. 猩红热并发心衰

69. 患儿,3 岁,室间隔缺损,近 6 天发热、咳嗽,伴喘息 3 天。查体:双肺可闻及中小水泡音,胸骨左缘第 3、4 肋间闻及收缩期杂音,肺动脉瓣第二心音亢进,肝肋下 4.0 cm。下述处置错误的是
A. 强效镇静剂
B. 应用短效洋地黄强心
C. 应用广谱抗生素
D. 应用呋塞米
E. 扩血管药

70. 患儿 1 岁,出生后 3 个月左右出现发绀。查体:发绀明显,发育差,胸骨左缘第 2～4 肋间可闻及收缩期喷射性杂音。胸片示:肺

门血管影少,透亮度增加,右心室增大,呈靴形心。根据患儿临床表现初步诊断为
A. 室间隔缺损
B. 动脉导管未闭
C. 肺动脉狭窄
D. 法洛四联症
E. 房间隔缺损

71. 患儿 10 个月,自出生后患儿反复患上呼吸道感染,2 天前出现咳嗽、气促、发热、烦躁不安。查体:口唇发绀,R 48 次/分,P 188 次/分,心音低钝,胸骨左缘 3、4 肋间可闻及收缩期杂音,肺动脉瓣第二心音亢进,双肺中、小水泡音,肝肋下 3.5 cm,双下肢轻度水肿。初步诊断为
A. 房间隔缺损合并心力衰竭
B. 房间隔缺损合并肺炎
C. 室间隔缺损合并心力衰竭＋肺炎
D. 室间隔缺损合并亚急性细菌性心内膜炎＋低钾
E. 房间隔缺损合并心力衰竭＋低钾

72. 男,16 岁,今日突发呼吸困难,发作前有鼻痒、喷嚏、流涕、干咳。体检:血压正常、端坐呼吸、额部出汗,双肺有哮鸣音,心率 110 次/分。律齐,无杂音。下列诊断正确的是
A. 上呼吸道感染
B. 气管异物
C. 慢性支气管炎喘息型
D. 病毒性心肌炎
E. 支气管哮喘

73. 4 岁患儿,胸骨左缘第 3、4 肋间听到响亮而粗糙的收缩期杂音,应考虑为
A. 肺动脉瓣狭窄
B. 主动脉瓣狭窄
C. 二尖瓣关闭不全
D. 动脉导管未闭
E. 室间隔缺损

74. 30周早产患儿,生后24 h因吸入性肺炎而住院。查体:胸骨左缘第2肋间有较响亮收缩期杂音,彩色多普勒超声心动图示有动脉导管未闭和左向右分流,应如何治疗?

A. 治疗肺炎,待3～4岁后手术治疗

B. 观察到3个月后不闭合可手术

C. 治疗肺炎的同时,应用吲哚美辛

D. 立即手术根治

E. 立即应用心导管介入技术将未闭的动脉导管进行堵塞

75. 9个月婴儿,曾患肺炎2次,现哭闹后有发绀。查体:血压80/30 mmHg,发育、营养差,胸骨左缘第2～3肋间闻及2/6级收缩期杂音,肺动脉瓣区第二心音亢进,心尖部有1/6级舒张期杂音,股动脉闻及枪击声。心电图示左、右心室肥大。胸片:两肺充血,心外形轻度增大,后前位示左心缘较长,肺动脉段突出,主动脉结不大,左前斜位示左支气管略抬高,心后三角缩小。该患儿先天性心脏病种类为

A. 动脉导管未闭

B. 室间隔缺损

C. 房间隔缺损

D. 肺动脉瓣狭窄

E. 室间隔缺损伴肺动脉高压

76. 3个月婴儿,咳嗽、喘憋4天,咳嗽、哭闹时出现发绀。肺部有细小水泡音,心率150次/分,胸骨左缘第2肋间可闻双期杂音,肝在肋下3 cm。最可能的诊断为

A. 房间隔缺损

B. 法洛四联症

C. 室间隔缺损

D. 艾森曼格综合征

E. 动脉导管未闭

77. 6岁女孩,病毒性感冒3天后出现心悸、胸闷。查体:面色苍白,精神萎靡,两肺无异常,心律不齐。心电图示心率为95次/分,

PR间期逐渐延长,直至P波后不出现QRS波。其可能性最大的诊断是

A. 一度房室传导阻滞

B. 二度房室传导阻滞文氏型

C. 二度房室传导阻滞莫氏型

D. 三度房室传导阻滞

E. 心室内传导差异

78. 10岁男孩,因感冒后出现胸闷、心悸、乏力而就诊。查体:心率130次/分,伴期前收缩,3～5次/分。心电图示房性期前收缩,Ⅰ、Ⅱ及 V_5 导联T波低平。经进一步检查,确诊为病毒性心肌炎。下列治疗措施中不正确的是

A. 有心功能不全者应绝对卧床休息

B. 对有心力衰竭者,洋地黄剂量宜偏小

C. 急性早期病例加用肾上腺皮质激素

D. 急性期每月可用维生素C

E. 纠正心律失常

79. 6岁男孩,体检时发现心脏杂音,经超声心动图检查,诊断为先天性心脏病(室间隔缺损、肺动脉高压)。下面符合此病的体检所见的是

A. 肺动脉瓣区第二心音减弱伴固定分裂

B. 胸骨左缘第3～4肋间闻及3/6级全收缩期杂音

C. 心尖部可闻及收缩期杂音

D. 胸骨左缘第2～3肋间触及收缩期震颤

E. 安静状态下唇面发绀

80. 5岁女孩,自幼易患肺炎,偶有声音嘶哑,不爱活动。入院后拍胸片示:肺动脉突出,左室及主动脉内径均增宽。心导管检查发现肺动脉血氧含量>右心室血氧含量。此患儿现查体不可能出现的体征是

A. 上半身发绀及杵状指

B. 消瘦,可见胸廓畸形

C. 胸骨左缘第2肋间可闻及机器样杂音

D. 心尖部可闻及舒张中期隆隆样杂音

E. 可见毛细血管搏动,可触及水冲脉

81. 5 岁女孩,平时健康,活动后无气喘,体检时发现胸骨左缘 2～3 肋间 3/6 级收缩期喷射性杂音,传导较局限,肺动脉瓣区第二心音略增强伴固定分裂。首先考虑
A. 室间隔缺损
B. 房间隔缺损
C. 动脉导管未闭
D. 法洛四联症
E. 肺动脉瓣狭窄

82. 出生 8 天的新生儿,体重 3.2 kg,生后即口唇发绀,呼吸困难,心率 120 次/分,无杂音,未闻及肺部啰音,肝在肋下 2.5 cm。胸片未见肺炎。心电图:右室高电压。怀疑有先天性心脏病。下列最可能的是
A. 房间隔缺损
B. 室间隔缺损
C. 右位心
D. 肺动脉狭窄
E. 动脉导管未闭

83. 8 岁男孩,活动耐受力比同学差,曾患肺炎 3 次。查体:心前区隆起,心尖搏动较弥散,无震颤,胸骨左缘第 2 肋间闻及 3/6 级收缩期杂音,肺动脉瓣区第二心音亢进,固定分裂。胸部透视示肺门"舞蹈征",右心房、右心室增大。诊断为
A. 室间隔缺损
B. 动脉导管未闭
C. 艾森曼格综合征
D. 法洛四联症
E. 房间隔缺损

84. 11 岁女孩,肺动脉瓣区第二心音增强和固定分裂,胸骨左缘第 2～3 肋间闻及 3/6 级收缩期杂音,胸骨左缘下方闻及短促的舒张期杂音,心电图呈"rsR"型。其 X 线检查结果最可能是

A. 左室大,肺动脉段突出
B. 右室大,肺动脉段突出
C. 左、右心室大,肺动脉段突出
D. 右室大,肺动脉段凹陷
E. 二尖瓣型心

85. 4 岁女孩,发育较差,自婴儿时期哭闹后即出现发绀。体检:心前区稍隆起,胸骨左缘闻及 2/6 级收缩期杂音,以第 3 肋间最响,触及收缩期震颤,肺动脉瓣区第二心音低于主动脉瓣区第二心音。最可能的诊断为
A. 房间隔缺损
B. 室间隔缺损
C. 法洛四联症
D. 动脉导管未闭
E. 艾森曼格综合征

86. 7 岁女孩,无发绀,胸骨左缘第 2 肋间听到 2/6 级收缩期杂音,肺动脉瓣区第二心音减弱。心正位片示右心室增大,心电图示右室肥厚伴劳损。应诊断为
A. 室间隔缺损
B. 房间隔缺损
C. 动脉导管未闭
D. 法洛四联症
E. 肺动脉瓣狭窄

87. 6 岁男孩,自幼消瘦、乏力、气短、多汗,近年来出现发绀。查体:营养、发育差,胸骨左缘第 3～4 肋间闻及响亮粗糙的全收缩期杂音,触及收缩期震颤,肺动脉瓣区第二心音亢进。胸部 X 线摄片显示左、右心室均大,以右心室增大为主。最可能的诊断是
A. 房间隔缺损
B. Roger 病
C. 高位室间隔缺损
D. 艾森曼格综合征
E. 动脉导管未闭

88. 男,5 岁,半年前出现活动后乏力、心悸、气

促,近1个月上述症状加重。体检:面色稍显苍白、双肺可闻及细湿啰音,心音低钝,奔马律,心尖区闻及2/6级收缩期杂音,肝肋下3 cm,质中缘钝,双下肢轻度水肿。超声心动图提示左室扩大。可能的临床诊断是

A. 扩张型心肌病
B. 肥厚型心肌病
C. 限制型心肌病
D. 病毒性心肌炎
E. 缩窄性心包炎

89. 男,5岁,活动后气促,易患肺炎。查体发现心前区较饱满,胸骨左缘第2~3肋间可闻及2/6~3/6级收缩期杂音,P_2增强、固定分裂。最可能的临床诊断是

A. 室间隔缺损
B. 动脉导管未闭
C. 房间隔缺损
D. 大血管错位
E. 法洛四联症

90. 2岁患儿,多次患肺炎。胸片示:肺纹理增强,左心房、左心室大,主动脉影增宽。应诊断为

A. 房间隔缺损
B. 室间隔缺损
C. 动脉导管未闭
D. 法洛四联症
E. 艾森曼格综合征

91. 1岁以内婴儿心脏的左界在

A. 左乳线内0.5~1.0 cm
B. 左乳线内1.0~1.5 cm
C. 左乳线上
D. 左乳线外1 cm
E. 左乳线外1~2 cm

92. 室性心动过速,无心力衰竭。下列处理不正确的是

A. 利多卡因0.5~1.0 mg/kg静脉滴注或缓慢推注
B. 普鲁卡因胺静脉滴注,每次1.4 mg/kg
C. 盐酸美西律口服,每次100~150 mg,每8小时1次
D. 口服地高辛0.04 mg/kg
E. 应用直流电同步电击转复心律

93. 约80%的婴儿动脉导管解剖上关闭的年龄是

A. 3天
B. 3个月
C. 6个月
D. 9个月
E. 12个月

94. 小儿充血性心力衰竭发病率最高的年龄段是

A. 1月内
B. 1岁内
C. 1~2岁
D. 2~3岁
E. 3~6岁

95. 充血性心力衰竭的患儿,如进食不足需要静脉补液,补液量为

A. 每日入液总量宜控制在50 ml/kg,在24 h内均匀补给
B. 每日入液总量宜控制在75 ml/kg,在24 h内均匀补给
C. 每日入液总量宜控制在100 ml/kg,在24 h内均匀补给
D. 每日入液总量宜控制在75 ml/kg,在12 h内补给
E. 以上都不对

96. 体格发育正常小儿,查体发现心尖区闻及柔和的2/6级收缩期杂音,局限,受到呼吸、体位和运动影响。该小儿的杂音可见于

A. 房间隔缺损

B. 室间隔缺损

C. 动脉导管未闭

D. 肺动脉狭窄

E. 生理性杂音

97. 法洛四联症的典型的临床表现是

A. 蹲踞

B. 肺炎

C. 心力衰竭

D. 高血压

E. 差异性发绀

98. 法洛四联症肺动脉狭窄最常见的部位是

A. 肺动脉瓣狭窄

B. 漏斗部狭窄

C. 肺动脉主干狭窄

D. 左肺动脉狭窄

E. 右肺动脉狭窄

99. 大型室间隔缺损后期出现发绀时肺血管的改变是

A. 肺血增多

B. 肺血减少

C. 肺动脉痉挛

D. 动力型肺动脉高压

E. 梗阻型肺动脉高压

100. 主动脉缩窄最特征性的临床表现

A. 发绀

B. 反复肺炎

C. 心力衰竭

D. 缺氧发作

E. 下肢血压低于上肢血压

101. 预激综合征患者常伴发

A. 室性心动过速

B. 室上性心动过速

C. 一度房室传导阻滞

D. 完全性房室传导阻滞

E. 心房颤动

102. 下列哪项是肺动脉瓣狭窄的并发症？

A. 缺氧发作

B. 细菌性心内膜炎

C. 肺炎

D. 脑脓肿

E. 脑血管血栓

103. 小儿血清地高辛的有效血浓度为

A. 0～1 ng/ml

B. 2～4 ng/ml

C. 1～3 ng/ml

D. 1～4 ng/ml

E. 0～3 ng/ml

104. 下列哪项不是法洛四联症常见的并发症？

A. 脑脓肿

B. 心力衰竭

C. 缺氧发作

D. 脑血栓

E. 感染性心内膜炎

105. 室间隔缺损患者，不会增大的是

A. 左心房

B. 左心室

C. 右心房

D. 右心室

E. 肺动脉

106. 关于动脉导管未闭，下列错误的是

A. 水冲脉

B. 胸骨左缘上方机器样连续性杂音

C. 主动脉弓正常或较小

D. 梗阻性肺动脉高压时出现差异性发绀

E. 可并发感染性心内膜炎

107. 洋地黄中毒的常见心电图表现是

A. 窦性心动过缓

B. ST－T 段呈鱼钩样改变

C. 二度房室传导阻滞

D. 室性期前收缩二联律

E. QT 间期缩短

108. 下列哪个听诊区第二心音固定分裂最明显?

A. 主动脉瓣区

B. 肺动脉瓣区

C. 二尖瓣区

D. 三尖瓣区

E. 心尖区

109. 健康学龄儿童期前收缩的发生率是

A. <1%

B. 1%~2%

C. 3%~4%

D. 5%~10%

E. 10%以上

110. 婴儿室上性心动过速的正确治疗是

A. 普罗帕酮 1~2 mg/kg 缓慢静脉注射

B. 葡萄糖酸钙 10 ml 静脉注射

C. 维拉帕米 0.1 mg/kg 静脉注射

D. 利多卡因 3 mg/kg 静脉注射

E. ATP 4 mg/kg 缓慢静脉注射

111. 小儿洋地黄中毒最常见的表现为

A. 室性期前收缩

B. 食欲缺乏、呕吐

C. 传导阻滞

D. 黄视

E. 嗜睡、头晕

112. 病毒性心肌炎在下列哪种情况下可试用糖皮质激素?

A. ST-T 改变

B. 室性期前收缩

C. 二、三度房室传导阻滞

D. 发热

E. 心包摩擦音

113. 关于二度Ⅰ型房室传导阻滞,不符合的是

A. PR 间期进行性延长,伴 QRS 波脱漏

B. 主要针对病因治疗

C. 多是暂时的,可恢复

D. 可用阿托品、异丙肾上腺素治疗

E. 多与迷走神经张力增高有关

114. 下列不符合房间隔缺损的是

A. 胸骨左缘第 2~3 肋间闻及收缩期杂音

B. 肺动脉瓣区第二心音减弱

C. 胸透示肺门"舞蹈征"

D. 心电图示不完全性右束支传导阻滞

E. 超声显示室间隔与左室后壁呈矛盾运动

115. 肺动脉段突出,双下肺有散在小点状阴影,诊断肺炎并发心衰,其原发病可能是

A. 室间隔缺损继发艾森曼格综合征

B. 房间隔缺损

C. 法洛四联症

D. 室间隔缺损

E. 动脉导管未闭

116. 多数动脉导管解剖上关闭时间是出生后

A. 5~7 个月

B. 数小时

C. 3 个月

D. 6~8 周

E. 2~8 周

117. 正常情况下,下肢血压比上肢血压高

A. 20 mmHg

B. 40 mmHg

C. 60 mmHg

D. 80 mmHg

E. 10 mmHg

118. 小儿先天性心脏病最常见类型是

A. 房间隔缺损
B. 室间隔缺损
C. 法洛四联症
D. 动脉导管未闭
E. 房室间隔缺损

119. 法洛四联症最重要的畸形是
A. 肺动脉狭窄
B. 室间隔缺损
C. 主动脉骑跨
D. 右心室肥厚
E. 房间隔缺损

120. 小儿病毒性心肌炎最常见原因为
A. 埃可病毒
B. 脊髓灰质炎病毒
C. 柯萨奇病毒
D. 腺病毒
E. 流感病毒

121. 下列属于原发性心肌病的是
A. 先天性心肌病
B. 瓣膜病
C. 高血压
D. 冠心病
E. 扩张型心肌病

122. 引起感染性心内膜炎最常见的细菌是
A. 草绿色链球菌
B. 金黄色葡萄球菌
C. 表皮葡萄球菌
D. 真菌
E. 革兰氏阴性细菌

123. 12岁女孩,外院诊断为"先天性心脏病",近因头昏、失眠来诊。体检:肺动脉瓣区有2/6级收缩期杂音,柔和,不传导,P₂正常,无分裂。心电图及超声心动图正常。此时处理应是
A. 通知家属来院面谈

B. 请班主任来院联系
C. 建议每半年随访一次
D. 解释为生理性杂音,消除顾虑
E. 作心导管检查进一步确诊

124. 3岁女孩,患先天性心脏病,平日无发绀,X线检查示左心室增大,主动脉影增宽,肺野充血。下述诊断可能性大的是
A. 室间隔缺损
B. 动脉导管未闭
C. 房间隔缺损
D. 法洛四联症
E. 艾森曼格综合征

125. 3岁男孩,发育正常,在体检时发现胸骨左侧第2肋间可闻及连续性机器样杂音。胸部X线检查:心脏大小正常,肺纹理增粗,有肺门"舞蹈征"。最可能的诊断是
A. Roger病
B. 肺动脉瓣狭窄
C. 动脉导管未闭
D. 卵圆孔未闭
E. 法洛四联症

126. 4岁男孩,劳累后气促,多次患肺炎。查体:胸骨左上方闻及连续性杂音,血压95/40 mmHg,可闻及股动脉枪击声。诊断应考虑为
A. 室间隔缺损
B. 房间隔缺损
C. 动脉导管未闭
D. 肺动脉狭窄
E. 法洛四联症

127. 3岁女孩,身高95 cm,体重17 kg,因感冒就诊。查体:心脏有杂音,位于心尖区柔和的2/6级收缩期杂音,局限,受到呼吸、体位和运动影响。该小儿的杂音可见于
A. 房间隔缺损
B. 室间隔缺损

C. 动脉导管未闭

D. 肺动脉狭窄

E. 生理性杂音

128. 3 岁男孩,心前区隆起,胸骨左缘第 3、4 肋间闻及 3/6~4/6 级全收缩期杂音,心尖区有较短舒张期隆隆样杂音,P₂亢进。X 线示左、右心室大。诊断可能是

A. 小型室间隔缺损

B. 大型室间隔缺损

C. 风湿性心脏病

D. 房间隔缺损

E. 动脉导管未闭

129. 7 岁女孩,体格发育落后,自小易患支气管炎、少活动。查体:无发绀,心前区隆起,胸骨左缘第 2、3 肋间可闻及 2/6~3/6 级收缩期杂音,P₂增强。X 线胸部透视示肺门增大,可见搏动,肺纹理增粗,肺动脉段膨隆,右心房、右心室增大。心电图 V₁导联呈"rSR"型。可能的诊断是

A. 风湿性心脏病

B. 动脉导管未闭

C. 室间隔缺损

D. 肺动脉狭窄

E. 房间隔缺损

130. 8 岁女孩,在 2 岁体检时发现心脏有杂音,平时易感冒,无发绀,体格发育落后。查体:血压 110/75 mmHg,心前区隆起,胸骨左缘第 2~3 肋间闻及 2/6 级喷射性收缩期杂音,无周围血管征,心电图示不完全性右束支传导阻滞。诊断为

A. 房间隔缺损

B. 肺动脉瓣狭窄

C. 室间隔缺损

D. 室间隔缺损伴肺动脉高压

E. 动脉导管未闭

131. 4 岁女孩,自 10 个月起出现口唇发绀,哭闹后加剧,会走后常有蹲踞,平日少动。查体:胸骨左缘第 3、4 肋间闻及 3/6 级收缩期杂音,无震颤。股动脉血氧饱和度 85%。胸部 X 线片:心脏轻度增大,右心室增大,肺纹理减少,肺动脉段凹陷。心电图示右心室肥大。最可能的诊断是

A. 单纯肺动脉瓣狭窄

B. 艾森曼格综合征

C. 法洛四联症

D. 肺动脉瓣狭窄＋房间隔缺损

E. 原发性肺动脉高压

132. 5 岁男孩,发育较差,自幼易疲劳,安静时口周轻度发绀,哭闹时加重,胸骨左缘第 3 肋间可闻及 3/6 级收缩期杂音,初步诊断为法洛四联症。检查结果正确的是

A. 心电图显示右心室肥厚

B. 心电图显示左心室肥厚

C. 心导管测肺小动脉阻力增高

D. X 线示肺血管影增粗,肺门搏动强烈

E. 脉压增大,有毛细血管搏动

133. 8 岁女孩,从小体弱,多次因患肺炎住院。近 2 年来感冒次数明显减少,口唇及甲床发绀,心前区隆凸,可见剑突下搏动,于胸骨左缘第 3~4 肋间可闻及 2/6~3/6 级收缩期杂音,P₂亢进。心电图提示左、右心室肥大,心电轴右偏。此例最可能的诊断是

A. 法洛四联症

B. 室间隔缺损

C. 房间隔缺损

D. 艾森曼格综合征

E. 以上都不是

134. 8 岁男孩,来自黑龙江地区,乏力 1 月入院,临床诊断为克山病。其最主要的临床表现是

A. 学龄期,冬、春季发病

B. 慢性心功能不全

C. 心电图呈低电压,ST－T 改变及房室
传导阻滞

D. X线示心脏扩大,搏动减弱及肺淤血

E. 查血清 CK、AST、LDH 明显升高

135. 7 岁女孩,来自云南,因急性心功能不全入院,经检查诊为小儿克山病。为了减少本病急性发作和降低病死率,下列哪项是主要的?

A. 广泛地做好宣传工作

B. 改善居住条件及营养状况

C. 改变水质及搞好环境卫生

D. 防治呼吸道及胃肠道感染

E. 口服亚硒酸钠

136. 8 岁男孩,心脏导管检查后突然出现烦躁不安,呼吸急促,心前区疼痛。血压 70/50 mmHg,肝肋下刚及。心电图示心室率 170 次/分,PR 间期有异常,QRS 波 > 0.10 s,P 波与 QRS 波无固定关系。下列诊断可能性最大的是

A. 阵发性房性心动过速

B. 阵发性窦性心动过速

C. 阵发性交界性心动过速

D. 室性心动过速

E. 心房颤动

137. 5 个月婴儿,喂养困难,轻咳,查体:颜面部水肿,鼻唇三角区发绀,呼吸 80 次/分,表浅,肺部闻及干啰音,无细湿啰音,肝肋缘下 4 cm,心率 180 次/分,心脏扩大,可闻及奔马律,胸骨左缘第 3～4 肋间闻及 3/6 级收缩期杂音,诊断为充血性心力衰竭。下列原因可能性最大的是

A. 大型室间隔缺损

B. 心内膜弹力纤维增生症

C. 支气管肺炎

D. 中毒性心肌炎

E. 心糖原累积症

138. 9 岁男孩,反复呼吸道感染,2 岁之内曾患肺炎多次,易感乏力,活动后有气促但无发绀。胸骨左缘第 3、4 肋间闻及 4/6 级吹风样收缩期杂音,P_2 较亢进,心尖区闻及短促舒张期杂音。心电图:左、右心室肥大。胸部 X 线片:两肺充血,左、右心室均大,以左心室为显著,肺动脉段突出,主动脉结偏小。最可能的诊断为

A. 房间隔缺损

B. 房间隔缺损合并动脉导管未闭

C. 室间隔缺损

D. 室间隔缺损合并动脉导管未闭

E. 动脉导管未闭

二、A3/A4 型题

(139～140 题共用题干)

患儿,男,5 岁,自幼唇、指(趾)甲床发绀,乏力,活动后气促,体格发育落后,胸骨左缘第 2、3 肋间可闻及 3/6 级收缩期杂音,经超声心动图证实为先天性心脏病,法洛四联症。

139. 2 个月后患儿出现发热伴咽痛,2 周后出现头痛,右侧巴氏征(＋),WBC 18×10^9/L,N 0.86,L 0.14。考虑合并

A. 肺炎

B. 脑出血

C. 脑脓肿

D. 心肌炎

E. 结核性脑膜炎

140. 该患儿口唇黏膜发绀,轻度杵状指趾,胸骨左缘第 2～4 肋间闻及 2/6～3/6 级收缩期杂音,P_2 减弱,为确诊应做的检查是

A. 脑电图

B. 头颅 CT

C. 心肌酶谱

D. 右心导管造影

E. 腹部 B 超

(141~142题共用题干)

患儿3岁,近1年多,哭闹时出现发绀。查体,心前区隆起,胸骨左缘第3~4肋间可闻及4/6级收缩期杂音,可触及震颤。X线检查示:左、右心室及左房增大,肺血管影增多,肺动脉段凸出。

141. 此患儿最可能的诊断是
 A. 室间隔缺损
 B. 房间隔缺损
 C. 肺动脉狭窄
 D. 动脉导管未闭
 E. 法洛四联症

142. 此患儿如出现永久性发绀,说明
 A. 动脉系统淤血
 B. 形成艾森曼格综合征
 C. 合并肺水肿
 D. 静脉系统淤血
 E. 合并心力衰竭

第十章

泌尿系统疾病

1. 男，12 岁。咽痛、咳嗽 7 天，水肿、伴尿少 5 天。化验：Hb 90 g/L，尿蛋白（＋＋＋），血肌酐 500 μmol/L，血尿素氮 23 mmol/L。B 超示双肾增大。其最可能的临床诊断是
   A. 肾病综合征
   B. 慢性肾小球肾炎
   C. 急性肾小球肾炎
   D. 急性肾盂肾炎
   E. 急进性肾小球肾炎

2. 男，8 岁，肾病综合征初治，体重 25 kg，泼尼松每次 25 mg，每天 2 次，治疗 2 周后，水肿消失，4 周时尿蛋白转阴。此时判断该患儿疗效为
   A. 激素部分敏感
   B. 激素依赖
   C. 激素不耐受
   D. 激素敏感
   E. 激素耐药

3. 男孩，3 岁，因水肿伴尿少 5 天入院，血浆白蛋白 25 g/L，RBC 2～3 个/HP，血压 100/90 mmHg，下肢凹陷性水肿。可能的诊断是
   A. 肾炎型肾病
   B. 单纯型肾病综合征

C. 急进性肾炎
D. 急性肾炎
E. 慢性肾炎

4. 男，13 岁，发热 3 周于 8 月 20 日来诊，体温大于 39℃，病初皮肤出现少数皮疹，头痛，腰痛，眼眶痛。可能的诊断是
   A. 肾综合征出血热
   B. 流行性乙型脑炎热
   C. 麻疹
   D. 风疹
   E. 肾病综合征

5. 原发性单纯型肾病综合征首选的治疗药物是
   A. 泼尼松
   B. 青霉素
   C. 环孢素
   D. 甲泼尼松
   E. 雷公藤总苷

6. 男，14 岁，水肿 6 个月。查体：BP 120/70 mmHg，尿蛋白定量 2.5 g/d，尿红细胞 20～30 个/HP，血白蛋白 32 g/L，血肌酐 141 μmol/L。临床诊断为
   A. 急性肾小球肾炎
   B. 慢性肾小球肾炎
   C. 急进性肾小球肾炎

D. 无症状性蛋白尿和(或)血尿

E. 肾病综合征

7. 男孩,2岁。因颜面及四肢凹陷性水肿1周来诊。查体:BP 85/55 mmHg,尿蛋白(＋＋＋),RBC 1~2个/HP,血浆总蛋白40 g/L,白蛋白20 g/L,胆固醇6.2 mmol/L,尿素氮5.5 mmol/L。最可能的诊断是

A. 单纯型肾病综合征

B. 急进性肾小球肾炎

C. IgA 肾病

D. 肾炎型肾病综合征

E. 急性肾小球肾炎

8. 男孩,12岁。肾病综合征初次治疗,口服泼尼松片2 mg/(kg·d),2周后尿蛋白转阴,巩固治疗2周开始减量,改成隔日晨顿服2 mg/kg,共4周,以后每4~6周减量0.5 mg/kg,直至停药。此激素治疗方案为

A. 中程疗法

B. 冲击疗法

C. 替代疗法

D. 长程疗法

E. 短程疗法

9. 女孩,6岁,诊断为单纯型肾病综合征,病程中患儿出现腰痛、尿呈洗肉水样。此时最可能是发生了

A. 泌尿系感染

B. 肾结石

C. 肾衰竭

D. 电解质紊乱

E. 肾静脉血栓形成

10. 男,14岁。双下肢出血点伴关节痛2周,水肿1周。实验室检查:尿红细胞30~40个/HP,尿蛋白4.2 g/d,白蛋白28 g/L。肾免疫病理示IgA沉积于系膜区。其病因诊断为

A. IgA 肾病

B. 原发性肾病综合征

C. 过敏性紫癜性肾炎

D. 狼疮肾炎

E. 乙肝病毒相关性肾炎

11. 女孩,4岁,反复呕吐3天,突发抽搐1次,食欲差,精神萎靡,肾病综合征病史半年余,长期低盐饮食。其最可能合并

A. 低钙血症

B. 肾静脉血栓

C. 低钠血症

D. 颅内感染

E. 脑血栓形成

12. 女性,14岁,突起水肿、尿少、血尿即住院治疗,3周后进入昏迷,尿蛋白(＋＋＋),红细胞10~15个/HP,白细胞1~3个/HP,颗粒管型1~3个/HP,BUN 25 mmol/L,肾活检大量新月体形成。诊断为

A. 急性肾小球肾炎

B. 急进性肾小球肾炎

C. 慢性肾炎急性发作

D. 肾病综合征

E. 急性肾盂肾炎

13. 患者,男,5岁。诊断为肾综合征出血热少尿期,并发高血容量综合征,经控制输液、利尿、导泻无明显改善,并出现呼吸困难、肺水肿,BUN 40 mmol/L。此时最好的治疗方法是

A. 停止补液

B. 透析疗法

C. 大量护肾药的应用

D. 放血疗法

E. 导尿

14. 患儿男,5岁,因眼睑水肿2周就诊。查体:血红蛋白97 g/L,血清蛋白27 g/L,胆固醇9.8 mmol/L, C3 460 mg/L。尿蛋白

（＋＋），尿红细胞 3～5 个/HP，尿比重
1.026。该患儿最可能的诊断是
A. 急进性肾炎
B. 慢性肾炎急性发作
C. 急性肾盂肾炎
D. 单纯型肾病
E. 肾炎型肾病

15. 患者男，14 岁，因蛋白尿待查入院，24 小时
尿蛋白定量 3.8 g，血清白蛋白 28 g/L。肾
活检示：轻度系膜增生性肾炎。该患者最
不易出现的并发症是
A. 感染
B. 肾静脉血栓形成
C. 急性肾衰竭
D. 卒中
E. 蛋白营养不良

16. 患者男，13 岁，因少尿、水肿 3 个月，腹胀、
腹部增大 3 天入院。查体：T 36℃，BP
130/90 mmHg，面部及下肢明显水肿，腹部
可叩及移动性浊音，肝、脾未及。Hb
100 g/L，WBC 正常；尿比重 1.010，蛋白
（＋＋＋＋），RBC 30～40 个/HP，WBC
0～2 个/HP，颗粒管型 0～2 个/HP；血浆
总蛋白 30 g/L，白蛋白 12 g/L，血胆固醇
8.96 mmol/L，血 BUN7.4 mmol/L，Scr
180 μmol/L，补体 C3 0.9 mg/ml。该患者
最可能诊断为
A. 急进性肾炎
B. 急性肾炎
C. 隐匿性肾炎
D. 慢性肾炎
E. 肾病综合征

17. 患者女，14 岁，近 2 个月来出现口腔干燥，
下肢紫癜样皮疹，一过性关节肿痛等表现。
化验尿蛋白（＋＋），颗粒管型 5 个/HP，间
断有血尿，类风湿因子（＋），抗 SSA 抗体阳
性，抗双链 DNA 抗体阳性。首先考虑的诊

断是
A. 慢性肾小球肾炎急性发作
B. 类风湿关节炎
C. 原发性肾病综合征
D. 风湿性关节炎
E. 干燥综合征

18. 女性，13 岁，因肾病综合征（病理为膜性肾
病）入院治疗，在应用利尿剂和糖皮质激素
治疗的过程中突然出现持续性腰痛，尿量
减少，下肢水肿加重，蛋白尿显著增多伴肉
眼血尿，血肌酐较前增高，B 超示双肾较前
增大。最可能的原因是
A. 原有肾病加重
B. 伴发泌尿系结石
C. 伴发泌尿系感染
D. 伴发泌尿系肿瘤
E. 肾静脉血栓形成

19. 男性，14 岁，诊断为肾病综合征，用泼尼松
60 mg/d，持续 2 个月，尿蛋白由
（＋＋＋＋）减为（±）。近 1 周发生上腹
痛、烧心，应如何处理？
A. 停用泼尼松
B. 加用双嘧达莫
C. 改用环磷酰胺
D. 加用雷尼替丁
E. 加用地西泮

20. 男，6 岁，因尿少、水肿入院。体检：两侧眼
睑及下肢水肿，血压 150/90 mmHg，尿镜检
RBC 20 个/HP，蛋白（＋＋＋），血浆白蛋
白 2.0 g/L。最可能的诊断是
A. 泌尿系感染
B. 肾炎型肾病
C. 急性肾小球肾炎
D. 单纯型肾病
E. 肾结石

21. 患者女，7 岁。水肿，肉眼血尿 2 天，颜面、

眼睑水肿,心肺听诊正常。尿检红细胞(＋＋＋),蛋白(＋)。患儿半个月前因患急性扁桃体炎入院治疗。为明确诊断,最有意义的血生化检查是

A. ASO 与血浆蛋白电泳

B. ASO 与 ESR

C. ESR 与血 BUN

D. BUN 与 Cr

E. ESR 与 C3

22. 下列哪项不是肾病综合征的临床表现?

A. 高脂血症

B. 蛋白尿

C. 血尿

D. 水肿

E. 低蛋白血症

23. 关于难治性肾病综合征的治疗,不予考虑的药物是

A. 甲泼尼龙

B. 环孢素

C. 环磷酰胺

D. 硫唑嘌呤

E. 氟尿嘧啶

24. 肾病综合征出现大量蛋白尿的主要机制是

A. 肾小球过滤膜内皮窗孔径异常过大

B. 肾小球过滤膜电荷屏障受损

C. 肾小球上皮细胞足突裂隙增大

D. 肾血流量增加

E. 肾静脉回流障碍

25. 男,14 岁,感冒后 7 天出现颜面及双下肢水肿,尿少。血压 160/100 mmHg,尿蛋白(＋＋＋);尿沉渣:红细胞(＋＋);Scr 130 $\mu mol/L$。2 周后少尿,BUN 28 mmol/L,Scr 620 $\mu mol/L$。下列疾病可能性最大的是

A. 急性肾小球肾炎

B. 急进性肾小球肾炎

C. 慢性肾炎

D. 肾病综合征

E. 高血压肾病

26. 男性,10 岁,原发性肾病综合征患者,首次治疗,每日用泼尼松龙 60 mg,3 周后尿蛋白仍为(＋)。此时应

A. 改为地塞米松

B. 将泼尼松龙加量至 80 mg/d

C. 改用环磷酰胺

D. 用原剂量继续观察

E. 减少泼尼松龙剂量到 40 mg/d,加用免疫抑制剂

27. 女性,14 岁,无原因出现眼睑及下肢水肿。查血压 100/70 mmHg,心肺正常,尿蛋白(＋＋＋),红细胞 0~1 个/HP,血浆蛋白 30 g/L。最可能的诊断是

A. 急性肾炎

B. 肾病综合征

C. 慢性肾炎

D. 肾淀粉样变

E. 泌尿系感染

28. 肾病综合征患者高度水肿,尿量 400~500 ml/d,持续 2 周。尿蛋白(＋＋＋＋),血浆白蛋白 20 g/L,肌酐清除率为 100 ml/min。本患者的治疗主要是

A. 呋塞米

B. 消炎药

C. 输血浆或清蛋白

D. 肾上腺皮质激素

E. 血液透析

29. 女性,13 岁,水肿少尿 20 天,近 2 天来出现发热,体温达 38℃。检查:BP 120/80 mmHg,HB 110 g/L。尿常规:白细胞 10~15 个/HP,尿蛋白(＋＋＋),红细胞 3~5 个/HP。最可能的诊断是

A. 肾病综合征合并上呼吸道感染

B. 肾病综合征合并泌尿系统感染

C. 感染所致尿改变

D. 急性肾盂肾炎

E. 急性肾炎合并泌尿系统感染

30. 患者男，14 岁，少尿、水肿 5 天，咳嗽、气短、不能平卧 1 天，起病前 2 周曾有喉痛 3 天，血压 170/110 mmHg，端坐呼吸，两肺底有散在湿啰音。尿比重 1．022，尿蛋白（＋＋＋），红细胞 30～90 个/HP，血补体 C3 降低。诊断为

　A. 急性肾炎并左心功能不全

　B. 慢性肾炎急性发作

　C. 高血压病并左心功能不全

　D. 急进性肾炎并左心功能不全

　E. 肾病综合征并左心功能不全

31. 不属于原发性肾病综合征常见的病理类型是

　A. 微小病变性肾小球肾炎

　B. 系膜增生性肾炎

　C. 毛细血管内增生性肾小球肾炎

　D. 膜性肾病

　E. 局灶性节段性肾小球硬化

32. 6 岁男孩，尿少、水肿 2 天，血压 130/90 mmHg。尿常规：蛋白（＋＋），红细胞 25 个/HP，白细胞 15 个/HP。该患儿首先考虑的诊断是

　A. 急性尿路感染

　B. 急进性肾炎

　C. 急性肾小球肾炎

　D. 单纯型肾病

　E. 肾炎型肾病

33. 不出现管型尿的疾病是

　A. 急性肾盂肾炎

　B. 急性肾小球肾炎

　C. 急进性肾小球肾炎

　D. 肾病综合征

E. 急性膀胱炎

34. 患儿男，4 岁，因大量蛋白尿、高度水肿，诊断肾病综合征入院。肾穿活检病理为：微小病变型。给予泼尼松 60 mg/d 口服，症状有所控制。治疗 3 周后，又出现大量蛋白尿，双下肢水肿加重，肾功能减退。此时首先应考虑

　A. 感染

　B. 肾静脉血栓形成

　C. 加用细胞毒药物

　D. 糖皮质激素冲击

　E. 急性肾衰竭

35. 诊断小儿肾病综合征的最基本条件是

　A. 大量蛋白尿，高脂血症

　B. 明显水肿，高脂血症

　C. 大量蛋白尿，明显水肿

　D. 低蛋白血症，明显水肿

　E. 低蛋白血症，大量蛋白尿

36. 患儿女，5 岁，颜面、四肢水肿 2 个月。血压 120/80 mmHg。查尿常规：蛋白（＋＋＋），红细胞 5 个/HP。血总蛋白 40 g/L，白蛋白 25 g/L。该患儿最可能的诊断是

　A. 急性肾炎

　B. 慢性肾炎

　C. 单纯型肾病

　D. 肾炎型肾病

　E. 急进性肾炎

37. 患儿 9 岁，诊断为肾病综合征，因水肿、尿少，给予利尿消肿治疗。患儿发生腹胀、乏力，膝反射减弱，心音低钝，心电图出现 U 波。治疗中需及时补充

　A. 钠盐

　B. 钾盐

　C. 钙剂

　D. 镁剂

E. 维生素 B

38. 全身性水肿不见于下列哪项疾病?
A. 丝虫病
B. 心功能不全
C. 肝硬化
D. 急性肾小球肾炎
E. 营养不良

39. 患儿 7 岁,肾病综合征复发,面部、双下肢明显凹陷性水肿,阴囊水肿,腹部移动性浊音(＋),不应选用以下哪种方法利尿消肿?
A. 螺内酯口服
B. 氢氯噻嗪口服
C. 呋塞米静脉推注
D. 低分子右旋糖酐静脉滴注
E. 人血白蛋白静脉滴注

40. 女孩,4 岁,诊断为溶血尿毒综合征,现已 24 h 无尿,苍白、气促。血红蛋白 60 g/L,血钾 6.0 mmol/L,FDP 增高。不应采取的治疗措施是
A. 输注新鲜洗涤红细胞
B. 腹膜透析
C. 应用肝素和双嘧达莫抗凝治疗
D. 应用链激酶抗纤溶
E. 输注新鲜冰冻血浆

41. 当急性肾小球肾炎出现高血压脑病时,首选的降压药为
A. 肼屈嗪口服
B. 甲基多巴口服
C. 氢氯噻嗪口服
D. 缓慢静脉滴注硝普钠
E. 美托洛尔口服

42. 肾活组织穿刺检查的适应证中不正确的是
A. 原因不明的肾小球肾炎
B. 肾病综合征肾上腺皮质激素治疗 6~8 周无效

C. 原因不明的血尿或蛋白尿
D. 继发性肾小球肾炎
E. 肾肿瘤

43. 肾病综合征最主要的病理生理改变是
A. 低蛋白血症
B. 重度水肿
C. 大量蛋白尿
D. 高胆固醇血症
E. 肾功能损害

44. 肉眼血尿反复发作,最常见于
A. 迁延性肾小球肾炎
B. 过敏性紫癜肾炎
C. 狼疮性肾小球肾炎
D. 急性肾小球肾炎
E. IgA 肾病

45. 肾小管酸中毒的描述不正确的是
A. 原发病例常在生后即有临床表现
B. 慢性代谢性酸中毒:厌食、恶心、呕吐、腹泻、便秘、生长发育迟缓
C. 电解质紊乱:低钾血症、高氯血症
D. 使用维生素 D 治疗可防止佝偻病、骨骼畸形
E. 易出现尿路感染与梗阻性肾病

46. 不符合单纯型肾病的临床表现是
A. 全身水肿
B. 大量蛋白尿
C. 低白蛋白血症
D. 肉眼血尿
E. 高胆固醇血症

47. 急性链球菌感染后肾炎的严重病例常发生在
A. 起病 1~2 周内
B. 起病 2~3 周内
C. 起病 3~4 周内
D. 起病 4~5 周内

E. 起病 5～6 周内

48. 患儿男，9 岁，尿少、水肿 1 天。体检：眼睑部水肿，血压 140/100 mmHg。尿蛋白（＋），尿红细胞（＋＋＋）。该患儿诊断是
A. 急性肾小球肾炎
B. 泌尿系感染
C. 单纯型肾病
D. 肾炎型肾病
E. 继发性肾病

49. 患儿男，6 岁，颜面、四肢水肿伴尿少半个月，血压 120/86 mmHg。蛋白尿（＋＋＋），红细胞（＋＋），血总蛋白 40 g/L，白蛋白 20 g/L。最可能的诊断是
A. 肾炎型肾病
B. 单纯型肾病
C. 急进性肾炎
D. 急性肾炎
E. 慢性肾炎

50. 患儿男，8 岁，水肿 5 天，血尿、少尿 3 天入院。查体：P 110 次/分，R 32 次/分，BP 140/90 mmHg，烦躁，颜面、双下肢明显水肿，双肺底可闻及少量湿啰音，肝肋下 2 cm。尿常规：蛋白（＋＋），RBC 70～80/HP，WBC 40～50/HP。首选的治疗药物是
A. 呋塞米
B. 毛花苷丙
C. 硝普钠
D. 糖皮质激素
E. 低分子右旋糖酐

51. 患儿男，15 岁，"上呼吸道感染"后 2 周出现肉眼血尿伴水肿，血压升高，最可能的原因为
A. 左肾静脉受压
B. 尿路结石
C. 泌尿系肿瘤

D. 肾小球肾炎
E. 前列腺增生

52. 正常儿童新鲜尿沉渣镜检时，每高倍视野下红细胞数应少于
A. 1 个
B. 2 个
C. 3 个
D. 4 个
E. 5 个

53. 有关急性肾小球肾炎的描述以下正确的是
A. 多见于 8 岁后的年长儿
B. 1/3～1/2 患儿有镜下血尿
C. 患者均有不同程度的高血压
D. 水肿多为重度，凹陷性明显
E. 严重症状常在 1～2 周内发生

54. 肾病综合征最常见的并发症为
A. 低钠、低钾、低钙血症
B. 呼吸道感染
C. 高凝状态及血栓形成
D. 低血容量性休克
E. 急性肾功能不全

55. 患儿，5 岁，3 天来眼睑和下肢水肿，尿少，血压 110/82 mmHg，尿蛋白（＋），红细胞（＋＋＋＋）/HP，ASO 600 U。最可能的诊断是
A. 急性肾小球肾炎
B. 泌尿系感染
C. 慢性肾小球肾炎
D. 肾炎型肾病
E. 单纯型肾病

56. 6 岁患儿，水肿、少尿 4 天，近 1 天来诉头痛、头昏、呕吐并抽搐 1 次。查体：体温 37.3℃，血压 170/120 mmHg，血 BUN 7.8 mmol/L。尿常规：蛋白（＋＋），红细胞＞100 个/HP，白细胞 30 个/HP。该患

儿准确的诊断为

A. 急进性肾炎

B. 慢性肾炎急性发作

C. 肾炎型肾病,高血压脑病

D. 急性肾炎,高血压脑病

E. 急性肾炎,颅内出血

57. 婴儿少尿的标准是每日尿量少于

A. 50 ml

B. 100 ml

C. 150 ml

D. 200 ml

E. 250 ml

58. 患儿男,5岁。尿少2天,晨起眼睑水肿,下肢凹陷性水肿,BP 100/70 mmHg。尿蛋白(＋＋＋),红细胞0～3个/HP。首先考虑的诊断是

A. 肾炎型肾病

B. 单纯型肾病

C. 急进性肾炎

D. 急性肾炎

E. 慢性肾炎

59. 患者女,10岁,水肿、尿少3天,尿量每天约400 ml,伴头昏、头痛、眼花、恶心、频繁呕吐,无心悸、胸闷、气促。查体:BP 150/100 mmHg,双肺未见异常。尿常规示:红细胞(＋＋＋＋),白细胞(＋＋),蛋白(＋＋＋)。血肌酐68 μmol/L,血尿素氮7.8 mmol/L,ASO阳性,C3 0.27 g/L。最可能的诊断是

A. 急性肾小球肾炎合并急性肾功能不全

B. 急性肾小球肾炎合并高血压脑病

C. 急性肾小球肾炎合并严重循环充血

D. 急进性肾小球肾炎

E. 急性肾小球肾炎

60. 关于玻璃样变性,下述错误的是

A. 可发生于结缔组织

B. 可发生于血管壁

C. 可发生于浆细胞

D. 可发生于肾远曲小管上皮细胞

E. 以上均不正确

61. 长期慢性高血压病,全身微小动脉的主要病理变化是

A. 钙化

B. 坏死

C. 玻璃样变性

D. 粥样硬化

E. 纤维素样变

62. 毛细血管壁增厚呈车轨状或分层状见于

A. 毛细血管内增生性肾小球肾炎

B. 系膜增生性肾小球肾炎

C. 新月体性肾小球肾炎

D. 膜增生性肾小球肾炎

E. 脂性肾病

63. 毛细血管内增生性肾小球肾炎最主要的病变是

A. 肾小球毛细血管扩张充血及血栓形成

B. 毛细血管内血栓形成及基底膜增厚

C. 中性粒细胞浸润及肾球囊上皮细胞增生

D. 嗜碱性粒细胞浸润

E. 毛细血管内皮细胞及系膜细胞增生

64. 毛细血管基底膜形成钉状突起见于

A. 毛细血管内增生性肾小球肾炎

B. 膜增生性肾小球肾炎

C. 膜性肾病

D. 微小病变肾病

E. 脂性肾病

65. "大红肾"见于

A. 毛细血管内增生性肾小球肾炎

B. 系膜增生性肾小球肾炎

C. 新月体性肾小球肾炎

D. 膜增生性肾小球肾炎

E. 以上均正确

66. 膜性肾病电镜下的特征性病变是

A. 系膜区低密度电子致密物沉积

B. 基底膜外侧驼峰样电子致密物沉积

C. 上皮下电子致密物与基底膜样物质形成钉突样结构

D. 基底膜内皮侧、致密层和系膜区电子致密物沉积

E. 系膜区高密度电子致密物沉积

67. 选择性蛋白尿的特点是以

A. 溶菌酶为主

B. IgG 为主

C. 本-周蛋白为主

D. IgA 为主

E. 白蛋白为主

68. 链球菌感染后急性肾小球肾炎与 IgA 肾病的根本不同是

A. 链球菌感染史

B. 病程长短

C. 起病缓急

D. 起病时间

E. 肾脏组织病变

69. 急进性肾小球肾炎慢性期治疗措施最主要的是

A. 免疫抑制剂

B. 糖皮质激素

C. 抗凝剂

D. 利尿

E. 保护残余肾功能

70. 下列不支持急进性肾小球肾炎的诊断的是

A. 呈急性肾炎综合征

B. 肾功能急剧恶化

C. 早期出现少尿性急性肾衰竭

D. 常无贫血表现

E. 有贫血表现

71. 原发性肾小球疾病临床分类错误的是

A. 急性肾小球肾炎

B. 急进性肾小球肾炎

C. 慢性肾小球肾炎

D. 弥漫性肾小球肾炎

E. 肾病综合征

72. 下列关于隐匿性肾小球肾炎的叙述,错误的是

A. 可无蛋白尿

B. 可无血尿

C. 无高血压

D. 肾脏病理肾小球病理改变多较轻

E. 肾脏病理肾小球无异常

73. 尿渗透压降低常见于

A. 中枢性尿崩症

B. 甲状腺功能亢进症

C. 急性肾小球肾炎

D. 糖尿病

E. 原发性醛固酮增多症

74. 小儿急性肾小球肾炎的病因中最常见的相关病原体是

A. 金黄色葡萄球菌

B. β-溶血性链球菌

C. 肺炎支原体

D. 乙型肝炎病毒

E. 肺炎链球菌

75. 关于急性肾炎的实验室检查,以下错误的是

A. ASO 滴度与肾炎严重性呈正相关

B. 急性期常有轻度贫血

C. 急性期总补体及 C3 暂时性下降

D. 尿中可见肾小球性变形红细胞

E. 急性期尿中白细胞可增多

76. 关于慢性肾衰竭时高血压的发生机制,正确的是
   A. 肾素-血管紧张素水平增高
   B. 血容量扩张
   C. 血容量及肾素-血管紧张素平衡失调
   D. 激肽系统的作用
   E. 交感神经兴奋性改变

二、A3/A4 型题

(77～78题共用题干)

女,13岁,低热1月余,伴关节痛。血常规检查示 WBC $3.4×10^9$/L, Hb 98 g/L, PLT $200×10^9$/L, ESR 76 mm/h。尿常规:RBC 7～10个/HP,蛋白(++)。肝、肾功能正常。抗核抗体1:320。

77. 最可能出现的肾脏免疫病理检查结果是
   A. 毛细血管壁无明显异常
   B. IgG、IgA、IgM、C3于系膜区及毛细血管壁沉积
   C. IgG、C3呈光滑线状沿肾小球毛细血管壁分布
   D. IgG、C3呈颗粒状于系膜区和毛细血管壁沉积
   E. IgM、C3在毛细血管壁呈团块状、节段性分布

78. 假设该患者出现肾功能损害,查 Scr 196 mmol/L,除糖皮质激素治疗外,该患者的免疫抑制剂治疗首选
   A. 口服环磷酰胺
   B. 间断环磷酰胺冲击
   C. 口服硫唑嘌呤
   D. 口服环孢素
   E. 口服羟氯喹

(79～80题共用题干)

男,14岁,双下肢及颜面水肿1周。实验室检查:尿蛋白 12.2 g/d, RBC 0～2个/HP,血

白蛋白 18 g/L, Scr 79 mmol/L, ANA(-),乙型肝炎病毒标志物均(-)。

79. 该患者最可能的肾脏病理类型是
   A. 毛细血管内增生性肾小球肾炎
   B. 膜增生性肾小球肾炎
   C. 膜性肾病
   D. 局灶节段性肾小球硬化
   E. 微小病变型肾病

80. 如果经足量糖皮质激素治疗12周无效。其病理类型最可能是
   A. 系膜毛细血管性肾小球肾炎
   B. 膜增生性肾小球肾炎
   C. 膜性肾病
   D. 局灶节段性肾小球硬化
   E. 微小病变型肾病

(81～84题共用题干)

男,14岁,发现血尿、蛋白尿2年。查体:BP 150/90 mmHg,双下肢无水肿。实验室检查:尿蛋白定量 0.5～0.8 g/d,尿 RBC 5～10/HP,血肌酐 125 μmol/L,血胆固醇6.0 mmol/L。B超示双肾大小正常。

81. 该患者最可能的临床诊断为
   A. 肾病综合征
   B. 无症状性蛋白尿和血尿
   C. 高血压肾病
   D. 慢性肾小球肾炎
   E. 急性肾小球肾炎

82. 首选的进一步检查项目是
   A. 肾穿刺病理检查
   B. 双肾 CT
   C. 肾小管功能检查
   D. 肾动脉造影
   E. 24 h 尿钠测定

83. 该患者最重要的治疗措施是

A. 注意休息

B. 控制血脂

C. 消除血尿

D. 控制血压

E. 低蛋白饮食

84. 该患者目前首选的治疗药物是

A. 糖皮质激素

B. 他汀类降脂药

C. 血管紧张素转换酶抑制剂

D. 利尿剂

E. 阿司匹林

(85~87题共用题干)

男,13岁,头晕、乏力2年。查体：血压160/100 mmHg。实验室检查：血红蛋白80 g/L,尿比重1.014,尿蛋白(＋＋),颗粒管型0~2/HP, BUN 16.4 mmol/L(46 mg/dl),血肌酐309.4 μmol/L(3.5 mg/dl)。眼底视网膜动脉细窄迂曲。

85. 可能性最大的诊断是

A. 高血压病3级

B. 肾性高血压

C. 慢性肾小球肾炎尿毒症晚期

D. 慢性肾小球肾炎氮质血症期

E. 慢性肾盂肾炎

86. 最佳治疗方案是

A. 血液透析

B. 腹膜透析

C. 应用降血压药物

D. 应用红细胞生成素

E. 饮食和对症治疗等非透析综合治疗

87. 慢性肾炎引起高血压与高血压病引起肾功能不全的最重要的鉴别资料是

A. 血压增高程度

B. 肾功能损害程度

C. 眼底改变

D. 高血压与肾炎的发病史

E. 心功能改变

(88~90题共用题干)

男,13岁,咽痛、咳嗽、发热,2周后发现尿色红,眼睑水肿,尿量1 000 ml/24 h。体检：全身皮肤未见皮疹,血压150/100 mmHg,尿蛋白(＋＋),红细胞50~60个/HP,血白蛋白32 g/L,血肌酐123 μmol/L,血清补体C3下降。

88. 上述临床表现最可能的诊断是

A. 急性链球菌感染后肾炎

B. 急性肾盂肾炎

C. 过敏性紫癜

D. 系统性红斑狼疮

E. 急性肾小管坏死

89. 按上述疾病治疗2个月后,病情无好转,血肌酐300 μmol/L,对诊断最有价值的进一步检查是

A. 清洁中段尿培养

B. 肾穿刺活检

C. 肾脏ECT

D. 肾脏B型超声

E. 静脉肾盂造影

90. 该患者的治疗,下列不妥的是

A. 控制血压

B. 消肿

C. 低盐饮食

D. 抗生素

E. 补充白蛋白

(91~93题共用题干)

患者男,13岁,间歇性水肿10余年,伴恶心、呕吐1周。血压155/110 mmHg。血常规Hb 80 g/L。尿常规：尿蛋白(＋＋),颗粒管型2~3个/HP,血Cr 485 μmol/L。

91. 原发病的诊断可能是

A. 隐匿性肾炎

B. 原发性高血压

C. 慢性肾盂肾炎

D. 慢性肾小球肾炎

E. 肾病综合征

92. 为了判断上述患者是否为慢性肾功能不全,应首选的检查是

A. 肾穿刺

B. 静脉肾盂造影

C. 肾脏 CT

D. 肾脏 MRI

E. 肾脏 B 超

93. 上例患者肾功能损害分期为

A. 肾功能正常期

B. 肾功能不全代偿期

C. 肾功能不全氮质血症期

D. 肾衰竭期

E. 尿毒症晚期

(95~97 题共用题干)

患者女,13 岁。近 2 个月出现颊部蝶形红斑,中度发热,全身肌痛,四肢关节肿痛,口腔溃疡。尿常规示红细胞(＋),尿蛋白(＋＋)。

94. 免疫学检查最可能出现的抗体是

A. 抗核抗体

B. 抗 Jo - 1 抗体

C. 抗 Scl - 70 抗体

D. 类风湿因子

E. 抗中性粒细胞胞质抗体

95. 最可能的诊断是

A. 类风湿关节炎

B. 败血症

C. 皮肌炎

D. 系统性红斑狼疮

E. 急性肾小球肾炎

96. 为缓解病情,首选的药物是

A. 抗生素

B. 糖皮质激素

C. 非甾体抗炎药

D. 镇痛药

E. 抗疟药

(97~98 题共用题干)

患者女,12 岁,反复高热伴游走性关节痛,口腔干燥、溃疡,脱发月余。实验室检查:尿蛋白(＋＋),颗粒管型 5/HP,间断有血尿,类风湿因子 1∶20(＋),抗 SSA 抗体阳性,抗双链 DNA 抗体阳性。

97. 诊断首先考虑

A. 风湿性关节炎

B. 类风湿关节炎

C. 系统性红斑狼疮

D. 慢性肾小球肾炎急性发作

E. 干燥综合征

98. 首选治疗药物的最佳组合为

A. 抗疟药＋双氯酚酸

B. 非甾体抗炎药＋小剂量糖皮质激素

C. 糖皮质激素＋甲氨蝶呤

D. 雷公藤＋柳氮磺吡啶

E. 糖皮质激素＋环磷酰胺

(99~101 题共用题干)

男性,12 岁,因大量蛋白尿 1 个月入院,病前无上呼吸道感染史。查体:血压 120/80 mmHg,双下肢有明显可凹性水肿。入院后诊断为肾病综合征。为明确病理类型,行肾穿刺活检,电镜下见有广泛的肾小球脏层上皮细胞足突消失。

99. 该患者最可能的病理类型是

A. 膜性肾病

B. 脂性肾病

C. 系膜增生性肾小球肾炎

D. 局灶性节段性肾小球硬化

E. 微小病变型肾病

100. 下列选项中,支持该病理类型的临床特点是

A. 多见于成年女性

B. 多伴有镜下血尿

C. 表现为典型的肾病综合征

D. 有明显的肾功能减退

E. 以上均正确

101. 首选的治疗方法是

A. 环磷酰胺

B. 单用细胞毒药物

C. 糖皮质激素联合用细胞毒药物

D. 单用环孢素

E. 单用糖皮质激素

(102～104 题共用题干)

女性,13 岁,1 周来发热、尿频、尿急、尿痛伴腰痛,既往无类似病史。查体:体温 38.7℃,心肺检查未见异常,腹软,肝脾肋下未触及,双肾区有叩击痛。化验:尿蛋白(＋),白细胞 30～50 个/HP,可见白细胞管型。

102. 该患者最可能的诊断是

A. 急性肾小球肾炎

B. 急性尿道炎

C. 急性膀胱炎

D. 急性肾盂肾炎

E. 慢性肾盂肾炎

103. 不宜作为首选的治疗药物是

A. 喹诺酮类

B. 头孢菌素类

C. 全合成广谱青霉素

D. 半合成广谱青霉素

E. 红霉素

104. 一般用药的疗程是

A. 3 天

B. 7 天

C. 14 天

D. 20 天

E. 21 天

三、X 型题

105. 急性肾小球肾炎严重循环充血

A. 由肾小球滤过率下降,水钠潴留,血容量扩大所致

B. 多在起病 1～2 周内出现

C. 心脏扩大、奔马律

D. 有肺水肿

E. 有高血压

106. 肾病综合征的临床特征可有

A. 全身不同程度水肿

B. 高胆固醇血症

C. 低蛋白血症

D. 大量蛋白尿

E. 高血压

107. 各型肾小管酸中毒的共同特点是

A. 生长发育落后

B. 高氯性酸中毒

C. 肾性佝偻病

D. 高血钾

E. 碱性尿

108. 肾病综合征的并发症有

A. 感染

B. 低钠

C. 低钙

D. 血栓形成

E. 电解质紊乱

109. 诱发肾病综合征患儿出现低血容量性休克的因素包括

A. 大量放胸、腹腔积液

B. 长期使用强力利尿剂

C. 不恰当的长期低盐饮食

D. 应用皮质激素剂量过小,时间过短

E. 应用 ACEI 类药物如卡托普利

110. 肾病综合征发生水肿的机制是由于

A. 血浆白蛋白降低

B. 抗利尿激素分泌增加

C. 毛细血管通透性增加

D. 醛固酮分泌增加,引起钠潴留

E. 低血容量使交感神经兴奋,近端肾小管 Na^+ 吸收增加

111. 肾病综合征的治疗原则是

A. 首选泼尼松治疗

B. 水肿严重者给予利尿剂

C. 除水肿严重者不需要卧床休息

D. 用激素治疗前及治疗过程中,积极预防及控制感染

E. 缓解后频复发及激素依赖的病例,加用免疫抑制剂

112. 肾穿刺活组织检查的禁忌证有

A. 肾移植后排斥反应

B. 先天性肾病综合征

C. 急、慢性肾衰竭

D. 先天性多囊肾、马蹄肾

E. 肾盂积水、积脓,肾周围脓肿

113. 8 岁男孩,3 周前发热、咽痛,近 5 天水肿,血压 120/83 mmHg。住院后检查包括

A. C3

B. ASO

C. ESR

D. 尿常规

E. 尿培养

第十一章

造血系统疾病

一、A1/A2 型题

1. 下列实验室检查结果支持阵发性睡眠性血红蛋白尿诊断的是
   A. 酸溶血（Ham）试验阳性
   B. 抗人球蛋白（Coombs）试验阳性
   C. 红细胞渗透性增高
   D. 血红蛋白电流异常
   E. 高铁血红蛋白还原试验阳性

2. 患者男，12 岁，因无痛性进行性双颈部淋巴结肿大 2 周入院，既往体健。入院后行右颈部淋巴结活检诊断为非霍奇金淋巴瘤，用含抗 CD20 单抗的化学方案治疗后明显好转。该患者最可能的类型是
   A. 外周 T 细胞淋巴瘤
   B. 间变性大细胞淋巴瘤
   C. 蕈样肉芽肿
   D. Sezary 综合征
   E. 弥漫性大 B 细胞淋巴瘤

3. 患者男，14 岁，因拔牙后出血不止 2 小时来院急诊。查体：皮肤无出血点和瘀斑，拔牙处牙龈渗血不止，心、肺、腹检查未见异常。最可能出现的异常是
   A. 血管壁缺陷
   B. 血小板计数减少
   C. 血小板功能异常

   D. 凝血功能障碍
   E. 缺铁性贫血

4. 女，13 岁，2 年前因胃出血行胃大部切除术，近 1 年半来头晕、乏力，面色逐渐苍白，平时月经量稍多。检查：Hb 76 g/L，RBC 3.1×10^{12}/L，WBC 5.3×10^9/L，网织红细胞 0.015。在进行体格检查时，不可能出现的体征是
   A. 皮肤干燥，毛发干燥易脱落
   B. 行走不稳，深感觉减退
   C. 口腔炎，舌乳头萎缩
   D. 指甲变脆，变平或匙状甲
   E. 心尖部收缩期吹风样杂音

5. 缺铁性贫血的实验室检查结果应是
   A. 血清铁降低、总铁结合力降低、转铁蛋白饱和度降低
   B. 血清铁降低、总铁结合力升高、转铁蛋白饱和度降低
   C. 血清铁降低、总铁结合力正常、转铁蛋白饱和度降低
   D. 血清铁降低、总铁结合力升高、转铁蛋白饱和度正常
   E. 血清铁正常、总铁结合力升高、转铁蛋白饱和度降低

6. 诊断温抗体型溶血性贫血最重要的实验室

检查是

A. Ham 试验

B. Coombs 试验

C. 红细胞渗透性脆性试验

D. 免疫球蛋白测定

E. 血红蛋白电泳

7. 血红素合成障碍所致的贫血是

A. 缺铁性贫血

B. 再生障碍性贫血

C. 海洋性贫血

D. 巨幼细胞贫血

E. 慢性病贫血

8. 可进行骨髓移植治疗的贫血是

A. 巨幼细胞贫血

B. 再生障碍性贫血

C. 自身免疫性溶血性贫血

D. 慢性病贫血

E. 缺铁性贫血

9. 下列属于正常细胞性贫血的是

A. 急性失血性贫血

B. 骨髓增生异常综合征

C. 缺铁性贫血

D. 慢性失血性贫血

E. 铁粒幼细胞性贫血

10. 与营养性缺铁性贫血的实验室检查结果不符的是

A. 血清蛋白降低

B. 血清铁降低

C. 转铁蛋白饱和度降低

D. 红细胞游离原卟啉降低

E. 总铁结合力增高

11. 女,13 岁,乏力、头晕伴月经过多半年。化验：Hb 60 g/L, RBC 3.1×10^{12}/L, WBC 7.3×10^9/L, PLT 315×10^9/L,红细胞中心淡染区扩大。该患者最可能的化验结果是

A. 血清铁降低,总铁结合力降低,红细胞游离原卟啉降低

B. 血清铁降低,总铁结合力降低,红细胞游离原卟啉增高

C. 血清铁降低,总铁结合力增高,红细胞游离原卟啉增高

D. 血清铁增高,总铁结合力增高,红细胞游离原卟啉降低

E. 血清铁降低,总铁结合力增高,红细胞游离原卟啉降低

12. 男,13 岁,因贫血来诊。化验血常规发现 Hb 72 g/L, MCV 75 fl, MCHC 31%。引起此种类型贫血的最可能疾病是

A. 再生障碍性贫血

B. 骨髓病性贫血

C. 珠蛋白生成障碍性贫血

D. 急性失血性贫血

E. 巨幼细胞贫血

13. 女,13 岁,发热、鼻出血 3 天。查体：全身浅表淋巴结肿大,最大者 2.5 cm×2 cm 大小,胸骨压痛(＋),肝脾肋下均可触及边缘。骨髓细胞学检查：骨髓原始细胞占 0.65,过氧化物酶(－),非特异酯酶染色(－)。最可能的诊断是

A. 急性早幼粒细胞白血病

B. 急性粒-单核细胞白血病

C. 急性单核细胞白血病

D. 急性淋巴细胞白血病

E. 急性红白血病

14. 男,45 岁,1 年前开始乏力、消瘦,曾检查发现脾大,仅服过中药,未系统检查。近 1 周来出现发热伴皮肤出血点。查体见贫血貌,胸部皮肤有几个出血点,双颈部各触及一个 2 cm×1.5 cm 大小淋巴结,无压痛,胸骨压痛(＋),心肺检查未见异常,肝肋下 2.5 cm,脾肋下平脐,腹水征(－)。骨髓中原

始和幼稚淋巴细胞达 80%。最可能的诊
断是

A. 急性淋巴细胞白血病

B. 慢性肝病合并急性淋巴细胞白血病

C. 慢性粒细胞白血病急淋变

D. 慢性淋巴细胞白血病急淋变

E. 肝硬化合并急性淋巴细胞白血病

15. 男,14 岁,面色逐渐苍白,乏力伴牙龈出血
半年。检查:Hb 60 g/L, WBC 3.3×10^9/
L,经骨髓细胞学检查诊断为骨髓增生异常
综合征。为进行 FAB 分型,最重要的检
查是

A. 网织红细胞

B. 骨髓铁染色

C. 染色体检查

D. 骨髓活检

E. 血清铁检查

16. 男,14 岁,因患慢性肾炎、慢性肾衰竭入院
准备做血液透析治疗。血红蛋白40 g/L,
血肌酐 707 mmol/L,血钾7.6 mmol/L。患
者诉头晕、无力、心悸,为改善贫血症状需
要输血,首选的血液制品是

A. 全血

B. 浓缩红细胞

C. 红细胞悬液

D. 洗涤红细胞

E. 少白细胞的红细胞

17. 男,6 个月,面色苍白 2 个月就诊,无其他不
适。患儿为早产儿,生后鲜牛奶喂养,尚未
添加辅食。查体:体重 6 kg,心、肺检查无
异常,肝肋下 3 cm,脾肋下 1.5 cm。外周血
象示:Hb 80 g/L, RBC 3.0×10^{12}/L,
MCV 65 fl, WBC 11×10^9/L, PLT 250 $\times$
10^9/L,血清铁蛋白 10 μg/L。最可能的诊
断是

A. 生理性贫血

B. 溶血性贫血

C. 巨幼细胞贫血

D. 缺铁性贫血

E. 白血病

18. 为预防缺铁性贫血,早产儿应于出生后什
么时候给予铁剂?

A. 出生后 1 周

B. 出生后 1 个月

C. 出生后 2 个月

D. 出生后 3 个月

E. 出生后 4～6 个月

19. 铁剂治疗缺铁性贫血有效的最早期指标是

A. 血清铁蛋白增高

B. 血红蛋白升高

C. 骨髓细胞外铁增多

D. 红细胞总数升高

E. 网织红细胞升高

20. 可引起红细胞渗透脆性增高的溶血性贫
血是

A. α 海洋性贫血

B. β 海洋性贫血

C. 镰状细胞贫血

D. 阵发性睡眠性血红蛋白尿

E. 遗传性球形红细胞增多症

21. 在下列缺铁性贫血的临床表现中,属于组
织缺铁表现的是

A. 气短

B. 头晕

C. 心悸

D. 眼花

E. 异食癖

22. 诊断缺铁性贫血,早期的实验室依据是

A. 骨髓象红细胞胞质成熟落后于胞核

B. 外周血呈小细胞低色素性贫血

C. 血清总铁结合力增高

D. 血清铁蛋白降低

E. 血清铁降低

23. 不是预防小儿营养性缺铁性贫血的措施是
    A. 提倡母乳喂养
    B. 牛乳喂养应加热
    C. 铁强化婴幼儿食品
    D. 早产儿早期补铁
    E. 早产儿补足维生素 B_{12}

24. 下列结果对诊断缺铁性贫血最有意义的是
    A. 红细胞平均体积降低
    B. 红细胞平均血红蛋白浓度降低
    C. 红细胞平均直径变小
    D. 血清铁降低
    E. 骨髓象幼红细胞增生活跃

25. 营养性缺铁性贫血患儿最适合的治疗应是
    A. 餐前服用富马酸亚铁
    B. 餐后服用硫酸亚铁及 B 族维生素
    C. 反复多次少量输血及硫酸亚铁
    D. 肌内注射左旋糖酐铁及维生素 C 口服
    E. 餐间服用硫酸亚铁及维生素 C

26. 营养性缺铁性贫血的血象特点为
    A. RBC 减少比 Hb 减少明显
    B. 粒细胞分叶多
    C. MCH<32 pg
    D. 红细胞中央淡染区大
    E. 粒细胞左移

27. 关于贫血病因机制的描述正确的是
    A. 红细胞破坏过多导致慢性感染性贫血
    B. 红细胞生成减少导致巨幼细胞贫血
    C. 红细胞慢性丢失过多引起缺铁性贫血
    D. 骨髓红细胞生成被干扰引起再生障碍性贫血
    E. 外周血迅速减少引起巨幼细胞贫血

28. 关于溶血性贫血下列正确的是
    A. 血清铁蛋白升高

B. 血清结合珠蛋白减少
C. 血涂片中出现体积增大红细胞
D. 网织红细胞数降低
E. 红细胞寿命延长

29. 早期诊断缺铁性贫血,最灵敏的指标为
    A. 周围血中白细胞增多
    B. 周围血中血小板增高
    C. 红细胞游离原卟啉减低
    D. 血清铁增多
    E. 血清铁蛋白减低

30. 以下选项中实验与疾病的对应关系错误的是
    A. 抗人球蛋白试验(Coombs)阳性——阵发性睡眠性血红蛋白尿
    B. 红细胞渗透性脆性增加——遗传性球形细胞增多症
    C. 高铁血红蛋白还原试验阳性——蚕豆病
    D. 蔗糖溶血试验及酸溶血(Ham)试验阳性——阵发性睡眠性血红蛋白尿
    E. 高铁血红蛋白还原试验阳性——红细胞葡萄糖-6-磷酸脱氢酶缺乏症

31. 诊断溶血性贫血最可靠的指标是
    A. 红细胞体积增高
    B. 尿胆红素增加
    C. 尿含铁血黄素阴性
    D. 血清铁蛋白降低
    E. 红细胞寿命缩短

32. 下列不是小儿缺铁性贫血的原因的是
    A. 生长发育加快
    B. 从食物中摄入的铁不足
    C. 慢性失血
    D. 铁的消耗过多
    E. 需要量增加

33. 下列哪些症状不是营养性缺铁性贫血的

表现?
- A. 面色苍黄
- B. 毛发稀疏
- C. 肢体震颤
- D. 异食癖
- E. 疲乏无力

34. 脾切除对以下哪种贫血疗效最好?
- A. 自身免疫性溶血性贫血
- B. 遗传性球形红细胞增多症
- C. 白血病性贫血
- D. 缺铁性贫血
- E. 再生障碍性贫血

35. 当患者出现贫血伴轻度黄疸,最可能的诊断是
- A. 缺铁性贫血
- B. 遗传性球形红细胞增多症
- C. 过敏性紫癜
- D. 慢性溶血性贫血
- E. 急性肝炎

36. 营养性缺铁性贫血的血涂片检查不可能为
- A. 红细胞大小不等,以大者为多,中央淡染区不明显
- B. 红细胞大小不等,未见异形、靶形红细胞
- C. 红细胞大小不等,小者中央淡染区扩大
- D. 红细胞大小不等,以小者为多,中央淡染区扩大
- E. 红细胞大小不等,染色较浅

37. 葡萄糖-6-磷酸脱氢酶缺乏时易发生溶血性贫血,其原因为
- A. 6-磷酸葡萄糖不能被氧化分解为 H_2O、CO_2 和 ATP
- B. 6-磷酸葡萄糖合成为糖原
- C. 磷酸戊糖途径被抑制,导致磷酸核糖缺乏
- D. 缺乏 NADPH＋HSB,致使红细胞 GSH

减少
- E. 以上均正确

38. Rh 阴性的母亲所生的 Rh 阳性子女,有可能患
- A. 巨幼细胞贫血
- B. 新生儿溶血性贫血
- C. 血友病
- D. 红细胞增多症
- E. 血小板增多症

39. 行胃大部切除的患者易产生巨幼红细胞贫血的原因是
- A. 储存食物量减少
- B. 壁细胞数量减少,胃酸分泌减少
- C. 主细胞数量减少,胃蛋白酶原分泌减少
- D. 胃容积减小
- E. 壁细胞数量减少,内因子分泌减少

40. 属于 Ⅱ 型超敏反应的疾病是
- A. 过敏性休克
- B. 溶血
- C. 过敏性鼻炎
- D. 血清病
- E. 荨麻疹

41. 以下均不属于正细胞性贫血,除了
- A. 急性失血性贫血
- B. 铁粒幼细胞性贫血
- C. 巨幼细胞贫血
- D. 慢性失血性贫血
- E. 缺铁性贫血

42. 按贫血的发病机制,下列组合正确的是
- A. 红细胞破坏过多——再生障碍性贫血
- B. 造血原料缺乏——巨幼细胞贫血
- C. 红细胞生成减少——溶血性贫血
- D. 红细胞慢性丢失——慢性感染性贫血
- E. 造血原料缺乏——特发性血小板减少性紫癜

43. 缺铁性贫血最常见的病因是
    A. 急性感染
    B. 慢性肝炎
    C. 慢性溶血
    D. 慢性感染
    E. 慢性失血

44. 关于溶血性贫血的定义,下列正确的是
    A. 红细胞破坏增加,骨髓尚能代偿
    B. 红细胞寿命缩短
    C. 红细胞破坏增加,超过骨髓代偿能力
    D. 红细胞破坏增加
    E. 以上均正确

45. 不符合营养性巨幼细胞贫血临床表现的是
    A. 毛发稀疏、发黄
    B. 头围增大
    C. 肝、脾大
    D. 震颤
    E. 舌炎

46. 属于Ⅲ型超敏反应性疾病的是
    A. 过敏性溶血性贫血
    B. SLE
    C. 过敏性鼻炎
    D. 结核
    E. 青霉素引起的过敏性休克

47. 下列不是阿司匹林不良反应的是
    A. 胃黏膜糜烂及出血
    B. 出血时间延长
    C. 溶血性贫血
    D. 诱发哮喘
    E. 血管神经性水肿

48. 下列药物能增加地高辛的血药浓度的是
    A. 奎尼丁
    B. 利多卡因
    C. 苯妥英钠

D. 氯化钾
E. 呋塞米

49. H 受体拮抗剂对哪种疾病最有效?
    A. 支气管哮喘
    B. 皮肤黏膜过敏症状
    C. 血清病高热
    D. 过敏性休克
    E. 过敏性紫癜

50. 对异丙嗪的描述错误的是
    A. 是 H 受体阻断药
    B. 有明显的中枢抑制作用
    C. 能抑制胃酸分泌
    D. 有抗过敏作用
    E. 有止吐作用

51. 对苯海拉明的描述错误的是
    A. 可用于失眠的患者
    B. 可用于治疗荨麻疹
    C. 是 H_1 受体阻断药
    D. 可治疗胃和十二指肠溃疡
    E. 可治疗过敏性鼻炎

52. 女孩,1 岁半。平日偏食,常有腹泻、咳嗽,已会独立行走,玩耍正常。近 2 个月来面色苍黄,逗之不笑,时有头部、肢体颤抖,不能独站。外周血象:血红蛋白 100 g/L,红细胞数 2.5×10^{12}/L,白细胞数 4×10^9/L,中性粒细胞分叶过多。本例可诊断为
    A. 营养不良伴低钙血症
    B. 慢性腹泻伴低钙血症
    C. 缺铁性贫血伴低钙血症
    D. 营养性缺铁性贫血
    E. 营养性巨幼细胞贫血

53. 小儿营养性缺铁性贫血的主要原因是
    A. 先天储铁不足
    B. 铁吸收障碍
    C. 生长发育快

D. 铁丢失过多

E. 铁摄入量不足

54. 早产儿、低出生体重儿给予铁剂预防缺铁性贫血的合适时机是

A. 2个月

B. 3~4个月

C. 5~6个月

D. 7~8个月

E. 9~10个月

55. 贫血患儿经检查确诊为营养性缺铁性贫血,加用铁剂治疗。下列最符合铁剂疗效的一般规律的是

A. 服铁剂后1~2d网织红细胞数升高,3~4d达高峰

B. 服铁剂后2~3d网织红细胞数升高,5~7d达高峰

C. 服铁剂后4~7d网织红细胞数升高,2~3周达高峰

D. 服铁剂后1~2周网织红细胞数升高,3~4周达高峰

E. 服铁剂后2~3周网织红细胞数升高,1~2个月达高峰

56. 在预防小儿缺铁性贫血的措施中,下列错误的是

A. 母乳喂养

B. 及时添加辅食

C. 婴幼儿食品适量铁强化

D. 牛乳喂养者,应加热处理

E. 早产儿、低出生体重儿宜从生后4个月开始给予铁剂预防

57. 营养性缺铁性贫血的骨髓象中,下列不符合的是

A. 幼红细胞增生活跃

B. 各期红细胞体积均较小

C. 红细胞系统胞核成熟程度落后于胞质

D. 粒细胞系无明显异常

E. 巨核细胞系无明显异常

58. 2岁男孩,发现腹部较大2个月,查体见脸色苍白,肝脾肿大。最不可能的疾病是

A. 地中海贫血

B. 缺铁性贫血

C. 急性白血病

D. 再生障碍性贫血

E. 遗传性球形红细胞增多症

59. 9个月男孩,因长期腹泻导致缺铁性贫血,开始用硫酸亚铁治疗3~5d后判断治疗效果,最合适的指标是

A. 红细胞计数

B. 血清铁蛋白

C. 红细胞游离原卟啉

D. 血红蛋白量

E. 网织红细胞

60. 7个月婴儿,体重5kg,腹壁皮下脂肪厚0.3cm,不活泼,食欲缺乏,反复腹泻,面苍白。血红蛋白80 g/L,红细胞数 $3 \times 10^{12}/L$。考虑为

A. 营养不良Ⅰ度,缺铁性贫血

B. 营养不良Ⅱ度,巨幼细胞贫血

C. 营养不良Ⅲ度,巨幼细胞贫血

D. 营养不良Ⅲ度,缺铁性贫血

E. 营养不良Ⅱ度,缺铁性贫血

61. 重度营养性缺铁性贫血合并肺炎,输浓缩红细胞量应是

A. 1~3 ml/kg

B. 3~5 ml/kg

C. 5~8 ml/kg

D. 8~10 ml/kg

E. 10~15 ml/kg

62. 下述疾病的治疗首选脾切除的是

A. G-6-PD缺乏症

B. 营养性缺铁性贫血

C. 营养性巨幼细胞贫血

D. 重型地中海贫血

E. 遗传性球形红细胞增多症

63. 小儿时期最常见的贫血是

A. 生理性贫血

B. 溶血性贫血

C. 感染性贫血

D. 营养性巨幼细胞贫血

E. 营养性缺铁性贫血

64. 儿童最常见的小细胞低色素性贫血是

A. 感染、炎症性贫血

B. 缺铁性贫血

C. G6PD缺乏症

D. 肺含铁血黄素沉着症

E. 地中海贫血

65. 缺铁性贫血患儿外周血涂片的特征是

A. 红细胞大小不等,可见到红细胞巨幼样改变

B. 红细胞大小不等,易见嗜多色性细胞和有核红细胞

C. 红细胞大小不等,小球形细胞比例增加

D. 红细胞大小不等,以小为主,中央苍白区扩大

E. 红细胞大小不等,以小为主,中央苍白区扩大,易见到靶形红细胞

66. 儿童营养性缺铁性贫血发生的最主要原因为

A. 先天铁储备不足

B. 铁摄入量不足

C. 生长发育快

D. 铁吸收障碍

E. 铁的丢失过多

67. 营养性缺铁性贫血患儿的血红蛋白90 g/L,最合适的治疗是

A. 反复多次少量输血

B. 肌内注射右旋糖酐铁

C. 多进含铁丰富食物

D. 服用枸橼酸铁胺

E. 服用硫酸亚铁及维生素C

68. 营养性缺铁性贫血发病的高峰年龄是

A. 出生后3~6个月

B. 出生后6~12个月

C. 出生后12~24个月

D. 出生后6~24个月

E. 出生后1~5岁

69. 预防小儿营养性缺铁性贫血下列最重要的是

A. 母乳喂养

B. 牛乳喂养

C. 及时添加蔬菜、水果

D. 及时添加瘦肉、猪肝等食物

E. 口服铁剂

70. 下列不是婴儿缺铁性贫血病因的是

A. 生长迅速

B. 早产或双胎

C. 长期服用广谱抗生素

D. 未及时添加含铁食物

E. 经常反复感染

71. 铁剂治疗缺铁性贫血1周,下列能反映机体对治疗有反应的指标是

A. 血红蛋白量升高

B. 血清铁增加

C. 血清铁饱和度增加

D. 网织红细胞升高

E. 红细胞平均体积增加

72. 缺铁性贫血红细胞生成缺铁期机体血生化改变正确的是

A. 红细胞数减低

B. 血红蛋白量下降

C. 血清铁蛋白正常

D. 血清铁减低

E. 红细胞游离原卟啉值升高

73. 机体在缺铁性贫血阶段,下列相关检测结果中正确的是

A. 血清铁蛋白正常,血清铁升高

B. 血清铁蛋白正常,总铁结合力升高

C. 血清铁蛋白下降,游离原卟啉值下降

D. 血清铁下降,总铁结合力升高

E. 血清铁下降,游离原卟啉值下降

74. 关于营养性缺铁性贫血的铁剂治疗,正确的是

A. Fe^{3+} 比 Fe^{2+} 更容易吸收

B. 加大口服铁剂量,可增加铁的吸收

C. 首先考虑注射铁剂

D. 用药至血红蛋白恢复正常后停药

E. 用药至血红蛋白达正常水平后 2 个月左右再停药

75. 下列符合营养性缺铁性贫血的骨髓象的是

A. 幼红细胞增生减低

B. 各期红细胞体积均较大

C. 红细胞系统胞核成熟程度落后于胞质

D. 粒细胞系无明显异常

E. 巨核细胞减少

76. 孩子 3 岁半,食欲差,体重和身长均在标准第 10 百分位数以上,血红蛋白 110 g/L,血清锌 70 μg/dl。最可能的诊断是

A. 营养不良

B. 缺铁性贫血

C. 锌缺乏

D. 智力低下

E. 侏儒症

77. 33 周早产儿,为预防维生素 D 缺乏性佝偻病及缺铁性贫血,出院后其补维生素 D 及补铁的时间分别为

A. 出生时,出生 2 个月

B. 出生后 2 周,出生后 1 个月

C. 出生后 2 周,出生后 2 个月

D. 出生后 2 周,出生后 4 个月

E. 出生后 1 个月,出生后 4 个月

78. 患儿已确诊为缺铁性贫血,Hb 78 g/L,不宜首选的是

A. 服用二价铁

B. 同时辅以维生素 C 口服

C. 疗程不短于 2 个月

D. 少量输血

E. 添加肝、鱼等辅食

79. 10 个月女婴。因长期腹泻引起营养性缺铁性贫血,近 1 个月出现发热、咳嗽,近 2 天出现点头样呼吸。入院查体:面色灰暗,两肺满布细湿啰音,"三凹征"明显,心率 160 次/分,肝肋下 4 cm,脾肋下 2 cm。血常规: Hb 55 g/L, RBC 2.5×10^9/L。应首先采用哪项措施?

A. 口服铁剂

B. 肌内注射右旋糖酐铁

C. 改善饮食

D. 积极抗感染治疗

E. 积极抗感染治疗＋少量输血

80. 营养性缺铁性贫血的周围血涂片可见

A. 红细胞大小不等,以大者为多,中央淡染区不明显

B. 红细胞大小不等,易见多染及有核红细胞

C. 红细胞大小不等,以小者为多,中央淡染区扩大

D. 红细胞大小不等,大者中央淡染区扩大

E. 红细胞大小不等,易见深染

81. 营养性缺铁性贫血铁剂治疗需应用至

A. 症状消失

B. 血红蛋白量恢复正常

C. 血红蛋白量恢复正常后再用 2 个月

D. 血红蛋白及红细胞数均正常

E. 血红蛋白量恢复正常后再用 6 个月

82. 14 个月患儿,不爱活动,食欲减退,皮肤、黏膜逐渐苍白。体格检查:见肝、脾、淋巴结轻度肿大。血 Hb 75 g/L,MCV 79 fl,MCH 27.5 pg,MCHC 0.28。血涂片中红细胞变小,中间淡染,网织红细胞正常。白细胞和血小板正常。骨髓象示有核红细胞增高,血红蛋白含量少,铁粒幼细胞减少。追问病史,未按时添加辅食。该患儿应诊断为

A. 缺铁性贫血

B. 地中海贫血

C. 巨幼细胞贫血

D. 慢性感染性贫血

E. 再生障碍性贫血

83. 若婴儿喂以羊奶,则应特别注意补充下列哪项物质?

A. 及时添加铁剂,以防缺铁性贫血

B. 及时添加锌,以保证脑和智力的健康发育

C. 及时补充叶酸和维生素 B_{12} 以防巨细胞性贫血

D. 及时补充钙剂,以防低钙血症的发生

E. 及时补充各种氨基酸和乳糖,促进脑的发育

84. 女婴,7 个月。体重 5 kg,腹壁皮下脂肪厚 0.3 cm,不活泼,食欲缺乏,易腹泻,面苍白。血红蛋白 80 g/L,红细胞数 3×10^{12}/L。考虑为

A. 营养不良 I 度,缺铁性贫血

B. 营养不良 II 度,巨幼细胞贫血

C. 营养不良 II 度,缺铁性贫血

D. 营养不良 III 度,巨幼细胞贫血

E. 营养不良 III 度,缺铁性贫血

85. 1 岁小儿,血常规检查结果如下:Hb 80 g/L,MCV 98 fl,MCH 33 pg,MCHC 32%。最适宜的治疗是

A. 输血

B. 脾切除

C. 口服铁剂

D. 肌内注射维生素 B_{12}

E. 口服维生素 C

86. 营养性巨幼细胞贫血的病因是

A. 缺乏维生素 B_{12}

B. 缺乏维生素 B_6

C. 缺乏维生素 B_1

D. 缺乏乙酸

E. 缺乏草酸

87. 营养性缺铁性贫血的病因是

A. 牛奶摄入量少

B. 生长发育迟缓

C. 未及时添加含铁辅食

D. 过期产儿

E. 未及时添加钙剂

88. 新生儿贫血的诊断标准是血红蛋白小于

A. 165 g/L

B. 155 g/L

C. 145 g/L

D. 135 g/L

E. 125 g/L

89. 患儿女,1 岁半,虚胖,面色蜡黄数月,伴烦躁不安,反应迟钝,不认母亲,肢体、头部不规则震颤。查体:头发稀疏发黄,睑结膜、口唇、甲床苍白,肝肋下 3 cm,脾肋下 2 cm,血常规示:RBC 2.0×10^{12}/L,Hb 90 g/L,MCV 104 fl,MCH 38 pg,血清铁 12.8 μmol/L,血清维生素 B_{12} 80 ng/L,血清叶酸 6 μg/L。该患儿首选的治疗药物是

A. 铁剂

B. 铁剂+维生素 C

C. 叶酸

D. 叶酸＋维生素 C

E. 维生素 B_{12}

90. 学龄期儿童造血的红骨髓位于
 A. 胸骨
 B. 尺骨
 C. 肱骨
 D. 胫骨
 E. 股骨

91. 生理性贫血最明显的时间为生后
 A. 1 个月以内
 B. 2～3 个月
 C. 4～5 个月
 D. 6 个月
 E. 7～9 个月

92. 小儿外周血白细胞总数接近成人水平的年龄是
 A. 4 岁
 B. 6 岁
 C. 8 岁
 D. 10 岁
 E. 12 岁

93. 6～14 岁儿童贫血的血红蛋白值的低限是
 A. 90 g/L
 B. 100 g/L
 C. 110 g/L
 D. 120 g/L

94. 阵发性睡眠性血红蛋白尿症特异性的诊断依据为
 A. 红细胞寿命缩短
 B. Coombs 试验（＋）
 C. 尿含铁血黄素试验（＋）
 D. Ham 试验（＋）
 E. 蛇毒因子溶血试验（－）

95. 血型不合输血后,患者出现严重溶血反应,

实验室检查的重要依据是
 A. 含铁血黄素尿
 B. 血尿
 C. 血红蛋白尿
 D. 网织红细胞增高
 E. 尿潜血试验

96. 血常规结果呈小细胞低色素性贫血,下列疾病可以先排除的是
 A. 缺铁性贫血
 B. 感染、炎症性贫血
 C. G6PD 缺乏症
 D. 肺含铁血黄素沉着症
 E. 地中海贫血

97. 蚕豆病伴重度贫血时最重要的治疗是
 A. 供给足够水分
 B. 立即停止吃蚕豆
 C. 口服 $NaHCO_3$
 D. 输注无 G6PD 缺乏的红细胞悬液
 E. 激素治疗

98. 小儿时期最常见的出血性疾病是
 A. ITP
 B. 血友病 A
 C. 维生素 K 依赖因子缺乏症
 D. 肝脏功能衰竭所致出血
 E. DIC

99. 急性 ITP 的血小板减少的发生机制主要是
 A. 病毒感染直接抑制血小板产生
 B. 骨髓巨核细胞数量减少
 C. 脾脏功能亢进致血小板破坏
 D. 血小板消耗增加
 E. 免疫功能紊乱致血小板破坏

二、A3/A4 型题

(100～102 题共用题干)

女,4 个月,双胎之小,单纯母乳喂养,面色

苍白,食欲减退2个月。查体:肤色苍白,肝肋下3.5 cm,脾肋下1.5 cm。血 Hb 80 g/L,RBC $3.3×10^{12}$/L,MCV 60 fl,MCH 24 pg,MCHC 25%,白细胞、血小板正常。

100. 最可能的诊断是
    A. 再生障碍性贫血
    B. 营养性巨幼细胞贫血
    C. 感染性贫血
    D. 混合性贫血
    E. 缺铁性贫血

101. 经有效治疗后,首先出现的变化是
    A. 血红蛋白上升
    B. 红细胞上升
    C. 细胞内含铁酶活性开始恢复
    D. 红细胞游离原卟啉上升
    E. 网织红细胞上升

102. 若 Hb 恢复正常,还需要继续药物治疗的时间是
    A. 3~4 周
    B. 1~2 周
    C. 9~12 周
    D. 13~18 周
    E. 6~8 周

(103~105 题共用题干)

男,11个月,母乳喂养,近3个月来面色渐苍白,间断腹泻,原可站立,现坐不稳,手足常颤抖。体检面色苍黄,略水肿,表情呆滞,血红蛋白80 g/L,红细胞 $2.0×10^{12}$/L,白细胞$6.0×10^9$/L。

103. 该患儿最恰当的治疗是
    A. 静脉补钙
    B. 维生素 C 口服
    C. 肌内注射维生素 B_{12}
    D. 肌内注射维生素 D_3
    E. 静脉滴注维生素 B_6

104. 该患儿可能的诊断是
    A. 大脑发育不全
    B. 营养性缺铁性贫血
    C. 维生素 D 缺乏性手足搐搦症
    D. 维生素 D 缺乏性佝偻病
    E. 营养性巨幼细胞贫血

105. 确诊需做的检查是
    A. 头颅 CT
    B. 脑电图检查
    C. 血清铁检查
    D. 血清维生素 B_{12}、叶酸测定
    E. 血清钙、磷、碱性磷酸酶测定

(106~108 题共用题干)

患儿,女,14 个月。仍单纯母乳喂养,不愿进辅食,近1个月面色渐苍白,活动少,捡土块吃。血象 Hb 60 g/L,RBC $3.05×10^{12}$/L,WBC $8×10^9$/L,PLT $225×10^9$/L,MCV 74 fl,MCH 26 pg,MCHC 28%。

106. 该患儿最可能的诊断是
    A. 巨幼细胞贫血
    B. 再生障碍性贫血
    C. 混合性贫血
    D. 缺铁性贫血
    E. 溶血性贫血

107. 要想进一步确诊,该患儿应做什么检查
    A. 血清维生素 B_{12} 测定
    B. 血清铁蛋白测定
    C. 血清叶酸测定
    D. 骨髓穿刺
    E. 血涂片检查

108. 该患儿的最佳治疗方案是
    A. 铁剂加维生素 C
    B. 铁剂加维生素 B_{12}
    C. 铁剂加叶酸

D. 泼尼松加铁剂

E. 铁剂加输血

（109～114题共用题干）

女，14岁。发现贫血、黄疸5年。查体：脾肋下2.5 cm，质中。实验室检查：血红蛋白90 g/L，网织红细胞0.05，白细胞和血小板数均正常。红细胞渗透脆性试验：0.7%氯化钠溶液开始溶血。其父也有轻度黄疸。

109. 下列最有可能的贫血是

A. 缺铁性贫血

B. 海洋性贫血

C. 遗传性球形红细胞增多症

D. 遗传性铁粒幼细胞贫血

E. 巨幼细胞贫血

110. 若要明确诊断，最有价值的实验室检查是

A. 周围血片

B. 骨髓象

C. 血清铁总铁结合力

D. 血红蛋白电泳

E. 肝功能试验

111. 考虑治疗措施时应当首选

A. 输血

B. 肾上腺皮质激素

C. 脾切除

D. 叶酸

E. 维生素 B_{12}

（119～121题共用题干）

患者，女性，12岁。5年前发现心脏杂音。2个月来乏力、头晕、食欲下降，四肢关节疼痛。1周来活动后气短，夜间反复憋醒而来院就诊。查体：体温37.8℃，脉率96次/分，血压120/60 mmHg，消瘦，睑结膜苍白，可见小出血点，右肺底少许小水泡音，心界不大，心律整，心尖部 S_1 减弱，胸骨左缘第3肋间可闻舒张期叹气样杂音，肝脾肋下均可及，下肢不肿。血红蛋白84

g/L，白细胞 12.1×10^9/L，红细胞沉降率38 mm/h，尿常规红细胞2～4个/HP。

112. 该患者最主要的疾病是

A. 风湿热

B. 肺炎

C. 缺铁性贫血

D. 感染性心内膜炎

E. 二尖瓣狭窄

113. 对确诊意义最大的检查是

A. CRP

B. 胸部 X 线片

C. 血培养

D. 血清铁蛋白

E. CT

114. 该患者心脏杂音最可能的瓣膜异常是

A. 主动脉瓣狭窄

B. 肺动脉瓣关闭不全

C. 二尖瓣关闭不全

D. 三尖瓣关闭不全

E. 主动脉瓣关闭不全

（115～117题共用题干）

男孩，10个月，母乳加米糕喂养，未添加其他副食，近2个月来患儿面色苍白，食欲减退，肝脾轻度肿大。Hb 80 g/L，RBC 3.5 × 10^{12}/L，WBC 正常。

115. 最可能的诊断是

A. 营养性缺铁性贫血

B. 营养性巨幼细胞贫血

C. 地中海型贫血

D. 混合性贫血

E. 再生障碍性贫血

116. 本病的治疗正确的是

A. 铁剂加维生素 C

B. 维生素 B_{12} 加叶酸

C. 维生素 C 加叶酸

D. 铁剂加抗生素

E. 输全血

117. 本病治疗的早期有效指标是

A. 血红蛋白量上升

B. 红细胞数上升

C. 网织红细胞上升

D. 红细胞变大

E. 红细胞中心浅染消失

三、B 型题

(118~120 题共用备选答案)

A. 地高辛

B. 氨茶碱

C. 卡托普利

D. 肼屈嗪

E. 硝普钠

118. 具有抑制磷酸二酯酶、扩张血管和正性肌力作用的药物是

119. 具有血管紧张素 I 转换酶抑制作用,能防止和逆转心室肥厚的药物是

120. 扩张小动脉、小静脉,作用强、快、短的扩血管药物是

(121~125 题共用备选答案)

A. 地高辛

B. 米力农

C. 卡维地洛

D. 硝普钠

E. 多巴酚丁胺

121. 抑制 Na^+ - K^+ - ATP 酶,使心肌细胞内 Ca^{2+} 增加的药物是

122. 抑制磷酸二酯酶,提高细胞内 cAMP 含量,增加心肌细胞内 Ca^{2+} 浓度的药物是

123. 扩张小动脉和小静脉,降低心脏的前、后负荷的药物是

124. 激动心脏 β 受体,增强心肌收缩力,增加心排血量的药物是

125. 阻断心脏的 β 受体,拮抗交感神经对心脏的作用的药物是

四、X 型题

126. 有关小儿造血的特点中,下列不正确的是

A. 生后 3~4 个月出现生理性贫血

B. 婴儿期肝、脾也参与造血

C. 婴儿期所有的骨髓均为红骨髓,参与造血

D. 胚胎期 7 个月时骨髓是造血的主要器官

E. 骨髓外造血时,末梢中可出现有核红细胞和幼稚粒细胞

127. 营养性巨幼细胞贫血的特点包括

A. 多见于婴幼儿

B. 面色苍黄、疲乏无力

C. 食欲缺乏、腹泻、舌炎

D. 异食癖

E. 随营养不良同时发生

128. 下述哪些是组织细胞坏死性淋巴结炎的表现?

A. 发热

B. 一过性皮疹

C. 颈后淋巴结肿大、粘连、表面红肿

D. 轻度肝脾肿大

E. 关节痛

129. 引起生理性贫血原因包括

A. 循环血量增加较快

B. 出生后一部分红细胞破坏

C. 暂时性骨髓造血功能低下,红细胞生成素不足

D. 未及时添加含铁丰富的辅食

E. 生后3~4个月婴儿体内储存铁已大量被消耗

130. 8个月男婴,因面色苍白3个月入院,诊断为营养性缺铁性贫血。从病史分析与其发病有关的喂养方式是

A. 单纯牛奶喂养

B. 米糊为主食

C. 混合喂养按时添加辅食

D. 母乳和牛乳混合喂养

E. 母乳喂养并按时添加辅食

131. 营养性缺铁性贫血的铁剂治疗中,错误的是

A. 铁剂宜空腹服用

B. 口服铁剂宜选用三价铁盐

C. 口服铁剂宜与维生素 C 同时口服

D. 优先使用注射铁剂

E. 铁剂用到血红蛋白正常后6~8周再停药

132. 下列疾病表现为小细胞低色素性贫血的是

A. 缺铁性贫血

B. 感染、炎症性贫血

C. G6PD 缺乏症

D. 肺含铁血黄素沉着症

E. 地中海贫血

133. 网织红细胞计数增多提示何种贫血可能?

A. 溶血性贫血

B. 再生障碍性贫血

C. 营养性贫血

D. 失血性贫血

E. 生理性贫血

第十二章

神经肌肉系统疾病

一、A1/A2 型题

1. 下列不符合单纯性高热惊厥的诊断标准的是
   - A. 发作呈全身性
   - B. 惊厥持续数秒至数分钟，不超过 10 min
   - C. 惊厥于 24 h 内无复发
   - D. 发作后无神经系统异常
   - E. 发作后 EEG 检查呈棘慢波

2. 佝偻病后遗症期可有的表现是
   - A. 肌肉松弛
   - B. 神经精神症状
   - C. 血液生化改变
   - D. 方颅
   - E. X 线检查异常

3. 男孩，2 岁半，因 1 次误服大量维生素 A 滴剂发生急性中毒。下列各项中哪项为其主要表现？
   - A. 低热、消化不良
   - B. 皮疹、瘙痒、脱皮
   - C. 毛发稀少、干脆、易脱
   - D. 转移性骨痛、软组织肿胀
   - E. 头痛、呕吐、眼震颤、复视、视乳头水肿

4. 佝偻病性手足搐搦症可有以下特点，除了
   - A. 全身性抽搐

   - B. 婴儿期可呈惊厥发作
   - C. 喉痉挛
   - D. 手足痉挛
   - E. 面神经征阳性

5. 患儿女，4 个月，因咳喘 3 d，诊断为支气管肺炎，体温持续 39～40℃，近 2 h 来两眼上翻，惊厥多次，神志半昏迷，前囟门紧张。可能合并
   - A. 癫痫
   - B. 高热惊厥
   - C. 中毒性脑病
   - D. 婴儿手足搐搦症
   - E. 低血糖

6. 重症肺炎和一般肺炎的不同点在于
   - A. 稽留热
   - B. 肺部炎症范围广泛
   - C. 两肺闻及广泛中细湿啰音
   - D. 出现循环、神经系统等功能障碍
   - E. 烦躁不安伴食欲缺乏

7. 采用刺激迷走神经的方法可以纠正的心律失常是
   - A. 阵发性室性心动过速
   - B. 窦性心动过缓
   - C. 窦性心律不齐
   - D. 阵发性室上性心动过速

E. 室性期前收缩

8. 病毒性脑炎的诊断要点如下述,不符合的是
   A. 发病前多有呼吸道及消化道症状
   B. 起病急,高热头痛,呕吐,嗜睡或精神异常
   C. 脑脊液外观混浊,细胞增多,糖氯化物减少
   D. 病程中可出现全身性或局灶性抽搐
   E. 可无明显神经系统异常体征

9. 患儿1.5岁,流涕,轻咳1 d,今早突然抽搐1次,持续2~3 min,当时体温39.8℃,抽搐后状态良好,不吐,颈软。最可能的诊断是
   A. 中枢神经系统感染
   B. 败血症
   C. 癫痫
   D. 高热惊厥
   E. 中毒性脑病

10. 男孩,1岁半。近3 d来频繁呕吐伴惊厥,意识由嗜睡至昏迷。肝肋下4 cm。ALT 80 U/L,血糖1.4 mmol/L(25 mg/dl),临床诊断为瑞氏综合征。下列哪项不是其主要临床特点?
    A. 先驱病毒感染史
    B. 急性进行性脑病症状
    C. 神经系统定位体征
    D. 脑脊液压力增高而无炎症改变
    E. 早期血、脑脊液中糖降低,血清ALT增高

11. 男孩,1岁,进行性四肢无力,骨骼肌萎缩,肌酸磷酸激酶(CK)正常,肌电图见失神经支配改变。下列哪项不是婴儿脊髓肌萎缩症的主要临床特点?
    A. 对称性肌无力,自主运动减少,近端肌肉受累最重
    B. 肌肉弛缓,张力极低,肌肉萎缩明显
    C. 病程呈进行性,预后不良
    D. 肌电图示神经元受损,肌肉活组织检查见成片萎缩肌纤维与正常或肥大纤维同时存在
    E. 病儿由仰卧位起立时,Cower征均阳性

12. 抽动秽语综合征的发病机制是
    A. 多巴胺能神经元的功能增强
    B. 多巴胺能神经元的功能减低
    C. 胆碱能神经元功能增强
    D. 胆碱能神经元功能减低
    E. 肾上腺素能神经元功能增强

13. 下列属于适应行为评定法的是
    A. 中国-韦氏幼儿智力量表
    B. 婴幼儿发育检查量表
    C. 新生儿行为神经评分法
    D. 绘人测验
    E. 丹佛智力发育筛查法

14. 在急性风湿热时不受累的器官是
    A. 心脏
    B. 关节
    C. 神经系统
    D. 肾脏
    E. 皮肤

15. 下列哪项是中枢性性早熟的病因之一?
    A. 肾上腺皮质增生症
    B. 睾丸间质细胞瘤
    C. 单纯乳房早发育
    D. 原发性甲状腺功能减退症
    E. McCune-Albright综合征

16. 下列表明结核性脑膜炎已进入晚期的是
    A. 惊厥
    B. 昏迷
    C. 脑膜刺激征阳性
    D. 腹壁反射消失

E. 颅神经瘫痪

17. 以下不是结核性脑膜炎早期临床表现的是
A. 性情改变
B. 面神经瘫痪
C. 头痛、呕吐
D. 低热、食欲缺乏、盗汗、消瘦
E. 蹙眉皱额、凝视或嗜睡

18. 儿童神经系统的发育中不正确的是
A. 3 岁时神经细胞分化已基本完成
B. 4 岁时神经纤维髓鞘化完成
C. 4 岁时脊髓上移至第 1 腰椎
D. 新生儿和婴儿肌腱反射较强
E. 3~4 个月前肌张力较高

19. 根据呼吸困难的临床表现,可将呼吸困难分 3 类,分别是
A. 肺源性、心源性和神经性
B. 吸气性、呼气性和混合性
C. 生理性、病理性和混合性
D. 心源性、血源性和癔症性
E. 中毒性、代谢异常性和神经性

20. 有关惊厥的描述,以下正确的是
A. 系大脑神经元异常放电所致的发作性脑功能障碍
B. 系伴有或不伴有骨骼肌强烈收缩的痫性发作
C. 均表现为全身性发作
D. 仅出现于急性疾病过程中
E. 为癫痫患者唯一的发作形式

21. 胎粪吸入综合征的临床特点,下面正确的是
A. 生后数小时出现呼吸急促、呼吸困难、发绀、呻吟、三凹征、胸廓前后径增加
B. 严重病例不伴有意识障碍、颅压增高、惊厥等中枢神经系统症状
C. 易并发 PPHN,但不伴发心力衰竭表现

D. 胎粪吸入只导致化学性炎症
E. 仅见于过期产儿

22. 足月儿缺氧缺血性脑病常见的最典型的神经病理学改变为
A. 脑水肿
B. 矢状旁区损伤
C. 脑细胞萎缩
D. 颅内出血
E. 脑室周围白质软化

23. 先天性弓形虫三联征是指
A. 白内障、视网膜病变、耳聋
B. 脉络膜视网膜炎、脑积水、脑钙化灶
C. 脉络膜视网膜炎、脑积水、皮肤疱疹
D. 心脏畸形、眼部损害、脑炎
E. 神经系统畸形、耳聋、眼部损害

24. 下列不是低渗性脱水的特点的是
A. 失钠大于失水
B. 主要为细胞内液减少
C. 皮肤弹性差
D. 易出现休克
E. 多见于营养不良,长期腹泻者

25. 高渗性脱水易发生神经系统症状的原因是
A. 脑水肿
B. 缺氧
C. 酸中毒
D. 高热
E. 脑细胞脱水

26. 铋剂应用时间不宜过长,主要的原因是可引起
A. 恶心、呕吐
B. 口中有金属味
C. 头晕、倦怠
D. 神经不可逆损害
E. 大便黑色

27. 营养性巨幼细胞贫血出现神经系统症状主要是由于
   A. 缺乏维生素 B_{12}
   B. 缺乏叶酸
   C. DNA 合成障碍
   D. 合并感染
   E. 合并缺铁

28. 有明显精神神经症状的营养性巨幼细胞贫血应选择下列哪项治疗？
   A. 叶酸
   B. 铁剂
   C. 维生素 B_{12}
   D. 铁剂加维生素 C
   E. 神经营养药

29. 7 岁男孩,确诊急性淋巴细胞白血病已两年半,一直处于持续完全缓解状态。3 天前出现头痛、呕吐及视物模糊。查体:脑膜刺激征阳性,拟诊中枢神经系统白血病复发。立即进行哪项检查可确立诊断?
   A. 头颅 CT 或 MRI
   B. 腰穿查脑脊液
   C. 脑电图
   D. 骨髓穿刺
   E. 眼底检查

30. 男,7 岁,发热 1 周,颈淋巴结肿大。体检:咽充血,扁桃体 II 度肿大,见较多分泌物,肝肋下 4 cm,脾肋下 3 cm,WBC 10×10^9/L,异型淋巴细胞 13%。最可能的诊断为
   A. 传染性单核细胞增多症
   B. 神经母细胞瘤
   C. 急性白血病
   D. 慢性白血病
   E. 非霍奇金淋巴瘤

31. 符合单纯性热性惊厥特点的发作类型是
   A. 强直-阵挛发作

B. 局限性运动性发作
   C. 局限性感觉性发作
   D. 自主神经性发作
   E. 精神症状性发作

32. 可使热性惊厥患儿转变为癫痫的危险因素是
   A. 首次发作为单纯性热性惊厥
   B. 有热性惊厥家族史
   C. 直系亲属中有癫痫病史
   D. 首次发作前神经系统发育正常
   E. 以上都不是

33. 有关癫痫的描述,以下正确的是
   A. 根据病因,癫痫可分为特发性癫痫和症状性癫痫
   B. 癫痫是多种原因所致的急性脑功能障碍
   C. 癫痫发作是由大脑神经元异常放电所致
   D. 癫痫具有急性、发作性、刻板性特点
   E. 痫性发作表现为运动性发作

34. 以下有关癫痫病因的描述正确的是
   A. 原发性癫痫与遗传因素无关
   B. 先天性脑发育异常可导致继发性癫痫
   C. 围生期脑损伤可导致原发性癫痫
   D. 脑内神经递质 γ-氨基丁酸、GABA 与癫痫发病无关
   E. 隐源性癫痫是经仔细检查可找到确切病因者

35. 吉兰-巴雷综合征不会出现下列哪项临床表现?
   A. 肢体感觉异常
   B. 四肢肌张力低下
   C. 括约肌功能障碍
   D. 巴氏征阳性
   E. 呼吸肌麻痹

36. 关于吉兰-巴雷综合征的治疗正确的是
　A. 一旦出现矛盾呼吸,即应该进行呼吸机辅助呼吸
　B. 伴有后组脑神经麻痹者,均应禁食
　C. 早期使用免疫球蛋白可能延缓病情进展
　D. 血浆置换是小儿吉兰-巴雷综合征急性期首选的治疗措施
　E. 病程4周内应严格卧床,减少对神经的牵拉

37. 急性脊髓炎急性期最主要的病理改变是
　A. 神经细胞脂质沉积
　B. 脊髓软化、坏死、出血
　C. 脊髓水肿、变性、神经细胞肿胀
　D. 神经髓鞘脱失、轴突变性
　E. 神经胶质细胞增生

38. 急性脊髓炎的典型临床表现为
　A. 截瘫、传导束性感觉障碍、持续性自主神经功能障碍
　B. 四肢瘫痪、末梢型感觉障碍、一过性自主神经功能障碍
　C. 截瘫、末梢型感觉障碍、持续性自主神经功能障碍
　D. 偏瘫、传导束型感觉障碍、一过性自主神经功能障碍
　E. 四肢弛缓性瘫痪、末梢型感觉障碍、持续性自主神经功能障碍

39. 急性脊髓炎最常见的自主神经紊乱症状是
　A. 尿潴留和便秘
　B. Horner综合征
　C. 心律失常
　D. 持续性高血压
　E. 以上均是

40. 有关急性脊髓炎的正确描述是
　A. 好发于脊髓胸段
　B. 脊髓休克期表现为上运动神经元瘫痪

　C. 可检测出典型的手套或袜套性感觉障碍
　D. 常伴有暂时性自主神经功能紊乱
　E. 典型的运动障碍为四肢对称性、进行性、弛缓性瘫痪

41. 下列有关急性脊髓炎的实验室检查,正确的是
　A. 脑脊液细胞数及蛋白增加,糖和氯化物降低
　B. 脑脊液隐血试验阳性
　C. 体感诱发电位正常
　D. 神经传导速度减慢
　E. 脊髓MRI检查可见异常信号

42. 下列关于急性小脑共济失调说法,正确的是
　A. 最多见于6～8岁儿童
　B. 主要表现为步态蹒跚、意向性震颤、语言障碍
　C. 常见眼震、意向性震颤、肌张力增高
　D. 头颅MRI检查见显著的小脑水肿
　E. 预后较差,常遗留神经系统后遗症

43. 关于急性小脑共济失调,正确的是
　A. 大多预后不良,80%以上均遗留神经系统后遗症
　B. 尽早进行抗病毒治疗可改善预后
　C. 感染后自身免疫紊乱所致者可用激素治疗
　D. 大多数在病程1个月内均呈进行性加重过程
　E. 均呈单相型病程,不遗留神经系统后遗症

44. 急性播散性脑脊髓炎的病理改变为
　A. 中枢神经系统广泛性炎性细胞浸润与坏死
　B. 大脑皮质、脑干及基底核的病变最为明显,脊髓病变最轻

C. 中枢神经系统内广泛性胶质细胞增生

D. 中枢神经系统内多个散在的钙化斑,多突出于脑室、大脑导水管内

E. 中枢神经系统白质内散在的脱髓鞘病灶和明显的淋巴细胞、浆细胞浸润

45. 急性播散性脑脊髓炎的首选治疗是

A. 肾上腺皮质激素

B. 神经营养因子

C. 维生素

D. 抗生素

E. 抗病毒药物

46. 支持急性播散性脑脊髓炎诊断的是

A. 多见于小婴儿,脑 MRI 检查具有确诊价值

B. 脑脊液检查一般无明显变化

C. 急性中枢神经系统弥漫、多灶性病损症状和体征

D. 头颅 MRI 显示大脑皮质弥散性坏死病变

E. 多数患者呈现缓解—复发过程

47. 肾上腺脑白质营养不良的病理特点为

A. 髓鞘蛋白编码基因缺陷

B. β-半乳糖苷酶的缺乏,使半乳糖脑苷脂沉积于脑内

C. 中枢神经进行性脱髓鞘和(或)肾上腺皮质萎缩或发育不良

D. 肾上腺皮质萎缩或发育不良

E. 中枢神经进行性脱髓鞘

48. 有关小儿急性偏瘫的描述,正确的是

A. 预后较成人更差

B. 自身免疫性脑血管炎、中枢神经系统感染为常见病因

C. 颅脑 CT 可见缺血区呈高密度灶,出血区呈低密度影

D. 颅脑 CT 可在梗死后 6~12 h 发现缺血改变,适于早期诊断

E. 磁共振血管成像可充分显示小血管或血管炎性病变

49. 在神经纤维瘤病Ⅰ型中最常见的中枢神经系统肿瘤为

A. 视网膜母细胞瘤

B. 听神经瘤

C. 视神经胶质瘤

D. 脑膜瘤

E. Wilms 瘤

50. 神经纤维瘤病的遗传方式为

A. 常染色体显性遗传

B. 常染色体隐性遗传

C. X 连锁显性遗传

D. X 连锁隐性遗传

E. 线粒体遗传

51. Lisch 小体即

A. 视网膜错构瘤

B. 听神经瘤

C. 视神经胶质瘤

D. 色素性虹膜错构瘤

E. Wilms 瘤

52. 对神经纤维瘤病具有诊断价值的牛奶咖啡斑是

A. 6 块或 6 块以上,直径>5 mm

B. 5 块或 5 块以上,直径>4 mm

C. 6 块或 6 块以上,直径>4 mm

D. 3 块或 3 块以上,直径>5 mm

E. 4 块或 4 块以上,直径>5 mm

53. 患儿,男,10 岁,因发作性眨眼、张口、挤鼻 1 个月就诊,有时伴有下肢抽动及上肢不自主运动,发作时神志清楚,有时有喉中发声,可自行控制片刻,入睡无发作。3 个月前有"猩红热"病史。查体:神经系统无阳性发现,脑电图背景 7~8 Hzθ 活动稍增多。该患儿最可能的诊断是

A. 病毒性脑炎

B. 癫痫

C. 风湿性舞蹈症

D. 多发性抽动

E. 肝豆状核变性

54. 男孩,13岁。胸背部疼痛15天,右下肢无力5天加重伴左下肢无力2天,尿潴留。体检:两上肢肌力5级,左下肢肌力3级,右下肢肌力1级,肌张力低,腱反射消失,未引出病理反射,第6胸椎水平以下深、浅感觉消失,第6胸椎压痛。该患儿最可能的诊断是

A. 吉兰-巴雷综合征

B. 急性脊髓灰质炎

C. 急性脊髓炎

D. 进行性脊肌萎缩症

E. 脊髓肿瘤

55. 男,9岁,因发烧伴视物不清1天来眼科就诊,4天后双眼视力障碍加重,并出现双下肢麻木、行走困难,尿潴留。查体:神清,颈抵抗,腹壁反射消失,双下肢肌力1级,肌张力降低,双侧巴氏征(+),第5胸椎以下痛觉消失。脑脊液寡克隆带阳性,双眼视觉诱发电位异常,脊髓MRI正常。大剂量甲泼尼龙冲击治疗3天,视力恢复至右眼0.04,左眼0.5。肌无力、排尿障碍好转。2个月后复查脊髓MRI发现胸段脊髓损害呈不完全横贯型炎症。诊断应考虑为

A. 急性播散性脑脊髓炎

B. 多发性硬化

C. 急性脊髓炎

D. 视神经脊髓炎

E. 单纯性球后视神经炎

56. 男,5岁,2岁开始面部、外生殖器皮肤颜色逐渐加深;半年后智力逐渐倒退,行走困难。近1年来反复无热惊厥4次。其舅父4岁时死亡。查体:反应迟钝,不能独站。全身皮肤呈褐色,无皮疹,四肢肌张力高,双侧巴氏征(+)。血糖5.4 mmol/L,血清钠128 mmol/L。MRI示双侧脑室周围,呈对称性蝶翼状长T1、长T2信号。应考虑的诊断是

A. 肾上腺脑白质营养不良

B. 异染性脑白质营养不良

C. 苯丙酮尿症

D. 神经皮肤综合征

E. Canavan病

57. 男,11岁,生时即发现左头面部有隆起的肿块,此后肿块缓慢生长,2岁时影响视物。生长发育较同龄儿迟缓。父亲具有同样病史。专科情况:左侧头皮下、颜面部均可触及质软肿块,约23 cm×15 cm;视觉功能丧失;躯干及四肢可见散在、大小不等的咖啡牛奶样斑,受侵犯部位的颅骨、下颌骨及第2、3肋骨呈虫蚀样改变。CT显示:左侧面颊中及额颞部,左侧颞下窝及左眼眶大范围软组织块,左眼球及左侧颅中凹发育畸形。考虑诊断为

A. 肾上腺脑白质营养不良

B. 结节性硬化症

C. 苯丙酮尿症

D. Sturge-Weber综合征

E. 神经纤维瘤病

58. 肝豆状核变性临床特点中下列不正确的是

A. 无症状时尿铜即可增高

B. 肝症状多见于起病年龄较小者

C. 神经症状多见于年龄较大小儿

D. K-F环在发病早期出现

E. 少数患儿有范可尼综合征症状

59. 低钾血症对神经肌肉的影响为

A. 神经肌肉兴奋性增高

B. 神经肌肉兴奋性降低

C. 表现为腱反射亢进

D. 可累积平滑肌,表现为肠蠕动增强

E. 对骨骼肌的影响小

60. 关于钾代谢紊乱下列说法错误的是

　　A. 高钾血症和低钾血症对神经肌肉的影响是神经肌肉的兴奋性降低

　　B. 高钾血症和低钾血症对心血管系统都有影响

　　C. 低钾血症可致肾损害

　　D. 低钾血症的临床症状不仅取决于血钾浓度，更重要的是低钾血症发生的速度

　　E. 体内缺钾程度越严重，对机体的影响一定会越严重

61. 下列哪一项不是小儿简单性高热惊厥的特点？

　　A. 惊厥呈全身性，持续时间不超过 10 分钟

　　B. 多见于 6 个月～3 岁小儿

　　C. 发作前均有发热，多在发热初起体温骤升时发作

　　D. 多伴有呼吸道、消化道感染，而无中枢神经系统感染

　　E. 发作 1 周后脑电图异常

62. 被定义为"连续使用后易产生身体依赖性、能成瘾的药品"是

　　A. 毒性药品

　　B. 精神药品

　　C. 麻醉药品

　　D. 放射性药品

　　E. 直接作用于中枢神经系统的药品

63. 男孩，10 岁，因癫痫发作入院，经检查确诊为小儿良性癫痫伴中央颞区棘波。下列哪项不是其主要临床特点？

　　A. 常在睡眠中发生部分性发作或全身性大发作

　　B. 脑电图在中央区颞中部有棘波或棘-慢波灶

　　C. 智力发育正常，神经系统无异常发现

　　D. 常有家族性癫痫史，且系常染色体显性遗传

　　E. 抗癫痫药物需终身治疗

64. ADHD 的核心症状是

　　A. 注意缺陷、学习困难

　　B. 多动和情绪问题

　　C. 智力差和注意缺陷

　　D. 注意缺陷、多动和冲动

　　E. 冲动、多动和学习困难

65. 治疗 ADHD 的一线药物为

　　A. 丙米嗪

　　B. 匹莫林

　　C. 苯妥英钠

　　D. 哌甲酯

　　E. 氯丙嗪

二、X 型题

66. 下运动神经元病变时可见到的体征是

　　A. Babinski 征阳性

　　B. 肌张力降低

　　C. 肌张力升高

　　D. 腱反射消失

　　E. 腱反射亢进

67. 男孩，12 岁，系多动综合征。其病因多种多样，但最主要的是

　　A. 遗传因素

　　B. 生物学因素

　　C. 围生期窒息、早产、出生体重过低

　　D. 环境因素

　　E. 神经末梢的去甲肾上腺素不足

68. 下列哪些激素是由神经分泌细胞所分泌的？

　　A. TRH

　　B. ADH

　　C. GHRH

D. ACTH

E. GnRH

69. 新生儿的神经反射正常的是

A. 觅食反射阳性

B. 拥抱反射阴性

C. 握持反射阳性

D. 巴宾斯基征阳性

E. 交叉伸腿反射阴性

70. 治疗中枢神经系统感染的主要原则是

A. 药物＋物理降温

B. 脱水降颅压

C. 镇静、止惊

D. 营养支持

E. 抗感染

第十三章

小儿常见危重症

一、A1/A2 型题

1. 下列不符合复杂性高热惊厥的诊断标准
   的是
   A. 发作呈全身性,有时呈局限性发作
   B. 惊厥持续时间常超过 15 min
   C. 惊厥在 24 h 内有反复发作
   D. 发作后无神经系统异常
   E. 发作后有暂时性麻痹

2. 女婴,10 个月,体重 10 kg,头围 45 cm,方
   颅,前囟 1.5 cm,平坦,今晨突然抽搐 1 次,
   持续 1~2 min 缓解。当时测体温 38.5℃,
   抽搐后即入睡。醒后活动如常。查血钙
   1.75 mmol/L(7 mg/dl),血磷 45 mmol/L
   (4.5 mg/dl)。最可能的惊厥原因是
   A. 脑积水、脑发育不良
   B. 低血糖症发作
   C. 癫痫
   D. 低钙惊厥
   E. 高热惊厥

3. 中度缺氧缺血性脑病的临床表现是
   A. 出生 24 h 内症状最明显
   B. 淡漠与激惹交替
   C. 肌张力增加
   D. 瞳孔扩大
   E. 出现惊厥、肌阵挛

4. 女婴,10 个月,体重 10 kg,方颅,头围
   44 cm,前囟 1 cm×1.5 cm,平坦,有肋串
   珠。突然惊厥 1 次,历时 1~2 min。血白
   细胞数 $7×10^9$/L,中性粒细胞 0.40,淋巴
   细胞 0.60,血糖 4.4 mmol(80 mg/dl),血钙
   1.6 mmol/L(6.4 mg/dl),血磷 1.3 mmol/
   L(4 mg/dl),碱性磷酸酶 20U(布氏)。其
   发生惊厥的主要原因是由于
   A. 血钙迅速转移到骨骼
   B. 甲状旁腺反应迟钝
   C. 血钙排出过多
   D. 血糖偏低
   E. 血磷偏高

5. 小儿急性持续性腹痛,阵发性加剧并伴有
   休克,最大可能为
   A. 阑尾穿孔,腹膜炎
   B. 胆道蛔虫症
   C. 粪石性肠梗阻
   D. 梅克尔憩室炎
   E. 绞窄性肠梗阻

6. 肺炎患儿,近 3 h 出现烦躁,气急、发绀加
   重。检查发现呼吸 60 次/分,心率 170 次/
   分,心音钝,两肺呼吸音略低,有少量中细
   湿啰音,肝肋下 3.5 cm。提示患儿可能
   合并
   A. 败血症

B. 脓气胸

C. 急性心力衰竭

D. 肺不张

E. 急性呼吸衰竭

7. 6 个月婴儿,因支气管肺炎住院,今突然出现烦躁、哭闹不安,经给氧及应用镇静剂后仍未见改善,考虑肺炎合并心衰。下列体格检查不符合心衰诊断标准的是

A. 肝脏迅速增大

B. 面部出现轻度水肿

C. 心率 180 次/分,心音低钝

D. 气管右移,左胸上部叩诊鼓音

E. 突然气急加重,肺部湿啰音增多

8. 由耐甲氧西林金葡菌(MRSA)引起的感染性休克应选用下列哪一种抗生素?

A. 第三代头孢菌素

B. 苯唑西林或氯唑西林

C. 罗红霉素

D. 万古霉素

E. 阿米卡星

9. 小儿危重哮喘一般不出现

A. 呼吸音降低,哮鸣音减少

B. 意识改变或昏迷

C. 奇脉

D. 混合性酸中毒

E. 咳嗽减少

10. 下列属于中枢性呼吸衰竭的呼吸改变的是

A. 阵发性呼吸困难

B. 吸气困难为主(有三凹征)

C. 呼气困难为主,有哮鸣音

D. 呼吸节律不整

E. 仅有腹式呼吸

11. 法洛四联症患儿,在哭闹后出现呼吸困难,随即昏厥、抽搐。产生此现象的最可能原因是

A. 呼吸衰竭

B. 心力衰竭

C. 循环衰竭

D. 因血液黏稠而产生肺栓塞

E. 以上均不是

12. 下列不是引起心源性休克的常见病因的是

A. 严重腹泻

B. 重症病毒性心肌炎

C. 严重心律失常

D. 心脏压塞

E. 严重充血性心力衰竭

13. 关于儿童时期克山病,主要治疗措施中,下列不正确的是

A. 抢救心源性休克

B. 控制充血性心力衰竭

C. 减轻心脏负担

D. 纠正心律失常

E. 合理应用抗生素

14. 男性,8 岁,因尿少、水肿 3 d,头痛、呕吐 1 d 来院急诊。就诊时突然意识丧失、惊厥发作。体检:颜面明显水肿,意识不清、四肢抽动。测血压为 170/120 mmHg,即予紧急处理。以下不正确的是

A. 腰椎穿刺,脑脊液检查

B. 苯巴比妥钠肌内注射

C. 20%甘露醇静脉滴注

D. 二氮嗪静脉快速注射

E. 吸氧

15. 7 岁男孩,水肿、血尿、少尿 6 d,头痛、恶心、呕吐 3 d。急诊时突然发生惊厥,随即昏迷。BP 160/94 mmHg。除给予镇静剂外,处理应首选

A. 脱水剂静脉注射

B. 硝普钠静脉滴注

C. 硫酸镁静脉滴注

D. 利血平肌内注射

E. 血液透析

16. 男孩,6 岁,尿少、头痛 3 d,呕吐 3 次,惊厥 1
次。查体:嗜睡,颜面水肿,眼眶周围见针
尖样瘀点。下列对解释其临床表现最有意
义的检查是
A. 水肿程度
B. 脑膜刺激征
C. 血压
D. 锥体束征
E. 脑脊液检查

17. 病毒性脑膜炎与化脓性脑膜炎的主要区别
在于
A. 年龄大小
B. 发病季节
C. 惊厥次数
D. 脑膜刺激征
E. 脑脊液变化

18. 急性细菌性痢疾中毒型的并发症不包括
A. 中毒性休克
B. 脑水肿
C. 脑疝
D. 呼吸衰竭
E. DIC

19. 女孩,2 岁,住院诊断为暴发型流行性脑脊
髓膜炎(休克型)。下列不是其主要临床表
现的是
A. 高热,中毒症状严重
B. 全身广泛瘀点、瘀斑
C. 休克,外周循环衰竭
D. 酸中毒,电解质紊乱
E. 脑膜刺激征阳性

20. 女孩,3 岁,因发热伴呕吐 16 h,拟诊流行性
脑脊髓膜炎入院。入院后全身皮肤瘀点增
多,瘀斑出现,血压测不出。下列措施错误
的是

A. 抗休克治疗
B. 积极给予抗生素
C. 立即抗凝治疗
D. 应用甘露醇
E. 氧气吸入

21. 男孩,7 岁。病前 2 周左手拇指不慎被刀割
伤,病前 2 d 随母到外婆家过春节,昨与家
人到后山采野果吃。今下午 3 时突然高
热、头痛、呕吐,四肢厥冷,血压测不出,脉
细速,全身有较多出血点,无腹泻。血白细
胞数 $21 \times 10^9/L$,中性粒细胞 0.88。此患
儿诊断首先考虑
A. 中毒型细菌性痢疾
B. 葡萄球菌败血症
C. 暴发型流行性脑脊髓膜炎(休克型)
D. 流行性出血热
E. 野果中毒

22. 关于颅内高压征,错误的是
A. 颅内压增高时,血压可以增高
B. 颅内压增高时,可以出现呕吐
C. 发生枕骨大孔疝时,一定先发生小脑幕
切迹疝
D. 人工呼吸机过度通气可以降颅压
E. 颅内压增高时,渗透性利尿剂是有效的

23. 10 岁患儿,在水库游泳时发生溺水,经过抢
救已存活 20 h,现突然出现咳嗽、憋喘,呼
吸困难,咳血性泡沫痰。最可能的病情是
A. 急性肾功能衰竭
B. 呼吸窘迫综合征
C. 继发肺部感染
D. 左心衰
E. DIC

24. 以下符合小儿时期急性惊厥发作特征的是
A. 惊厥发生率随小儿年龄增长而增高
B. 小儿时期不易有频繁或严重惊厥发作
C. 小儿惊厥持续状态的发生率低于成

年人

    D. 新生儿和小婴儿常有不显性惊厥发作

    E. 引起小儿惊厥的病因单一

25. 下列最符合惊厥持续状态的定义的是

    A. 一次惊厥发作持续 10 min 以上

    B. 一次惊厥发作持续 15 min 以上

    C. 反复惊厥发作而间歇期意识无好转持续 15 min 以上

    D. 一次惊厥发作超过 15 min,或反复发作而间歇期意识无好转超过 15 min

    E. 一次惊厥发作超过 30 min,或反复发作而间歇期意识无好转超过 30 min

26. 对惊厥持续状态的处理中,首选的治疗是

    A. 地西泮静脉注射

    B. 地西泮肌内注射

    C. 苯巴比妥肌内注射

    D. 苯巴比妥静脉注射

    E. 地西泮皮内注射

27. 小儿急性持续性腹痛,阵发性加剧并伴有发热、休克,最可能的诊断是

    A. 胆道蛔虫症

    B. 急性化脓性胆管炎

    C. 粪石性肠梗阻

    D. 梅克尔憩室炎

    E. 绞窄性肠梗阻

28. 3 个月小儿,单纯母乳喂养,因咳嗽 1 天,惊厥 1 次就诊。查体:T 38℃,嗜睡状,面色苍白,前囟膨隆,张力高,四肢肌张力阵发性增高,院外查 Hb 70 g/L,采血部位仍有渗血。入院后应首先做以下哪项检查帮助患儿明确诊断?

    A. 胸片

    B. 电解质

    C. 脑脊液

    D. 脑电图

    E. 头颅 CT

29. 患儿男,3 岁,因发热半天、惊厥 1 次于春季入院。查体:T 39℃,昏睡状,前囟膨隆,张力高,颈抵抗,双下肢见散在瘀点、瘀斑。心肺腹无异常,双侧克氏征、布氏征阴性。以下检查最有助于明确诊断的是

    A. 血常规

    B. 电解质

    C. 脑脊液

    D. 脑电图

    E. 头颅 CT

30. 10 个月小儿,因腹泻 2 天伴惊厥 1 次入院,病程中有高热、烦渴。体检:T 39.5℃,嗜睡与烦躁交替,前囟、眼眶凹陷,四肢肌张力较高,膝反射活跃。能解释其临床特点的检查结果是

    A. 血钠 140 mmol/L

    B. 血钠 160 mmol/L

    C. 血钾 3.2 mmol/L

    D. 血清游离钙 1.10 mmol/L

    E. 血镁 0.70 mmol/L

31. 新生儿缺氧缺血性脑病的病因中最容易被忽略的是

    A. 产前慢性缺氧

    B. 产时窒息

    C. 宫内窘迫

    D. 产后患儿呼吸衰竭

    E. 出生时评分

32. 有关新生儿败血症的叙述,下列错误的是

    A. 血培养阳性率高

    B. 有出血症状

    C. 可有休克征象

    D. 易并发脑膜炎

    E. 有不吃、不哭、不动、体温不升的四大症状

33. 女婴,20 天,因发热、食欲缺乏 2 天,抽搐

1次入院,出生时无窒息抢救史。实验室检查:外周血白细胞 $4 \times 10^9/L$, TB $251 \mu mol/L$;脑脊液常规:淡黄、微浑,白细胞 $40 \times 10^6/L$,多核 70%,蛋白(＋＋);脑脊液生化:蛋白定量 1.6 g/L,葡萄糖 1.5 mmol/L,氯化物 110 mmol/L。诊断应考虑

A. 化脓性脑膜炎

B. 颅内出血

C. 病毒性脑炎

D. 胆红素脑病

E. 高热惊厥

34. 6岁儿童,呕吐鲜血1天。查体:面色苍白,四肢凉,脉搏 138 次/分。Hb 59 g/L, RBC $185 \times 10^9/L$。正确的治疗措施是

A. 立即行胃镜检查

B. 先洗胃,后急诊胃镜

C. 先输血扩容,再急诊胃镜

D. 洗胃、输血,待休克纠正,血红蛋白提升至 70 g/L 以上后行胃镜检查

E. 出血停止后行胃镜检查

35. 1岁患儿,因咳嗽、发热2天,尿少1天来诊。查体中发现患儿烦躁不安,面色发绀,呼吸急促,72次/分,可见鼻扇及三凹征,双肺可闻及细小水泡音,心音低钝,心率 188 次/分,心律整,腹软,肝肋下 4 cm,心电图示窦性心动过速,血气分析 PaO_2 60 mmHg, $PaCO_2$ 46 mmHg, SaO_2 88%。此患儿最可能的诊断是

A. 肺炎合并呼吸衰竭

B. 肺炎合并肾衰竭

C. 肺炎合并心力衰竭

D. 肺炎合并中毒性心肌炎

E. 肺炎合并中毒性脑病

36. 8个月患儿入院,诊断为急性支气管肺炎。血气分析结果:pH 7.35, PaO_2 45 mmHg, $PaCO_2$ 55 mmHg。诊断考虑为

A. Ⅰ型呼吸衰竭

B. 高碳酸血症

C. 低氧血症

D. Ⅱ型呼吸衰竭

E. 失代偿性呼吸性酸中毒

37. 急性肾炎在早期突然发生惊厥,可能性最大的是

A. 高热惊厥

B. 低钙惊厥

C. 低钠综合征

D. 高血压脑病

E. 脑血栓

38. 下列属于肾功能不全失代偿期的指标是

A. 血 Cr、BUN 正常,Ccr 80～120 ml/ (1.73 m^2 · min)

B. 血 Cr、BUN 升高,Ccr 0～10 ml/ (1.73 m^2 · min)

C. 血 Cr、BUN 升高,Ccr 10～30 ml/ (1.73 m^2 · min)

D. 血 Cr、BUN 正常,Ccr 50～80 ml/ (1.73 m^2 · min)

E. 血 Cr、BUN 升高,Ccr 30～50 ml/ (1.73 m^2 · min)

39. 9岁女孩,水肿、茶色尿4周,近3天尿量进行性减少,今日出现无尿。测血压 140/90 mmHg。尿常规蛋白(＋),红细胞满视野。血 BUN 47.5 mmol/L,血钾 6.18 mmol/L。该患儿最可能的诊断是

A. 急性肾炎伴肾衰竭

B. 急进性肾炎

C. 肾炎型肾病综合征

D. 慢性肾炎

E. 迁延性肾炎

40. 患儿,9岁,眼睑水肿4天,近2天加重,水肿渐及全身,尿少,今晨感觉上腹部不适,频咳,气急。体检:体温 37.5℃,眼睑及下

肢水肿,血压 150/100 mmHg,心率 116 次/分,心音钝,两肺呼吸音粗,肝肋下2.0 cm。尿常规:蛋白(++),红细胞20~30个/HP。血尿素氮 26.5 mmol/L,肌酐 362 μmol/L。诊断考虑为
A. 急性肾炎伴肺炎
B. 急性肾炎伴急性肾衰竭
C. 急性肾炎伴循环充血
D. 急性肾炎伴高血压脑病
E. 急性肾炎伴心肌炎

41. 女性,9 岁,因阑尾炎术后 12 小时出现少尿(10 ml/h),血尿素氮 25 mmol/L,肌酐 178 μmol/L,尿比重 1.030,尿钠 13 mmol/L,尿量减少。最可能的原因是
A. 肾后性急性肾衰竭
B. 肾前性急性肾衰竭
C. 急性肾小管坏死
D. 慢性肾衰竭
E. 急性间质性肾炎

42. 中毒型细菌性痢疾(休克型)的主要表现是
A. 高热
B. 脓血便
C. 惊厥
D. 循环衰竭
E. 呼吸衰竭

43. 女孩,6 个月,患暴发型流行性脑脊髓膜炎(休克型),经治疗体温下降正常、病情好转,但于治疗后 7 天又出现发热、前囟饱满。该患儿可能出现
A. 脑脓肿
B. 院内感染
C. 脑积水
D. 脑室膜炎
E. 硬脑膜下积液

44. 男孩,2 岁,1 月份起病,突然高热、呕吐、烦躁 8 小时,伴皮疹 2 小时住院。体检:面色

青灰,脑膜刺激征阴性,臀部及四肢见大量瘀斑,四肢厥冷,皮肤发绀,有大理石花纹,脉搏细速,血压下降,诊断为暴发型流行性脑脊髓膜炎休克型。下列不属于抢救休克的措施是
A. 扩充血容量
B. 纠正代谢性酸中毒
C. 扩血管药物
D. 肾上腺皮质激素
E. 肝素

45. 急性荨麻疹伴有喉头水肿或过敏性休克时应立即
A. 肌内注射苯海拉明或氯苯那敏
B. 静脉滴注地塞米松或氢化可的松
C. 给予第二代抗组胺药
D. 静脉滴注钙剂或维生素 C
E. 皮下注射 0.1%肾上腺素

46. 肺栓塞时,下列说法不正确的是
A. 很快发生呼吸性酸中毒
B. 发生于长期卧床之后,或见于血栓形成过程中
C. 呼吸运动增加时,胸膜疼痛
D. 突发性呼吸困难是典型症状
E. 常见症状为呼吸困难及胸痛

47. 药物过敏的临床表现通常不包括
A. 过敏性休克
B. 药物性皮疹
C. 药物热
D. 晕厥
E. 哮喘样发作

48. 哮喘急性发作时快速解痉治疗首选
A. 静脉应用抗生素
B. 静脉应用糖皮质激素
C. 吸入型 β_2 受体激动剂
D. 白三烯受体拮抗剂
E. 抗胆碱能药物

49. 下列情况不易引起 MODS 发生的是

    A. 败血症

    B. 支原体肺炎

    C. 严重创伤

    D. 休克

    E. 急性坏死性出血性胰腺炎

50. 诊断急性呼吸窘迫综合征（ARDS）时，PaO_2/FiO_2 应小于

    A. 350

    B. 300

    C. 250

    D. 200

    E. 150

51. 改善急性呼吸窘迫综合征（ARDS）缺氧的主要方法是

    A. 鼻导管给氧

    B. 简易面罩给氧

    C. 呼吸末正压通气给氧

    D. 头罩给氧

    E. 不重复吸收面罩给氧

52. 下列 I 型呼吸衰竭的说法不正确的是

    A. 缺氧不伴二氧化碳潴留

    B. I 型呼吸衰竭常由于肺换气功能障碍所致

    C. I 型呼吸衰竭常由于通气功能障碍所致

    D. 可因低氧血症所致通气代偿性增加

    E. 二氧化碳排出过多可导致 $PaCO_2$ 降低

53. 急性呼吸衰竭的主要诊断方法是

    A. 血气分析

    B. 生化检查

    C. 胸部 CT

    D. 心电图

    E. 胸透

54. 女，5 岁，因急腹症入院，急救过程中先后出现少尿、呼吸困难、颜面发绀、嗜睡、意识障碍、消化道出血等症状。应诊断为

    A. DIC

    B. 急性肾衰竭

    C. MODS

    D. 急性呼吸窘迫综合征

    E. 消化性溃疡

55. 患儿女，10 岁，患金黄色葡萄球菌肺炎入院 5 天，后出现全身皮肤黄疸、颜面发绀、惊厥、低血压。考虑并发

    A. MODS

    B. 肝功能衰竭

    C. 中毒性脑病

    D. 休克

    E. 呼吸衰竭

56. 患儿男，7 岁，因被毒蛇咬伤 2 小时入院，伴少尿，血红蛋白尿，全身皮肤瘀斑、瘀点，四肢凉，大理石花纹，需警惕

    A. MODS

    B. DIC

    C. 肾衰竭

    D. 休克

    E. 心力衰竭

57. 患儿男性，10 岁，因饮酒过多入院。查体：昏睡状，呼吸浅慢，皮肤湿冷，脉细弱，四肢阵发抽动。关于急救处理，以下错误的是

    A. 纳洛酮 0.8 mg 静脉注射

    B. 活性炭溶液洗胃

    C. 补液、抗休克，防治低血糖

    D. 苯巴比妥 200 mg 肌内注射止惊

    E. 维生素 B_1、维生素 B_6 各 25～50 mg 肌内注射，以加速乙醇在体内氧化

58. 患儿 15 岁，因吃宿食后出现腹泻，解水样便，次数多，量多。查体：眼眶凹陷，哭时无泪，四肢凉，尿量极少，毛细血管在充盈时间大于 6 s。该患儿可能存在

A. 休克

B. 低血糖

C. 高钾

D. 低钾

E. 低钙

59. 流行性脑脊髓膜炎败血症期,主要而显著的体征是

A. 休克症状

B. 脑膜刺激征

C. 唇周单纯疱疹

D. 病理反射

E. 皮肤瘀点、瘀斑

60. 下列抗惊厥大发作药物中,作用最强的是

A. 地西泮

B. 氯硝西泮

C. 苯巴比妥

D. 水合氯醛

E. 硫喷妥钠

61. 5 个月小儿,患有维生素 D 缺乏性佝偻病。在开始维生素 D 治疗时,突然出现惊厥,应立即采取的措施为

A. 气管切开

B. 肌内注射维生素 D

C. 静脉滴注钙剂

D. 给予抗炎、脱水药

E. 立即将舌尖拉出口外,人工呼吸

62. 哮喘持续状态伴混合性酸中毒时,首要处理为

A. 机械通气

B. 注射支气管舒张剂

C. 同时注射支气管舒张剂和糖皮质激素

D. 充分补液,补充丢失的水分

E. 补充碳酸氢钠

63. 癫痫持续状态是指惊厥时间

A. >15 min

B. >20 min

C. >30 min

D. >45 min

E. >60 min

64. 出生 11 个月女婴,发热 4 天,惊厥 2 次收入院。查体:体温 38.7℃,烦躁不安,心率 120 次/分,心音有力,双肺呼吸音清,腹软,前囟隆起,张力较高。为明确诊断,此患儿首先应做的检查是

A. 头颅 B 超

B. 血气分析

C. 胸片

D. 脑脊液常规和生化

E. 超声心动图

65. 下列哪项不是急性细菌性痢疾中毒型的临床特征?

A. 多见于 2～7 岁儿童

B. 急起高热,反复惊厥

C. 迅速发生休克与呼吸衰竭

D. 起病时肠道症状可不明显

E. 常有脑膜刺激征

66. 12 岁男孩。因患急性肾炎住院,血压 165/115 mmHg,烦躁、头痛,并有一过性失明,每日尿量约 500 ml。应诊断为

A. 心力衰竭

B. 肾衰竭

C. 高血压脑病

D. 代谢性酸中毒

E. 并发化脓性脑膜炎

67. 暴发型流行性脑脊髓膜炎(休克型)的主要临床表现,下列错误的是

A. 脑膜刺激征阳性,脑脊液多呈化脓性改变

B. 全身的广泛瘀点、瘀斑

C. 休克、周围循环衰竭

D. 血培养阳性

E. 高热、中毒症状严重

68. 栓塞时常伴有 DIC 发生,主要见于
A. 血栓栓塞
B. 脂肪栓塞
C. 空气栓塞
D. 羊水栓塞
E. 化脓菌栓塞

69. 患儿 2 岁,低热、食欲缺乏、消瘦 2 周,烦躁易哭。查体:神志清,双巴宾斯基征阳性,腱反射亢进。脑脊液检查压力显著增高,外观毛玻璃样,白细胞计数 $200 \times 10^6/L$,淋巴细胞 75%,蛋白定量 38 g/L,葡萄糖含量 1.4 mmol/L,氯化物含量 100 mmol/L。应诊断为
A. 病毒性脑炎
B. 化脓性脑炎
C. 结核性脑膜炎
D. 脑脓肿
E. 新型隐球菌脑膜炎

70. 在 DIC 的原发病中,下列疾病最为常见的是
A. 恶性肿瘤
B. 严重创伤
C. 羊水栓塞
D. 蛇咬伤
E. 感染性疾病

71. 由 DIC 引起的贫血属于
A. 失血性贫血
B. 缺铁性贫血
C. 中毒性贫血
D. 再生障碍性贫血
E. 溶血性贫血

72. 在我国神经型食物中毒发病率最高地区是
A. 新疆
B. 云南
C. 广东
D. 上海
E. 湖南

73. 神经型食物中毒的主要特征是
A. 瞻望
B. 发热、呕吐、腹痛、腹泻水样便
C. 昏迷
D. 幻听、幻视、幻觉
E. 眼肌及咽肌瘫痪

74. 下列关于婴儿肉毒中毒临床表现的描述不正确的是
A. 腹泻
B. 便秘
C. 颅神经麻痹
D. 可发生婴儿猝死
E. 常因进食被肉毒梭菌污染的蜂蜜而致病

75. 下列有关神经型食物中毒的治疗不正确的是
A. 及早使用抗毒素
B. 给予 5% 碳酸氢钠或 1:4 000 高锰酸钾洗胃,给予泻剂并作清洁灌肠
C. 选用硫酸镁导泻
D. 对症治疗
E. 支持治疗

76. 急性氯气中毒的主要靶系统是
A. 神经系统
B. 呼吸系统
C. 心血管系统
D. 血液系统
E. 肾脏系统

二、A3/A4 型题

(77~79 题共用题干)

女,2 岁,自幼牛乳喂养,未按要求添加辅

食,有时腹泻,逐渐消瘦。体检:身高 80 cm,体重 7 000 g,皮下脂肪减少,腹壁皮下脂肪厚度<0.4 cm,皮肤干燥、苍白,肌张力明显减低,肌肉松弛,脉搏缓慢,心音较低钝。

77. 此患儿目前最可能的主要诊断应是
- A. 营养性缺铁性贫血
- B. 先天性甲状腺功能减退症
- C. 营养不良
- D. 婴幼儿腹泻
- E. 心功能不全

78. 假设此患儿清晨突然面色苍白、神志不清、体温不升、呼吸暂停。首先应考虑的原因是
- A. 急性心力衰竭
- B. 低钾血症引起的呼吸肌麻痹
- C. 重度脱水伴休克
- D. 低钙血症引起的喉痉挛
- E. 自发性低血糖

79. 该情况下,除立即给氧外,首先应采取的紧急抢救措施为
- A. 给予呼吸兴奋剂
- B. 输液纠正脱水
- C. 立即测血糖,静脉注射高渗葡萄糖
- D. 立即测血钙,补充钙剂
- E. 立即给强心剂治疗

(80~82 题共用题干)

男孩,18 个月。自幼以人工喂养,食欲缺乏。半小时前突然面色苍白,神志模糊。体检:营养发育差,腹部皮脂消失,唤之无反应,呼吸间有暂停,脉搏 60 次/分。

80. 该例的首要诊断考虑为
- A. 心力衰竭
- B. 中毒性休克
- C. 低钾血症
- D. 低钙血症

- E. 低血糖症

81. 首要诊治措施为
- A. 即做心电图,应用快速洋地黄制剂
- B. 测血糖浓度,静脉注射高渗葡萄糖
- C. 检查血清钠、钾、氯,并据以确定补充方案
- D. 做血培养,先用足量抗生素,两种合用及纠正酸中毒
- E. 验血钙、磷及碱性磷酸酶,静脉注射葡萄糖酸钙

82. 对本例的饮食治疗,下列最为正确的是
- A. 开始每天用 30~40 kcal/kg,渐增至每天 100~120 kcal/kg
- B. 开始每天用 40~50 kcal/kg,渐增至每天 110~120 kcal/kg
- C. 开始每天用 40~60 kcal/kg,渐增至每天 120~150 kcal/kg
- D. 开始每天用 50~60 kcal/kg,渐增至每天 130~150 kcal/kg
- E. 开始每天用 60~80 kcal/kg,渐增至每天 140~160 kcal/kg

(83~86 题共用题干)

男孩,10 岁,于 1 月 15 日来院急诊。其母代诉,起病急,高热、头痛伴呕吐 8 h,现呼之不应。体温 40℃,面色苍灰,四肢冷,全身皮肤出现广泛瘀点、瘀斑,脉细速,血压测不出,脑膜刺激征不明显。

83. 本病例诊断最大的可能是
- A. 中毒型细菌性痢疾
- B. 金黄色葡萄球菌败血症
- C. 流行性出血热
- D. 暴发型流行性脑脊髓膜炎(休克型)
- E. 中毒型猩红热

84. 确诊本病最重要的依据是
- A. 高热、头痛、呕吐

B. 鼻咽拭子培养阳性

C. 皮肤有瘀点、瘀斑

D. 血培养阳性

E. 面苍白、肢冷、血压测不出

85. 本病发病最重要的原理是

A. Ⅰ型变态反应

B. 脂多糖内毒素致全身微循环障碍

C. 全身血管通透性增高,组织充血、水肿

D. 急性肾上腺皮质功能衰竭

E. 体液免疫功能低下

86. 在抢救本患儿的过程中,国内普遍同时选用山莨菪碱。从理论上讲,以下不是本药作用机制的是

A. 解除平滑肌痉挛,扩张血管,疏通及改善微循环

B. 降低细胞应激性

C. 增加冠状动脉血流量及心搏量,改善心功能

D. 降低血黏度,防止发生 DIC

E. 拮抗肾上腺素 α 受体兴奋,抗 5-羟色胺

(87~89 题共用题干)

10 岁男孩,2 周前曾患上呼吸道感染,现出现心前区不适、胸闷、心悸。就诊前突然发生烦躁不安,面色苍白,四肢冷湿及末端发绀。曾经心电图检查示各导联 ST 段压低,T 波低平和频发室性期前收缩,诊断为病毒性心肌炎。

87. 现最可能的并发症为

A. 频发室性期前收缩

B. 充血性心力衰竭

C. 心源性休克

D. 阵发性室性心动过速伴心肌劳损

E. 一度房室传导阻滞

88. 此病例治疗措施不正确的是

A. 加速静脉滴注大剂量肾上腺皮质激素

B. 静脉注射大剂量维生素 C

C. 及时应用血管活性药物如多巴胺、异丙肾上腺素及间羟胺

D. 纠正心律失常

E. 不宜使用血管扩张剂如硝普钠

89. 该患儿病毒学诊断最有价值的确诊依据是

A. 从患儿鼻咽冲洗液分离到病毒

B. 从患儿粪便中分离出病毒

C. 恢复期血清抗体效价比急性期增高 4 倍以上

D. 免疫荧光技术及免疫电子显微镜证实心肌有病毒存在

E. 从患者的血液中分离到病毒

(90~91 题共用题干)

男,10 岁,受凉后出现发热、咳嗽、乏力,服用感冒药无效,次日出现心悸、胸闷、烦躁不安。查体:面色苍白、皮肤发凉,可见大理石样花纹,血压 80/50 mmHg,心率 160 次/分,第一心音低钝,门诊给予扩容及血管活性药物。患儿很快出现神志不清、面色青灰、呼吸急促,血压测不到,急诊入院。

90. 该患儿的休克属于

A. 感染性休克

B. 低血容量性休克

C. 心源性休克

D. 中毒性休克

E. 低血压性休克

91. 该患儿的原发病最可能是

A. 重症感染

B. 心包填塞

C. 中毒性痢疾

D. 暴发性心肌炎

E. 心肌病

(92~94 题共用题干)

男性患儿,6 岁,2 天前有严重车祸撕脱伤,现患儿体温 38.5℃,四肢凉,全身多处皮肤瘀

斑及出血点,伴黄疸,血红蛋白尿,BP 60/35 mmHg,血小板计数 55×10^9/L,纤维蛋白原1.2 g/L,肝功能正常。

92. 此患儿最可能的诊断是
　　A. 休克
　　B. DIC
　　C. 肝病合并凝血功能障碍
　　D. 血小板减少性紫癜
　　E. MODS

93. 此患儿出血,与下列因素关系最为密切的是
　　A. 凝血因子Ⅻ被激活
　　B. 凝血因子大量消耗,纤溶活性增强
　　C. 肝脏合成凝血因子障碍
　　D. 血管通透性增高
　　E. 抗凝血酶物质增加

94. 此患儿突然出现惊厥、意识障碍,查血红蛋白110 g/L。最可能的原因是
　　A. 急性颅内感染
　　B. 颅内出血
　　C. 脑栓塞
　　D. 头部外伤
　　E. 电解质紊乱

(95～97题共用题干)

　　患儿女性,4 岁,因服用隔夜的小白菜后 1 小时出现头晕、呕吐。查体:口唇及甲床明显发绀,呼吸 30 次/分,轻度三四征,双肺呼吸音清晰,心率 110 次/分,心前区未闻及明显杂音。

95. 此患儿最可能的临床诊断是
　　A. 亚硝酸盐中毒
　　B. 有机磷中毒
　　C. 氰化物中毒
　　D. ARDS
　　E. TOF 缺氧发作

96. 此患儿发绀的原因是
　　A. 休克致组织缺氧
　　B. 呼吸衰竭致组织缺氧
　　C. 心脏右向左分流致组织缺氧
　　D. 血红蛋白被氧化为高铁血红蛋白而致组织缺氧
　　E. 形成碳氧血红蛋白而致组织缺氧

97. 治疗首选为
　　A. 机械通气
　　B. 扩容、纠酸,改善组织灌注
　　C. 1‰亚甲蓝 1～2 mg/kg 加葡萄糖液缓慢静脉注射
　　D. 1‰亚甲蓝 10 mg/kg 加葡萄糖液缓慢静脉注射
　　E. 吗啡 0.1～0.2 mg/kg 皮下注射

三、X型题

98. 急性肝功能衰竭中,哪些概念是错误的?
　　A. 虽然黄疸加重但转氨酶下降,提示病情有所好转
　　B. 甲胎蛋白阳性,说明病情恶化
　　C. 肝脏可以进行性缩小
　　D. 可以出现出血症状
　　E. 可以出现神经系统症状

99. 心肺复苏中,补充碳酸氢钠的目的包括
　　A. 纠正酸中毒环境
　　B. 改善心肌功能
　　C. 改善中枢神经功能
　　D. 提高肾上腺素能受体功能
　　E. 防止细胞内出现酸中毒

100. 哮喘的治疗原则包括
　　A. 去除诱因
　　B. 预防哮喘复发
　　C. 治疗方案根据病情决定
　　D. 控制症状,改善生活质量
　　E. 因各类药物防治哮喘机理类同,治疗

时可任意选用

101. 洋地黄中毒的易发原因包括
    A. 严重心力衰竭
    B. 低钾血症
    C. 低钙血症
    D. 心肌炎
    E. 肾功能不全

102. 关于暴发型流行性脑脊髓膜炎（休克型）的临床表现，下列正确的是
    A. 脑脊液呈化脓性改变
    B. 全身广泛瘀点、瘀斑，融合成片
    C. 血培养多为阳性
    D. 脑膜刺激征明显
    E. 血小板降低

103. 符合简单型热性惊厥的是
    A. 年龄小于 6 个月
    B. 反复多次惊厥
    C. 体温 39℃
    D. 强直阵挛性发作
    E. 惊厥＜10 min

104. 关于急性肝功能衰竭的治疗，哪些措施是正确的？
    A. 鼻饲牛奶
    B. 静脉输入白蛋白
    C. 饮食中增加蛋白质
    D. 静脉输入支链氨基酸
    E. 静脉输入新鲜冰冻血浆

105. 关于多器官功能障碍（MODS）的概念错误的是
    A. MODS 与炎症介质释放过多有关
    B. 肝肾综合征符合 MODS 的诊断标准
    C. 促炎反应和抗炎反应失衡可以造成 MODS
    D. 肺炎合并心力衰竭符合 MODS 的诊断标准

    E. MODS 是发生在全身炎症反应综合征（SIRS）基础上的

106. 防治复苏后缺氧性脑病的措施合理的是
    A. 利尿剂
    B. 应用甘露醇
    C. 高压氧舱治疗
    D. 降低颅脑温度或冬眠疗法
    E. 增强呼吸或给予呼吸兴奋剂

107. 下列哪些是惊厥和寒战的鉴别点？
    A. 意识障碍
    B. 抽搐肌群局限，动作刻板
    C. 无畏寒
    D. 肌张力增高
    E. 脑电图检查

108. 以下有关肠源性发绀的描述正确的是
    A. 饮用井水可诱发肠源性发绀
    B. 发绀与症状不成比例
    C. 肠源性发绀属于一种周围性发绀
    D. 极重型病例可发生缺氧和生命危险
    E. 可用维生素 C 解救

109. 重症肺炎可有下列哪些表现？
    A. 消化道出血
    B. 中毒性肠麻痹
    C. 中毒性脑病
    D. 心力衰竭
    E. 以上都不是

110. 急性肾炎严重病例包括
    A. 中毒性肠麻痹
    B. 严重循环充血
    C. 高血压脑病
    D. 肾衰
    E. 休克

111. 急性肾炎合并急性肾功能不全时的临床表现为

A. 氮质血症

B. 高钾血症

C. 低钠血症

D. 代谢性酸中毒

E. 严重少尿或无尿

112. 肾病综合征的并发症有

A. 休克

B. 感染

C. 低血容量

D. 电解质紊乱

E. 血栓形成

第十四章

模拟试卷一

一、A1/A2 型题

1. 1 岁男孩，发育正常，如测得其头围为 46 cm，则其胸围最可能为
   A. 46 cm
   B. 40 cm
   C. 42 cm
   D. 48 cm
   E. 56 cm

2. 乳牙出齐的时间为
   A. 1.5 岁
   B. 1~2 岁
   C. 2.5 岁
   D. 3 岁
   E. 3.5 岁

3. 下列各种计划免疫制剂按类毒素-灭活疫苗-减毒活疫苗的顺序排列正确的是
   A. 白喉-破伤风-麻疹
   B. 百日咳-麻疹-流行性脑脊髓膜炎
   C. 白喉-百日咳-卡介苗
   D. 破伤风-流行性脑脊髓膜炎-乙型脑炎
   E. 破伤风-麻疹-脊髓灰质炎

4. 下列个案记录中有明显不当之处的是
   A. 3 个月男婴，发热 2 天伴轻咳。体检：体温 38.2℃，咽充血，心、肺未闻及异常

   B. 2 个月婴儿，体重 4 kg，身长 54 cm，前囟 1.5 cm×1.5 cm，心肺无异常，肝在肋下 0.5 cm 处可及，拥抱反射仍存在
   C. 2 岁幼儿，生后无特殊，现走的好，会叫自己的名字，体检：营养发育佳，身材匀称，头围 48 cm，胸围 50 cm
   D. 10 个月婴儿，活泼可爱，会叫"爸"、"妈"，能独立，前囟 1 cm×1 cm，克氏征阴性，握持反射消失
   E. 3 岁女孩，因牙痛就诊，检查发现除第三乳磨牙外，余齿均已蛀

5. 足月新生儿睡眠时的平均心率是
   A. 100 次/分
   B. 110 次/分
   C. 120 次/分
   D. 130 次/分
   E. 140 次/分

6. 有关新生儿消化系统的特点不正确的是
   A. 下食管括约肌压力低
   B. 幽门括约肌较发达
   C. 胃底发育差，呈水平位
   D. 贲门括约肌发达
   E. 肠壁较薄，通透性高

7. 男婴，足月顺产，出生体重 3 500 g，生后 36 h，血清总胆红素 297.5 μmol/L，以间接

胆红素为主。首选的治疗方法是

A. 口服苯巴比妥

B. 换血

C. 输血浆

D. 光照疗法

E. 输注白蛋白

8. 男婴,胎龄 291 天,出生体重 3 850 g,其体重位于同胎龄标准体重的第 80 百分位,下列诊断正确的是

A. 过期产儿,巨大儿

B. 过期产儿

C. 足月儿

D. 足月小样儿

E. 足月儿,巨大儿

9. 患儿男,出生时 Apgar 评分 4 分,生后 2 天,嗜睡,肌张力低下,瞳孔缩小,时有惊厥出现,头颅 CT 扫描,可见右叶有低密度影。该患儿的支持疗法以下不合适的是

A. 供氧

B. 补液

C. 纠正低血糖

D. 纠正酸中毒

E. 静脉滴注地塞米松

10. 患儿女,出生时 Apgar 评分 3 分,生后 3 天,嗜睡,肌张力低,瞳孔缩小,时有惊厥,头颅 CT 扫描,可见右叶有低密度影。该患儿最可能的诊断为

A. 核黄疸

B. 新生儿缺血缺氧性脑病

C. 新生儿窒息

D. 新生儿硬膜下出血

E. 新生儿蛛网膜下腔出血

11. 维生素 D 缺乏性佝偻病最可靠的早期诊断指标是

A. 日光照射不足及维生素 D 摄入不足的病史

B. 烦躁不安、夜惊、多汗等神经精神症状

C. 血钙、血磷、碱性磷酸酶水平异常

D. 长骨 X 线检查异常及骨骼畸形

E. 血 $25 - (OH)D_3$ 与 $1,25 - (OH)_2D_3$ 水平下降

12. 小儿每日需热量与营养素较成人相对高,主要是由于小儿

A. 基础代谢所需较高

B. 生长发育所需较高

C. 活动最大所需较高

D. 食物特殊动力作用所需较高

E. 消化吸收功能差,丢失较多

13. 45 天健康男婴,其正常的胃容量应该为

A. 20～30 ml

B. 30～60 ml

C. 70～80 ml

D. 90～100 ml

E. 110～120 ml

14. 2 个月男婴,母乳少,长期以米汤、稀饭喂养,添加辅食无规律,食欲差,精神差,皮下脂肪厚度为 0.5 cm,诊断为:Ⅰ度营养不良。下面临床表现最先出现的是

A. 身高低于正常

B. 体重不增或减轻

C. 皮肤干燥

D. 肌张力低下,肌肉松弛

E. 皮下脂肪减少

15. 4 个月男婴,烦躁,易激惹,好哭易惊,体温正常,有枕秃,前囟平,颅骨有乒乓球样感,诊断首先考虑

A. 佝偻病

B. 软骨营养不良

C. 化脓性脑膜炎

D. 呆小病

E. 颅内出血

16. 3个月男婴,因生后顽固性便秘伴明显腹胀,常需灌肠通便后方可缓解。经钡剂灌肠证实为先天性巨结肠。该病在婴儿期最严重的并发症为
    A. 肠梗阻
    B. 腹膜炎
    C. 肠穿孔
    D. 营养不良
    E. 小肠结肠炎

17. 1个月女婴,生后第1周出现呕吐,多数发生在进食后,呕吐物为胃内容物,经胃-食管同位素闪烁扫描检查,确诊为胃食管反流,下列因素与该病发病无关的是
    A. 抗反流屏障功能低下
    B. 食管清除能力降低
    C. 胃、十二指肠功能失常
    D. 食管黏膜的屏障功能破坏
    E. 食管下括约肌松弛障碍

18. 8个月婴儿因加辅食不当,腹泻2天,大便呈稀水样7次/日,呕吐物酸臭味,尿少,来急诊就诊。以下处置不必要的是
    A. 洗胃
    B. 查尿酮体
    C. 查粪常规
    D. 按千克体重计算补液
    E. 急查血清钾、钠、氯,二氧化碳结合力

19. 小儿符合中度等渗性脱水的是
    A. 失水量占体重的6%,血清钠155 mmol/L
    B. 失水量占体重的3%,血清钠135 mmol/L
    C. 失水量占体重的7%,血清钠120 mmol/L
    D. 失水量占体重的8%,血清钠140 mmol/L
    E. 失水量占体重的11%,血清钠140 mmol/L

20. 以下不是小儿消化系统解剖生理特点的是
    A. 颊部脂肪垫利于吸吮
    B. 早产儿下食管括约肌张力低
    C. 肝血管丰富,再生能力强
    D. 足月儿肠屏障功能已成熟
    E. 胃呈水平位易溢乳

21. 10个月婴儿,发热、咳嗽、气急6 d,近2 d病情加重,半小时前突然气急,烦躁不安,发绀。体温40℃,心率140次/分,右上肺叩诊鼓音,右肺呼吸音降低,肝肋下2 cm。应立即采取的措施为
    A. 改用更有效的抗生素
    B. 呼吸机间歇正压给氧
    C. 立即给予快速洋地黄制剂
    D. 用镇静剂和地塞米松
    E. 胸腔穿刺抽气

22. 10个月婴儿,高热,伴阵咳、喘息、精神不振10 d入院。查体:T 39℃,面色苍白,呼吸困难,右上肺叩诊浊音,听诊可闻中、小水泡音。心率170次/分,肝肋下3.0 cm。末梢血象:白细胞7.0×10⁹/L,淋巴细胞0.85。此例治疗不必要的是
    A. 吸氧
    B. 抗病毒治疗
    C. 维持体液平衡
    D. 血管活性药物治疗
    E. 大量肾上腺皮质激素

23. 5岁男孩,患支气管哮喘,从1岁至5岁类似喘息发作4次,肺功能明显降低,支气管舒张试验阳性。2 d前因感冒再次诱发咳喘发作,使用口服和局部糖皮质激素及支气管舒张剂无缓解。查体:面色青灰,呼吸困难,大汗淋漓,不能平卧,三凹征阳性,心音较低钝,双肺呼吸音降低,无哮鸣音。此时可能为
    A. 哮喘持续状态
    B. 合并细菌性肺炎
    C. 水、电解质失衡
    D. 发生肺源性心脏病
    E. 使用β₂受体激动剂过量

24. 1 岁男孩,高热、频繁咳嗽、阵发性喘憋 5 d。查体:精神差,鼻翼扇动,吸气性凹陷,两肺下野叩诊稍浊,双肺呼吸音减低,可闻及少量细湿啰音。血白细胞数 $9.0 \times 10^9/L$。胸部 X 线片示双肺片状密度较淡阴影。最可能的诊断为
 A. 腺病毒肺炎
 B. 支原体肺炎
 C. 肺炎链球菌肺炎
 D. 金黄色葡萄球菌性肺炎
 E. 呼吸道合胞病毒肺炎

25. 急性支气管肺炎的病理生理改变最主要是
 A. 低氧血症与低碳酸血症
 B. 低氧血症与高碳酸血症
 C. 低氧血症与中枢性呼吸衰竭
 D. 低氧血症与肺动脉高压
 E. 高碳酸血症与肺动脉高压

26. 下列哪项不是肺炎常见的病原体
 A. 立克次体
 B. 肺炎支原体
 C. 腺病毒
 D. 呼吸道合胞病毒
 E. 金黄色葡萄球菌

27. 下列哪项药物不是 β_2 受体激动剂?
 A. 妥洛特罗
 B. 肾上腺素
 C. 间羟胺
 D. 沙美特罗
 E. 福莫特罗

28. 8 岁女孩,自幼易患肺炎,易乏力。查体:营养差,胸骨左缘第 2 肋间处有连续性机器样杂音。血压 110/50 mmHg。心电图:左心室大。最可能的诊断是
 A. 原发孔型房间隔缺损
 B. 继发孔型房间隔缺损
 C. 室间隔缺损

 D. 动脉导管未闭
 E. 主动脉缩窄

29. 7 岁男孩,1 岁后发绀逐渐加重,胸骨左缘第 2~3 肋间有 2~3 级收缩期杂音,为明确诊断最有价值的检查是
 A. 心电图
 B. 动脉血氧饱和度
 C. 心功能负荷试验
 D. 胸部 X 线片
 E. 心导管造影

30. 8 岁女孩,体检时发现胸骨左缘第 2 肋间有粗糙喷射性全收缩期杂音,向颈部传导,肺动脉瓣区第二心音减弱。经右心导管检查,证实为中度肺动脉狭窄。进行 X 线检查时,下列不是其特点的是
 A. 肺血减少,肺野清晰
 B. 肺动脉总干膨出
 C. 肺动脉段多平直
 D. 右心室有不同程度增大
 E. 有时右心房增大

31. 婴儿室上性心动过速的心电图特点是
 A. 心室率 160 次/分,有 ST - T 波改变
 B. 心室率>100 次/分,RR 间期可以不等
 C. 心室率>300 次/分,QRS 波宽大畸形
 D. 心室率 100~160 次/分,P 波动形态异常
 E. 心室率 250~300 次/分,RR 间期绝对匀齐

32. 室间隔缺损首先导致哪个心腔扩大?
 A. 左心房
 B. 左心室
 C. 右心房
 D. 右心室
 E. 都有可能

33. 儿童高血压的特点不包括

A. 以原发性高血压多见

B. 体格检查中眼底检查至关重要

C. 诊断主要以测量血压为诊断依据

D. 治疗以利尿剂为主要药物

E. 高血压危象治疗首选硝普钠

34. 10 个月婴儿,母乳喂养,未加辅食,6 个月开始逐渐面色蜡黄,虚胖,眼神呆滞,反应差,逗之不会笑,舌有震颤,舌系带溃疡。该患儿首先接受的治疗是

A. 口服硫酸亚铁

B. 口服叶酸

C. 肌内注射维生素 B_{12}

D. 静脉滴注葡萄糖酸钙

E. 口服维生素 B_{12},γ-酪氨酸

35. 6 岁男孩,广西籍,因发热口服阿司匹林 0.25 g,次日排浓茶色尿,发热不退,随后出现皮肤、巩膜黄染,口唇苍白、乏力、头晕。化验:血红蛋白 60 g/L,白细胞 12×10^9/L,血小板正常,网织红细胞 0.09。最可能的诊断是

A. 遗传性球形红细胞增多症

B. G6PD 缺乏症

C. 地中海贫血

D. 再生障碍性贫血

E. 阿司匹林中毒

36. 10 个月婴儿,人工喂养,未添加辅食,面色苍白、精神、食欲差 2 个月。查体面色蜡黄,眼结膜苍白,心前区听诊闻及 2/6 级柔和收缩期杂音,肝肋下 3 cm,脾肋下 1 cm。末梢血血红蛋白 75 g/L,红细胞 2.0×10^{12}/L,网织红细胞 0.5%。肝脾增大的原因最可能是

A. CMV 感染

B. 心力衰竭

C. 先天性代谢疾病

D. 髓外造血

E. 乙型肝炎

37. 维生素 B_{12} 缺乏所致营养性贫血中,下列表现应除外

A. 贫血为大细胞性

B. 中性粒细胞分叶过少

C. 骨髓检查可见巨幼红细胞

D. 可伴有精神、神经系统症状

E. 常有肝、脾肿大

38. 有关朗格汉斯细胞组织细胞增生症的描述,下述错误的是

A. 勒-雪病多在 1 岁以内发病

B. 勒-雪病多有皮疹

C. 勒-雪病常有咳嗽、气促

D. 勒-雪病多有肝脾淋巴结肿大

E. 勒-雪病多有颅骨缺损

39. 男孩,8 岁,因水肿 5 天,血尿 3 天,尿少 2 天入院。体检:颜面及两下肢明显水肿,烦躁,气促。呼吸 32 次/分,血压 120/80 mmHg,心率 110 次/分,两肺底少许湿啰音,肝肋下 1 cm。尿常规:蛋白(+),红细胞 20~30 个/HP。当时应先采取的措施为

A. 肌内注射呋塞米

B. 口服地高辛

C. 应用降压药物

D. 应用 20%甘露醇

E. 应用止血药物

40. 6 岁小儿,眼睑水肿、尿少、血尿 3 d,血压 150/100 mmHg,尿蛋白(+),红细胞(+++),血红蛋白 62 g/L。下列处理不正确的是

A. 卧床休息

B. 口服泼尼松治疗

C. 限制钠盐的摄入

D. 利尿剂

E. 降血压药物

41. 急性肾炎出现全身循环充血时应最主要的治疗是
　　A. 腹膜透析
　　B. 利尿剂加血管扩张剂
　　C. 限制钠、蛋白质摄入
　　D. 脱水剂加强心剂
　　E. 强心剂加血管扩张剂

42. 小儿尿路感染时,以下具有确诊意义的是
　　A. 尿细菌涂片找到细菌
　　B. Adds 计数:白细胞>100 万/12 h
　　C. 尿常规见白细胞成堆
　　D. 清洁中段尿细菌培养阳性,菌落计数>10 万/ml
　　E. 亚硝酸盐试验阳性

43. 小儿肾病综合征治疗的首选药物是
　　A. 双嘧达莫
　　B. 肾上腺皮质激素
　　C. 环磷酰胺
　　D. 环孢素
　　E. 苯丁酸氮芥

44. 下列癫痫类型的脑电图改变不正确的是
　　A. 失神发作为对称性 3Hz 的棘慢波
　　B. 婴儿痉挛症为弥漫性、高波幅不对称慢波,杂以尖波、棘波或多棘波
　　C. 复杂部分性发作常有额、颞区痫样放电
　　D. 简单部分性发作常有发作同侧皮层的痫样放电
　　E. 小儿良性癫痫伴中央中颞棘波在慢性睡眠期痫样放电明显增多

45. 川崎病急性期的最佳治疗方案是
　　A. 糖皮质激素
　　B. 阿司匹林
　　C. 静脉注射丙种球蛋白＋阿司匹林
　　D. 糖皮质激素＋阿司匹林
　　E. 静脉注射丙种球蛋白

46. 以下疾病中不属于自身免疫性疾病的是
　　A. 地中海贫血
　　B. 幼年特发性关节炎
　　C. 系统性红斑狼疮
　　D. 过敏性紫癜
　　E. 川崎病

47. 以下哪项不是过敏性紫癜的特点?
　　A. 粪隐血试验可呈阳性
　　B. 毛细血管脆性试验阳性
　　C. 血小板计数、出凝血时间及血块退缩时间正常
　　D. 血清 IgA 及补体 C3 降低
　　E. 尿液检查可有血尿、蛋白尿及管型

48. 下列情况中哪种骨龄发育是正常的?
　　A. 体质性青春期延迟
　　B. 甲状腺功能减退症
　　C. 家族性矮身材
　　D. 生长激素缺乏症
　　E. 先天性肾上腺皮质增生症

49. 4 岁男孩,不爱动,腹胀、便秘,身高 78 cm,智力落后,面色苍黄,鼻梁宽而平,舌大而伸出口外。腕部摄片见骨化中心 2 个。应给予的治疗是
　　A. 长期服用碘制剂
　　B. 给予低苯丙氨酸饮食治疗
　　C. 终身服用甲状腺制剂
　　D. 注射维生素 D_3,服用钙剂
　　E. 长期进行精神运动训练指导

50. 肝豆状核变性的诊断依据是
　　A. 角膜 K-F 环
　　B. 特征性 CT 改变
　　C. 肝铜>300 $\mu g/g$(肝干重)
　　D. 典型症状、角膜 K-F 环及血清铜蓝蛋白降低
　　E. 24 h 尿排铜>300 μg/24 h

51. 有关结核菌素试验结果以下正确的是
    A. 3 岁以内未接种卡介苗者,结核菌素试验阳性不提示结核活动的可能性
    B. 卡介苗接种成功者,结核菌素试验呈强阳性
    C. 凡结核菌素试验阴性者可排除结核病
    D. 结核菌素试验阳性者可肯定是结核病
    E. 粟粒型结核时结核菌素试验可呈阴性

52. 胃肠型食物中毒的病原体最主要是
    A. 沙门菌属、大肠埃希菌、金黄色葡萄球菌、卡他莫拉菌
    B. 沙门菌属、金黄色葡萄球菌、大肠埃希菌、痢疾杆菌
    C. 大肠埃希菌、肺炎链球菌、沙门菌属、金黄色葡萄球菌
    D. 金黄色葡萄球菌、大肠埃希菌、流感嗜血杆菌、痢疾杆菌
    E. 痢疾杆菌、变形杆菌、大肠杆菌、凝固酶阴性葡萄球菌

53. 儿童伤寒在病程第 1 周内易发生的并发症是
    A. 肠出血
    B. 肠穿孔
    C. 中毒性心肌炎
    D. 支气管炎
    E. 溶血尿毒综合征

54. 男孩,10 岁,高热 10 h 伴头痛、呕吐于 2 月 15 日入院。检查:面色苍白,神志朦胧,烦躁,颈部稍有抵抗,肢冷,皮肤有花纹,血压 50/30 mmHg。初步纠正血压后,查脑脊液:细胞数 $12 \times 10^6/L$,糖 2.5 mmol/L,蛋白 0.6 g/L。血白细胞数 $21 \times 10^9/L$,中性粒细胞 0.86。考虑为化脓性脑膜炎或流行性脑脊髓膜炎。最有临床鉴别意义的是
    A. 意识障碍的出现和程度
    B. 皮肤出现瘀点、瘀斑
    C. 瞳孔大小和对光反应的程度

D. 出现病理反射
E. 颅内压增高程度

55. 女婴,5 个月,因化脓性脑膜炎住院,脑脊液培养为肺炎链球菌,经抗生素治疗后脑脊液常规已趋正常,继用原来抗生素治疗 2 d 后体温又上升,伴呕吐,证实为化脓性脑膜炎并发硬膜下积液。其治疗首先采用
    A. 加大抗生素剂量
    B. 更换其他抗生素
    C. 硬膜下腔穿刺排液
    D. 抗生素鞘内注入
    E. 以上均不是

56. 男孩,18 个月,4 d 前发热、流涕、咳嗽,今晨发现前额及耳后有浅红色斑丘疹,两眼泪汪汪,球结膜充血,口腔黏膜粗糙,精神不振,肺呼吸音粗。其诊断最可能是
    A. 幼儿急疹
    B. 风疹
    C. 猩红热
    D. 麻疹
    E. 肠道病毒感染

57. 女孩,4 岁,来自农村,因发热、头痛 4 d,伴呕吐、抽搐住院。体检:神志欠清,压眶有反应,双侧瞳孔 4 min,对光反射存在,颈有抵抗,心、肺无异常,腹软,腹壁反射未引出,四肢肌张力较高,克氏征、布氏征、巴氏征均阳性,确诊为流行性乙型脑炎。该病的主要传播媒介是
    A. 白蛉
    B. 蜱
    C. 蚊
    D. 革螨
    E. 蠛蠓

58. 男孩,15 个月,1 年来常患脓疱疮、上呼吸道感染及肺炎,经化验诊为暂时性低丙种球蛋白血症。对此病,下列治疗最合适

的是

A. 定期肌内注射丙种球蛋白

B. 长期肌内注射胸腺肽

C. 并发感染时用适当抗生素

D. 行胎肝移植

E. 口服左旋咪唑

59. 女孩,14个月,因支气管肺炎、门诊肌内注射青霉素无效住院。患儿7月龄后常患上呼吸道感染,以往曾两次因肺炎住院治疗,2个月前因脓疱疮就诊于皮肤科。入院后医生疑该儿患有"婴幼儿暂时性低丙种球蛋白症"。以下化验最有助于诊断的是

A. 血清丙种球蛋白总量及IgM、IgG、IgA测定

B. 血清丙种球蛋白总量及B细胞计数

C. 淋巴细胞计数及B细胞计数

D. 淋巴结活组织检查

E. 淋巴细胞转化试验

60. 男婴,4月龄,近3个月来反复患鹅口疮、呼吸道感染,10 d前服用脊髓灰质炎减毒活疫苗后引起腹泻及下肢弛缓性瘫痪。体检:发育、营养差,肛周有皮疹,浅表淋巴结扪不到,口腔黏膜被覆白斑,似雪片状,心、肺无特殊,肝、脾不大。两下肢松软,针刺足底无收缩反应。X线胸片未见胸腺影。本例最可能的诊断为

A. 先天性胸腺发育不全

B. 先天性低丙种球蛋白血症

C. 重症联合免疫缺陷病

D. 选择性IgA缺乏症

E. 淋巴细胞核苷磷酸化酶缺陷症

61. 6个月婴儿胸外心脏按压的合适频率为

A. 60～70次/分

B. 70～90次/分

C. 90～110次/分

D. 110～130次/分

E. 140～160次/分

62. 头罩给氧的流量为

A. 1～2 L/min

B. 2～3 L/min

C. 3～4 L/min

D. 5～10 L/min

E. 10～20 L/min

63. 中毒时催吐的禁忌证为

A. 暴饮暴食者

B. 肢体瘫痪

C. 变质、变酸食品

D. 昏迷者

E. 胃窦炎

64. 9岁男孩,因误服有机磷农药4 h来急诊室。查体:神志清醒,全身颤动,大汗。瞳孔缩小,双肺闻及大量湿啰音,心率62次/分,腹部未见异常。入院后首要的治疗是

A. 血液透析

B. 镇静剂

C. 洗胃

D. 导泻

E. 利尿剂

65. 儿童时期哪个系统发育最迟?

A. 淋巴系统

B. 生殖系统

C. 神经系统

D. 呼吸系统

E. 循环系统

66. 婴儿期体重、身长的增长规律为

A. 前3个月的增长约等于后9个月的增长

B. 前6个月的增长等于后6个月的增长

C. 前6个月平均每月增长0.7 kg,3 cm;后6个月平均每月增长0.25 kg,1 cm

D. 平均每月增长0.5 kg,2 cm

E. 前9个月的增长等于后3个月的增长

67. 前囟测量方法是
  A. 对边中点的连线
  B. 对角连线
  C. 邻边中点连线
  D. 邻角连线
  E. 周径长度

68. 当身高（长）测量为 65 cm 时，推测该小儿的身高年龄为
  A. 5～6 个月
  B. 8～9 个月
  C. 10～11 个月
  D. 12～13 个月
  E. 无法推测

69. 母乳喂养，大便次数增多，大便实验室检查有较多的脂肪球，母亲自己应
  A. 减少蛋白质摄入
  B. 减少水分摄入
  C. 减少脂肪摄入
  D. 减少碳水化合物的摄入
  E. 一天进食量比平时少 1/3

70. 正常婴儿，体重 6.2 kg，身长 61 cm，大笑出声，抬头 90°，能玩手，最可能的月龄是
  A. 28 天内
  B. 1～2 个月
  C. 4 个月
  D. 5 个月
  E. 6 个月

71. 下列有关低钾血症的描述不正确的为
  A. 血钾浓度低于 3.5 mmol/L
  B. 可有活动障碍、腱反射减弱或消失，严重者发生弛缓性瘫痪
  C. 可有腹胀、肠鸣音减弱，甚至肠麻痹
  D. 可有心律失常、心肌损害表现
  E. 低钾血症均有症状

72. 在体内酸碱平衡紊乱中，最常见的类型为

  A. 呼吸性酸中毒
  B. 呼吸性碱中毒
  C. 代谢性酸中毒
  D. 代谢性碱中毒
  E. 混合型酸碱平衡紊乱

73. 下列有关液体治疗补钾的描述错误的是
  A. 在纠正脱水的过程中，见尿补钾
  B. 静脉补钾的液体浓度＜0.3%
  C. 静脉补钾时间不宜短于 8 h
  D. 血钾浓度恢复正常即可停止补钾
  E. 口服补钾安全、有效

74. 患儿确诊巨细胞病毒肺炎，应选用以下哪种药物治疗？
  A. 阿昔洛韦
  B. 红霉素
  C. 氨苄西林
  D. 更昔洛韦
  E. 干扰素

75. 38 孕周的新生儿，体重 3 200 g，羊水 Ⅰ 度，出生时 Apgar 评分 1 分钟 7 分。在新生儿初步复苏中正确的步骤是
  A. 保暖→吸引→擦干→体位→刺激
  B. 刺激→保暖→体位→吸引→擦干
  C. 擦干→保暖→体位→吸引→刺激
  D. 保暖→体位→吸引→擦干→刺激
  E. 保暖→体位→刺激→吸引→擦干

76. 1 岁男孩，因发热、咳嗽 5 天，气急 2 天入院。查体：体温 38.5℃，鼻翼扇动，咽部充血，心率 130 次/分，律齐，呼吸 50 次/分，两肺有中、细水泡音，肝肋下 1.5 cm。胸部 X 线片：两肺散在小斑片状浸润影。诊断为支气管肺炎。如为细菌性，用抗生素治疗，疗程为
  A. 体温正常后 3～5 天，临床症状、体征基本消失后 2 天
  B. 体温正常后 5～7 天，临床症状、体征基

本消失后 3 天

C. 体温正常后 7～9 天,临床症状、体征基本消失后 5 天

D. 体温正常后 9～10 天,临床症状、体征基本消失后 5 天

E. 体温正常后 10～12 天,临床症状、体征基本消失后 7 天

77. 关于单纯性热性惊厥的描述,正确的是

A. 首次发作年龄常<6 个月

B. 系感染性疾病发热初期所致

C. 惊厥可呈强直-阵挛性发作

D. 可有惊厥持续状态发生

E. 都有热性惊厥的家族史

78. 3 岁小儿,夏季发病,以发热 3 h 伴惊厥 2 次入院,入院时呈昏睡状,四肢湿冷,可见大理石花纹,肛指检查见黏液脓血便。该患儿脑脊液最可能的改变是

A. 压力增高

B. 白细胞 700×10⁶/L

C. 蛋白 1.2 g/L

D. 糖 1.6 mmol/L

E. 氯化物 95 mmol/L

79. 3 岁女孩,发热 2 天伴皮疹。体检:全身可见散在的斑疹、疱疹及结痂,向心性分布。最可能的诊断是

A. 药物疹

B. 丘疹样荨麻疹

C. 手足口病

D. 水痘

E. 脓疱病

80. 男孩,5 岁,因发热 2 天,伴头痛及喷射性呕吐 2 次,反复抽搐 10 多次,于 8 月 5 日来院就诊。体检:体温 41℃,神志欠清,双瞳孔 3 mm,对光反应迟钝,颈有抵抗,心脏无异常,两肺呼吸音粗,腹壁及提睾反射未引出,膝反射减弱,克氏征、布氏征均阳性,诊断为流行性乙型脑炎重型。下列抢救措施中错误的是

A. 立即采用物理及药物降温

B. 立即采用药物止痉

C. 保持呼吸道通畅、吸氧,必要时气管插管、人工呼吸

D. 立即采用等张液体扩充血容量

E. 立即注射 20％甘露醇

81. 下述各项均是 MODS 的特点,除了

A. 发病 24 h 以内出现

B. 两个或两个以上器官受累

C. 同时或序贯发生

D. 全身性炎症反应失控包括全身炎症反应综合征(SIRS)及代偿性抗炎反应综合征(CARS)

E. 病死率与衰竭的器官数目成正比

82. 溺水现场急救中,下列措施不提倡的是

A. 多花时间倾水

B. 清除呼吸道梗阻

C. 应立即进行呼吸循环状态评估

D. 整个抢救过程中注意保护颈部

E. 边抢救边联系转运就近医院

83. 标准现场心肺复苏程序主要包括

A. 开放气道、人工呼吸、胸外按压

B. 开放气道、人工呼吸、肾上腺素

C. 开放气道、胸外按压、肾上腺素

D. 给氧、胸外按压、肾上腺素

E. 开放气道、给氧、胸外按压

84. 呼吸衰竭定义指

A. PaO_2<50 mmHg 和 $PaCO_2$>50 mmHg

B. PaO_2 < 50 mmHg 或伴有 $PaCO_2$ >50 mmHg

C. PaO_2 < 60 mmHg 和(或)$PaCO_2$ >50 mmHg

D. PaO_2<60 mmHg 和 $PaCO_2$>60 mmHg

E. PaO_2 < 60 mmHg 或伴有 $PaCO_2$

> 50 mmHg

85. 2 岁男孩,不慎落水,患儿救上岸后,首先采取的急救措施是
A. 口对口人工呼吸
B. 清理呼吸道异物
C. 胸外心脏按压
D. 胸内心脏按压
E. 静脉注射肾上腺素

86. 医学模式转变在医学伦理学方面的重要性是指
A. 促进医学思维方式的变革
B. 提高社会防治疾病的地位
C. 实现了在更高层次上对人的健康的全面关怀
D. 加速了祖国医学的整理和提高
E. 促进医师知识结构的现代化

87. 医务人员在确定辅助检查项目后,必须做到
A. 只要检查目的明确,无须说服解释
B. 使患者知情同意,要告知患者(或家属),尊重被检者
C. 只要有益于治疗,医师可以做出决定
D. 向患者解释清楚检查的危险性
E. 因治病需要,无须向患者说明检查项目的经济负担

88. 共同参与型和指导-合作型医患关系日益成为占主导地位的医患模式,说明医患关系呈
A. 民主化趋势
B. 物化趋势
C. 法制化趋势
D. 分化趋势
E. 商品化趋势

89. 人体实验的道德原则中维护受试者利益指
A. 人体实验的危险应该是很小的

B. 人体实验的危险不能超过实验带来的利益
C. 人体实验应该是没有风险的
D. 人体实验应该以不损害人们的健康为前提
E. 人体实验应该预测到所有的风险和预期的价值

90. 关于生殖技术,不合乎道德的是
A. 只要受术者本人知情同意便可
B. 所生子女与婚生子女权利平等
C. 医疗机构和医务人员须对赠者和受者的有关信息保密
D. 应该限制供精者和供卵者的捐献次数
E. 医务人员不得对单身妇女实施辅助生育技术

91. 生殖技术的合理使用必须遵循维护社会公益原则,其中规定同一供精者的精子最多只能
A. 提供给 2 名妇女受孕
B. 提供给 3 名妇女受孕
C. 提供给 4 名妇女受孕
D. 提供给 5 名妇女受孕
E. 提供给 6 名妇女受孕

92. 危重昏迷患者经治疗后脱离危险,进入康复期,医患关系交往模式的类型将由
A. 主动-被动型转为指导-合作型
B. 主动-被动型转为共同参与型
C. 指导-合作型转为共同参与型
D. 指导-合作型转为主动-被动型
E. 共同参与型转为主动-被动型

93. 以下情形中不予医师执业注册的是
A. 受过刑事处罚的
B. 受刑事处罚,自刑罚执行完毕之日起至申请注册之日止不满 3 年的
C. 不具有完全民事行为能力的
D. 受过吊销医师执业证书行政处罚的

E. 受吊销医师执业证书行政处罚,自处罚之日起至申请注册之日止不满3年的

94. 属医生权利的是
A. 限制患者自主权利以达到对患者应尽的责任
B. 用所掌握的医学知识为患者服务
C. 向患者说明病情等有关医疗活动
D. 主动宣传普及医药卫生知识
E. 为患者保守秘密

95. 处方开具当日有效,特殊情况下需延长有效期的,由开具处方的医师注明有效期限,但有效期最长不得超过
A. 1 天
B. 2 天
C. 3 天
D. 4 天
E. 5 天

96. 医务人员违反献血法规定,将不符合国家规定标准的血液用于患者的可能承担以下法律责任,除了
A. 由县级以上卫生行政部门责令改正
B. 由县级以上卫生行政部门处以罚款
C. 给患者健康造成损害的,应当依法赔偿
D. 对直接负责的主管人员,依法给予行政处分
E. 构成犯罪的,依法追究刑事责任

97. 未经医师亲自诊查患者或亲自接产,医疗机构不得出具某些证明文件,但可以出具
A. 疾病诊断书
B. 健康证明书
C. 死产报告书
D. 死亡证明书
E. 医疗纠纷分析书面证言

98. 由卫生行政部门责令改正的情形不包括
A. 未如实告知患者病情、医疗措施和医疗

风险的
B. 没有正当理由,拒绝为患者提供复印或者复制病历资料服务的
C. 未按照国务院卫生行政部门规定的要求书写和妥善保管病历资料的
D. 未在规定时间内补记抢救工作病历内容的
E. 发生医疗事故

99. 经产前检查,医师发现或者怀疑胎儿异常的,应当对孕妇进行
A. 产前诊断
B. 母婴保健
C. 孕妇保健
D. 胎儿保健
E. 产妇保健

100. 按照《母婴保健法》规定,婚前医学检查的疾病不包括
A. 梅毒
B. 淋病
C. 肺结核
D. 麻风病
E. 肿瘤

101. 关于心房肌复极的描述,不正确的是
A. Ta 波的方向与 P 波的方向相反
B. 先除极的部分最先复极
C. Ta 波振幅较小
D. 心率增快时 Ta 波可增大
E. 后除极的部分较先复极

102. 关于正常心房除极波形态的描述,不正确的是
A. II 导联 P 波向上
B. III 导联 P 波向上
C. aVR 导联 P 波向下
D. V_5 导联 P 波向上
E. V_1 导联 P 波通常为双向

103. 窦性 P 波的组成为

A. 前半部代表窦房结除极,后半部代表心房除极

B. 前半部代表心房除极,后半部代表心房复极

C. 前半部代表窦房结除极,后半部代表右心房除极

D. 前半部代表左心房除极,后半部代表右心房除极

E. 前半部代表右心房除极,后半部代表左心房除极

104. 判断钟向转位主要根据是

A. 肢体导联 QRS 波群的 R/S 比值

B. 胸导联 QRS 波群的 R/S 比值

C. P 电轴

D. T 电轴

E. 额面 QRS 心电轴

105. 关于 aVR 导联的连接方式,正确的是

A. 右上肢接正极,左上肢和左下肢相连接负极

B. 左上肢接正极,右上肢和左下肢相连接负极

C. 右上肢接正极,左下肢接负极

D. 右上肢接正极,左上肢接负极

E. 正极置于左下肢,左、右上肢相连接负极

106. 可粗略判断心电轴左偏的心电图表现为

A. Ⅰ 和 Ⅲ 导联 QRS 波群主波均向上

B. Ⅰ 和 Ⅲ 导联 QRS 波群主波均向下

C. Ⅰ 导联 QRS 波群主波向上,Ⅲ 导联 QRS 波群主波向下

D. Ⅰ 导联 QRS 波群主波向下,Ⅲ 导联 QRS 波群主波向上

F. Ⅰ、Ⅱ、Ⅲ 导联 QRS 波群均以负向波为主

107. 分析心律失常最常用的导联组合是

A. Ⅱ 导联和 Ⅲ 导联

B. aVR 导联和 aVL 导联

C. Ⅲ 导联和 V_1 导联

D. Ⅱ 导联和 V_5 导联

E. Ⅱ 导联和 V_1 导联

108. 关于新生儿及婴儿 PR 间期的描述,错误的是

A. PR 间期与心率成正比

B. PR 间期与年龄成正比

C. PR 间期常 < 0.12 s

D. PR 间期 < 0.12 s 者占 50% 以上

E. 以上都对

109. 片状致密阴影,边缘模糊,其中心密度减低,形成透亮区,并有液平面。应考虑为

A. 肺囊肿

B. 癌性空洞

C. 肺脓肿

D. 结核性空洞

E. 肺包虫囊肿

110. 亚急性血行播散型肺结核的主要表现有

A. 常形成空洞透亮区

B. 粟粒影像大小不一、分布不均、密度不均

C. 纤维化呈索条阴影也是其特征性表现

D. 病灶多见钙化

E. 临床上有高热、呼吸困难等症状

111. 关于支气管肺炎说法不正确的是

A. 多见于双下肺

B. 是指肺泡内的纤维素性炎症

C. X 线主要表现为沿支气管分布的斑片影

D. 多见于婴幼儿及年老体弱患者

E. 治疗不佳可形成脓胸、慢性炎症及支气管扩张

112. 肺泡壁破裂融合致含气腔隙大于多少毫

米时称为肺大疱?

A. 20 mm

B. 3 mm

C. 10 mm

D. 5 mm

E. 30 mm

113. 下列疾病不能在胸片上看到"支气管充气征"的是

A. 肺泡性肺水肿

B. 细支气管肺泡癌

C. 阻塞性肺炎

D. 大叶性肺炎

E. 肺出血

114. 10 个月的婴儿,发热、咳嗽、气喘 1 周。查体:嗜睡,皮肤有猩红热样皮疹,呼吸急促,鼻翼扇动及三凹征(+),两肺散在中小水泡音。实验室检查:WBC $25 \times 10^9 /$ L,N 0.85。X 线胸片示:两肺点片状阴影,右肺第 4 后肋以下呈致密片状阴影,气管向左侧移位,考虑诊断为

A. 肺炎链球菌肺炎

B. 金黄色葡萄球菌肺炎

C. 腺病毒肺炎

D. 呼吸道合胞病毒肺炎

E. 肺炎支原体肺炎

115. 关于肝血管瘤的描述,错误的是

A. 病灶边缘增强的密度与同一层面的主动脉密度相似

B. 病理上大多为海绵状血管瘤

C. 增强扫描从病灶周边部开始强化

D. 平扫多呈低密度

E. 与肝癌相比,血管瘤向病灶中心增强的速度较快

116. 关于先天性肝内胆管扩张症不正确的是

A. 常合并肾肿瘤

B. 又称 Caroli 病

C. 可合并结石及胆管炎

D. 特点是肝内胆管囊状扩张

E. 常合并先天肝纤维化

117. 下列肠疾病常出现"线样征"的是

A. 溃疡型结肠炎

B. 节段性肠炎

C. 小肠吸收不良

D. 淋巴瘤

E. 坏死性肠炎

118. 小儿腹部平片出现"双气泡"征应诊断

A. 十二指肠闭锁

B. 正常变异

C. 幽门肌肥大

D. 胃扭转

E. 小肠旋转不良

119. 新生儿保健的重点时间是

A. 生后 1 小时内

B. 生后 1 天内

C. 生后 3 天内

D. 生后 1 周内

E. 生后 2 周内

120. 疑为维生素 D 缺乏性手足搐搦症做陶瑟征检查时,袖带的压力应维持在

A. 舒张压以下

B. 收缩压与舒张压之间

C. 收缩压以下

D. 舒张压以上

E. 收缩压以上

121. 急性糜烂出血性胃炎最常见的原因是

A. 不洁饮食

B. 剧烈呕吐

C. 刺激性食物

D. 口服抗生素

E. 口服非甾体抗炎药

122. 可导致新生儿胆红素生成过多的疾病是
    A. 新生儿败血症
    B. 先天性甲状腺功能减退症
    C. 先天性胆道闭锁
    D. 新生儿窒息
    E. 胆汁黏稠综合征

123. 下列疾病中,持续性干咳而胸部 X 线片正常的情况最常见于
    A. 支气管哮喘
    B. 慢性支气管炎
    C. 心力衰竭
    D. 支气管扩张
    E. 支气管结核

124. 用药物可能治愈的先天性心脏病是
    A. 法洛四联症
    B. 动脉导管未闭
    C. 房间隔缺损
    D. 室间隔缺损
    E. 大血管部分转位

125. 隐球菌脑膜炎主要临床特点是
    A. 起病隐匿,头痛逐渐加重
    B. 发热、剧烈头痛、惊厥、昏迷
    C. 颅内压明显增高伴脑膜刺激征,视力障碍
    D. 颅脑神经受累
    E. 脑积水

二、A3/A4 型题

(126~127 题共用题干)

婴儿,3 个月,因咳嗽、喉鸣、呼吸困难 4 d 来院。患儿 4 d 前有低热,体温 37~38℃,轻咳,声音轻度嘶哑,有时有鼾声,偶呕吐,无犬吠样咳嗽,曾口服"头孢氨苄"及止咳药,但体温不降反升至 39℃。2 d 来憋喘,有时张口呼吸、流涕,以"急性喉炎"收入院。入院查体:T 37.8℃,P 164 次/分,R 48 次/分,发育营养中

等,气促,无发绀,张口呼吸,前囟 2 cm×2 cm,平坦,方颅,有枕秃,眼耳鼻无异常。咽部明显充血,扁桃体不大,右颈部及颌下可及黄豆大淋巴结 2~3 个,有压痛,有轻度喉鸣及三凹征,两肺呼吸音粗,有痰鸣音,未闻湿啰音,心率 164 次/分,律齐,无杂音,腹软,稍膨隆,肝肋下 2 cm,脾下 1 cm,均软,神经系统及四肢检查正常。血红蛋白 110 g/L,红细胞 $3.56×10^{12}/L$,白细胞 $14×10^9/L$,中性粒细胞 59%,淋巴细胞 41%。胸部 X 线可见两肺纹理粗厚。

126. 主要诊断是
    A. 急性喉炎
    B. 急性咽炎
    C. 急性上呼吸道梗阻
    D. 支气管炎
    E. 支气管肺炎

127. 从咳嗽、喉鸣、呼吸困难考虑鉴别诊断,不包括
    A. 先天性喉软骨软化症
    B. 急性喉-气管-支气管炎
    C. 急性会厌炎
    D. 咽后壁脓肿
    E. 气管异物

(128~130 题共用题干)

男孩,9 岁。因水肿、尿少 1 周,烦躁、气促半天住院。体检:体温 36.6℃,血压 140/80 mmHg,端坐呼吸,口唇发绀,心率 116 次/分,两肺底可闻及少量细湿啰音,肝肋下 2.5 cm。血红蛋白 108 g/L,白细胞正常。尿比重 1.022,尿蛋白(++),红细胞 18~20 个/HP,白细胞 0~2 个/HP。血尿素氮 5.8 mmol/L。血 CO_2CP 19.98 mmol/L,血胆固醇 5.18 mmol/L。

128. 诊断应是
    A. 急性肾小球肾炎合并肺炎
    B. 急性肾小球肾炎,循环淤血
    C. 病毒性肾炎,合并肺炎

D. 慢性肾炎急性发作

E. 肾炎型肾病,合并肺炎

129. 入院时应予哪种饮食

A. 低蛋白,低盐,低热量

B. 低蛋白,低盐,不限热量

C. 低蛋白,不限盐和热量

D. 低盐,高蛋白,限液量

E. 低盐,限液量,高热量

130. 除饮食控制外,还应给予下列哪项治疗?

A. 螺内酯口服

B. 利血平肌内注射

C. 毛花苷丙稀释后缓慢静脉注射

D. 呋塞米静脉注射

E. 20%甘露醇静脉推注

(131～133 题共用题干)

　　婴儿,7个月。发热2d,体温39～40℃,稍咳,一般情况佳,除流涕及咽部微充血外,未见其他异常,家长给予口服速效"感冒灵"。

131. 下列说法正确的是

A. 如继续发热4～5d后出皮疹,考虑为麻疹

B. 再发热2d左右,热退全身出现红色斑丘疹,则为幼儿急疹

C. 若全身出现弥漫性皮疹,应考虑为猩红热,因本病多见于6～18个月小儿

D. 这是皮肤黏膜淋巴综合征的前驱症状

E. 若皮肤出现荨麻疹样皮疹,则为药物疹

132. 本病的诊断已明确,其病原体应为下列哪一种?

A. 麻疹病毒

B. 腺病毒

C. 支原体

D. 人类疱疹病毒6型

E. 溶血性链球菌

133. 下列治疗错误的是

A. 热度高可适当予物理降温

B. 口服退热剂如对乙酰氨基酚

C. 肌内注射利巴韦林

D. 口服止咳糖浆

E. 口服头孢拉定糖浆

(134～136 题共用题干)

　　儿童神经心理发育的诊断方法中:

134. Gesell 发育量表适用于

A. 5～7岁

B. 6～9岁

C. 4～9岁

D. 4周～3岁

E. 4～8岁

135. Bayley 婴儿发育量表适用于

A. 6～10个月

B. 4～8个月

C. 7～13个月

D. 2～30个月

E. 8～17个月

136. Wechsler 学前及初小儿童智能量表适用于

A. 5～8岁

B. 6～9岁

C. 4～6.5岁

D. 3～6岁

E. 0～2岁

(137～139 题共用题干)

　　儿童的运动发育中:

137. 用拇、示指取物的年龄是

A. 6个月

B. 4个月

C. 7个月

D. 9个月

E. 8 个月

138. 爬的年龄是
A. 6 个月
B. 4 个月
C. 7 个月
D. 9 个月
E. 8 个月

139. 自己吃饼干的年龄是
A. 6 个月
B. 4 个月
C. 5 个月
D. 9 个月
E. 11 个月

（140～143 题共用题干）

男，2 岁，体重 15 kg，身长 86 cm。

140. 该小儿应诊断为
A. 体重超重
B. 正常
C. 身长异常
D. 体重异常
E. 身材不匀称

141. 体检重点之一应是
A. 皮下脂肪分布情况
B. 皮下肌肉分布情况
C. 皮肤弹性
D. 肌肉弹性
E. 以上均不是

142. 病史询问的重点是
A. 家族史
B. 疾病史
C. 环境史
D. 生长史
E. 预防接种史

143. 应常规检查
A. 血钙
B. 血脂
C. 血磷
D. 染色体
E. 骨龄

（144～146 题共用题干）

男孩，1 个月，反复呕吐 1 周，呕吐发生于进食后 10～30 min，呈喷射性，不含胆汁。查体：一般情况好，无脱水征，上腹可见胃蠕动波，右上腹可触及包块。

144. 该患儿最可能的诊断是
A. 贲门失弛缓症
B. 幽门肥厚性狭窄
C. 胃黏膜脱垂
D. 十二指肠淤滞症
E. 胃扭转

145. 为明确诊断，首选的辅助检查是
A. 腹部 B 超
B. 钡餐
C. 胃镜
D. 腹部 CT
E. 腹部平片

146. 根治的治疗方法为
A. 胃部分切除术
B. 胃大部切除术
C. 全胃切除术
D. 幽门环肌切开术
E. 胃空肠吻合术

（147～149 题共用题干）

3 岁的室间隔缺损患儿住院准备手术治疗，住院期间出现反复发热、咳嗽，胸片示肺纹理增多，小片状阴影。

147. 住院后应考虑的检查是

A. 心电图检查

B. 胸片复查

C. 重复心导管检查

D. 超声心动图检查

E. Holter 检查

148. 若疑为感染性心内膜炎,进一步的诊断措施应是

A. 血沉

B. 抗"O"试验

C. C 反应蛋白

D. 血培养

E. 心肌酶谱

149. 如被证实感染性心内膜炎,应用抗生素治疗后体温渐降,治疗疗程应是

A. 2～4 周

B. 1～3 周

C. 3 个月

D. 半年

E. 4～8 周

(150～152 题共用题干)

患儿女性,8 岁,因服用毒物(具体不详) 8 小时入院。查体:神志恍惚,肌肉震颤,瞳孔缩小,流涎,多汗,肺部较多湿啰音,呼出气有蒜臭味。

150. 患儿最有可能是

A. 镇静剂中毒

B. 有机磷农药中毒

C. 有机氮农药中毒

D. 吗啡中毒

E. 亚硝酸盐中毒

151. 确诊最有价值的辅助检查是

A. 胸部 X 片

B. 头颅 CT

C. 尿 4-氯邻甲苯胺测定

D. 脑脊液常规、生化检查

E. 血液胆碱酯酶活性测定

152. 关于治疗,以下正确的是

A. 因已中毒 8 小时,故无须再洗胃

B. 纳洛酮 0.4～0.8 mg 肌内、皮下或静脉注射

C. 1% 亚甲蓝 1～2 mg/kg 加葡萄糖液缓慢静脉注射

D. 早期、足量使用阿托品,一旦阿托品化后即应停用

E. 解磷定 15～30 mg/kg 静脉缓慢注射,必要时可于 2～4 小时后重复

(153～154 题共用题干)

心脏各部位的厚度不同,正常人心脏左心室壁最厚,右心室壁次之,心房壁最薄。

153. 左心室壁厚度大约是

A. 17～19 mm

B. 15～17 mm

C. 13～15 mm

D. 11～13 mm

E. 8～11 mm

154. 右心室壁厚度大约是

A. 左心室壁厚度的 3/4

B. 左心室壁厚度的 1/2

C. 左心室壁厚度的 1/3

D. 左心室壁厚度的 1/4

E. 左心室壁厚度的 1/5

(155～157 题共用题干)

患儿男,1 岁,面色苍黄 2 个月,伴智力和运动发育落后,出生后单纯母乳喂养,未及时添加辅食。外观虚胖,毛发稀黄,疲乏无力,表情呆滞,少哭不笑,不认亲人,不会独站。体检:肝右肋下 35 cm,脾左肋下 2 cm。血象示 MCV >94 fl, MCH>32 pg,血清 TSH 5 mU/L,血清铁蛋白 30 mg/L。

155. 该患儿最可能的诊断是
A. 先天性甲状腺功能减退症
B. 苯丙酮尿症
C. 营养性缺铁性贫血
D. 营养性巨幼细胞贫血
E. 婴儿肝炎综合征

156. 为进一步明确诊断,需做的检查是
A. 血清 T_3、T_4
B. 血苯丙氨酸浓度
C. 血维生素 B_{12} 和叶酸
D. 血胆红素和肝功能
E. 血清铁、红细胞游离原卟啉

157. 该患儿最合适的治疗是
A. 甲状腺素
B. 低苯丙氨酸饮食
C. 护肝治疗
D. 叶酸
E. 维生素 B_{12} ＋叶酸

三、B 型题

(158～160 题共用备选答案)

下列疾病对应的身高、运动发育、智力、骨龄和身材特点分别是什么?

A. 矮小、延迟、落后、落后、不匀称
B. 正常、延迟、正常、正常、匀称
C. 正常、延迟、落后、正常、匀称
D. 矮小、正常、正常、正常、匀称
E. 矮小、正常、正常、落后、匀称

158. 生长激素缺乏的特点为

159. 脑积水的特点为

160. 甲状腺功能减退症的特点为

四、X 型题

161. 小儿腹泻补钾的原则不包括
A. 有尿后可补钾,治疗前 6 h 内有尿可按有尿处理
B. 每日给钾 3～4 mmol/kg
C. 静脉滴注浓度不能超过 0.5%
D. 全日补钾量不能少于 8 h 给予
E. 第 2 天能进食时即可停止补钾

162. 7 个月男婴,因腹泻、呕吐 2 d 入院,诊断为腹泻病,伴中度脱水及酸中毒,经补液治疗后出现低血钾的症状。出现低血钾的原因不正确的是
A. 腹泻时排出大量钾盐
B. 酸中毒时钾经肾排出增加
C. 补液后钾经尿大量排出
D. 补液后血液被稀释,血钾相对降低
E. 钾向细胞外转移

163. 下列哪些是小儿急性喉炎的临床表现?
A. 声音嘶哑
B. 呼气末有明显喉鸣音
C. 呼吸困难伴三凹征
D. 哮吼样咳嗽
E. 鼻翼扇动

164. 下列不是房间隔缺损特征表现的是
A. 最常见的先天性心脏病
B. 左房、左室增大显著
C. 肺动脉瓣区第二心音固定分裂
D. 胸骨左缘下方 3/6 级粗糙的全收缩期杂音
E. 婴幼儿期可出现艾森曼格综合征

165. 有关小儿造血的特点中,下列不正确的是
A. 生后 3～4 个月出现生理性贫血
B. 婴儿期肝、脾也参与造血
C. 婴儿期所有的骨髓均为红骨髓,参与造血

D. 胚胎期7个月时骨髓是造血的主要
器官

E. 骨髓外造血时,外周血中可出现有核
红细胞和幼稚粒细胞

166. 儿童肾脏的生理功能有

A. 浓缩和稀释功能

B. 肾小管的重吸收和排泄功能

C. 肾小球的滤过功能

D. 酸碱平衡的调节功能

E. 产生抗利尿激素(ADH)

167. 麻疹的隔离期通常是

A. 出疹后5 d

B. 出疹后7 d

C. 出疹后10 d

D. 并发肺炎者,出疹后10 d

E. 并发肺炎者,出疹后2周

168. 儿科学的范围包括

A. 教育学

B. 流行病学

C. 预防儿科学

D. 发育儿科学

E. 临床儿科学

169. 婴儿化脓性脑膜炎的临床表现是

A. 易激惹、目光凝视

B. 脑膜刺激征明显

C. 前囟隆起

D. 呕吐、抽搐

E. 高热

170. 小儿在以下哪几方面与成人有明显不同?

A. 解剖

B. 病理

C. 免疫

D. 生理生化

E. 营养代谢

171. 维生素A缺乏时的临床表现为

A. 夜盲

B. 水肿

C. 口腔炎

D. 结膜干燥起皱

E. 皮肤干燥脱屑

172. 急性轻型病毒性心肌炎的治疗是

A. 大剂量维生素C

B. 小剂量地高辛

C. 休息

D. 糖皮质激素

E. 黄芪、辅酶 Q_{10}

173. 急性肾炎患儿出现非凹陷性水肿是因为

A. 甲状腺功能减退,出现黏液性水肿

B. 大量蛋白尿中丢失,出现低蛋白血症

C. 严重循环充血合并心力衰竭或心功能
不全,出现心源性水肿

D. 免疫反应激活补体产生过敏毒素,使
全身毛细血管通透性增加,血浆蛋白
渗出到间质组织中

E. 肾小球毛细血管内增生,肾小球血流
量减少,肾小球滤过率降低,体内水、
钠潴留

174. 先天性甲状腺功能减退症的病因包括

A. 甲状腺不发育或发育不全

B. 甲状腺素合成途径缺陷

C. 促甲状腺激素缺乏

D. 甲状腺或靶器官反应性低下

E. 碘缺乏

175. 常见的误诊、漏诊的原因包括

A. 病史资料不完整、不确切

B. 观察不细致或检验结果误差

C. 先入为主、主观臆断

D. 医学知识不足、缺乏临床经验

E. 疾病的临床表现不同

第十五章

模 拟 试 卷 二

一、A1/A2 型题

1. 小儿 5 岁,体格发育正常,营养中等,其上臂围应该为
   A. 9.5~10.5 cm
   B. 10.5~11.5 cm
   C. 11.5~12.5 cm
   D. 12.5~13.5 cm
   E. 13.5~14.5 cm

2. 小儿腕骨骨化中心出全的数目是
   A. 4
   B. 6
   C. 8
   D. 10
   E. 12

3. 在我国,1 岁内小儿需完成的基础计划免疫中不包括
   A. 卡介苗
   B. 脊髓灰质炎疫苗
   C. 麻疹疫苗
   D. 百日咳-白喉-破伤风混合疫苗
   E. 乙型脑炎疫苗

4. 硬肿症的发生与下列哪种情况无关
   A. 棕色脂肪少
   B. 体表面积相对较大

   C. 寒冷损伤
   D. 免疫功能低下
   E. 皮下脂肪饱和脂肪酸含量较多

5. 晚发性维生素 K 出血症最多见的出血部位是
   A. 皮肤
   B. 胃肠道
   C. 骨关节
   D. 颅内
   E. 鼻

6. 轻度新生儿缺氧缺血性脑病症状最明显的时间是
   A. 出生 6 h 内
   B. 出生 12 h 内
   C. 出生 24 h 内
   D. 出生 36 h 内
   E. 出生 48 h 内

7. 患儿男,出生时 Apgar 评分 3 分,生后 2 d,嗜睡,肌张力减退,时有惊厥,头颅 CT 扫描可见右叶有低密度影。诊断为新生儿缺氧缺血性脑病,为控制惊厥,应首选何种药物?
   A. 地西泮肌内注射
   B. 利尿剂
   C. 水合氯醛灌肠

D. 苯巴比妥钠

E. 甘露醇

8. 一小儿生后 3 d 因不吃、不哭、体温不升于 12 月入院。查体发现：患儿反应差,皮肤黄染,脐部红肿,有脓性分泌物,两肺闻及湿啰音,肝脾肋下可及。最可能的诊断是

A. 新生儿肺炎

B. 寒冷损伤综合征

C. 低血糖

D. 脐炎

E. 败血症

9. 10 个月的健康男婴,母乳喂养。下列粪便中的细菌为优势菌的是

A. 大肠埃希菌

B. 肠球菌

C. 乳酸杆菌

D. 产气肠杆菌

E. 变形杆菌

10. 以下不是母乳的特点的是

A. 白蛋白多而酪蛋白少,在胃内的凝块小

B. 含钙、磷比牛乳高,较少发生低钙血症

C. 含较多的消化酶,有利于消化

D. 含乳糖量多,且乙型乳糖为主

E. 三大营养素蛋白质、脂肪、糖比例适宜(1∶3∶6)

11. 营养不良水肿主要是由于缺乏

A. 蛋白质

B. 维生素

C. 矿物质

D. 脂肪

E. 糖

12. 5 个月健康婴儿,系母乳喂养。为了让婴儿正确进食,避免呕吐,下列喂养方法中不正确的是

A. 先给婴儿换尿布,然后清洗母亲双手和乳头

B. 母子平卧位喂奶

C. 可让婴儿先吸空一侧乳房,再吸另一侧乳房

D. 一般喂哺时间不超过 20 min

E. 哺乳完毕后,将婴儿直抱并轻拍婴儿背部,让吸入空气排出

13. 5 个月婴儿,每日供给的热量为100 kcal/kg,需要的蛋白质、脂肪、碳水化合物分别占总热量为

A. 蛋白质 35%,脂肪 50%,碳水化合物 15%

B. 蛋白质 15%,脂肪 35%,碳水化合物 50%

C. 蛋白质 15%,脂肪 50%,碳水化合物 35%

D. 蛋白质 50%,脂肪 15%,碳水化合物 35%

E. 蛋白质 35%,脂肪 15%,碳水化合物 50%

14. 6 月龄男婴,近 1 个月烦躁、多汗、夜惊不安。查体：头发稀疏,心、肺检查未见异常,不能独坐。就诊过程中突然发生两眼上窜、面色发绀、四肢抽动。紧急处理首选

A. 维生素 D_3 30 万单位肌内注射

B. 10%葡萄糖酸钙10 ml 稀释 1 倍静脉缓慢推注

C. 苯巴比妥钠 40 mg 肌内注射

D. 10%葡萄糖液 15 ml 静脉注射

E. 20%甘露醇 20 ml 静脉注射

15. 10 个月男婴,因腹泻 3 d,于 2006 年 7 月就诊,大便每日 10 余次,量中,蛋花汤样,有时呕吐。体检：精神稍萎,皮肤弹性差,哭时泪少,心肺未见异常,腹软。粪常规：少量白细胞。其病原体最可能为

A. 真菌

B. 铜绿假单胞菌

C. 轮状病毒

D. 痢疾杆菌

E. 致病性大肠埃希菌

16. 10 个月男婴,因腹泻 3 d 入院。病后每天排水样便十余次,量较多。2 d 来尿少,12 h 无尿。体检:前囟略凹,哭无泪,皮肤弹性差,肢端凉。下列补钾方法中不正确的是
   A. 输液后有尿即可开始补钾
   B. 静脉输液中氯化钾浓度不得超过 0.3%
   C. 全天静脉滴注时间不应少于 6~8 h
   D. 静脉补钾后继续口服氯化钾 4~6 d
   E. 补充氯化钾总量每天 0.6 g/kg

17. 呼吸系统分为上下呼吸道,其分界处为
   A. 喉部
   B. 声带
   C. 环状软骨
   D. 总气管分叉部
   E. 会厌软骨

18. 咽结合膜热的病原体为
   A. B 组链球菌
   B. 柯萨奇病毒
   C. 腺病毒
   D. 支原体
   E. 葡萄球菌

19. 关于异丙托溴铵的描述,下列正确的是
   A. 作用机制与肾上腺素相似
   B. 作用机制与氨茶碱相似
   C. 可用于预防哮喘发作
   D. 可用于控制哮喘发作
   E. 吸入后维持作用时间较沙丁胺醇短

20. 4 岁男孩,自幼发现心脏有杂音而临床无症状。经检查确诊为先天性心脏病,房间隔缺损。下列体格检查中最具诊断意义的是
   A. 心尖搏动增强
   B. 左前胸廓略隆起

C. 心尖部舒张期杂音

D. 心尖部收缩期杂音

E. 胸骨左缘第 2 肋间收缩期杂音,P₂ 增强,固定分裂

21. 3 岁男孩,体格发育落后,活动后气促,但无发绀。查体:胸骨左缘第 3 肋间可闻及 3/6 级收缩期杂音,P₂ 亢进、分裂,X 线片示肺野充血。其最常发生于下列哪种疾病?
   A. 亚急性细菌性心内膜炎
   B. 支气管炎
   C. 充血性心力衰竭
   D. 喉返神经麻痹
   E. 脑栓塞

22. 10 岁男孩,体育课时突感心悸,面色苍白,出冷汗,心电图示心率 180 次/分,QRS 波时间 0.10 s,RR 绝对整齐,P 波显示不清。诊断可能是
   A. 交界性逸搏心律
   B. 阵发性室上性心动过速
   C. 阵发性室性心动过速
   D. 窦性心动过速
   E. 房颤

23. 10 岁男孩,平时易乏力,活动后气促,胸骨左缘第 3~4 肋间有 3/6~4/6 级全收缩期杂音,经超声心动图检查,确诊为先天性心脏病——室间隔缺损。下列哪项不是其常见并发症?
   A. 支气管炎
   B. 充血性心力衰竭
   C. 肺水肿
   D. 亚急性细菌性心内膜炎
   E. 脑血栓形成

24. 房间隔缺损杂音产生是因为
   A. 血流通过缺损口
   B. 主动脉瓣相对狭窄
   C. 肺动脉瓣相对狭窄

D. 三尖瓣相对狭窄

E. 二尖瓣相对狭窄

25. 预激综合征患者常伴发

A. 室性心动过速

B. 室上性心动过速

C. 一度房室传导阻滞

D. 完全性房室传导阻滞

E. 心房颤动

26. 克山病的心脏病理改变的主要特征是

A. 心肌细胞充血、水肿、变性

B. 心肌间隙严重充血、水肿

C. 以线粒体损害为主的心肌细胞变性、坏死和瘢痕形成

D. 病毒感染,感染后的细胞有包涵体

E. 心肌细胞钙化和瘢痕形成

27. 一儿童进行心电图检查,诊断为房性期前收缩。下列不符合其特点的是

A. P'波提前,其形态与窦性 P 段稍有差异,但方向一致

B. P'R 间期>0.10 s

C. 期前收缩后的代偿间歇往往不完全

D. 一般 P'波后 QRS-T 正常

E. P'波后不应出现 QRS-T 异常现象

28. 男孩,1岁半,平日偏食,常有腹泻、咳嗽,已会独立行走,玩耍正常。近 2 个月来面色苍黄,逗之不笑,时有头部、肢体颤抖,不能独站。外周血象:血红蛋白 100 g/L,红细胞 2.5×10^{12}/L,白细胞数 4×10^9/L,中性粒细胞分叶过多。本例可诊断为

A. 营养不良伴低钙血症

B. 慢性腹泻伴低钙血症

C. 缺铁性贫血伴低钙血症

D. 营养性巨幼细胞贫血

E. 营养性缺铁性贫血

29. 14 岁男孩,头晕、乏力、牙龈出血半年。查

体:贫血貌,皮肤可见散在瘀点,肝、脾、淋巴结不大,疑为再生障碍性贫血。最有助于诊断的是

A. 全血细胞减少

B. 网织红细胞计数降低

C. 正细胞正色素性贫血

D. 骨髓增生低下,造血细胞减少,非造血细胞增多

E. 骨髓细胞培养集落生长能力降低

30. 小细胞低色素性贫血时,血液学指标发生下列变化

A. MCV↓, MCH↑, MCHC↓

B. MCV↑, MCH↑, MCHC↑

C. MCV↑, MCH↓, MCHC↓

D. MCV↓, MCH↓, MCHC↓

E. MCV↓, MCH 正常,MCHC 正常

31. 有关急性白血病,下面描述错误的是

A. 白细胞都升高

B. 多数有发热

C. 血小板多减少

D. 可以关节痛起病

E. 大多有出血

32. 男孩,8 岁,反复水肿 8 个月。尿常规:蛋白(＋＋＋)～(＋＋＋＋),红细胞 15～20个/HP。血尿素氮 10.8 mmol/L,血浆总蛋白 40 g/L,白蛋白 15 g/L。此患儿首要诊断考虑为

A. 急性链球菌感染后肾炎

B. 单纯型肾病

C. 急进性肾炎

D. 肾炎型肾病

E. 病毒性肾炎

33. 8 岁男孩,因水肿,尿少 1 周来门诊。查体可见全身明显水肿,下肢指压痕明显,阴囊水肿较重,血压 105/75 mmHg,尿蛋白(＋＋＋),尿红细胞 0～4 个/HP。此患儿

水肿的原因主要是

A. 肾小球滤过率下降

B. 低蛋白血症

C. ADH 分泌增加

D. 醛固酮分泌增多

E. 肾小管对钠的重吸收增多

34. 用于鉴别血尿与血红蛋白尿的主要方法是

A. 尿隐血检查

B. 尿三杯试验

C. 尿沉渣检查

D. 血尿颜色

E. 尿胆原

35. 重度高血压多见于以下哪种疾病?

A. 肾动脉狭窄

B. 慢性肾小球肾炎

C. 肾盂肾炎

D. 迁延性肾小球肾炎

E. 先天性肾病

36. 在高血压伴肾功能不全、高血钾时,哪类药物应慎重选用?

A. 利尿剂

B. α 受体阻滞剂

C. β 受体阻滞剂

D. ACEI

E. 钙通道阻滞剂

37. 肾炎型肾病与单纯型肾病的主要区别点是

A. 大量蛋白尿

B. 血尿、高血压

C. 高胆固醇症

D. 低蛋白血症

E. 高度水肿

38. 流行性乙型脑炎的传染源、传播媒介、高峰季节和流行特点分别为

A. 患者是主要传染源,蚊子是传播媒介,7、8、9 月份发病高峰,发病高度分散

B. 猪是主要传染源,蚊子是传播媒介,7、8、9 月份发病高峰,发病高度分散

C. 带毒者是主要传染源,蚊子是传播媒介,7、8、9 月份发病高峰,发病高度分散

D. 猪是主要传染源,蚊子是传播媒介,7、8、9 月份发病高峰,集体机构发病较多

E. 患者是主要传染源,蚊子是传播媒介,7、8、9 月份发病高峰,发病有聚集性

39. 病原菌不明的化脓性脑膜炎治疗应首选

A. 磺胺嘧啶

B. 大剂量青霉素

C. 红霉素

D. 庆大霉素＋红霉素

E. 青霉素＋氯霉素

40. 重症肌无力患儿出现哪项临床表现易危及生命?

A. 眼外肌无力

B. 颈肌无力

C. 呼吸肌无力

D. 吞咽无力

E. 四肢无力

41. 下列不是川崎病的诊断条件的是

A. 结合膜充血,口唇干红、草莓样舌

B. 手足硬肿、掌指红斑、指趾脱皮及多形红斑

C. 心电图表现广泛 ST - T 改变

D. 持续高热 5 d 以上

E. 浅表淋巴结肿大

42. 男性真性性早熟与假性性早熟的最主要区别点是

A. 睾丸、阴茎增大

B. 生长速度加快

C. 出现喉结及变音

D. 出现阴腋毛

E. 骨龄增速

43. 以下哪项不是中枢性尿崩症的特点?
　　A. 以多饮、多尿和烦渴为主要症状
　　B. 患儿常有多汗表现
　　C. 重型中枢性尿崩症患儿每日饮水量可达 300~400 ml/kg
　　D. 部分患儿可证实系颅内肿瘤所致
　　E. 若同时伴有渴觉中枢受损则不产生烦渴

44. 男孩,11岁,为胰岛素依赖型糖尿病,自测血糖及尿糖。近3个月来所测血糖及尿糖均比较正常,今测糖化血红蛋白(HbA1c)为15%。对此患儿的情况最适当的判断是
　　A. 糖尿病控制满意
　　B. 食物中脂肪量过高
　　C. 血糖及尿糖测试欠正确
　　D. 胰岛素剂量偏高
　　E. 患儿的葡萄糖肾阈低

45. 患儿男,6岁,多饮、多尿近4个月。查体:生长发育落后,皮肤干燥苍白。血渗透压:298 mmol/L。血钠:145 mmol/L,尿比重小于1.005,诊断为尿崩症。有关尿崩症的说法,以下不正确的是
　　A. 多尿、烦渴是主要症状
　　B. 少数病例为遗传性
　　C. 视上核及室旁核破坏导致尿崩症
　　D. 与肾性尿崩症鉴别是观察其对外源性加压素的反应
　　E. 进水量大致与尿量相等,尿量可因进水量少而减少

46. 21-三体综合征绝大部分染色体核型是
　　A. 45, XX(或 XY), −14, −21, +t(14q21q)
　　B. 46, XX(或 XY), −14, +t(14q21q)
　　C. 47, XX(或 XY), +21
　　D. 46, XX(或 XY), −21, +t21q
　　E. 46, XX(或 XY), −22, +t(21q22q)

47. 结核病的主要传播途径是
　　A. 血行传播
　　B. 消化道传播
　　C. 皮肤破损处传播
　　D. 呼吸道传播
　　E. 胎盘传播

48. 经预防能阻断宫内传播的病毒性肝炎有
　　A. 甲型和乙型
　　B. 乙型和丁型
　　C. 甲型和戊型
　　D. 甲型和丙型
　　E. 甲型和丁型

49. EBV 所致典型传染性单核细胞增多症的主要诊断要点是
　　A. 发热/咽炎/淋巴结炎三联征,淋巴细胞>60%,异型淋巴细胞>10%, VCA-IgM(+)
　　B. 发热/淋巴结肿大/肝脾大三联征,淋巴细胞>60%,异型淋巴细胞>20%, VCA-IgM(+)
　　C. 发热/咽炎/淋巴结肿大三联征,淋巴细胞>50%,异型淋巴细胞>10%, VCA-IgM(+)
　　D. 发热/脾大/淋巴结肿大三联征,淋巴细胞>50%,异型淋巴细胞>59%, VCA-IgM(+)
　　E. 发热/肝大/淋巴结炎三联征,淋巴细胞>60%,异型淋巴细胞>15%, VCA-IgM(+)

50. 下列哪组结果不是活动性 HCMV 感染标志?
　　A. HCMV-mRNA(+)
　　B. HCMV-DNA(+)
　　C. HCMV-IgG(+)/HCMV-IgM(+)
　　D. 病毒分离(+)
　　E. HCMV-IgG(−)/HCMV-IgM(+)

51. 百日咳的抗生素应用至何时停药?
    A. 咳嗽明显减轻,体温正常
    B. 阵发性痉挛性咳嗽消失
    C. 鼻咽拭子培养阴性
    D. 白细胞总数和淋巴细胞数恢复正常
    E. 按规定剂量用药7~10 d

52. 女孩,2岁,因发热3 d、呕吐5次、抽搐2次伴嗜睡来诊。体检:嗜睡,唤之能醒,颈有抵抗,心脏无异常,两肺呼吸音粗,腹软,腹壁反射未引出,膝反射弱,克氏征、布氏征均阳性,诊断为流行性乙型脑炎。乙型脑炎病程中最常见的并发症是
    A. 皮肤疖肿
    B. 中耳炎
    C. 支气管肺炎
    D. 尿路感染
    E. 败血症

53. 女孩,8岁,小学生,因发热伴左耳下肿痛2 d来诊。体检:体温38.6℃,神志清,咽红,左侧腮腺肿大,边界不清,有弹性感及压痛,心、肺无异常,诊断为流行性腮腺炎。为防止传染给其他同学,其隔离期应是
    A. 腮腺肿大前5 d至肿大后1周
    B. 腮腺肿大前1周至消肿后1周
    C. 腮腺肿大开始至消肿后1周
    D. 腮腺肿大开始至腮腺完全消肿
    E. 腮腺肿大前5 d至腮腺完全消肿

54. 男孩,2岁,因高热半天、呕吐4次、抽搐2次来诊。体检:体温40℃,神志清,精神萎靡,咽红,颈软,心、肺无异常,腹软,克氏征、布氏征阴性。肛拭粪常规检查:红细胞0~1个/HP,白细胞30~40个/HP,吞噬细胞1~2个/HP,诊断为中毒型细菌性痢疾。我国中毒型细菌性痢疾常见的病原菌为
    A. 志贺痢疾杆菌
    B. 鲍氏痢疾杆菌

    C. 舒密茨痢疾杆菌
    D. 福氏痢疾杆菌
    E. 宋内痢疾杆菌

55. 男孩,3岁。低热、稍咳2 d,今全身可见水疱疹,诊断为水痘。去年因肾病住院治疗至今。有关水痘,以下错误的是
    A. 水痘病毒与带状疱疹病毒相同
    B. 水痘病毒为RNA病毒
    C. 糖皮质激素治疗中的患儿感染水痘时,常转成重型水痘
    D. 水痘发生在四肢远端,手掌、足底少
    E. 本病发病时尽量避免用含阿司匹林的退热剂

56. 女孩,4岁,因发热5 d,烦躁、左下肢不能行走1 d,今晨突然面色苍白,呼吸急促来诊。体检:体温38.5℃,神志清,重病容,呼吸每分钟40次、浅促,口唇略发绀,咽红,心脏无异常,两肺呼吸音粗,腹软,左下肢肌力0级,无病理反射,诊断为脊髓灰质炎。脊髓灰质炎患者出现呼吸肌瘫痪或呼吸中枢障碍时,下列处理中不恰当的是
    A. 控制高热,防治肺部感染
    B. 吸氧,注意水、电解质平衡
    C. 监测PaO_2及$PaCO_2$判断病情
    D. 可行气管插管机械通气
    E. 用大剂量镇静剂制止烦躁,减少氧消耗

57. 11个月患儿,反复皮肤化脓性感染、中耳炎和肺炎,此次因右耳后脓肿住院,心肺无异常,肝脾不肿大。下列检查对确诊意义最小的是
    A. 血液、脓液培养
    B. 骨髓检查
    C. 血型同族凝集素测定
    D. 白喉类毒素试验
    E. 血清免疫球蛋白测定

58. 8月男孩,确诊川崎病后出院,2个月后猝

死于家中,死前无明显诱因。其死因可能为

A. 脑出血

B. 心肌炎

C. 脑栓塞

D. 冠状动脉瘤破裂

E. 心包炎

59. 进行面罩加用人工呼吸的治疗有效的标志为

A. 两肺闻及呼吸音

B. 胸廓随加压而起伏

C. 尿量增多

D. 心率增快

E. 呼吸监护仪提示存在呼吸运动

60. 以下哪项是心肺复苏中"ABCDEF"的 D内容?

A. 心脏胸外按压

B. 心电监护

C. 多巴胺

D. 人工呼吸

E. 气管插管

61. 评价儿童体格生长,不规定"正常标准"而是用参照值范围,这是因为

A. 各系统发育不平衡

B. 体格生长呈非匀速生长

C. 体格测量时允许的误差

D. 体格生长的个体差异

E. 以上都不是

62. 长骨生长的部位是在

A. 干骺端

B. 中段

C. 髓质

D. 皮质

E. 中下段

63. 萌牙延迟(>12 个月)可能是

A. 佝偻病

B. 钙缺乏

C. 甲状腺功能减退症

D. 先天愚型

E. 以上都是

64. 一女孩出生体重 3.4 kg,5 个月 6.5 kg,用什么方法评价该女孩的体格发育?

A. 体重公式

B. 生长速度

C. 生长水平

D. 匀称度

E. 生长速度和生长水平

65. 11 岁女孩,身高 132 cm,学习成绩好。其父亲身高 170 cm,母亲 160 cm。该女孩 6~7 岁时身高增长 5.1 cm,7~8 岁增长 5.0 cm,9~10 岁增长 5.3 cm[11 岁身高参数(P3rd)为 131.0 cm],11 岁时骨龄为10.8 岁,第二性征未出现,可能的原因是

A. 正常生长

B. 营养不良

C. 先天卵巢发育不全

D. 遗传性矮小

E. 疾病

66. 出生后 5 天男婴,发现乳腺有一鸽蛋大小肿块,应该如何处理?

A. 挤压肿块

B. 局部热敷

C. 手术切除

D. 无须处理

E. 局部用药

67. 1 岁半女孩,咳嗽 4 天,发热 2 天,气急1 天,初步诊断为支气管肺炎。确诊最主要的体征是

A. 呼吸急促

B. 肺部细湿啰音

C. 口唇、甲床发绀

D. 鼻翼扇动,张口呼吸

E. 两肺叩诊浊音,呼吸音减低

68. 女,7岁,1个月来不规则发热,面色逐渐苍白。Hb 80 g/L, Coombs 试验阳性。可排除的诊断是

A. 自身免疫性溶血性贫血

B. 霍奇金病

C. 系统性红斑狼疮

D. 再生障碍性贫血

E. 药物性溶血性贫血

69. 男孩,8个月,持续发热4天,伴轻咳,1天前烧退,即发现面部及躯干有散在的皮疹。可能性最大的疾病是

A. 麻疹

B. 风疹

C. 幼儿急疹

D. 猩红热

E. 水痘

70. MODS病因中最常见的感染部位是

A. 肺脏

B. 肾脏

C. 心脏

D. 腹腔

E. 肝脏

71. 心脏按压的指征是

A. 心音消失

B. 心率<60 次/分

C. 外周动脉的搏动消失

D. 心音消失或心率<60 次/分伴有无循环征象

E. 呼吸停止

72. CPAP 的应用指征是

A. $FiO_2 > 0.6$ 时,$TcSO_2 < 90\%$,$PaO_2 <$ 60 mmHg 而 $PaCO_2$ 正常

B. $FiO_2 > 0.6$ 时,$TcSO_2 < 85\%$,$PaO_2 <$ 60 mmHg 而 $PaCO_2$ 正常

C. $FiO_2 > 0.6$ 时,$TcSO_2 < 80\%$,$PaO_2 <$ 50 mmHg 而 $PaCO_2$ 正常

D. $FiO_2 > 0.6$ 时,$TcSO_2 < 90\%$,$PaO_2 <$ 50 mmHg 而 $PaCO_2$ 正常

E. $FiO_2 > 0.6$ 时,$TcSO_2 < 85\%$,$PaO_2 <$ 50 mmHg 而 $PaCO_2$ 正常

73. 临床上拔出气管导管的指征不包括

A. 有自主呼吸

B. 吞咽功能好

C. 血气分析结果接近正常

D. 咳嗽有力

E. 神志清醒

74. 患儿女性,9个月,因剧烈腹泻、蛋花水样便入院。查体:烦躁不安,前囟、眼眶明显凹陷,四肢凉,脉细弱,查血钠为175 mmol/L,予1/4张液 20 ml/(kg·h)扩容。补液过程中患儿出现昏迷、惊厥,最可能的原因是

A. 血钠下降太快致脑水肿

B. 血钠下降不满意致病情加重

C. 低钙

D. 低镁

E. 颅内出血

75. 患儿男性,1岁,因急性肠套叠、肠坏死行肠切除、肠吻合术,术后禁食、胃肠减压。术后第3天患儿出现反应差,四肢小抽动,查血钠为 116 mmol/L。为纠正血钠,以下处理最恰当的是

A. 补1/2张液,缓慢纠正低钠

B. 补等张生理盐水,缓慢纠正低钠

C. 迅速升高血钠,补2/3张氯化钠使血钠升高到 125 mmol/L

D. 限水、利尿,而不通过补钠的方法升高血钠

E. 腹膜透析

76. 女孩,2岁,3天前受凉后出现咳喘、痰多、

呼吸急促。查体：精神萎靡，HR 155 次/分，R 56 次/分，SPO$_2$ 85%，面色稍发绀，两肺可闻及较多中小湿啰音、痰鸣音及少许哮鸣音，心音尚有力。首先的治疗措施是

A. 抗生素

B. 甲泼尼龙

C. 吸痰、给氧

D. 布地奈德雾化

E. 氨茶碱

77. 现代医学伦理学中，对生命的看法已转变为

A. 生命神圣论

B. 生命质量论

C. 生命价值论

D. 生命质量与生命价值相统一的理论

E. 生命神圣与生命质量、生命价值相统一的理论

78. 给传染病防制人员提出的道德要求中，不包括

A. 积极开展传染病的预防，对广大群众的健康负责

B. 积极将传染病患者收住入院治疗，公正分配医疗资源

C. 认真做好传染病的监测和报告，履行其道德和法律责任

D. 尊重科学，具有奉献精神

E. 尊重传染病患者的人格和权利

79. 关于提高社区服务水平不正确的是

A. 努力实现发展社区卫生服务，应对老龄化、城市化的战略举措

B. 承担医疗任务，负责预防保健工作

C. 改善社区的医疗卫生条件，为老、弱、病、残、少儿妇女的保健尽职尽责

D. 改革城市卫生服务体系，积极发展高端医疗卫生服务决策

E. 加强城市社区卫生人才队伍建设

80. 人体实验的道德原则，不包括

A. 有利于医学和社会发展

B. 必须实事求是

C. 维护受试者利益

D. 严谨的科学态度

E. 受试者知情同意

81. 运用现代医学技术，不通过两性结合而进行高等动物(包括人)生殖的技术是

A. 代孕技术

B. 同源人工授精

C. 异源人工授精

D. 克隆技术

E. 体外受精

82. 医德修养的根本途径和方法是

A. 学习医德理论知识

B. 在医疗卫生保健实践中修养

C. 有的放矢

D. 持之以恒

E. 追求慎独

83. 下列关于社会舆论的说法中，错误的是

A. 是普通道德的评价方式之一

B. 是医学道德的评价方式之一

C. 有正式舆论与非正式舆论两种形式

D. 是一种历史的力量

E. 是一种社会评价方式

84. 依法取得执业医师或执业助理医师资格的医生

A. 具备合法行医条件，可以从事医疗活动

B. 可以从事相应的医疗、预防、保健业务

C. 考试合格后，可以从事相应的医疗、预防、保健业务

D. 取得资格证书后，具备合法行医条件

E. 经注册取得执业证书，可从事相应的医疗、预防、保健业务

85. 医师处方权的取得一般是经过

A. 医师执业注册

B. 医院考核合格

C. 医师资格考试合格

D. 卫生行政部门授予

E. 医师协会专业培训考核合格

86. 传染病法定疫情责任报告人是指

A. 社会团体

B. 群众

C. 患者本人

D. 执行职务的医疗卫生机构及其人员

E. 社会福利机构

87. 国家建立健全

A. 艾滋病检测网络

B. 艾滋病监测网络

C. 艾滋病防治网络

D. 艾滋病咨询网络

E. 艾滋病宣传教育网络

88. 发生传染病菌种、毒种丢失情形,省、自治区、直辖市人民政府应当向国务院卫生行政主管部门报告的时限是

A. 接到报告1小时内

B. 接到报告2小时内

C. 接到报告后立即

D. 1小时内

E. 2小时内

89. 以下为制定《药品管理法》的目的,除了

A. 加强药品监督管理

B. 保证药品质量

C. 保障人体用药安全

D. 维护人民身体健康和用药的合法权益

E. 发展现代药和传统药

90. 国家对下列药品实行特殊管理,除了

A. 麻醉药品

B. 精神药品

C. 医疗用毒性药品

D. 抗生素

E. 放射性药品

91. 精神药品处方的保存期限至少为

A. 1年

B. 2年

C. 3年

D. 4年

E. 5年

92. 在标准心电图纸速(25 mm/s)的情况下,测相邻两个R-R之间的大格数为8大格,其心率为

A. 30次/分

B. 33.3次/分

C. 37.5次/分

D. 42.8次/分

E. 50次/分

93. 关于早期复极的描述,错误的是

A. ST段呈凹面向上抬高

B. 常见于年轻人

C. 运动时或心率增快时,ST段抬高程度加重

D. ST段抬高主要以胸导联($V_2 \sim V_5$)明显,J点可上移$0.1 \sim 0.4$ mV

E. 是由于部分心室肌提前复极所致

94. 关于J波的描述,正确的是

A. J波是指紧接U波之后的一个小波,提示将发生窦性心律失常

B. J波是指紧接QRS波群之后一个小波,可见于早期复极、心肌缺血、心室除极延迟或低温

C. J波是指紧接P波之后的一个平段,高J波提示将发生交界性期前收缩

D. J波是指紧接QRS波群之后一个平段,高J波提示将发生房性心律失常

E. J波是指紧接T波之后的一个小波,高J波提示将发生心房颤动

95. 以下不属于心电图正常变异的是
   A. 运动时出现一过性肺性P波
   B. 早期复极
   C. 运动时J点型ST段下降
   D. 二度Ⅱ型窦房传导阻滞
   E. 卧位时出现一过性一度房室传导阻滞

96. 关于小儿心电图检测的注意事项,正确的是
   A. 婴幼儿应加做V_3R和V_4R导联心电图
   B. 胸导联电极宜小
   C. 婴幼儿心电图力求在安静状态下记录
   D. 描记婴幼儿心电图时应保持肌肉松弛和仰卧状态
   E. 以上都是

97. 下列关于P波的描述,不正确的是
   A. P波切迹第一峰代表右心房除极
   B. P波切迹第二峰代表左心房除极
   C. P波切迹中间部分代表左、右心房共同除极
   D. 正常人P波峰间距不超过0.03s
   E. P波峰间距>0.04s仅见于左心房肥大

98. "肺型P波"可见于多种病理状态,但不包括
   A. 右心房肥大
   B. 肺栓塞
   C. 右心房负荷增加
   D. 甲状腺功能减退
   E. 交感神经兴奋

99. 下列病毒性肺炎的影像描述,错误的是
   A. 可有小结节阴影
   B. 可有斑片状阴影
   C. 可有大片状阴影
   D. 肺纹理可增粗
   E. 具有特征性影像表现

100. 下列疾病无肺血减少表现的是

   A. 法洛四联症
   B. 三尖瓣闭锁
   C. 房间隔缺损
   D. 永存动脉干
   E. 大血管转位

101. 10岁男孩,体检发现右下肺有一3 cm团块影,CT扫描,肿块为液性密度,边缘光滑,内有小透光区,增强扫描,病变不强化,最可能的诊断为
   A. 右下肺隔离症
   B. 右下肺支气管扩张
   C. 右下肺结核瘤
   D. 右下肺炎性假瘤
   E. 右下肺先天性孤立性肺囊肿

102. 下列肺脓肿的X线表现中最能提示为慢性肺脓肿的是
   A. 张力性空洞及同侧肺门淋巴结增大
   B. 多腔相通、多支引流和多叶蔓延
   C. 较大斑片状阴影中央局部密度减低
   D. 内壁光滑有液平面,外缘清晰
   E. 以上都不是

103. 动脉导管未闭最典型的X线征象是
   A. 肺血增多
   B. 主动脉结增宽凸出
   C. 左心室增大
   D. 右心室增大
   E. 左心房增大

104. 肺内团块状阴影,轮廓清楚、光滑,密度均匀,常有钙化,呈少量至大量斑点状或爆米花状,无空洞形成。应诊断为
   A. 肺囊肿
   B. 结核球
   C. 炎性假瘤
   D. 周围型肺癌
   E. 错构瘤

105. 胸部平片上,下列不属于左心室扩大的表现的是
A. 可呈靴形心
B. 反向搏动点上移
C. 心尖圆钝、上翘
D. 心尖向左下方延长
E. 左前斜位,心后间隙变小、消失

106. 关于肺气肿 X 线表现,错误的是
A. 横膈低平
B. 肺透亮度降低
C. 肺纹理稀疏
D. 心影变窄小
E. 肋间隙增宽

107. 5 岁患儿,多次患肺炎,查体无发绀,胸骨左缘第 2 肋间闻及响亮的连续性机器样杂音,伴有震颤,脉压增宽,有周围血管搏动征。以下诊断最正确的是
A. 法洛四联症
B. 肺动脉口狭窄
C. 动脉导管未闭
D. 室间隔缺损
E. 完全性大动脉错位

108. 过敏性结肠炎的 X 线表现为
A. 乙状结肠黏膜皱襞破坏
B. 乙状结肠不规则狭窄
C. 肠袋加深,排钡后见线样征
D. 局部结肠不规则挛缩及多发性小龛影
E. 乙状结肠内不规则充盈缺损

109. 围生期包括胎儿期和婴儿期的一部分,国内普遍采用的定义是
A. 胎龄 27 周至出生时
B. 胎龄 28 周至生后 7 d
C. 胎龄 30 周至生后 2 周
D. 1 胎龄 36 周至生后 4 周
E. 胎龄 38 周至生后 1 个月

110. 新生儿常见的特殊生理状态以下不符合的是
A. 生理性黄疸
B. 假月经
C. 新生儿粟粒疹
D. 新生儿湿肺
E. 乳腺肿大

111. 与牛奶相比较,母乳的优点是
A. 蛋白质总量高
B. 饱和脂肪酸较多
C. 乳糖量多
D. 缓冲力大,对胃酸中和作用强
E. 含钙、磷高

112. 对系统性红斑狼疮的诊断常用而有价值的病理检查是
A. 肾穿刺
B. 骨髓穿刺
C. 肺穿刺
D. 淋巴结活检
E. 皮肤狼疮带试验

113. 关于类风湿因子(RF)叙述错误的是
A. 以 IgG - RF 为主要类型
B. 高滴度提示病情活动、预后不良
C. 阳性可见于肝炎、结核、感染性心内膜炎患者
D. RF 阳性是类风湿关节炎诊断标准之一
E. 干燥综合征患者可以出现 RF 阳性

114. 疑诊原发性免疫缺陷病时,处理正确的是
A. 立即使用抗生素预防感染
B. 应及时应用静脉注射免疫球蛋白
C. 选择合适的免疫学和分子诊断手段以确诊
D. 尽早免疫重建
E. 进行亲属筛查,发现其他患者或携带者

115. 最有助于自身免疫性胃炎诊断的实验室检查是
    A. 血壁细胞抗体检测
    B. 血胃蛋白酶原定量
    C. 胃液中胃蛋白定量
    D. 胃酸测定
    E. 血清促胃液素(胃泌素)测定

116. 胃大部切除术后早期并发症是
    A. 吻合口溃疡
    B. 胃排空延迟
    C. 贫血
    D. 碱性反流性胃炎
    E. 残胃癌

117. 支气管哮喘患者出现气流受限的原因不包括
    A. 腺体分泌亢进及黏液清除障碍
    B. 气道壁炎性细胞浸润
    C. 肺泡弹性回缩力下降及肺泡壁破坏
    D. 气道平滑肌痉挛
    E. 气道黏膜水肿

118. 严重心力衰竭时,治疗频发室性期前收缩首选的药物是
    A. 胺碘酮
    B. 索他洛尔
    C. 多巴酚丁胺
    D. 氟卡尼
    E. 普罗帕酮

119. 能增加左心室后负荷的临床情况是
    A. 二尖瓣反流
    B. 高血压
    C. 房间隔缺损
    D. 主动脉瓣反流
    E. 室间隔缺损

120. 下列关于 IgA 肾病的说法错误的是
    A. 病理类型主要为系膜增生性肾小球肾炎
    B. 确诊有赖于肾活检病理检查
    C. 青少年好发
    D. 预后良好,很少有肾功能恶化
    E. 常在感染后72小时以内发作肉眼血尿

121. 下列有关急进型肾小球肾炎的描述正确的是
    A. Ⅱ型多伴循环免疫复合物阳性
    B. Ⅲ型多伴血清抗肾小球基底膜抗体阳性
    C. 病理改变特征为系膜细胞重度增生
    D. 光镜下改变是分型的主要依据
    E. Ⅰ型多伴血清抗中性粒细胞胞质抗体阳性

122. 发生温抗体型自身免疫性溶血性贫血时,部分红细胞可出现的异常形态是
    A. 泪滴状
    B. 棘形
    C. 球形
    D. 椭圆形
    E. 镰刀状

123. 下列不是小儿脑肿瘤的特点的是
    A. 占小儿恶性肿瘤第1位
    B. 大多数发生在中线部位
    C. 以神经胶质细胞瘤最多见
    D. 颅内压增高症状出现早
    E. 定位症状少,易误诊

124. 缺铁性贫血实验室检查不符合的是
    A. 红细胞内游离原卟啉下降
    B. 细胞中央淡染区扩大
    C. 总铁结合力升高
    D. 血清蛋白低于正常
    E. 红细胞内游离原卟啉升高

125. 关于咳嗽反射弧通路正确的是
    A. 咳嗽中枢发出冲动经迷走神经传至声

带而产生咳嗽
- B. 刺激经传入迷走神经到咳嗽中枢,发出冲动到呼吸肌产生咳嗽
- C. 刺激经感受器传入交感神经到咳嗽中枢,发出冲动到呼吸肌产生咳嗽
- D. 咳嗽中枢发出冲动经三叉神经至声带而产生咳嗽
- E. 咳嗽感受器经传入自主神经到咳嗽中枢,发出冲动到声带而产生咳嗽

二、A3/A4 型题

(126～127题共用题干)

4岁男孩,身高90 cm,体重13 kg,身材匀称,智力正常。近1年身高增加3 cm,骨龄为2岁。

126. 该儿童可能的诊断为
- A. 侏儒症
- B. 营养不良
- C. 软骨发育不良
- D. 慢性腹泻
- E. 甲状腺功能减退

127. 最适合的治疗方法为
- A. 增加营养
- B. 治疗腹泻
- C. 继续随访
- D. 甲状腺素治疗
- E. 生长激素治疗

(128～130题共用题干)

婴儿10个月,发热、烦躁、咳嗽、喘憋2 d就诊。查体:体温39℃,口周发绀,鼻翼扇动,三四征阳性,两肺呼吸音粗。白细胞9.0×10^9/L,中性粒细胞47%。

128. 此时应首先做哪项检查?
- A. 血培养
- B. 咽拭子培养

- C. X线胸部检查
- D. 呼吸道合胞病毒血清学检查
- E. 腺病毒血清学检查

129. 第5天患儿仍高热不退,咳喘加重,精神萎靡,面色青灰,呼吸70次/分,右下肺叩诊浊音,可闻管样呼吸音及中小水泡音,心率180次/分,心音低钝,肝脏肋下3.5 cm。此时最可能的诊断是
- A. 肺炎链球菌肺炎
- B. 腺病毒肺炎合并心衰
- C. 呼吸道合胞病毒肺炎
- D. 金黄色葡萄球菌肺炎
- E. 支原体肺炎

130. 该患儿确诊后,根据上述临床表现,紧急处理应首先选用
- A. 退热剂
- B. 地西泮
- C. 糖皮质激素
- D. 抗生素
- E. 洋地黄制剂

(131～133题共用题干)

男孩,9岁,患急性淋巴细胞白血病已1年,予激素和抗肿瘤药物治疗。近2 d有发热,皮肤上可见到较多皮疹,有丘疹、疱疹,疱内色浑浊,体温高达40℃,神萎。

131. 从临床上考虑可能发生哪种疾病?
- A. 水痘
- B. 脓疱疮
- C. 带状疱疹
- D. 天疱疮
- E. 丘疹性荨麻疹

132. 最有帮助的辅助诊断是
- A. 外周血白细胞计数升高
- B. 临床观察皮疹发展情况
- C. 疱疹脓液作细菌培养

D. 血培养

E. 疱疹液病毒分离

133. 患儿病情进展,皮疹发展呈播散性、出血性。此时应采取的措施错误的是

A. 静脉应用干扰素

B. 加强抗生素治疗

C. 激素应尽快减量至生理需要量

D. 即予特异性高效价免疫血清

E. 立即注射水痘疫苗

(134～137 题共用题干)

男,7 个月,体重 5 kg,母乳喂养,未加辅食。

134. 可能的诊断是

A. 正常儿

B. 营养不良

C. 佝偻病

D. 贫血

E. 以上都不是

135. 体检重点应是

A. 精神、面色、皮下脂肪、肌肉的情况

B. 心、肺情况

C. 肝、脾情况

D. 四肢情况

E. 以上都不是

136. 最有价值的判断标准是

A. 体格评价指标

B. 血常规

C. 血钙、血磷、碱性磷酸酶

D. X 线片

E. 以上都不是

137. 最严重的并发症是

A. 骨骼畸形

B. 自发性低血糖

C. 贫血

D. 钙缺乏

E. 锌缺乏

(138～139 题共用题干)

女孩,2 岁,发热、咳嗽 2 天,腹痛 1 天。查体: T 38.4℃,神志清,扁桃体Ⅱ度肿大,颈软,心、肺无异常,腹稍胀,右下腹轻压痛,无腹肌紧张及反跳痛。血常规: Hb 12.8 g/L, WBC 7.2×10⁹/L, N 45%, L 55%。

138. 最可能的诊断是

A. 急性阑尾炎

B. 上呼吸道感染伴肠套叠

C. 急性胰腺炎

D. 梅克尔憩室炎

E. 上呼吸道感染伴肠系膜淋巴结炎

139. 为明确诊断,需采取的检查是

A. 肛门指检

B. 腹部 B 超

C. 腹腔穿刺

D. 血、尿淀粉酶

E. 腹部 X 线片

(140～142 题共用题干)

10 岁男孩,突然发作心动过速,心率 170 次/分,压迫眼球后心率降为 70 次/分,基本规则。

140. 上述快速心率应诊断为

A. 窦性心动过速

B. 室性心动过速

C. 室上性心动过速

D. 心房颤动

E. 心房扑动

141. 如上述患者心电图检查示:①PR 间期＜0.12 s;②QRS 波起始部均可见模糊迟钝的 δ 波,时限增宽为 0.12 s。应诊断为

A. 右束支传导阻滞

B. 左束支传导阻滞

C. 预激综合征

D. 窦房结游走节律

E. 正常心电图

142. 在发作时下列治疗错误的是

A. 胺碘酮

B. 食管调搏

C. 电生理检查后消融术

D. 电复律

E. 毛花苷丙、维拉帕米

（143～144 题共用题干）

9 岁男孩，因 3 个月来面色苍白、皮肤出血点及常流鼻血就诊。查体：贫血貌，皮肤散在出血点，肝右肋下刚可触及，脾未触及。外周血 Hb 60 g/L，WBC 2.5×10^9/L，PLT 45×10^9/L。骨髓增生低下，全片未见巨核细胞。

143. 最可能的诊断是

A. 急性白血病

B. 急性再生障碍性贫血

C. 慢性再生障碍性贫血

D. 原发性血小板减少性紫癜

E. 脾功能亢进

144. 最主要的治疗药物是

A. 硝酸士的宁

B. 造血生长因子

C. 雄激素

D. 环孢素

E. 长春新碱

（145～147 题共用题干）

男，3 岁，水肿、尿少 1 周，血压 120/80 mmHg。尿蛋白（＋＋＋），血浆白蛋白 25 g/L，24 h 尿蛋白定量为 4 g。

145. 最可能的诊断是

A. 右心衰竭

B. 肝硬化

C. 重度营养不良

D. 肾病综合征

E. 急性肾炎综合征

146. 此例诊断价值最大的化验是

A. 血脂

B. 肾功能检查

C. 24 h 尿蛋白定量、血浆蛋白

D. 肾脏 B 超

E. 蛋白电泳

147. 主要的治疗药物是

A. 大剂量青霉素静脉滴注

B. 环孢素

C. 血浆置换术

D. 肾上腺皮质激素

E. 环磷酰胺

（148～150 题共用题干）

如果左、右手电极反接记录心电图。

148. 记录的 aVF 导联心电图相当于实际心电图的

A. Ⅱ导联

B. Ⅲ导联

C. aVR 导联

D. aVL 导联

E. aVF 导联

149. 记录的 aVR 导联心电图相当于实际心电图的

A. Ⅱ导联

B. Ⅲ导联

C. Ⅰ导联

D. aVL 导联

E. aVF 导联

150. 记录的 Ⅲ 导联心电图相当于实际心电图的

A. Ⅱ 导联

B. Ⅰ 导联

C. aVR 导联

D. aVL 导联

E. aVF 导联

(151~153 题共用题干)

足月儿,母乳喂养,生后 3 d 因黄疸住院,血清总胆红素 289 μmol/L,母血型为 O 型,Rh 阳性,父亲血型为 AB 型,Rh 阳性。

151. 首先应作哪项检查?

A. 血培养

B. 肝功能

C. 血涂片找球形红细胞

D. 测定血型

E. 测定血型和抗人球蛋白试验

152. 此患儿最可能的诊断是

A. 新生儿败血症

B. 新生儿肝炎

C. 新生儿 ABO 溶血病

D. 新生儿 Rh 溶血病

E. 新生儿母乳性黄疸

153. 首先应采取的治疗措施是

A. 光疗

B. 抗生素应用

C. 换血

D. 输注白蛋白

E. 口服苯巴比妥

(154~157 题共用题干)

男孩,1 岁,发热伴咳嗽 3 天,食欲差,偶有呕吐,嗜睡,抽搐 2 次,双肺可闻及中细湿啰音,心率 110 次/分,呼吸 56 次/分,肝肋下 1 cm。白细胞 4×10⁹/L。

154. 目前的主要诊断为

A. 急性支气管肺炎

B. 急性左心衰

C. 支气管哮喘

D. 过敏性肺炎

E. 支气管异物

155. 高热不退,呈弛张型,出现面色苍白,首选的检查是

A. 痰培养

B. 胸部 X 线片

C. 心电图

D. 血常规

E. 血气分析

156. 病程中出现烦躁不安,脑脊液压力增高,可能并发

A. 中毒性脑病

B. 脓胸

C. 心力衰竭

D. DIC

E. 癫痫

157. 患儿出现凹陷性水肿,查血钠 120 mmol/L,可能的诊断是

A. 肾病综合征

B. 肾小球肾炎

C. 水电解质失衡

D. 膜性肾病

E. 抗利尿激素分泌异常综合征

(158~160 题共用题干)

患儿女,6 个月。腹泻 4 天,每日 10 余次,稀水样,少许黏液,尿少,精神萎靡。查体:呼吸深长,皮肤花纹,弹性差,前囟、眼窝明显凹陷,肢冷,脉弱,心率 160 次/分,心音低钝。

158. 其最可能的诊断为

A. 重度脱水+代谢性酸中毒

B. 中度脱水+酸中毒+心力衰竭

C. 轻度脱水+低钾血症

D. 中度脱水+低钾血症

E. 重度脱水＋高钾血症＋心力衰竭

159. 根据其脱水程度,其失水量为体重的
A. 1%~5%
B. 6%~9%
C. 10%~15%
D. 16%~20%
E. >20%

160. 为了纠正循环衰竭和改善肾血流,扩容阶段用 2∶1 等张含钠液的正确方法是
A. 20 ml/kg,于 30~60 min 内静脉注射
B. 20 ml/kg,速度为每小时 8~10 ml/kg,静脉滴注
C. 20 ml/kg,速度为每小时 3~5 ml/kg。静脉滴注
D. 20 ml/kg,8~12 h 静脉滴注完
E. 立即皮下注射,20 ml/kg

三、X 型题

161. 10 个月女婴,因腹泻就诊,诊断为轮状病毒肠炎,此病的主要临床表现包括
A. 发热
B. 鼻塞和流涕
C. 大便脓血样
D. 大便蛋花汤样
E. 脱水和酸中毒

162. 下列哪些不是室间隔缺损的手术治疗适应证?
A. 2 岁后肺循环与体循环量之比>2∶1
B. 大型缺损在 6 个月以内发生内科难以控制的心力衰竭
C. 肺动脉高压伴右向左分流
D. 分流量大,尚未形成梗阻型肺动脉高压者
E. 婴幼儿期就出现艾森曼格综合征

163. 有关急性特发性血小板减少性紫癜,下列

描述正确的是
A. 起病前 1~3 周常有急性病毒感染史
B. 春季发病数较高
C. 主要表现为皮肤和黏膜出血
D. 与感染无关
E. 肝、脾肿大

164. 与自身免疫有关的疾病是
A. 急性肾炎
B. 急性胰腺炎
C. 1 型糖尿病
D. 地方性克汀病
E. Graves 病

165. 副伤寒与伤寒的区别在于
A. 发热一般急起,少有稽留热
B. 多见玫瑰疹
C. 复发和再燃常见
D. 肠出血和肠穿孔等并发症少见
E. 小儿多见

166. 胎儿窘迫的征象是
A. 羊水流出
B. 子宫收缩乏力
C. 均为早产儿
D. 胎心减慢至 100 次/分
E. 头先露,羊水中混有胎粪

167. 胎儿出生后血液循环发生哪些重大变化?
A. 肺血管阻力降低
B. 卵圆孔功能性关闭
C. 动脉导管功能性关闭
D. 脐带结扎,脐血管阻断
E. 肺动脉压增高

168. 常需与小儿癫痫相鉴别的非癫痫疾病包括
A. 习惯性阴部摩擦
B. 夜惊
C. 晕厥

D. 屏气发作

E. 失张性发作

169. 具有智力低下及特殊面容的疾病是

A. 21-三体综合征

B. 苯丙酮尿症

C. 先天性甲状腺功能减退症

D. 先天性肾上腺皮质增生症

E. 原发性免疫缺陷病

170. 抗生素治疗肺炎的原则是

A. 选用渗入下呼吸道浓度高的药物

B. 早期、联合用药

C. 足量、足疗程

D. 依据病原菌选用敏感药物

E. 重症肺炎口服给药

171. 小儿生理性贫血的原因为

A. 出生后几天有生理性溶血

B. 血容量增加

C. 红细胞生成素不足

D. 骨髓暂时性生血功能下降

E. 胎儿红细胞寿命短,破坏较多

172. 急性肾炎伴高血压脑病时,降压药物选择为

A. 二氮嗪

B. 硝普钠

C. 卡托普利

D. 硝苯地平

E. 利血平

173. 综合的临床诊断应包括

A. 病因诊断

B. 病理解剖诊断

C. 病理生理诊断

D. 疾病的分型与分期

E. 并发症及伴发疾病诊断

174. 下列疾病属于急性上呼吸道感染并发症的是

A. 中耳炎

B. 颈淋巴结炎

C. 肺炎

D. 手足口病

E. 急性肾炎

175. 营养性缺铁性贫血时血象及生化特点是

A. 血红蛋白降低为主

B. 血涂片见红细胞大小不等,以小细胞为主

C. MCV、MCH、MCHC 均减少

D. 血清铁蛋白≤12 μg/L

E. 血清铁<9.0~10.7 μmol/L,总铁结合力>62.7 μmol/L 有意义

第十六章

模拟试卷三

一、A1/A2 型题

1. 5 岁小儿按公式计算身高、体重及头围约为
   A. 90 cm、12 kg、44 cm
   B. 95 cm、14 kg、46 cm
   C. 100 cm、16 kg、48 cm
   D. 105 cm、18 kg、50 cm
   E. 110 cm、18 kg、50 cm

2. 2 岁以内的小儿乳牙数目约为
   A. 月龄减 1~2
   B. 月龄减 2~4
   C. 月龄减 4~6
   D. 月龄减 6~8
   E. 月龄减 8~10

3. 小儿前囟闭合过早见于以下哪种疾病?
   A. 极度消瘦者
   B. 佝偻病
   C. 小头畸形
   D. 克汀病
   E. 脑炎

4. 关于婴儿期计划免疫下列正确的是
   A. 2 个月开始口服脊髓灰质炎疫苗
   B. 2 天~3 个月接种卡介苗
   C. 4~5 个月注射麻疹疫苗(8 个月以上易感儿童)

   D. 6~8 个月接种牛痘
   E. 8~10 个月注射乙型脑炎疫苗(出生时第一次)

5. 以下不是生理性黄疸的特点的是
   A. 生后 2~3 d 出现黄疸
   B. 足月儿总胆红素值不大于 12 mg/dl
   C. 足月儿黄疸在 2 周后开始消退
   D. 结合胆红素小于 1.5 mg/dl
   E. 一般情况好

6. 严重新生儿溶血的患儿生后第 1 天处理不正确的是
   A. 立即用压缩红细胞换血,以改善胎儿水肿
   B. 交换输血
   C. 多输白蛋白,以预防胆红素脑病
   D. 光照疗法
   E. 防止低血糖、低体温

7. 婴儿开始添加辅食及完全断奶的时间为
   A. 1~2 个月添加辅食,12 个月断奶
   B. 5~6 个月添加辅食,10 个月断奶
   C. 3~4 个月添加辅食,18 个月断奶
   D. 4~6 个月添加辅食,12 个月断奶
   E. 1~2 个月添加辅食,18 个月断奶

8. 关于佝偻病肋骨串珠的特点不正确的是

A. 骨样组织堆积所致

B. 以胸骨旁最明显

C. 部位在肋骨与肋软骨交界处

D. 可看到或触及钝圆形隆起

E. 好发于1岁左右小儿

9. 中度营养不良患儿腹部皮下脂肪厚度是

A. 0.4 cm 以下

B. 0.8 cm 以下

C. 0.4～0.8 cm

D. 0.2～0.4 cm

E. 完全消失

10. 1.5岁男婴,足月顺产,生后母乳喂养,未添加辅食,平时体质弱,常反复患"肺炎""气管炎""腹泻"等疾病。近日呕吐2次/日,为胃内容物。查体:精神萎靡,营养差,体重5 kg,前囟已闭,心肺无异常,皮肤弹性差,皮下脂肪消失,四肢肌张力低下。该患儿初步诊断是

A. 营养不良Ⅰ度,伴重度脱水

B. 营养不良Ⅰ度

C. 营养不良Ⅱ度

D. 营养不良Ⅲ度

E. 营养不良Ⅲ度,伴重度脱水

11. 10个月男婴,突发惊厥,无热,反复发作3次,惊厥后神志清楚,活泼如常。患儿为人工喂养,极少户外活动,未服鱼肝油。查体:出牙延迟,郝氏沟明显,方颅,血钙1.0 mmol/L。最确切的诊断为

A. 佝偻病早期

B. 佝偻病的活动期

C. 低血镁症

D. 低血糖症

E. 维生素D缺乏性手足搐搦症

12. 11个月患儿,多汗,方颅,胸骨肋膈沟,血钙正常,血磷低,X线可见骨骺软骨增宽,干骺端临时钙化带模糊,并呈毛刷状改变。

最可能的诊断是

A. 先天性佝偻病

B. 佝偻病初期

C. 佝偻病后遗症期

D. 佝偻病恢复期

E. 佝偻病激期

13. 7个月男婴,腹泻已3～4 d,大便8～9次/日,呈稀水样,伴呕吐1～2次/日。入院体检呈中度脱水,皮肤略干燥,弹性差,心音低钝。此患儿入院时最重要的处理是

A. 给止吐药

B. 给消化药

C. 控制肠内外感染

D. 纠正水、电解质紊乱

E. 调整与适当限制饮食

14. 配置2:1等张含钠液120 ml需

A. 0.9%NaCl 80 ml, 5%NaHCO$_3$ 40 ml

B. 0.9%NaCl 80 ml, 1.8%NaHCO$_3$ 40 ml

C. 0.9%NaCl 80 ml, 10%GS 40 ml

D. 0.9%NaCl 40 ml, 5%NaHCO$_3$ 80 ml

E. 0.9%NaCl 80 ml, 1.4%NaHCO$_3$ 40 ml

15. 以下关于小儿急性肠套叠描述正确的是

A. 病因为先天性幽门肌间神经节数量增加

B. 80%患儿大于2岁

C. 营养不良儿多见

D. 继发性占95%

E. 排果酱样黏液血便

16. 关于临床通过呕吐的性质来判断胃肠道病变的部位,以下叙述不正确的是

A. 呕吐物有乳凝块而无胆汁者,提示病变在幽门或十二指肠上端

B. 呕吐原奶者,提示病变在胃

C. 呕吐物含胆汁者,提示病变在十二指肠壶腹以下

D. 呕吐物含粪便者,提示低位肠梗阻

E. 呕吐物带血者,提示胃黏膜脱垂症或食管裂孔疝等

17. 6个月婴儿,低热,呼吸急促,鼻翼扇动,胸部听诊有喘鸣音。首选的处理是
   A. 吸氧,吸痰
   B. 拍摄胸部 X 线片
   C. 进行过敏方面的咨询
   D. 动脉血气分析
   E. 沙丁胺醇雾化

18. 肺炎时应用肾上腺皮质激素的禁忌证是
   A. 中毒症状明显
   B. 合并水痘
   C. 严重喘憋
   D. 中毒性脑病
   E. 感染性休克

19. 引起脓胸最常见的病原菌是
   A. 肠球菌
   B. 肺炎链球菌
   C. 溶血性链球菌
   D. 流感嗜血杆菌
   E. 金黄色葡萄球菌

20. 小儿肺炎的停止用药标准一般为
   A. 症状体征消失
   B. 体温正常 3 d
   C. 治疗 2 周
   D. 症状体征消失 3 d
   E. 治疗 3～4 周

21. 法洛四联症患者发绀的程度主要取决于
   A. 肺动脉狭窄的程度
   B. 室间隔缺损的大小
   C. 室间隔缺损的部位
   D. 主动脉骑跨的程度
   E. 右心室肥厚的程度

22. 心脏发育的关键时期是

   A. 胚胎第 1～6 周
   B. 胚胎第 2～8 周
   C. 胚胎第 4～8 周
   D. 胚胎第 4～10 周
   E. 胚胎第 6～12 周

23. 胸骨左缘第 3、4 肋间收缩期杂音,肺动脉段突出,双下肺有散在小点状阴影,诊断肺炎并发心衰,其原发病可能是
   A. 室间隔缺损继发艾森曼格综合征
   B. 房间隔缺损
   C. 法洛四联症
   D. 室间隔缺损
   E. 动脉导管未闭

24. 8岁男孩,平时有偏食习惯,入学后上课难以集中精神听课,学习成绩欠佳。查体面色稍苍白,浅表淋巴结及肝脾不大。红细胞 4.2×10^{12}/L,血红蛋白 95 g/L,MCV 70 fl,网织红细胞 0.010,白细胞和血小板正常。最可能的诊断是
   A. 地中海贫血
   B. 营养性缺铁性贫血
   C. 铅中毒
   D. 炎症性贫血
   E. 营养性巨幼细胞贫血

25. 铁剂治疗营养性缺铁性贫血,血红蛋白达正常后继续用药的时间是
   A. 1 周
   B. 2 周
   C. 4 周
   D. 6 周
   E. 8 周

26. 有关血友病 A 的治疗错误的是
   A. 凝血因子替代疗法
   B. 输新鲜冷冻血浆
   C. 关节血肿应早期热敷
   D. 尽可能避免肌内注射

E. 输冷沉淀物

27. 关于叶酸缺乏的病因,应除外
    A. 慢性腹泻
    B. 长期使用氨甲蝶呤
    C. 长期服用广谱抗生素
    D. 未经加热的鲜牛乳喂养
    E. 婴儿单纯乳制品喂养未及时添加辅食

28. 有关单纯型与肾炎型肾病综合征的鉴别,下列实验室检查不合适的是
    A. 血尿
    B. 蛋白尿显著
    C. 血清 C3 值
    D. 测定蛋白尿的选择性
    E. 尿纤维蛋白降解产物测定

29. 男孩,6 岁,水肿半月,尿蛋白(＋＋＋＋),诊断为单纯型肾病,治疗应选用
    A. 环孢素口服
    B. 激素治疗 1.5～2 年
    C. 激素＋口服环磷酰胺
    D. 激素＋环磷酰胺冲击
    E. 激素治疗 6～9 个月

30. 患儿 8 岁,血尿 3 d,每日尿量 300 ml,水肿明显,血压 170/120 mmHg,呼吸急促,不能平卧,恶心呕吐 3 次,头痛,头晕眼花,心音低钝,肝肋下 2 cm。紧急处理是
    A. 甘露醇＋毛花苷丙
    B. 苯巴比妥钠＋毛花苷丙
    C. 利血平＋毛花苷丙
    D. 二氮嗪＋毛花苷丙
    E. 硝普钠＋呋塞米

31. 全程肉眼血尿提示血尿源自
    A. 膀胱颈部
    B. 后尿道
    C. 尿道
    D. 肾小球

E. 膀胱三角区

32. 下列不是肾病综合征的并发症的是
    A. 肾静脉栓塞
    B. 原发性腹膜炎
    C. 低钙抽搐
    D. 循环充血
    E. 低血容量

33. 急性肾炎并发急性肾衰竭出现少尿的主要原因是
    A. 急性循环充血
    B. 高血容量
    C. 肾小球滤过率下降
    D. 心肌收缩力减低
    E. 抗利尿激素(ADH)分泌增加

34. 急性颅内压增高已出现脑疝症状时首先选用
    A. 20% 甘露醇
    B. 地塞米松
    C. 50% 葡萄糖
    D. 乙酰唑胺
    E. 腰穿降颅压

35. 有明显智力低下的是
    A. 失神发作
    B. 高热惊厥
    C. 婴儿痉挛症
    D. 小儿良性癫痫
    E. 少年肌阵挛癫痫

36. 抗癫痫药物的使用原则,错误的是
    A. 严格按照癫痫发作类型选药
    B. 以单种药物治疗为主
    C. 应了解药物的代谢动力学特点
    D. 注意用药的个体差异
    E. 惊厥控制后即停药

37. 下列哪项不是风湿热的主要表现?

A. 心脏炎

B. 多关节酸痛

C. 舞蹈病

D. 皮下结节

E. 环形红斑

38. 下列哪项不是小儿低血糖的常见病因?

A. 早产儿及小于胎龄儿

B. 糖尿病母亲娩出儿

C. 先天性肾上腺皮质增生症

D. 胰岛细胞腺瘤

E. 糖原累积病

39. 下列不是 21-三体综合征特殊面容的是

A. 眼距宽

B. 鼻梁低平

C. 眼外眦上斜

D. 面部黏液性水肿

E. 耳位低

40. 患儿 10 个月,不会笑,不能坐,偶有全身性抽搐,尿有"鼠尿样"气味,毛发黄,面苍白,四肢肌张力增高。此患儿最可能的诊断是

A. 先天愚型

B. 佝偻病性低钙惊厥

C. 苯丙酮尿症

D. 缺乏维生素 B_{12} 所致的巨幼细胞贫血

E. 地方性呆小病

41. 28 岁,已婚女性,因多次自然流产,且其姨表妹患 21-三体综合征,为避免子代又患此病,来遗传病门诊咨询。下列预防措施中应除外

A. 夫妇双方应进行染色体检查

B. 妊娠期进行羊水细胞培养

C. 妊娠前后应避免接受 X 线照射

D. 妊娠期染色体检查

E. 妊娠期应注意预防肝炎等病毒感染

42. 鉴别吉兰-巴雷综合征和脊髓灰质炎,最重

要的体征为

A. 肌张力减低

B. 肌肉萎缩

C. 腱反射消失

D. 病理征阴性

E. 感觉异常

43. 接触流行性腮腺炎儿童后应

A. 立即检疫 3 周

B. 不须检疫

C. 可用丙种球蛋白预防

D. 立即接种腮腺炎减毒活疫苗

E. 检疫至腮腺肿大

44. 典型麻疹的临床诊断要点是

A. 柯氏斑,结膜炎,斑丘疹,顺序出疹,可融合,疹退后有脱屑和色素沉着

B. 柯氏斑,卡他征,斑丘疹,顺序出疹,可融合,疹退后有脱屑和色素沉着

C. 柯氏斑,热高疹出,斑丘疹,顺序出疹,可融合,疹退后有脱屑和色素沉着

D. 卡他征,结膜炎,斑丘疹,顺序出疹,可融合,疹退后有脱屑和色素沉着

E. 柯氏斑,卡他征,结膜炎,斑丘疹,顺序出疹,可融合

45. 男孩,4 岁,因发热、呕吐 2 d,抽搐 1 次来院急诊。体检:神萎,面色差,颈抵抗,心、肺检查无异常,腹软,肝、脾无肿大,布氏征阳性,双侧巴氏征阳性。背部发现一疖肿,周围发红。脑脊液外观浑浊,白细胞数 $2\,500\times10^6$/L,中性粒细胞 0.90,糖1.68 mmol/L,蛋白1.2 g/L,氯化物 118 mmol/L。诊断首先考虑

A. 病毒性脑膜炎

B. 化脓性脑膜炎

C. 结核性脑膜炎

D. 隐球菌脑膜炎

E. 淋巴细胞脉络丛脑膜炎

46. 麻疹患儿于疹退后 1 周,体温又上升到 39℃,呕吐 2 次,抽搐 1 次,嗜睡。腰椎穿刺脑脊液白细胞数 $200 \times 10^6/L$,淋巴细胞 0.80,蛋白 0.8 g/L,糖 2.8 mmol/L。诊断为
    A. 麻疹并发高热惊厥
    B. 麻疹并发脑炎
    C. 麻疹并发脑脓肿
    D. 麻疹并发结核性脑膜炎
    E. 亚急性硬化性全脑炎

47. 男孩,5 岁,因发热 8 d、轻咳在当地治疗,3 d 后发热持续不退转来院。体检:体温 39℃,神志清,精神萎靡,心脏无异常,两肺呼吸音粗,腹软,肝肋下 3 cm,质软,脾肋下 2.5 cm。外周血象白细胞数 $6.2 \times 10^9/L$。中性粒细胞 0.62,嗜酸性粒细胞为 0。血培养有伤寒沙门菌生长。小儿伤寒最严重的并发症为
    A. 伤寒肝炎
    B. 中毒性心肌炎
    C. 支气管肺炎
    D. 肠穿孔
    E. 肠出血

48. 百日咳痉咳期最主要的临床特点是
    A. 舌系带溃疡
    B. 面部及眼睑水肿
    C. 阵发性痉挛性咳嗽
    D. 咳嗽日轻夜重
    E. 眼结膜及面部有小出点血

49. 女,8 岁,反复发热、脓血便住院治疗 2 个月无效,曾正规用抗生素近 2 个月,数次粪培养阴性(包括厌氧菌、霉菌、阿米巴),血肥达试验阴性,PPD 皮试阴性,血清结核抗体阴性。可能的诊断是
    A. 沙门菌属感染
    B. 坏死性小肠结肠炎
    C. 溃疡性结肠炎
    D. 阿米巴痢疾
    E. 抗生素诱发肠炎

50. 男,6 岁,血清中 HBsAb、HbeAb、HBcAb 阳性,其他乙型肝炎血清学指标阴性时,应考虑
    A. 急性乙型肝炎
    B. 慢性乙型肝炎
    C. 重型乙型肝炎
    D. 急性乙型肝炎潜伏期
    E. 急性乙型肝炎恢复期

51. 原发性中性粒细胞缺陷病最易发生
    A. 奈瑟菌属感染
    B. 念珠菌感染
    C. 金黄色葡萄球菌感染
    D. 分枝杆菌感染
    E. 沙门菌属感染

52. 以下关于新生儿 T 细胞功能的描述错误的是
    A. 细胞毒性 T 细胞功能不足
    B. 辅助 B 细胞的分化功能不足
    C. 分泌细胞因子不足
    D. T 细胞功能不足是因缺乏抗原刺激所致
    E. Th2 细胞功能不足

53. 女,10 个月,因反复呼吸道感染就诊,疑为婴幼儿暂时性低丙种球蛋白血症,以下检查中最有助于诊断的是
    A. 外周血淋巴细胞计数
    B. 淋巴细胞转化试验
    C. B 细胞计数
    D. T 细胞亚群
    E. 血清 IgG、IgM、IgA 含量测定

54. 男孩,7 岁,因患血友病甲多次接受血制品输注。3 周来发热、乏力、腹泻、明显消瘦,近 5 d 剧烈咳嗽,微喘,门诊摄 X 线胸片为

"间质性肺炎"改变,疑有艾滋病可能。该病的病原体是

A. 巨细胞病毒

B. 人类免疫缺陷病毒

C. 单纯疱疹病毒

D. 人类轮状病毒

E. 呼吸道合胞病毒

55. 关于 DIC,错误的概念是

A. 肝素可以溶解血栓

B. 严重创伤可引起 DIC

C. 严重感染可引起 DIC

D. 肝素可以抑制微血栓进一步形成

E. 低分子右旋糖酐可以疏通微循环

56. 下列中毒不引起肝功能损害和肝功能衰竭的是

A. 毒蕈中毒

B. 蓖麻子中毒

C. 有机磷中毒

D. 异烟肼中毒

E. 雷公藤中毒

57. 婴儿期摄 X 线片测定骨龄时,应摄的部位是

A. 左腕

B. 右腕

C. 左腕、左膝

D. 右腕、左膝

E. 以上都不是

58. 前囟由以下哪几块颅骨组成?

A. 一块额骨和两块顶骨

B. 两块额骨和两块顶骨

C. 一块顶骨和一块枕骨

D. 两块顶骨和一块枕骨

F. 一块枕骨和两块额骨

59. 母乳喂养,大便次数增多,首先进行的实验室检查为

A. 血常规

B. 尿常规

C. 血沉

D. 粪常规

E. 粪细菌培养

60. 体型匀称度反映

A. 体重与身高的比值

B. 体重与身高两项指标间的关系

C. 坐高与身高的比值

D. 下肢的发育

E. 以上均不是

61. 3 岁小儿身高 94 cm,体重 14 kg,牙 20 个,可考虑

A. 体重、身高略低

B. 营养不良

C. 肥胖

D. 正常

E. 身材高大

62. 男孩,1 岁,体重 10 kg,重度脱水,在补液初期给予的液体性质、量及速度为

A. 等张含钠液,1 200 ml,8～12 h 静脉输入

B. 2/3 张含钠液,1 200 ml,8～12 h 静脉输入

C. 1/2 张含钠液,1 200 ml,8～12 h 静脉输入

D. 1/3 张含钠液,1 200 ml,8～12 h 静脉输入

E. 等张含钠液,200 ml,0.5～1 h 静脉输入

63. 出生时有窒息史,羊水Ⅲ度,生后 1 h 出现气促、发绀、呻吟,三凹征阳性,双肺可闻及粗湿啰音。生后 12 h 病情恶化,听诊左肺呼吸音降低。考虑为

A. 胎粪吸入性肺炎伴气胸

B. 胎粪吸入性肺炎伴 PPHN

C. 胎粪吸入性肺炎伴肺不张

D. 胎粪吸入性肺炎伴心力衰竭

E. 胎粪吸入性肺炎伴肺出血

64. 生后 6 天足月女婴,气促 1 天,口吐泡沫来急诊。体检:口周发绀,呼吸快,偶有不规则,心音有力,肺部听诊未见异常,以下除了哪一项外应立即进行?

A. 吸氧

B. 应用强心剂

C. 做血气分析

D. 胸部 X 线检查

E. 静脉给予抗生素

65. 7 岁女孩,发热、刺激性咳嗽 1 周,痰不多。查体:右侧胸部腋下略叩浊,呼吸音略低。血白细胞 $7.0 \times 10^9 / L$,中性粒细胞 54%,淋巴细胞 46%。胸部 X 线片右下肺野可见云雾状阴影。曾用青霉素治疗 5 天,效果不佳。进一步的检查首选

A. C 反应蛋白

B. 血沉

C. 噬异凝集试验

D. 肺炎支原体抗体

E. 血培养

66. 男,4 岁,反复左下肺炎 5 次,未问出明确异物史。查体:左下肺可闻喘鸣音。胸片:气管向左侧移位,左下肺炎、肺不张。可能的诊断是

A. 支气管肿瘤

B. 支气管异物

C. 支气管扩张

D. 支气管先天畸形

E. 支气管内膜结核

67. 患儿男,1 岁 7 个月,玩耍时突然倒地,家长发现小孩不能说话,面色发紫,立即送医院。患儿平素健康,近日无感冒。来院时查体:面色发绀,呼吸困难,三凹征明显,双

肺有大量喘鸣音,心音尚有力。为尽快明确诊断及进行鉴别诊断,需立即进行的检查是

A. 纤维支气管镜

B. 胸部 X 线片

C. 胸部 CT

D. 支气管镜

E. 不需要检查

68. 先天性心脏病的发病机制是

A. 单基因突变

B. 染色体异常

C. 孕期感染

D. 遗传与环境因素及其相互作用

E. 孕期射线或特殊药物、毒物接触史

69. 女,3 个月,单纯性母乳喂养,突发消化道出血,肝脏肋下 1 cm,脾未扪及。查 Hb 70 g/L,凝血酶原时间延长,血小板正常。首先应考虑的诊断是

A. 血友病

B. 晚发性维生素 K 依赖因子缺乏

C. 肠套叠

D. 过敏性紫癜

E. 以上都不是

70. 男孩,2 岁,系瑞氏综合征,病程 3~4 天。如果行肝穿刺,送电子显微镜检查,其最主要的改变是

A. 肝细胞弥漫性坏死,炎性细胞浸润

B. 肝细胞充血、水肿

C. 肝细胞玻璃样变性

D. 肝细胞线粒体异常

E. 肝糖原缺乏

71. 黏多糖病是

A. 溶酶体病

B. 线粒体病

C. 染色体病

D. 脂代谢病

E. 有机酸代谢异常病

72. 男孩,2 岁,发热 3 天,伴口唇稍红,发热时双眼球结膜轻度充血,咽部可见均匀稀薄白色附着物。首先考虑的诊断是
    A. 川崎病
    B. 幼年类风湿关节炎
    C. 传染性单核细胞增多症
    D. 麻疹
    E. 咽结合膜热

73. 心肺复苏时,标准肾上腺素剂量为
    A. 0.01 mg/kg(1：10 000)
    B. 0.01 mg/kg(1：1 000)
    C. 0.02 mg/kg(1：10 000)
    D. 0.1 mg/kg(1：10 000)
    E. 0.1 mg/kg(1：1 000)

74. 从气管插管注入肾上腺素时,其标准剂量为
    A. 0.01 mg/kg(1：1 000)
    B. 0.05 mg/kg(1：1 000)
    C. 0.1 mg/kg(1：1 000)
    D. 0.15 mg/kg(1：1 000)
    E. 0.2 mg/kg(1：1 000)

75. 下面不是 PEEP 的作用的是
    A. 防止呼气末肺泡萎陷
    B. 改善通气/血流比值,减少肺内分流
    C. 增加潮气量
    D. 增加呼气末肺泡功能残气量
    E. 纠正严重的低氧血症

76. 关于 CPAP 与 PEEP 的描述错误的是
    A. 两者本质上是一样的,均为呼气末正压
    B. CPAP 是在患儿有自主呼吸的条件下实施
    C. PEEP 是在间歇正压通气(IPPV)的前提下实施
    D. 在 CPAP 的情况下,吸气是正压;在实

施 PEEP 情况下,吸气是负压
    E. CPAP 是氧疗的一种特殊方式,可解决一般吸氧不能解决的低氧血症

77. 单人对 1 个 2 岁小孩进行现场心肺复苏,心脏按压与人工呼吸的比率是
    A. 5：1
    B. 5：2
    C. 15：1
    D. 15：2
    E. 30：2

78. 女婴,7 个月,因腹泻 4 天入院。查体：精神稍差,略有烦躁不安,皮肤稍干燥,弹性好,眼眶稍凹陷。入院查电解质血钠为 137 mmol/L。该患儿脱水为
    A. 轻度等渗性脱水
    B. 中度等渗性脱水
    C. 重度等渗性脱水
    D. 高渗性脱水
    E. 轻度高渗性脱水

79. 患儿 10 岁,因严重挤压伤 5 天,无尿 1 天入院。心电图示：T 波高尖,P 波扁平,PR 间期延长,QRS 增宽。该患儿可能为
    A. 低钙
    B. 低钾
    C. 低钠
    D. 高钾
    E. 低血糖

80. 患儿 3 岁,查血气：pH 7.38, $PaCO_2$ 30 mmHg, HCO_3^- 13 mmol/L。该患儿酸碱失衡类型为
    A. 代谢性酸中毒
    B. 失代偿性代谢性酸中毒
    C. 代谢性酸中毒合并呼吸性酸中毒
    D. 呼吸性酸中毒
    E. 呼吸性碱中毒

81. 医学伦理学是
    A. 研究人与人之间关系的科学
    B. 研究人与社会之间关系的科学
    C. 研究医务人员的医德意识和医德活动的科学
    D. 研究科学道德或科学哲学的学科
    E. 研究医疗人际关系的学科

82. 医德修养的方法是
    A. 积极参加医院的各种政治学习
    B. 让领导多督促自己
    C. 让同事多提醒自己
    D. 让患者多监督自己
    E. 追求慎独

83. 社会舆论的作用,不包括
    A. 约束
    B. 调整
    C. 疏导
    D. 规范
    E. 指导

84. 医学道德评价指的是
    A. 人们依据法律条文对医疗群体和个人的行为所做的行事判断
    B. 人们依据工作要求对医疗群体和个人的活动所做的褒贬评价
    C. 人们依据道德标准和原则对医疗群体和个人的行为所做的道德价值的判断
    D. 人们依据工作态度对医师的行为所做的褒贬判断
    E. 人们依据规范条文对医院的活动所做的行为判定

85. 医德修养要坚持
    A. 集体性
    B. 组织性
    C. 实践性
    D. 强制性
    E. 机动性

86. 造成医患交往障碍的医师方面的原因不包括
    A. 技术水平低
    B. 对患者缺乏同情和理解
    C. 以权威或救世主自居
    D. 对于患者缺乏耐心
    E. 医学术语患者难以理解

87. 患者需要从其他角色转化为患者角色而一时难以实现角色转化时属于
    A. 角色行为减退
    B. 角色行为异常
    C. 角色行为强化
    D. 角色冲突
    E. 角色行为缺如

88. 下列属于限制处方权情形的是
    A. 被责令暂停执业
    B. 考核不合格离岗培训
    C. 被吊销执业证书
    D. 出现超常处方3次以上且无正当理由的医师
    E. 因开具处方牟取私利

89. 根据《医疗机构管理条例实施细则》规定,医疗机构的门诊与住院病历保存年限分别是
    A. 10年,30年
    B. 10年,15年
    C. 15年,20年
    D. 15年,30年
    E. 10年,20年

90. 突发公共卫生事件应急工作,应当遵循的方针是
    A. 预防为主,常备不懈
    B. 统一领导,分级负责
    C. 反应及时,措施果断
    D. 依靠科学,加强合作

91. 医疗机构的负责人收受药品经营企业代理人给予的财物或者其他利益,应承担的法律责任中不包括
  A. 卫生行政部门或者本单位给予处分
  B. 赔礼道歉
  C. 情节严重的,由卫生行政部门吊销医师执业证书
  D. 没收违法所得
  E. 构成犯罪的,依法追究刑事责任

92. 下列情形以假药论处的是
  A. 超过有效期的
  B. 不注明生产批号的
  C. 变质的
  D. 擅自添加香料的
  E. 直接接触药品包装未经批准的

93. 依据《处方管理办法》,为门(急)诊癌症患者开具的麻醉药品注射剂每张处方不得超过
  A. 二日常用量
  B. 三日常用量
  C. 四日常用量
  D. 五日常用量
  E. 七日常用量

94. 麻醉药品和精神药品目录由哪些机构或部门制定、调整并公布?
  A. 国务院药品监督管理部门
  B. 国务院药品监督管理部门会同国务院公安部门
  C. 国务院药品监督管理部门会同国务院卫生主管部门
  D. 国务院药品监督管理部门会同国务院公安部门、国务院卫生主管部门
  E. 国务院卫生主管部门

95. 执业医师应当使用专用处方开具麻醉药品和精神药品,单张处方的最大用量应当符合哪个部门的规定?
  A. 省、自治区、直辖市人民政府药品监督管理部门
  B. 国务院药品监督管理部门
  C. 省、自治区、直辖市人民政府卫生行政部门
  D. 国务院卫生主管部门
  E. 国务院

96. PR 间期代表
  A. 窦房结除极开始至心房除极结束的总时间
  B. 心房除极开始至心房复极开始的总时间
  C. 窦房结除极开始至心室除极开始的总时间
  D. 心房除极开始至心室除极开始的总时间
  E. 心房除极开始至心室复极开始的总时间

97. 关于正常婴幼儿心电图特征的描述,不正确的是
  A. aVR 导联 R 波常 >0.5 mV
  B. Ⅰ导联 R 波振幅较低
  C. V_1 导联 R/S 比值>1
  D. V_5、V_6导联 S 波较深
  E. 额面 QRS 心电轴常$<+10°$

98. 关于正常婴幼儿 T 波形态的描述,错误的是
  A. V_1、V_2导联 T 波常倒置
  B. Ⅲ、aVL、aVF 导联 T 波方向多变
  C. 婴幼儿右心室占优势,因此 aVR 导联 T 波应直立
  D. V_5、V_6导联 T 波直立
  E. Ⅰ、Ⅱ导联 T 波直立

99. "二尖瓣型 P 波"可见于多种病理状态,但不包括
  A. 左心房肥大

B. 右心功能不全

C. 心房梗死

D. 房间阻滞

E. 慢性缩窄性心包炎

100. 关于左心室肥大心电图表现的描述,正确的是

A. 面向左心室的导联 QRS 波群电压增高

B. QRS 波群时限延长,但一般不超过 0.11 s

C. QRS 波群电轴左偏,常超过－30°

D. 左胸前导联可出现 ST 段下移及 T 波倒置

E. 如果兼有 QRS 波群电压增高和 ST－T 改变,则左心室肥大的诊断很少有假阳性

101. 符合右心房肥大的心电图改变是

A. P 波时限＞0.12 s

B. PtfV₁ 绝对值为 0.05 mm · s

C. Ⅱ、Ⅲ、aVF 导联 P 波振幅≥0.25 mV,P 波高尖

D. Ⅱ、Ⅲ、aVF 导联 P 波双峰,峰间距≥0.04 s

E. P 波形态圆钝,振幅在肢体导联＜0.25 mV,在胸导联＜0.20 mV

102. 风湿性心脏病二尖瓣狭窄患者,心电图 P 波主要表现为

A. P 波时限＞0.20 s

B. P 波时限≥0.12 s,有切迹

C. P 波振幅＞0.25 mV

D. P 波时限≥0.12 s,且 P 波振幅＞0.25 mV

E. V₁ 导联 P 波切迹

103. 金黄色葡萄球菌肺炎特征性 X 线征象包括

A. 肺不张

B. 两肺多发团片影

C. 肺气囊形成

D. 肺脓肿形成

E. 脓气胸

104. 5 岁男性,有不洁饮食史,自觉胸痛,气急,咳果酱色黏痰,CT 示肺内多发边缘模糊斑片状影,内有多个空洞,空洞壁厚薄不均,部分空洞内有条状高密度影。最可能的诊断是

A. 过敏性肺炎

B. 急性肺脓肿

C. 肺吸虫病

D. 大叶性肺炎

E. 肺钩端螺旋体病

105. 大叶性肺炎的 CT 表现说法不恰当的是

A. 实变的肺叶体积均较正常时体积增大

B. 病变可呈大叶性表现,也可呈肺段性分布

C. 病变中可见支气管充气征,有助于同阻塞性肺不张鉴别

D. 病变密度比较均匀,在叶间裂处表现为边缘清晰

E. 消散期病变呈散在、大小不一的斑片状影

106. 患儿,2 岁,肺部炎症早期出现胸腔积液或液气胸,常提示感染为

A. 病毒

B. 链球菌

C. 金黄色葡萄球菌

D. 肺炎链球菌

E. 支原体

107. 心包脂肪垫阴影的位置是

A. 左心膈角处

B. 右心膈角处

C. 心底部

D. 心腰大血管角处

E. 左心耳处

108. 下列疾病属于右向左分流的是
A. 动脉导管未闭
B. 室间隔缺损出现艾森曼格综合征
C. 二尖瓣狭窄
D. 房间隔缺损
E. 先天性肺动脉狭窄

109. 下列是原发性肺结核最典型 X 线征象的是
A. 哑铃状双极征
B. 肺内浸润阴影
C. 纵隔淋巴结肿大
D. 肺门淋巴结肿大
E. 胸腔积液

110. X线平片肺动脉高压的诊断标准为右下肺动脉横径
A. <15 mm
B. >15 mm
C. <10 mm
D. >10 mm
E. ≤15 mm

111. 下述肺血增多的 X 线表现,错误的是
A. 肺纹理增多
B. 肺动脉段搏动增强
C. 右下肺动脉影可增粗
D. 肺透亮度正常
E. 心腰凹陷

112. 患儿男,6 岁,发热、咳嗽、心悸、乏力。胸片示:双肺纹理增粗,下肺野见片状阴影,肺动脉搏动增强,心脏呈二尖瓣型,主动脉结正常,心后食管前间隙消失,肺动脉段突出。最可能的诊断是
A. 房间隔缺损
B. 室间隔缺损
C. 动脉导管未闭

D. 单纯肺动脉狭窄
E. 法洛四联症

113. 小儿容易发生意外伤害和中毒的时期是
A. 新生儿期
B. 婴儿期
C. 幼儿期
D. 学龄前期
E. 学龄期

114. 儿童生长发育最快的时期是
A. 围生期
B. 新生儿期
C. 婴儿期
D. 幼儿期
E. 学龄前期

115. 最易并发维生素 A 缺乏症的是
A. 幼儿急疹
B. 麻疹
C. 川崎病
D. 风疹
E. 咽结合膜热

116. 下列除哪项外均为大气污染对健康的直接损害?
A. 急性中毒
B. 机体免疫力下降
C. 佝偻病的发生增加
D. 变态反应
E. 致癌作用

117. 不属于蛋白质-热能营养不良常见并发症的是
A. 维生素 A 缺乏症
B. 呼吸道感染
C. 腹泻病
D. 佝偻病
E. 缺铁性贫血

118. 先天性风疹综合征的诊断条件不包括
    A. 妊娠早期母亲可能患风疹或有明确风疹接触史
    B. 出生后婴儿血中抗风疹特异性 IgM 抗体阳性
    C. 新生儿有一种或几种先天性畸形的表现
    D. 新生儿体内可分离出风疹病毒
    E. 出生后婴儿血中抗风疹特异性 IgG 抗体阳性

119. 婴幼儿易患呼吸道感染的主要原因是
    A. 细胞免疫功能低下
    B. 咳嗽反射差
    C. 分泌型 IgA 低下
    D. 纤毛运动功能差
    E. IgM 低下

120. 以下不是新生儿窒息的病因的是
    A. 脐带血流受阻
    B. 颅内出血
    C. 分娩时用麻醉剂过量
    D. 子宫、胎盘血流障碍
    E. 患妊娠高血压综合征

121. 患者,女,38 岁,四肢无力,双下肢水肿及皮下出血点 2 个月,查尿蛋白(＋＋),红细胞(＋＋),ANA(＋),有光过敏。最大的可能诊断是
    A. 多发性肌炎
    B. 系统性红斑狼疮
    C. 急性肾小球肾炎
    D. 慢性肾小球肾炎
    E. 过敏性紫癜

122. Grey-Turner 征常见于
    A. 急性阑尾炎
    B. 急性胆囊炎
    C. 急性胃炎
    D. 急性肝炎

    E. 急性出血坏死型胰腺炎

123. 发生应激性溃疡最常见的部位是
    A. 十二指肠
    B. 空肠
    C. 口腔
    D. 胰腺
    E. 胃

124. 下列不符合急性胃炎的治疗原则的是
    A. 停止服用非甾体抗炎药
    B. 止血并补充血容量
    C. 阿托品缓解腹痛
    D. 应用抑酸剂和硫糖铝
    E. 对病程持续数年反复发作者行全胃切除术

125. 治疗儿童 SLE 时,须使用静脉激素冲击治疗的是
    A. 严重蝶形红斑
    B. 严重关节炎
    C. 严重口腔溃疡
    D. 神经精神狼疮
    E. 尿蛋白(＋)～(＋＋)

二、A3/A4 型题

(126～128 题共用题干)

小儿 4 个月,人工喂养,平时易惊,多汗,睡眠少。近 2 d 来咳嗽、低热,今晨突然双眼凝视,手足抽动。查体:枕后有乒乓球感。

126. 患儿最可能是
    A. 血糖降低
    B. 血钙降低
    C. 血镁降低
    D. 血钠降低
    E. 脑脊液细胞数增多

127. 可能的诊断是

A. 热性惊厥

B. 低血糖症

C. 颅内感染

D. 低钠血症

E. 维生素 D 缺乏性手足搐搦症

128. 止痉后的处理是

A. 静脉滴注钙剂

B. 供给氧气

C. 肌内注射呋塞米

D. 肌内注射维生素 B_{12}

E. 静脉滴注葡萄糖液

(129～131题共用题干)

男婴 8 个月,腹泻 4 d,每天十多次水样便,12 h 无尿,呼吸深大,前囟、眼窝明显凹陷,皮肤弹性很差,四肢冰凉入院。血钠 120 mmol/L,血钾 4 mmol/L,CO_2CP 11 mmol/L。

129. 首次应输入的溶液是

A. 2/3 张含钠液

B. 1/4 张含钠液

C. 1/2 张含钠液

D. 2:1 等张含钠液

E. 1/3 张含钠液

130. 第 1 天静脉补液总量为

A. 90 ml/kg

B. 150～180 ml/kg

C. 90～120 ml/kg

D. 180～200 ml/kg

E. 120～150 ml/kg

131. 脱水纠正,尿量中等,出现心音低钝、腹胀,血钠 135 mmol/L,应考虑

A. 低钾血症

B. 低镁血症

C. 低钠血症

D. 低钙血症

E. 水中毒

(132～134题共用题干)

1 岁婴儿,因发热 2 周来诊。查体:发育营养差,面色较苍白,体温 39℃,皮肤有散在小瘀点,胸骨左缘第 2 肋间有 3/6 级连续性杂音,P_2 亢进,双肺未闻及异常,肝肋下 3 cm,脾肋下 2 cm。

132. 此病例最可能的诊断是

A. 室间隔缺损合并细菌性心内膜炎

B. 房间隔缺损合并细菌性心内膜炎

C. 动脉导管未闭合并细菌性心内膜炎

D. 动脉导管未闭合并心力衰竭

E. 室间隔缺损合并心力衰竭

133. 为明确先天性心脏病的诊断,应首选的检查是

A. 心电图

B. 胸部 X 线

C. 心电图＋胸部 X 线

D. 超声心动图

E. 心导管检查及心血管造影

134. 首选治疗应是

A. 应用地高辛

B. 地高辛＋利尿剂

C. 地高辛＋青霉素

D. 青霉素静脉滴注

E. 手术根治

(135～137题共用题干)

男孩,5 岁。发热、头痛 3 d,伴呕吐,精神萎。当晚开始抽搐,即入院。体温 39℃,面色较苍白。血白细胞数 $22×10^9$/L,中性粒细胞 0.88。

135. 作为化脓性脑膜炎的诊断,在体检中,最常见的发现是

A. 瞳孔不等大,对光反应迟钝

B. 深昏迷,呼吸不规则

C. 颈部有阻力,神经系统检查异常

D. 左侧肢体张力增高

E. 血压明显升高,身上有瘀点

136. 为明确诊断化脓性脑膜炎,下列检查最重要的是
    A. 血象白细胞计数及分类
    B. 脑电图检查
    C. 腰椎穿刺脑脊液常规检查和培养
    D. 血乳酸和乳酸脱氢酶测定
    E. 腰椎穿刺脑脊液免疫球蛋白测定

137. 该患儿病变部位主要见于
    A. 硬脑膜
    B. 蛛网膜与软脑膜
    C. 脊髓
    D. 大脑皮质与脑室膜
    E. 小脑与延髓

(138～140 题共用题干)

4 个月婴儿,咳嗽 3 天、加重伴呼吸急促 1 天入院。查体:体温 37℃,呼吸 60 次/分,呼吸困难,鼻翼扇动,三凹征阳性,双肺广泛呼气性喘鸣音,少量干啰音,心率 180 次/分,律齐,心音有力,无杂音,腹部膨胀,肝肋下 2 cm,剑突下 1.5 cm,质软,神经系统查体未见异常。

138. 可能的诊断是
    A. 支气管炎
    B. 喘息性支气管炎
    C. 毛细支气管炎
    D. 支气管哮喘
    E. 支气管肺炎

139. 下列不应作为常规检查的是
    A. 血常规
    B. 胸片
    C. 呼吸道合胞病毒抗体测定
    D. 呼吸道分泌物病毒抗原检测
    E. 血培养

140. X 线检查不应该表现为
    A. 肺气肿
    B. 双肺纹理增多
    C. 小点片状阴影
    D. 气胸
    E. 胸腔积液

(141～142 题共用题干)

9 个月女童因面色苍白、食欲缺乏就诊。混合喂养,8 个月添加辅食。查体面色苍黄,黏膜略显苍白,脾脏不大。化验:RBC 3.8× 10^{12}/L, Hb 98 g/L, MCV 75 fl。

141. 正确的诊断应为
    A. 轻度贫血
    B. 中度贫血
    C. 重度贫血
    D. 无贫血
    E. 极重度贫血

142. 该患儿最可能的病因诊断是
    A. 感染性贫血
    B. 营养性缺铁性贫血
    C. 恶性贫血
    D. 再生障碍性贫血
    E. 溶血性贫血

(143～144 题共用题干)

女,10 岁,因发热、腰痛 5 天入院。右肾区有叩击痛。尿常规:红细胞 5～6 个/HP,白细胞 20～30 个/HP,中段尿培养大肠埃希菌＞ 10^5/ml。经抗生素静脉用药治疗 3 天后体温正常。

143. 此时重要的治疗手段应该是
    A. 停用抗生素
    B. 改口服抗生素治疗 1 周
    C. 继续用抗生素,总疗程 10～14 天
    D. 碱化尿液
    E. 改小剂量药物维持治疗 3 个月

144. 患儿住院 2 周,出院时尿常规正常,尿培养阴性,不发热,轻微腹痛,肾区无叩痛。出院后应注意

A. 定时复查尿常规
B. 继续用抗生素治疗
C. 长期服用碳酸氢钠
D. 每晚服抗生素 1 次
E. 卧床休息 3 个月

(145～147 题共用题干)

患者男性,18 岁,身高 158 cm,体重 102 kg。因手臂肌肉拉伤住院,常规检查心电图。

145. 患者 QRS 波群振幅可能
A. 较正常明显增高
B. 较正常增高
C. 同正常一样
D. 较正常减低
E. 以上都不对

146. 该患者 QRS 波群振幅发生变化最可能的原因为
A. 男性
B. 年轻
C. 肥胖
D. 手臂肌肉拉伤
E. 体型矮小

147. 引起 QRS 波群振幅减低还可见于
A. 皮下气肿
B. 肺气肿
C. 胸腔积液
D. 全身明显水肿
E. 以上都是

(148～150 题共用题干)

患儿男,2 岁,1 个月来食欲缺乏,消瘦伴乏力。近 2 周低热、盗汗、干咳。2 个月前曾患麻疹。查体:消瘦,未见"卡疤",颈部可及数个肿大淋巴结,质硬,无明显压痛,心脏检查未见异常,右肺可闻及少许干、湿啰音,肝肋下 3 cm,脾不大。

148. 最可能的诊断是

A. 肺炎链球菌肺炎
B. 麻疹肺炎
C. 原发型肺结核
D. 肺炎支原体肺炎
E. 腺病毒肺炎

149. 首选的检查是
A. 血常规
B. 胸部 X 线片
C. 淋巴结活检
D. 肺炎支原体抗体检查
E. EBV 特异性抗体检测

150. 主要治疗药物是
A. 头孢曲松
B. 阿奇霉素
C. 阿昔洛韦
D. 异烟肼＋利福平
E. 异烟肼＋泼尼松

(151～153 题共用题干)

男孩,8 岁。剧烈运动后胸闷,气短 1 个月。查体:心前区未触及震颤,胸骨左缘 2～3 肋间闻及 3/6 级缩期喷射性杂音,P_2增强,固定分裂。

151. 最可能的诊断是
A. 动脉导管未闭
B. 单纯肺动脉瓣狭窄
C. 房间隔缺损
D. 中型室间隔缺损
E. 小型室间隔缺损

152. 心脏杂音形成的最直接原因是
A. 肺动脉瓣明显狭窄
B. 右心压力负荷增加
C. 经肺动脉瓣血流量增多
D. 主动脉瓣相对狭窄
E. 血液经房间隔缺损自左房流入右房

153. 最典型的心电图改变是

A. 左室高电压

B. 不完全性右束传导阻滞和电轴右偏

C. 左心房肥大

D. 二度房室传导阻滞Ⅰ型

E. 一度房室传导阻滞

(154～155 题共用题干)

男性,8 岁,发热,胸痛,气短 1 周余。查体:右胸部饱满,叩诊呈浊音,右胸呼吸音减弱。实验室检查:白细胞 20×10^9 g/L,中性粒细胞 90%。胸片示右侧胸腔积液。

154. 应首先考虑

A. 胸导管损伤

B. 急性脓胸

C. 癌性胸膜炎

D. 急性左心力衰竭

E. 结核性胸膜炎

155. 首选诊断方法

A. 胸腔穿刺

B. 胸部 CT

C. 纤维支气管镜

D. MRI

E. 胸部 X 片

三、X 型题

156. 早产儿,有宫内窘迫史,生后 7 d 出现腹胀、呕吐,果酱色便,腹部 X 线片示膈下游离气体,该患儿处理应选择

A. 禁食

B. 急诊手术

C. 止血药物

D. 胃肠减压

E. 内科保守治疗

157. 胃食管反流的临床表现包括

A. 呕吐

B. 营养不良

C. 咽下困难

D. 上腹部包块

E. 反复呼吸道感染

158. 渗出液的特点中,下列正确的是

A. 比重>1.016

B. 蛋白>25～30 g/L

C. 细胞数>500×10^6/L

D. Rivalta 试验(一)

E. 胸水 LDH/血清 LDH>0.6

159. 法洛四联症的主要临床表现包括

A. 差异性发绀

B. 顽固性心力衰竭

C. 杵状指

D. 脑缺氧发作

E. 蹲踞动作

160. 关于肺动脉狭窄的描述,下列正确的是

A. 以肺动脉漏斗狭窄最常见

B. 可并发右心衰竭

C. 首选心导管球囊扩张治疗

D. 潜在发绀型先天性心脏病

E. 胸骨左缘上方收缩期喷射性杂音

161. 儿童糖尿病的治疗包括

A. 药物的应用

B. 定期监测血糖

C. 避免运动

D. 饮食管理

E. 加强宣教

162. 伤寒病的治疗可选用

A. 喹诺酮类

B. 青霉素

C. 去甲万古霉素

D. 氯霉素

E. 第三代头孢菌素

163. 易感者接触麻疹后的预防措施是

A. 检疫观察 3 周

B. 可应急接种麻疹疫苗

C. 近期应用过丙种球蛋白者,检疫观察延长至 4 周

D. 丙种球蛋白不可与麻疹疫苗同时应用,若合用须相隔至少 3 周

E. 口服抗病毒药物

164. 下列哪些因素可促使念珠菌病的发病?

A. 长期使用广谱抗生素

B. 长期使用肾上腺皮质激素

C. 有肺炎病史

D. 白细胞减少,T 细胞功能降低

E. 使用污染的输液管及导管

165. 小儿身材矮小的诊断标准是

A. 身高低于平均身高的 2 个标准差以下

B. 身高低于平均身高的 3 个标准差以下

C. 身高低于平均身高的 5 个标准差以下

D. 身高低于同龄、同性别正常小儿生长曲线第 3 百分位数以下

E. 身高低于同龄、同性别正常小儿生长曲线第 5 百分位数以下

166. 流感嗜血杆菌脑膜炎的主要临床特点是

A. 多见于 2 个月~2 岁的小儿,多见于冬季

B. 多数起病急,突然高热、呕吐、惊厥

C. 病程迁延且反复

D. 氨苄西林治疗有效

E. 常并发硬脑膜下积液

167. 3 个月的婴儿应接受下列哪几种疫苗注射

A. 脊髓灰质炎三型混合疫苗

B. 百白破混合制剂

C. 乙肝疫苗

D. 麻疹疫苗

E. 卡介苗

168. 遗传性疾病可分为

A. 染色体病

B. 线粒体遗传病

C. 单基因遗传病

D. 多基因遗传病

E. DNA 突变遗传病

169. 铁的贮存形式为

A. 铁蛋白

B. 含铁血黄素

C. 血红蛋白

D. 血清铁

E. 以上都不是

170. 引起先天性甲状腺功能减退症的原因有

A. 碘缺乏

B. 甲状腺发育异常

C. 靶器官反应低下

D. 甲状腺激素合成障碍

E. 垂体促甲状腺激素分泌障碍

171. 苯丙酮尿症的临床特点是

A. 毛发、皮肤色泽变浅

B. 尿和汗液有鼠尿臭味

C. 智力发育落后

D. 肌张力减低

E. 惊厥

172. 肾炎型肾病的临床特点包括

A. 血尿

B. 高血压

C. 低蛋白血症

D. 大量蛋白尿

E. 低补体血症

173. 临床思维的基本原则有

A. 实事求是的原则,"一元论"原则

B. 用发病率和疾病谱观点选择诊断的原则

C. 首先考虑器质性疾病的诊断,然后考虑功能性疾病的原则

　　　D. 首先考虑可治的疾病的原则,简化思
　　　　 维程序的原则
　　　E. 见病见人的原则

174. 新生儿肺透明膜病的主要治疗方法有
　　　A. 肺泡表面活性物质
　　　B. 持续气道正压呼吸(CPAP)
　　　C. 机械通气
　　　D. 纠正酸中毒

　　　E. 积极清理呼吸道

175. 符合腺病毒肺炎 X 线特点的是
　　　A. 少数表现不同程度的肺气肿
　　　B. 大小不等的片状阴影
　　　C. X 线改变出现早
　　　D. 少数并发脓气胸
　　　E. 以上都不是

参 考 答 案

第一章 总论

一、A1/A2 型题

1. D 新生儿保健是儿童保健的重点,而生后1周内新生儿的保健是重中之重,1周内发病率、病死率最高。

2. B

3. C 幼儿期是1周岁至满3周岁之前。

4. D **5.** A

6. C 幼儿期小儿活动范围渐广,接触社会事物增多,但对危险的识别和自我保护能力都有限,因此意外伤害发生率非常高,应注意保护。

7. C 青春期体格生长发育再次加速,出现第二次生长高峰,同时生殖系统发育也加速并渐趋成熟。

8. A 新生儿期在生长发育和疾病方面具有非常明显的特殊性,且发病率高,病死率也高,因此被单独列为婴儿期中的一个特殊阶段。

9. B

10. C 自出生到1周岁之前为婴儿期。此期是生长发育极其旺盛的阶段,因此对营养的需求量相对较高。

11. D 自胎儿娩出脐带结扎时开始至出生后28天是新生儿期。生后1周内是新生儿早期。

12. D **13.** E

14. A Tanner 将外生殖器和性征的发育分成5期,亦称为成熟分级(sexual maturity rating, SMR)。

15. C

16. E 小儿生长发育规律:①生长发育是连续的,有阶段的过程;②各系统、器官生长发育不平衡;③生长发育的个体差异;④生长发育的一般规律:由上到下、由近到远、由粗到细、由低级到高级、由简单到复杂。

17. B 学龄前期儿童体格生长发育速度已经减慢,而智能发育更加迅速,与同龄儿童和社会事物有了广泛的接触,知识面得以扩大,自理能力和初步社交能力得到锻炼。

18. C 幼儿期生长速度减慢,智能发育较快,语言、思维和交往能力增强,识别能力不足,应注重早期教育。

19. D

20. E 根据出生体重和现阶段体重可评价小儿的生长速度和生长水平。

21. A 此儿童属正常生长。

22. C 2岁小儿正常身高89 cm,正常体重12 kg。该儿童体重稍偏低,身高低于正常值11 cm,应结合骨龄判断骨骼是否符合2岁儿童发育情况。

23. A 先天性外胚层发育不良综合征(congenital ectodermal dysplasia syndrome)又称先天性外胚层缺陷、Siemencs 综合征,是一组外胚层发育缺损的先天性疾患,累及皮肤及其附属结构如牙和眼、间或波及中枢神经系统,有时可伴有其他异常。

表现为指趾甲发育不良、粗糙、混浊,指甲甲板中央凹陷、干燥松脆或脱落。

24. B 1~6月体重=3+月龄×0.7(kg),因此该小儿大概在1~2个月左右。1个月婴儿可以听,2个月婴儿可以看,3个月婴儿可以抬头,因此该婴儿大概2个月大。

25. A 1~6月体重=3+月龄×0.7(kg)。出生生长约50 cm。1岁时约75 cm,生长25 cm;前3个月生长11~13 cm。因此,体重6 kg,身长61 cm,相当于婴儿3个月。

26. D

27. D 1.5~2岁会说短语。

28. D　29. E　30. C

31. E 缺钾可使肠蠕动减慢。轻度缺钾者只有食欲缺乏、腹胀、恶心和便秘;严重缺钾者可引起麻痹性肠梗阻。

32. D

33. D 环境因素对生长发育具有显著作用。

34. C　35. C　36. B　37. B　38. C　39. A

40. D

41. A 百分位数对正态或非正态分布状况均可适用,以第50百分位数为中位数。而均值离差法是适合于正态分布的统计方法,以平均值为基础,标准差为离散距。两者设计原理不同。

42. A　43. B　44. C　45. B

46. D 体重不增长是最早出现的症状,继而体重下降、皮下脂肪和肌肉不断减少和消失,久之身长不增、智力发育落后等。

47. C　48. A　49. D　50. A　51. A

52. C 克汀病的身材不匀称,因此最不可能。

53. E 轻度营养不良的最主要表现为体重不增或减轻。

54. C

55. E 女孩进入青春期较早。

56. E 青春早期体格生长加速,青春中期第二性征迅速发育,青春晚期体格生长仍以较慢速度进行,在青春期生长激素作用并没有减弱,因此上述关于青春期的描述都不对。

57. B

58. C 胎儿期:从受孕到分娩,约40周(280天)。受孕最初8周称胚胎期,8周后出生前为胎儿期。新生儿期:出生后脐带结扎开始到足28天。婴儿期:出生后到满1周岁。幼儿期:1周岁后到满3周岁。学龄前期:3周岁后到6~7周岁。故选C。

59. C 新生儿期是指自胎儿娩出脐带结扎到28天之前。

60. B 婴儿期是指自出生到1岁,各器官的生长发育尚不完善,来自母体的抗体逐渐减少,自身免疫功能尚未成熟,抗感染能力较弱,易发生各种感染和传染性疾病。

61. E 学龄前期智力发育迅速,为智力发展的关键时期。

62. A 新生儿期是指自胎儿娩出后脐带结扎至生后28天,该期不仅发病率高,病死率也高,故A正确。婴儿期为小儿生长发育最迅速的时期。幼儿期应预防发生意外伤害和中毒,预防传染病等。学龄前期应重视眼和口腔卫生。学龄期应预防龋齿,保护视力。

63. D

64. D 人体发育最晚的系统是生殖系统。

二、A3/A4型题

65. E 出生体重3.4 kg,3个月体重约为5.2 kg。

66. E　67. D　68. A

69. C 小儿6个月可以坐,头围大约41~42 cm。

70. B 5~6个月小儿可主动伸手抓物,9个月时才可用单指指物。

71. B 原始反射(拥抱反射、觅食反射、吸吮反射)约在4个月消失。

72. A　73. B

74. E 前囟12~18个月闭合。

75. C 小儿6个月能坐,胸椎前凹。

76. A 小儿3月可以抬头,颈部前凹。

77. A 小儿1岁可以走,出现腰曲。

三、B型题

78. A 一级预防包括完成优生优育教育,遗传咨询、婚前检查、产前诊断及围生期保健,多种内容和形式的健康教育,对儿童实行计划免疫的防疫措施等。

79. D 三级预防指对症治疗。

80. B　二级预防是指早发现、早诊断及早治疗。
81. D　82. B
83. A　不同年龄阶段的小儿呼吸、心率不同。新生儿:40～45次/分,120～140次/分;小于1岁:30～40次/分,110～130次/分;1～3岁:25～30次/分,100(110)～120(130)次/分;4～7岁:20～25次/分,80～100次/分;8～14岁:16～18(20)次/分,70～90次/分。

四、X型题

84. CD　Gesell发育量表适用于4周～3岁的小儿,Bayley婴儿发育量表只适用于2～30个月小儿,Wechsler儿童智能量表修订版适用于6～16岁儿童,因此均错误。
85. ACDE　86. ABCDE
87. BCD　小儿脊柱发育过程:新生儿时仅有轻微后凸,3个月能抬头时出现颈椎前凸;6个月后能坐,出现胸椎后凸;1岁(12个月)左右开始行走,腰椎前凸。
88. ABE　高血压可由许多疾病引起。病毒性脑炎可引起颅高压致血压升高;急性肾小球肾炎可引起水钠潴留、血容量增加致高血压;而长期用激素治疗的主要不良反应之一就是高血压。
89. ABCDE　1岁内必须完成卡介苗、脊髓灰质炎、百日咳、百白破、破伤风、麻疹、乙肝等疫苗的接种。

第二章　营养及营养障碍疾病

一、A1/A2型题

1. C　酪氨酸羟化生成多巴,多巴再经脱羧、羟化、转甲基反应依次生成多巴胺、去甲基肾上腺素、肾上腺素,三者统称儿茶酚胺。
2. A　颅骨软化是佝偻病最早出现的体征,主要见于3～6个月婴儿,故选A。方颅多见于7～8个月以上的婴儿。前囟闭合延迟主要见于1.5岁以上的婴儿,严重者可迟至2～3岁。腕踝部膨大,即佝偻病手、足镯,多见于6个月以上婴儿。串珠肋和肋膈沟等胸部改变多见于1岁左右婴儿,故选项B、C、D、E均不正确。
3. C　颅骨软化多见于3～6个月的婴儿,胸部的变化包括串珠肋、鸡胸及肋膈沟,多出现于1岁左右的婴儿,方颅多见于7～8个月以上的婴儿,选项A、B、D、E均不正确,故选C。
4. E　婴幼儿突发无热惊厥,且反复发作,发作后神志清醒、无神经系统体征,结合佝偻病病史体征、低钙血症,应当首先考虑维生素D缺乏性手足搐搦症。低血糖症的血糖常低于2.2 mmol/L;低镁血症血镁常低于0.58 mmol/L;婴儿痉挛症呈突然发作,头及躯干、上肢均屈曲,手握拳,下肢弯曲至腹部,常伴智力异常;维生素D缺乏性佝偻病诊断不够确切,故选项A、B、C、D不正确,应选E。
5. A　重度体重低下:低于同年龄、同性别参照人群的均值减3SD。查表可知4岁女孩的平均体重为(15.8±1.68)kg,平均身高(102.8±3.9)cm,故应属于重度营养不良。眼部病变是维生素A缺乏最早出现的症状,眼结膜和角膜失去光泽和弹性,眼球向两侧转动时可见球结膜折叠,形成与角膜同心的皱纹圈,在近角膜旁有毕脱斑。故选A。
6. C　苯丙酮尿症的神经系统表现早期可有神经行为异常,如兴奋不安、多动或嗜睡、萎靡;皮肤干燥,有的常伴有湿疹,故选项C有助于本病的诊断。选项A用于诊断唐氏综合征,选项B用于诊断佝偻病,选项D用于诊断维生素D缺乏性手足搐搦症,选项E用于诊断先天性甲状腺功能减退症。
7. B
8. D　发热、淋巴结肿大,淋巴细胞0.75,异型淋巴细胞0.20,多考虑是传染性单核细胞增多症。
9. E　确诊为传染性单核细胞增多症的主要为特异性IgM阳性,而答案A、B、C、D为非特异性临床表现及实验室检查。
10. E　根据患儿年龄特点,表现为阵发性哭吵,呕吐,腹部有肿块,伴大便出血,首先考虑为肠套叠。而答案 A、B、C、D 的临床表现都不符合。

11. B　根据临床表现考虑脑膜炎可能,故应行腰椎穿刺、脑脊液常规及培养。

12. A　进行性肌营养不良假性肥大型系 X 连锁隐性遗传性疾病,包括 Duchenne 型(严重病例)和 Becker 型(轻症病例)两种类型。其特点为男性患儿,表现为肌无力和小腿假性肥大。

13. D　14. C　15. B　16. A　17. D　18. D

19. B　营养不良Ⅱ度的诊断标准为:体重低于正常25%~40%;腹壁皮下脂肪近于消失,在 0.4 cm 以下,四肢、面部皮下脂肪减少,皮肤弹性差,肌肉明显松弛,身长较正常低;抑郁不安、不活泼。结膜干燥斑又称毕脱斑,是维生素 A 缺乏早期表现之一。

20. B　身材瘦小,明显方颅,肋膈沟,下肢可见"O"形腿。实验室检查示:血钙稍低,血磷降低,X 线摄片示长骨干骺端呈毛刷样,并有杯口状改变,均为维生素 D 缺乏性佝偻病的临床表现,故选 B。对于 A 选项,题干中只是描述该儿营养状况欠佳,身材瘦小,诊断营养不良尚缺乏有力证据;C 选项常见惊厥、抽搐等表现;D 选项抗维生素 D 性佝偻病是一种肾小管遗传缺陷性疾病,血钙多正常,血磷明显降低,对维生素 D 治疗无效;E 选项呈短肢型矮小,X 线可以鉴别。

21. E　维生素 D 缺乏性佝偻病的诊断主要根据病史、临床表现、血生化检查及骨骼 X 线表现综合诊断。血清 25-(OH)D$_3$(正常11~60 ng/ml)和1,25-(OH)$_2$D$_3$(正常0.03~0.06 μg/ml)水平在佝偻病初期就已明显降低,为可靠的早期诊断指标。当血清 25-(OH)D$_3$<8 ng/ml 时即可诊断为维生素 D 缺乏。

22. B　慢性呼吸道感染性疾病、迁延性肺炎、麻疹等,在维生素 A 摄入不足的基础上,因维生素 A 消耗增加而出现症状。

23. B　一般要幼儿每日需维生素 D 400~800 IU。

24. E　母乳或牛奶中均含丰富的维生素 D,故不易发生佝偻病。

25. B　维生素 D 缺乏性手足搐搦症又称婴儿性手足搐搦症,绝大多数见于婴儿时期,主要是由于维生素 D 缺乏,以致血清钙浓度降低,神经肌肉兴奋性增强,出现惊厥和手足搐搦等症状。血清

钙低于 1.75 mmol/L 时,出现惊厥、喉痉挛和手足抽搐。而升血钙、降血磷的内分泌腺是甲状旁腺。甲状旁腺反应迟钝也会使血钙下降。故正确答案为 B。

26. A　维生素 D 缺乏性佝偻病后遗症期多见于 3 岁以后小儿,经治疗或自然恢复后临床症状消失,仅重度佝偻病遗留下不同部位、不同程度的骨骼畸形。

27. D　应迅速控制惊厥或喉痉挛:可用 10% 水合氯醛,每次 40~50 mg/kg,保留灌肠;或地西泮每次 0.1~0.3 mg/kg 肌内或缓慢静脉注射。

28. A　维生素 D 缺乏隐匿型:血清钙多在 1.75~1.88 mmol/L,没有典型发作,但可刺激神经肌肉引出体征:①面神经征;②腓反射;③陶瑟征(Trousseau 征)。典型发作:血清钙低于 1.75 mmol/L 时出现惊厥、喉痉挛和手足搐搦。故正确答案为 A。

29. D

30. D　口角炎是维生素 B$_2$ 缺乏所致。

31. A　体重不增是最先出现的症状,继之体重下降,病久者身高也低于正常。皮下脂肪逐渐减少或消失,首先为腹部,其次为躯干、臀部、四肢,最后为面颊部。

32. B

33. B　婴儿喂养每日需水量为 150 ml/kg,此后每 3 岁减 25 ml/kg,9 岁时需水量为每日 75 ml/kg,成人为 50 ml/kg。故选 B。

34. B　维生素 D 缺乏性佝偻病初期,BALP(骨碱性磷酸酶)增高,25-(OH)D$_3$ 下降,钙、磷变化不明显;激期,血钙、磷降低,维生素 D 降低,碱性磷酸酶增高;恢复期,血钙、磷正常,ALP 恢复慢;后遗症期,无特殊改变。故选 B。

35. A　维生素 D 缺乏性佝偻病的骨骼改变往往在生长最快的部位最明显,不同年龄有不同表现。方颅:是由于骨样组织增生,致额骨及顶骨双侧对称性隆起形成。肋膈沟(赫氏沟):是由于膈肌附着处肋骨受牵拉而内陷形成的一道横沟。鸡胸或漏斗胸:肋骨骺部内陷,以至胸骨向前突出形成。O 形腿或 X 形腿:骨质软化和肌肉松弛,下肢负重而导致。脊椎后突或侧弯:因韧带松弛可致脊柱后凸畸形。故选 A。

36. E　营养不良可并发自发性低血糖,患儿可表现

为面色灰白,神志不清,脉搏减慢,呼吸暂停,体温不升,但一般无抽搐,若不及时诊治,可导致死亡。

37. D　缺锌可影响核酸和蛋白质的合成及其他生理功能。临床表现主要有:①消化功能减退。缺锌影响味蕾细胞更新和唾液磷酸酶的活性,使舌黏膜增生、角化不全,以致味觉敏感度下降,发生食欲不振、厌食、异嗜癖。②生长发育落后。缺锌可妨碍生长激素轴功能以及性腺轴的成熟,表现为生长发育迟缓、体格矮小、性发育延迟和性腺功能减退。③免疫机能降低。缺锌可导致 T 淋巴细胞功能损伤而容易发生感染。④智能发育延迟。缺锌可使脑 DNA 和蛋白质合成障碍,脑内谷氨酸浓度降低,从而引起智能迟缓。⑤其他。如脱发、皮肤粗糙、皮炎、地图舌、反复口腔溃疡、伤口愈合延迟、视黄醇结合蛋白减少而出现夜盲、贫血等。故选 D。

38. A　基础代谢率是指维持人体在清醒(安静状态)时的热量需要。婴幼儿时期基础代谢的需要占总需热量的 50%～60%,1 岁以内婴儿每日平均需热量 55 kcal/kg。故选 A。

39. A　营养不良患儿的热量和营养物质供给由低到高逐渐增加,否则易引起消化紊乱,加重病情。同时应选择小儿易消化吸收又含有高热量和高蛋白质的食物,补充多种维生素、微量元素等,供给热量。轻度可从每日 250～334 kJ/kg(60～80 kcal/kg)开始;中、重度可参考原来的饮食情况,从每日 167～250 kJ/kg(40～60 kcal/kg)开始,逐步少量增加,若消化吸收能力较好,可逐渐增加到每日 500～710 kJ/kg(120～170 kcal/kg)。

40. C　8%糖的鲜牛乳含热量 418 kJ(100 kcal)。因此婴儿每日每千克体重给 8%糖牛乳 100 ml、水 50 ml,6 kg 小儿需 8%糖的全牛奶和水分别为 600 ml、300 ml。故选 C。

41. B　蛋白质-能量营养不良是由于缺乏能量和(或)蛋白质所致的一种营养缺乏症,主要见于 3 岁以下婴幼儿。临床上以体重明显减轻、皮下脂肪减少和皮下水肿为特征,常伴有各器官系统的功能紊乱。急性发病者常伴有水、电解质紊乱,慢性者常有多种营养素缺乏。临床常见三种类型:能量供应不足为主的消瘦型、以蛋白质供应不足为主的水肿型,以及介于两者之间的消瘦-水肿型。

42. A

43. C　水主要由饮用水和食物中获得,组织代谢和食物在体内氧化过程也可产生一部分水(100 kcal 约可产生 12 ml 水)。

44. E　母乳含微量元素锌、铜、碘等矿物质较高,是母乳的优点。

45. C　此题可用排除法,A、B、D、E 均是牛乳的特点。

46. C　全脂奶粉是将鲜牛奶浓缩、喷雾、干燥制成,按重量 1∶8 或按体积 1∶4 加开水冲调成乳汁,其成分与鲜牛奶相似。

47. B

48. E　4～6 个月龄的婴儿体内贮存铁消耗已尽,需补充铁营养如蛋黄等。

49. D　蛋白质同化类固醇制剂能促进蛋白质合成,并增加食欲,如苯丙酸诺龙。

50. A　1 个月左右婴儿应给予维生素 D 预防量是每天 400 IU。

51. B　小儿无神经体征,白细胞正常,但血清钙明显低于正常,因此首先考虑 B。也可以用排除法,其他选项都不支持,故选 B。

52. C　冬季出生,日照不足,未及时添加辅食,说明存在维生素 D 不足。4 个月,烦躁、夜间哭闹不安、多汗、颅骨软化是佝偻病的表现。

53. C　营养不良患儿首先出现的是体重不增或减轻,加之患儿腹壁皮下脂肪 0.7 cm,据此判断患儿为营养不良。

54. C　10 个月婴儿根据 3～12 月的体重计算方法:体重＝月龄×0.25＋6 kg,得知正常为 8.5 kg。而实际为 7 kg。根据营养不良的分度标准,可明确答案为 C。

55. C　7 个月婴儿体重应为 6＋7×0.25＝7.75(kg),该患儿体重低于正常(7.75－5.5)/7.75×100%＝29%,腹部脂肪为 0.5 cm,故为 Ⅱ度营养不良。

56. E　营养性维生素 D 缺乏性佝偻病分为四期:初期、活动期、恢复期和后遗症期。易激惹、烦躁、枕秃,血钙、血磷降低,是初期的临床表现,故 A、D 错误。颅骨软化、方颅是活动期的临床表现,故 B、C 错误。后遗症期无任何临床症状,血生化及骨骼 X 线检查正常,仅残留不同程度的骨骼畸形。故选 E。

57. E 在继发性原因中由消化系统解剖或功能异常引起消化吸收障碍是最常见的疾病,故选项 E 正确。长期发热,各种急、慢性传染病以及慢性消耗性疾病等均可致分解代谢增加、食物摄入减少及代谢障碍,也是引起营养不良的常见原因,但不是最常见的原因。故选项 A、B、C、D 不正确。

58. C 维生素 D 缺乏性佝偻病早期的多汗、烦躁等神经兴奋性增高症状无特异性,因此仅根据临床表现诊断的准确性较低;活性维生素 D 是维生素 D_3 在血浆中的主要存在形式,早期表现为明显降低,是诊断早期维生素 D 缺乏性佝偻病的可靠指标,故选项 C 正确。在初期选项 B 变化不明显;选项 A、D 所述并不是早期表现,故不选。

59. D 隐匿型血清钙多在 1.75～1.88 mmol/L,没有典型的发作,但是可通过刺激神经肌肉而引出体征:①面神经征(Chvostek sign);②腓反射(peroneal reflex);③陶瑟征(Trousseau sign)。故选 D。

60. E 维生素 D 缺乏性佝偻病的预防:①孕妇保证充足的日光照射,饮食应含丰富的维生素 D、钙、磷、蛋白质等营养物质。②新生儿生后两周给予预防剂量的维生素 D 至 2 岁。早产儿、低出生体重儿或双胎生后就应给予维生素 D。故本题选 E。母乳中钙、磷比例适宜,利于钙的吸收,但维生素 D 含量少,且受母亲饮食影响。其他均是预防措施。

61. D 小儿对能量的需要包括 5 个方面:基础代谢率、食物热力作用、活动所需、生长所需和排泄的消耗,上述 5 项能量的总和即是能量需要的总量。其中不包括思维活动,故选 D。

62. C 婴儿基础代谢率的能量约占总能量的 60%,以后随年龄增长,体表面积增加而逐渐减少,故 1 岁半的男孩其基础代谢所需热量占总热量的比例为 50%～60%。本题选 C。

63. B 生长发育所需能量为小儿所特需,其需要量与小儿的生长速度成正比。成人维持机体新陈代谢所必需的能量包括基础代谢、食物热效应、活动所需和排泄损失能量。故选 B。

64. D 食物中碳水化合物、脂肪和蛋白质可供人

类能量,称为三大生能营养素。糖类和淀粉类属于碳水化合物。故选 D。

65. C 婴儿基础代谢每日平均约需 55 kcal/kg,7 岁时基础代谢每日平均约需 44 kcal/kg,12 岁时基础代谢每日平均约需 30 kcal/kg。故选 C。

66. C 小儿对能量的需要包括 5 个方面:基础代谢率、食物热力作用、活动所需、生长所需、排泄的消耗,上述 5 项能量总和即是能量需要的总量。一般 1 岁以内婴儿平均每千克约需 95～100 kcal(397.48～418.40 kJ),以后每增加 3 岁减去 10 kcal(41.8 kJ),15 岁时达到成人需要量,约为 50～60 kcal(209.20～251.04 kJ)。故选 C。

67. B 重度营养不良是从每天 40kcal/kg 开始,并根据情况逐渐少量增加。当增加能量至满足追赶生长需要时,待体重接近正常后,再恢复至正常生理需要量,故选 B。

68. B 原发性的蛋白质-能量营养不良主要由于食物供给不足,喂养不当,不良饮食习惯等引起。体重不增是最早出现的症状,继之以体重下降,皮下脂肪和肌肉逐渐减少或消失。故选 B。

69. C 佝偻病的初期主要表现为神经兴奋性增高;激期主要表现为骨骼改变和运动发育迟缓,实验室检查指标为钙降低,碱性磷酸酶升高显著;恢复期临床症状或特征减轻或消失,血清钙磷浓度恢复正常;后遗症期多见于 2 岁以后的婴儿,残留不同程度的骨骼畸形或运动功能障碍。故根据题干,患儿为佝偻病激期,选 C。

70. C 4 岁男孩正常体重应为 16 kg,身高为 98 cm 左右。本患儿体重低于正常体重的 25%～40%,腹部皮下脂肪<0.4 cm,属中度营养不良,故选 C。

71. C 经过静脉补液后,血液稀释,加之患儿呕吐,更减低了钙离子的浓度,易出现低钙血症。所以为明确诊断,应该先检测血钙浓度,故选 C。

72. E 维生素 D 缺乏性手足搐搦症为无热惊厥。化脓性脑膜炎患儿有颅内压增高体征及脑脊液改变。中毒性脑病患儿有呕吐以及各种精神症状和脑部神经体征,脑脊液压力增高。婴儿痉挛:①单个发作时间短;②全身尤其是头部和上半身向前屈曲;③发作次数频繁;④发作时间通常是在刚入睡或刚醒而意识尚处于朦胧状态时;⑤发作期脑电图表现不一。热性惊厥多见于

婴幼儿,一般在感染性疾病体温升至38℃以上即可发生,多呈全身强直或强直-阵挛样发作,往往一次发热仅发生一次,发作后不遗留明显脑损害。选项E正确。

73. D　营养性维生素D缺乏性佝偻病最常见于3个月～2岁婴幼儿,故选项B不正确。抗维生素D佝偻病是X连锁遗传病,佝偻病症状多发生于1岁以后,2～3岁仍有活动性佝偻病表现,血钙多正常,血磷明显降低,尿磷增加,该患儿血钙接近正常,血磷远低于正常,6岁仍处于佝偻病活动期表现,故选D。

74. A　在营养重建的过程中,应根据营养不良的程度、消化能力和对食物耐受的情况逐渐增加热量和营养物质的供应。中度营养不良可从每日250～330 kJ(60～80 kcal)/kg开始,重度营养不

良可从167～250 kJ(40～60 kcal)/kg开始。故选A。

75. B　维生素B₁缺乏时会出现急性心功能不全的症状,如累及喉返神经可出现哭声嘶哑,这在其他维生素缺乏时很少出现。

二、B型题

76. A　腕部骨化中心出全的年龄为10岁。
77. B　后囟闭合的时间为6～8周。
78. D　可确定出乳齿延迟的时间为12个月。
79. C　乳齿通常萌出的时间为6个月。
80. E　前囟闭合的时间12～18个月。
81. E　桡骨骨化中心出现在18个月。

第三章　新生儿与新生儿疾病

一、A1/A2型题

1. A　新生儿出生后第1周内会有体重的下降,这种体重下降不会超过新生儿出生体重的8%,而且最迟10天就会恢复甚至超过出生体重。

2. B　应首先迅速清理呼吸道,刺激呼吸。无自主呼吸者,可轻弹足底并使用促醒药纳洛酮,必要时进行人工口对口呼吸,同时给予面罩吸氧。

3. A　一旦发生肺出血,立即正压机械通气,PIP 25 cmH₂O,PEEP 5～7 cmH₂O,吸呼比1∶1,呼吸频率30～40次/分,然后根据血气分析调整。

4. B　患儿生后即出现窒息缺氧表现,首先考虑缺氧缺血性脑病。

5. C　新生儿出血症即新生儿维生素K缺乏性出血症,是新生儿较常见的出血性疾病,以往也称为新生儿自然出血。其发病是由于体内维生素K缺乏,导致维生素K依赖的凝血因子包括第Ⅱ、Ⅶ、Ⅸ、Ⅹ活性低下而导致的出血性疾病。

6. D　新生儿败血症常见感染途径为产后感染。

7. D　新生儿生后2～3 d出现的黄疸多考虑生理性黄疸;病理性黄疸常于生后24小时出现,进展快,全身症状明显。

8. C

9. E　正常足月新生儿是指胎龄满37～42周(260～293天)出生,体重2.5 kg以上,身长47 cm以上,无任何畸形和疾病的活产新生儿。

10. C　11. C

12. D　生理性黄疸是指单纯因胆红素代谢特点引起的暂时性黄疸,在出生后2～3天出现,4～6天达到高峰,7～10天消退,早产儿持续时间较长,除有轻微食欲不振外,无其他临床症状。若生后24小时即出现黄疸,每日血清胆红素升高超过5 mg/dl或每小时>0.5 mg/dl;持续时间长,足月儿>2周,早产儿>4周仍不退,甚至继续加深、加重,消退后重复出现或生后1周至数周内才开始出现黄疸,均为病理性黄疸。

13. D　新生儿每日热量的需求约为100～120 kcal/kg。

14. B　新生儿体温调节的特点简单地来说是产热能力低、散热多和体温调节的能力较差。

15. C

16. B　新生儿ABO溶血病是由于母子ABO血型不合引起的新生儿溶血,多见于母亲的血型为O型,婴儿为A型或B型。这种母子ABO血型不合并不少见,但发生新生儿溶血病的则很少,而

且大多症状较轻,其中只有一部分新生儿可能发生明显的黄疸。

17. E　新生儿Apgar评分的内容有肌张力(activity)、脉搏(pulse)、皱眉动作即对刺激的反应(grimace)、外貌(肤色)(appearance)、呼吸(respiration)。

18. C　新生儿窒息首选的复苏措施为清除呼吸道黏液,保持气道畅通,吸氧。

19. A　20. A

21. D　新生儿缺氧缺血性脑病伴有颅内出血多见于早产儿。由于早产儿体内维生素 K_1 缺乏,常诱发出血。

22. E　新生儿黄疸加重的因素:①饥饿:葡萄糖不足,缺乏与胆红素结合的葡萄糖醛酸;②缺氧:胆红素代谢时需氧;③酸中毒:使胆红素与白蛋白结合力减弱;④脱水:血液浓缩使血中胆红素浓度增高;⑤胎粪排出延迟:增加未结合胆红素的肠肝循环;⑥体内出血:头颅血肿、广泛皮下出血等使红细胞破坏增加,胆红素产生增多。

23. D

24. B　从娩出到出生后28天的婴儿,称为新生儿,这段时间称为新生儿期。

25. D　新生儿在出生12小时内首先排出墨绿色胎便,这是胎儿在子宫内形成的排泄物,称为胎便。胎便可排2~3天,以后过渡到正常新生儿大便。如果胎儿出生24 h未排大便,就要及时看医师,排除肠道畸形可能。正常的新生儿大便呈金黄色、黏稠、均匀、颗粒小、无特殊气味。

26. B　新生儿出生4 d后出现黄疸,首先不考虑新生儿溶血病。新生儿溶血病于出生后出现黄疸,进行性加重,有贫血。

27. C　生后24 h内出现的黄疸,首先应考虑新生儿溶血病。主要临床表现为新生儿黄疸出现早,多数在出生后24~48 h内出现皮肤明显黄染,并且迅速加重。

28. E

29. D　新生儿缺氧缺血性脑病是指各种原因引起的缺氧和脑血流量减少而导致的新生儿脑损伤。脑组织以水肿软化、坏死和出血为主要病变,是新生儿窒息重要的并发症之一,也是导致儿童神经系统伤残的常见原因之一。重者常有后遗症,如脑性瘫痪、智力低下、癫痫、耳聋、视力

障碍等。控制惊厥首选苯巴比妥钠,首次剂量给15~20 mg/kg。如未止惊,可按每次5 mg/kg追加1~2次,间隔5~10 min,总负荷为25~30 mg/kg。第2日开始维持量,每日4~5 mg/kg(分1次或2次静脉注射),最好能监测血药浓度。惊厥停止后1周停用。如惊厥频繁发作可加用地西泮或水合氯醛。

30. D　新生儿娩出时的窒息程度可按生后1分钟内的Apgar评分进行区分,0~3分为重度,4~7分为轻度。若生后1分钟评8~10分,而数分钟后又降到7分及以下者,亦属窒息。

31. A

32. D　哺乳后,新生儿有时少量吐奶,或在枕边、衣服上存有残留奶渍,这种现象称作新生儿溢乳,这与新生儿呕吐是不同的。引起溢乳的原因如下:①新生儿的胃呈水平位,贲门括约肌肌力弱,而幽门括约肌相对紧张,胃容量小,肌肉和神经发育不完善等,是引起溢乳的解剖学基础;②哺乳量过多,胃过度充盈;③哭闹时间长或空吸奶头、手指等,导致吞入过多的空气;④哺乳后,未能及时将吞入的空气排出,或刚喂完奶就换尿布,翻动小儿身体。新生儿溢乳是一种生理现象,随着婴儿长大会自然消失,不必治疗。采取哺乳前,先换好尿布;哺乳后,将婴儿竖直抱起,轻拍儿背,等待打嗝后再轻轻放下,使之稍向侧卧,尽量少变动体位等,便会有助于减少溢乳的发生。

33. E　新生儿原始反射包括觅食反射、吸吮反射、握持反射、拥抱反射、颈肢反射及自动踏步等。

34. C　35. E

36. D　新生儿第1次排胎便多在生后24 h内。

37. B

38. B　足月新生儿,生后重度窒息,首先应进行新生儿复苏,清除气道分泌物。

39. A　患儿黄疸,游离胆红素为主,首先应予光照疗法减轻黄疸,预防胆红素脑病。

40. E　患儿生后2周出现呕吐,进行性加重,首先考虑幽门肥厚性狭窄。

41. D　患儿为生后7天足月新生儿,生后3天出现黄疸,一般情况可,无贫血,胆红素大致正常,首先考虑生理性黄疸。

42. C　新生儿红细胞增多症-高黏滞度综合征是新

生儿期常见的问题,其确切的病因、病理生理、治疗及预后仍有争议。本病可累及各个器官,临床表现无特异性。大部分患儿虽然有血细胞比容增加,但较少有严重的并发症。而体温过低、呼吸暂停、肺透明膜病、低血糖是新生儿尤其是早产儿的常见疾病。

43. D 该患儿存在窒息,首先应吸出污染的羊水,保持气道通畅,给氧、擦干、保暖等;若心率＜60次/分,应进行胸外心脏按压,按新生儿复苏流程规范进行抢救。

44. E 患儿无黄疸,暂不行胆红素测定。

45. C 患儿有重度窒息史,存在应激性溃疡、急性肾小管坏死、坏死性小肠结肠炎、心源性休克等感染应激可能。溶血性贫血暂不考虑。

46. D 新生儿呼吸窘迫综合征,又称新生儿肺透明膜病,指新生儿出生后不久即出现进行性呼吸困难和呼吸衰竭等症状,主要是由于缺乏肺泡表面活性物质所引起,导致肺泡进行性萎陷,患儿于生后 4～12 h 内出现进行性呼吸困难、呻吟、发绀、吸气三凹征,严重者发生呼吸衰竭。发病率与胎龄有关,胎龄越小,发病率越高,体重越轻,病死率越高。

47. E 患儿巩膜、皮肤明显黄染,食欲缺乏,肝大,应考虑是否存在新生儿败血症、新生儿黄疸。需完善血培养、血常规、母婴血型检查、血清胆红素测定等检查。患儿无大便次数及大便性状改变,可暂不行粪常规检查。

48. D 新生儿硬肿症是新生儿由于寒冷损伤、感染或早产引起的一种综合征,其中以寒冷损伤为最多见,又称寒冷损伤综合征。以皮下脂肪硬化和水肿为特征,多发生在寒冷季节,多见于重症感染、窒息、早产及低出生体重儿。严重低体温、硬肿症者可继发肺出血、休克及多脏器功能衰竭而致死。

49. C

50. A 患儿生后 1 min 没有呼吸和心跳,其 Apgar 评分是 0 分。

51. D 患儿皮肤黄染,处于胆红素代谢高峰,精神、吃奶好,血清胆红素稍高,可暂不予特殊处理。可暂停母乳 24～72 h 后复查血清胆红素,保暖,加强人工喂养,保持大便通畅,促进胆红素消退。

52. B 新生儿红细胞增多症的患儿血黏度很高,血

流缓慢,易造成脑缺氧,发生呼吸暂停。

53. B　54. D

55. C 新生儿佝偻病是以维生素 D 和(或)钙、磷缺乏引发的钙磷代谢失常,并造成生长中的骨骼骨基质钙盐沉着障碍和(或)类骨组织(未钙化骨基质)过多聚积为组织学特征的一种营养性代谢性骨病。若在出生时已发生本病则称为先天性佝偻病,又称胎儿佝偻病、胎生性佝偻病等。新生儿佝偻病易合并低钙性痉挛,由于喉痉挛可危及生命或致缺氧性脑损伤,因此应积极防治。患儿常有多汗、易惊、夜啼等症状,并致枕部脱发而枕秃。颅骨软化时用手压枕部或顶骨后方有乒乓球感。囟门较大且关闭晚,顶骨与额骨可隆起成方颅、臀形颅。胸部可见串珠肋、鸡胸或漏斗胸。重症患儿可有脊柱后凸或侧弯。四肢各骨骺膨大,腕、踝部最明显,呈"手镯"及"脚镯"。可有 O 形腿、X 形腿。

56. D 新生儿贫血轻重的分度:轻度贫血——血红蛋白 120～144 g/L;中度贫血——血红蛋白 120～90 g/L;重度贫血——血红蛋白 90～60 g/L;极重度贫血——血红蛋白＜60 g/L。

57. B 遗传性球形红细胞增多症(HS)是一种红细胞膜蛋白基因异常所致的溶血性疾病,是一种家族遗传性疾病。HS 临床特征为程度不一的溶血性贫血、间歇性黄疸和脾肿大;血液学特征为外周血细胞涂片可见到较多的小球形红细胞;实验室检查为红细胞渗透脆性试验增高。

58. C 先天性甲状腺功能减退症新生儿期的筛查项目是 TSH。

59. E 该患儿 TSH 值升高,不考虑甲状腺对 TSH 刺激反应降低。

60. B 母体 IgG 可进入胎儿血液中。

61. C 胸腺发育不全的临床特点主要为新生儿手足抽搐,具有特殊面容:有切迹的低耳畸形,下颌过小,人中短和五官间距离过短等。反复发生念珠菌及其他真菌感染、严重的病毒感染,但细菌感染并不严重。该综合征包括先天性甲状旁腺和胸腺缺如,主动脉弓异常。低钙血症引起的新生儿手足抽搐通常是本病的首发表现。主动脉弓和心脏的缺陷是最常见的死亡原因。

62. D 新生儿期的保健要点:①保暖。室温 16～22℃,湿度 50% 左右。随气温的变化,随时调整

环境温度和衣被包裹,避免温度过高或过低而影响新生儿代谢和血液循环功能。②鼓励及早母乳喂养。足月顺产的新生儿应在出生后6 h内开始吸吮母亲乳头,刺激母乳分泌,以益于新生儿的发育。③注意皮肤、脐带等身体部位的护理,预防感染。④按计划免疫程序要求,进行卡介苗和乙肝疫苗接种。⑤注意生长发育监测。

63. A　**64.** E　**65.** A　**66.** C　**67.** B

68. D　妊娠期超过42周(≥294天)出生的新生儿称为过期产儿(又称过熟儿)。多数过期产儿因胎盘功能尚正常,宫内生长发育良好,但有些婴儿胎盘明显老化,功能减退,导致胎儿营养障碍,生长发育停滞者,称胎盘功能不全综合征。

69. E　**70.** A　**71.** E　**72.** B

73. C　新生儿的体温调节中枢功能不够完善,出生后环境温度低于宫内温度,其体温可因热量的丧失而下降。一般1 h内可下降2～3℃,然后逐渐回升并波动在36～37.2℃。新生儿对寒冷的反应与成人不同,受冷时不发生颤抖反应,而依赖棕色脂肪产热。棕色脂肪分布在中心动脉(主动脉弓、颈动脉)附近、两肩胛间、眼眶后及周围等。受冷时,通过去甲肾上腺素的调节,棕色脂肪细胞发挥直接产热的功能。新生儿皮下脂肪薄弱,体表面积相对较大(新生儿体重为成人的1/20,体表面积为1/6),容易散热;另一方面新生儿汗腺发育不完善,体内水分不足时容易发热,因而宜给新生儿一合适的环境温度(即所谓中性温度)。在此环境温度中,机体只需最低的新陈代谢率,耗氧最少,蒸发散热量最小,而能维持正常的核心温度。

74. D　母亲孕期有吸烟、吸毒、酗酒史,娩出高危儿风险增加。

75. A　肺表面活性物质是由Ⅱ型肺泡上皮细胞合成和分泌的一种磷脂蛋白混合物,主要由70%～80%的磷脂、10%的蛋白质和10%的中性磷脂组成。肺泡表面活性物质对新生儿正常肺功能的维护起着重要的作用,其主要作用是降低肺泡液-气平面的张力,防止呼气末肺塌陷。4种表面活性物质蛋白在肺表面活性物质功能和代谢上起着重要的作用。

76. A　低氧血症、酸中毒容易导致新生儿肺出血。

77. D

78. C　复苏时若怀疑膈疝需要气管插管。

79. D　**80.** D

81. C　新生儿溶血病发生在母婴血型不合,胎儿红细胞所具有的抗原恰为母体所缺少,若胎儿红细胞通过胎盘进入母体循环,使母体产生相应的血型抗体,此抗体通过胎盘至胎儿循环作用于胎儿红细胞使其致敏而引起溶血。本题中D和E母亲为Rh阴性,而小儿为Rh阳性;答案B和C小儿有C抗原,母体无C抗原;只有答案A不存在血型不合。

82. E　Rh阴性母亲如果在她自己出生时曾接触过她的母亲(外祖母)Rh阳性的血,初次接触产生抗体,她将来怀第一胎时接触到她的胎儿Rh阳性的血(再次接触产生抗体),可发生Rh溶血,故A错误。母亲Rh阳性可发生ABO溶血。胎儿为O型血可发生Rh溶血,故E正确。

83. B　新生儿生后24 h内出现黄疸,应首先考虑的诊断是新生儿溶血病。主要表现为:①黄疸。主要临床表现为新生儿黄疸出现早,多数在出生后24～48 h内出现皮肤明显黄染,并且迅速加重。②贫血。在新生儿黄疸出现时和黄疸消退之后都有可能出现不同程度的贫血。主要是由于发生溶血时大量的红细胞被破坏所致。新生儿期血色素低于145 g/L即可视为贫血。

84. B　新生儿缺氧缺血性脑病治疗中有缺氧才需要供氧,有循环或心功能障碍才需要用多巴胺,有酸中毒需要纠正酸中毒,有脑水肿表现需要用脱水剂。但早期需控制输液量,故B正确。

85. E　新生儿缺氧缺血性脑病的诊断主要靠临床表现。

86. A　**87.** A　**88.** A　**89.** E　**90.** B　**91.** D

92. B　新生儿危重病例的指标有:①需行气管插管机械辅助呼吸或者反复呼吸暂停对刺激无反应者。②严重心律失常,如阵发性室上性心动过速合并心力衰竭、心房扑动和心房颤动、阵发性室性心动过速、心室扑动和纤颤、房室传导阻滞(二度Ⅱ型以上)、心室内传导阻滞(双束支以上)。③弥漫性血管内凝血者。④反复抽搐,经处理抽搐仍持续24小时以上不能缓解者。⑤昏迷患儿,弹足底5次无反应。⑥体温≤30℃或≥41℃。⑦硬肿面积≥70%。⑧血糖≤1.1 mmol/L(20 mg/dl)。⑨有换血指征的高胆红素血症。⑩出生体重≤1 000 g。

93. B　重度窒息所致 HIE 患儿,严重心肺疾病或呼吸暂停、外科大手术后、接受全胃肠外营养的患儿及需要呼吸支持的患儿才是危重新生儿监护对象,故选 B。

94. C　**95.** A　**96.** A

97. B　X线平片显示门静脉积气及肠壁积气对诊断 NEC 有非常大的价值,要多次随访检查,观察动态变化。

98. E　**99.** C

100. D　新生儿低血糖症是新生儿的血糖低于所需要的血糖浓度。常发生于早产儿、足月小样儿、糖尿病母亲的婴儿,在新生儿缺氧窒息、硬肿症、感染败血症中多见。严重的低血糖持续或反复发作可引起中枢神经的损害。大多数低血糖者缺乏典型的临床症状,低血糖患儿依据低血糖的程度不同临床表现也不同。同一低血糖水平临床表现的差异也较大。少数有症状者临床上可表现为反应低下、多汗、苍白、阵发性发绀、喂养困难、嗜睡、呼吸暂停、哭声异常、颤抖、震颤、甚至惊厥等。

101. A　**102.** C　**103.** C　**104.** C

105. B　该患儿足月出生,体重高于同胎龄标准,为足月儿,大于胎龄儿。

106. D　该患儿不满 37 周出生,体重小于 1 500 g,体重低于同胎龄标准,为早产儿,小于胎龄儿,极低出生体重儿。

107. E　母孕期血糖高,患儿多为巨大儿。

108. A

109. C　该患儿以黄疸进行性加重为主要表现,伴神经精神症状,首先考虑胆红素脑病。

110. B　该患儿足月出生,有重度缺氧史,伴肌张力增高,有吸吮、咂嘴等自主运动,考虑缺氧缺血性脑病。

111. B

112. C　该患儿黄疸出现早,进展快,首先考虑新生儿溶血病。

113. D　该患儿母乳喂养,一般情况好,肝脾不大,大便色黄,黄染程度较轻,考虑母乳性黄疸。

114. D　该患儿一般情况差,主要表现为不吃、不哭、体温不升。脐部红肿,有脓性分泌物提示脐部感染。黄疸有时也是败血症的早期表现之一。综上考虑败血症。

115. C　该患儿存在细菌感染导致败血症可能,治疗给予头孢他啶＋氨苄西林。

116. D　该患儿脐部感染,炎性指标升高,多为金葡菌感染所致,治疗应选用苯唑西林。

117. D

118. B　该患儿日龄 2 h,应该收住 NICU。

119. A　该患儿日龄 26 天,首先应收住 NICU。

120. C　该患儿没有不良孕产史,生后 3 天只给予白水喂养,突然出现惊厥,首先考虑低血糖脑损伤。

121. A　该患儿正常分娩足月新生儿,生后不久出现面色发绀,呼吸加快,首先应立即行心脏超声检查,排除先天性心脏病。

122. B　坏死性小肠结肠炎,简称 NEC,是新生儿期的一种严重危及患儿生命的疾病,临床以腹胀、呕吐、腹泻、便血为主要表现。治疗上一旦确诊应立即禁食。每日供给热量可按 209 kJ/kg 计算,以后增加至 418～427 kJ/kg。腹胀明显时给予胃肠减压。防止感染、早产、缺氧,母乳喂养、加奶速度适当,可以减少 NEC 的发生。

123. B

124. E　新生儿坏死性小肠结肠炎出现大量气腹应考虑外科治疗。坏死性小肠结肠炎是指肠黏膜损害和炎症,严重时小肠可能发生坏死,引起肠穿孔和腹膜炎。坏死性小肠结肠炎主要发生在早产儿,其病因不完全清楚。体弱的早产儿小肠血供不足可能引起部分肠损伤,细菌侵入损坏的肠壁,在肠壁间产生气体。如果小肠穿孔,肠腔内容物流出到腹腔,引起腹腔感染(腹膜炎),感染可呈血源性播散(败血症),甚至死亡。

125. E

126. B　蚕豆病是葡萄糖-6-磷酸脱氢酶(G6PD)缺乏症的一个类型,表现为进食蚕豆后引起溶血性贫血。溶血具体机制不明,同一地区 G6PD 缺乏者仅少数人发病,而且也不是每年进食蚕豆都发病。蚕豆病在我国西南、华南、华东和华北各地均有发现,而以广东、四川、广西、湖南、江西为最多。3 岁以下患者占 70%,男性占 90%。成人患者比较少见,但也有少数病例至中年或老年才首次发病。由于 G6PD 缺乏属遗传性,所以 40% 以上的病例有家族史。本病常发生于初夏蚕豆成熟季节。绝大多数病例因进食新鲜蚕豆而发病。本病因南北各地气候不同而发病有迟有早。

127. E 遗传性球形红细胞增多症(HS)是一种红细胞膜蛋白基因异常所致的溶血性疾病,是一种家族遗传性疾病。最常见的临床表现有贫血、黄疸、脾大。根据慢性溶血的症状和体征、网织红细胞增高、外周血细胞涂片中多量的小球形红细胞等检查及家族史,可做出明确诊断。脾切除是治疗最有效的方法,大多数患者可以达到病情稳定。预后一般良好。本病呈常染色体显性遗传。HS见于世界各地,男女皆可发病。

128. E 婴幼儿促红细胞生成素分泌因氧分压增高而下降。

129. D

130. E 可能引起智力低下的病因有包括:①感染、中毒;②脑的机械损伤和缺氧;③代谢、营养和内分泌疾患;④脑部疾病;⑤脑的先天畸形或遗传性综合征;⑥染色体畸变;⑦围生期其他因素;⑧伴于精神病;⑨社会心理因素;⑩特殊感官缺陷;⑪病因不明。

131. E 小儿脑性瘫痪的病因主要为新生儿重度窒息。

132. B

133. C 先天性风疹综合征可以引起新生儿出生时低体重、肝脾大、血小板减少、先天性心脏病、白内障、迟发性听力丧失等。

134. C

135. B 百日咳是一种由百日咳杆菌引起的急性呼吸道传染病,自从广泛实施百日咳菌苗免疫接种后,本病的发生率已经大为减少。百日咳的临床特征为咳嗽逐渐加重,呈典型的阵发性、痉挛性咳嗽,咳嗽终末出现深长的鸡啼样吸气性吼声,病程长达2~3个月,故有百日咳之称。新生儿和幼婴儿常无典型痉咳,往往咳嗽数声后即出现屏气发绀,易致窒息、惊厥。呼吸动作可停止在呼气期,心率先增快,继而减慢乃至停止。若不及时行人工呼吸、给氧等积极抢救,可致窒息死亡。

136. C

137. E 化脓性脑膜炎是由化脓性细菌感染所致的脑脊膜炎症,是中枢神经系统常见的化脓性感染。通常急性起病,好发于婴幼儿、儿童和60岁以上老年人。各种细菌感染引起的化脓性脑膜炎临床表现类似,主要有:①感染症状。发热、寒战或上呼吸道感染表现等。②脑膜刺激征,表现为颈项强直,Kernig征和Brudzinski征阳性。但新生儿、老年人或昏迷患者脑膜刺激征常常不明显。③颅内压增高。表现为剧烈头痛、呕吐、意识障碍等。腰穿时检测颅内压明显升高,有的在临床上甚至形成脑疝。④局灶症状。部分患者可出现局灶性神经功能损害的症状,如偏瘫、失语等。⑤其他症状。部分患者有比较特殊的临床特征,如脑膜炎双球菌脑膜炎(又称流行性脑脊髓膜炎)菌血症时出现的皮疹,开始为弥散性红色斑丘疹,迅速转变成皮肤瘀点,主要见于躯干、下肢、黏膜以及结膜,偶见于手掌及足底。

138. C

139. B 淋菌性眼炎为发生在生后2~5日内的急性化脓性结膜炎,如有羊膜早破,可能发病更早。患儿有严重的眼睑水肿伴球结膜水肿,分开眼睑时有大量脓液自行冒出,如果不治疗,可发生角膜溃疡。

140. C

141. D 衣原体感染后不能获得终身的免疫。

142. D

143. E 脑积水为化脓性脑膜炎的并发症之一。儿童特别是新生儿、小婴儿患化脓性脑膜炎时,脓性渗出物易堵塞狭小孔道或发生粘连而引起脑脊液循环障碍,产生脑积水。患儿头围增大、前囟宽且张力高,结合2个月前曾患化脓性脑膜炎,故为化脓性脑膜炎并发症——脑积水可能性大。

144. B　145. E

146. C 新生儿和婴幼儿血液中各种免疫球蛋白均低。婴幼儿呼吸道的非特异性和特异性免疫功能均较差,黏膜缺少sIgA,因此婴幼儿易患呼吸道感染。

147. B 新生儿在出生后肾脏代替胎盘而成为维持内环境稳定的主要器官,但其生理功能还不够成熟,储备功能差,一般1~1岁半时达成人水平。①肾小球滤过率:新生儿肾小球滤过率为成人的1/4,1岁时才接近成人水平,故过量的水分和溶质不能迅速有效地排出。②肾小管重吸收和排泄功能：新生儿肾小管重吸收功能差，故静脉输入或口服葡萄糖易出现尿糖。新生儿及幼婴的肾脏对药物的排泄功能差，故用药时剂量应小心、慎重。新生儿肾小管功能较肾小球更不成熟，因而易致水肿。③浓缩与稀释功能：婴儿肾浓缩功能差，尿素生成少、排泄率低，故婴儿尿溶质少，尿比重低。其稀释功能相对较好，可将尿液释至和成人相近的程度，但因为肾小球渡过率低，排泄水分的速度较慢，在负荷过重时，容易发生脱水、水肿或水中毒，故如需补液时应予注意。

148. A　**149.** C　**150.** C

151. A　该患儿中性粒细胞和淋巴细胞比例正常，白细胞升高考虑为生后应激所致。

152. C　皮肤锻炼：按摩时可用少量婴儿护肤霜进行润滑，在婴儿面部、胸部、腹部、脊背及四肢有规律地轻揉、捏握。最好每日早晚进行，每次15分钟以上。按摩可刺激皮肤，有利于血液循环、呼吸、消化以及肢体肌肉的放松与活动。温水浴可提高婴儿皮肤适应冷热变化的能力，既能使身体保持清洁，又可促进新陈代谢，增加宝宝食欲，改善睡眠，促进生长发育，有利于抵抗疾病。冬季进行温水浴时，应注意室温和水温，做好温水浴前的准备工作，减少体表热能散发。擦浴：7～8个月的婴儿即可开始进行擦浴。进行擦浴时，室温保持在16～18℃，水温32～33℃，待适应后，水温逐渐降至26℃。用毛巾浸入温水，拧半干，在四肢做向心性擦浴，擦完再用干毛巾擦至皮肤微红。

153. A　新生儿窒息的病因：(1)出生前的原因。①母体疾病，如妊娠期高血压疾病、先兆子痫、子痫、急性失血、严重贫血、心脏病、急性传染病、肺结核等。②子宫因素，如子宫过度膨胀、痉挛和出血，影响胎盘血液循环。③胎盘因素，如胎盘功能不全、前置胎盘、胎盘早剥等。④脐带因素，如脐带扭转、打结、绕颈、脱垂等。(2)难产如骨盆狭窄、头盆不称、胎位异常、羊膜早破、助产术不顺利或处理不当以及应用麻醉、镇静、催产药物不妥等。(3)胎儿因素，如新生儿呼吸道阻塞、颅内出血、肺发育不成熟以及严重的中枢神经系统、心血管系统畸形和膈疝等。

154. E

155. C　新生儿缺氧缺血性脑病若无感染指征，可不用抗生素。

156. C　新生儿ABO溶血病是由于母子ABO血型不合引起的新生儿溶血，多见于母亲的血型为O型，婴儿为A型或B型。这种母子ABO血型不合并不少见，但发生新生儿溶血病的则很少，而且大多症状较轻，只有一部分新生儿可能发生明显的黄疸。

157. E

158. B　新生儿湿肺又称新生儿暂时性呼吸困难或第Ⅱ型呼吸窘迫综合征，是一种自限性疾病。出生后出现短暂性气促，与新生儿呼吸窘迫综合征及羊水吸入综合征稍相似，但多见于足月儿或足月剖宫产儿，其症状很快消失，预后良好。该患儿肺部症状重，1天后症状明显好转，故考虑新生儿湿肺。

159. C　本病主要是因为维生素K缺乏所致。维生素K缺乏的原因有：①由于孕母体内维生素K不易通过胎盘，故血中维生素K水平和肝内储存都较低。②由于母乳中维生素K含量很少，远低于配方奶喂养儿，因此母乳喂养儿容易发生维生素K缺乏。③维生素K的合成需要肠道细菌的参与，新生儿刚出生时肠道细菌很少，因此容易发生维生素K缺乏。④慢性腹泻或因为其他疾病口服抗生素的新生儿由于肠道正常菌群减少而导致维生素K合成不足。⑤新生儿有肝胆疾病时影响维生素K的吸收。⑥母亲产前用过苯妥英钠、苯巴比妥、双香豆素、利福平、异烟肼等可影响维生素K代谢。维生素K缺乏之后，凝血因子Ⅱ、Ⅶ、Ⅸ、Ⅹ不能羧化，不能羧化的上述凝血因子不具有凝血的生物活性，因此导致出血。

160. D　新生儿溶血病主要的临床表现：典型症状大多症状较轻，其中只有一部分新生儿可能发生明显的黄疸。其他症状有贫血、肝大及核黄疸，脾大少见。并发症有水肿、胆红素脑病。

161. A　**162.** B　**163.** C

164. C　新生儿生理性黄疸与新生儿胆红素代谢特点有关，包括胆红素生成相对较多，肝细胞对胆红素的摄取能力不足，血浆白蛋白联结胆红素的能力差，胆红素排泄能力缺陷，肠肝循环增加。因此60％足月儿和80％早产儿在生后第1周可出现肉眼可见的黄疸,与胆道排泄胆红素的能力低下无关。

165. D　**166.** D

167. A　高热惊厥诊断标准:首先确定是否为热性惊厥。凡是年龄在3月~5岁,在上呼吸道感染或其他传染病的初期,当体温在38℃以上时突然出现惊厥,发作后恢复快,精神食欲无明显下降,无明显头痛、呕吐等颅内压增高表现,查体没有明确的神经系统阳性体征,既往没有无热惊厥史,没有生长发育异常,应首先考虑该病。若患儿既往有类似病史,或有类似家族史,更支持该病。注意:首次诊断热性惊厥时,须重点除外有无颅内感染、癫痫、先天性脑病等其他导致惊厥的器质性或代谢性异常。

168. C

169. B　该患儿足月,体重大于1 500 g,小于2 500 g,为低出生体重儿。

170. D　出现以下表现时应高度怀疑败血症发生:①黄疸。有时可为败血症唯一表现。表现为生理性黄疸消退延迟、黄疸迅速加深或黄疸退而复现,无法用其他原因解释。②肝脾肿大。出现较晚,一般为轻至中度肿大。③出血倾向。皮肤黏膜瘀点、瘀斑、紫癜,针眼处流血不止,呕血、便血、肺出血,严重时发生DIC。④休克。面色苍灰,皮肤花纹,血压下降,尿少或无尿。⑤其他。呼吸窘迫、呼吸暂停、呕吐、腹胀、中毒性肠麻痹。⑥可合并脑膜炎、坏死性小肠结肠炎、化脓性关节炎和骨髓炎等。

171. C　**172.** D

173. E　该患儿一般情况好,黄疸处于临界值,建议1周后复诊再定处理方案。

174. E

175. D　法律规定严禁对胎儿进行性别鉴定。

176. C　传染病分类:①甲类传染病:鼠疫、霍乱。②乙类传染病:传染性非典型肺炎、艾滋病、禽流感、病毒性肝炎、脊髓灰质炎、麻疹、细菌性和阿米巴性痢疾、伤寒和副伤寒、淋病、梅毒、百日咳、白喉、流行性脑脊髓膜炎、肺结核、猩红热、流行性出血热、狂犬病、钩端螺旋体病、布鲁氏菌病、炭疽、流行性乙型脑炎、疟疾、登革热、血吸虫病、新生儿破伤风。③丙类传染病:丝虫病、包虫病、麻风病、流行性感冒、流行性腮腺炎、风疹、急性出血性结膜炎、除霍乱、痢疾、伤寒和副伤寒以外的感染性腹泻病,黑热病、流行性和地方性斑疹伤寒、手足口病。

177. E　围生期保健重点主要包括:①坚持孕妇定期产前检查。预防遗传性疾病、先天性发育不全、营养不良和低出生体重等;积极预防孕期感染、妊娠高血压综合征、流产、早产、异常产等情况;妥善处理孕母心肾疾病、糖尿病、甲状腺功能亢进、结核病等慢性病。②保证孕期充足的营养,合理安排作息时间。孕后期胎儿的生长发育加快,孕母应重视此期饮食的质和量,以保证胎儿生长发育所必需营养素的供应。同时还应注意铁、钙等微量元素的补充,防止因孕母贫血和缺钙而影响胎儿的发育。加强孕期用药管理。由于胎儿的排泄功能差,解毒能力弱,有些药物可通过胎盘进入胎儿体内,引起中毒而妨碍生长发育。如链霉素可损害胎儿第Ⅰ对脑神经,抗甲状腺药物可致婴儿先天性甲状腺功能减退症(克汀病),孕早期大量应用糖皮质激素可导致胎儿腭裂、无脑畸形等。③避免接触有害物质。孕母在孕期尤其在胎龄16周之前,接触铅、镉、汞、苯及有机磷农药等有毒物质或放射线,可导致胎儿生长发育障碍和(或)发生先天畸形;孕母吸烟、饮酒,长期居住在燃煤、燃气的污染环境中,也不利于胎儿的发育。④通过遗传咨询、产前诊断、新生儿期先天性代谢疾病筛查等手段,降低围生期异常产、早产、宫内生长迟缓、新生儿窒息和感染等的发生率。

178. D　湿肺是一种自限性疾病,是由于肺内液体积聚引起。该患儿肺部症状出现早,消失快,考虑新生儿湿肺。

179. D　Apgar评分法:呼吸、心律、皮肤颜色、肌张力、对刺激的反应。

180. A　新生儿败血症无特异性表现,多表现为中毒征象、迅速衰竭、黄疸加重。新生儿破伤风多发于生后第7天,有角弓反张,苦笑面容。

181. D　该患儿有窒息史,无明显肺部症状,神经和精神症状明显,首先考虑缺氧缺血性脑病。

182. E　患儿考虑新生儿败血症,首先应进行血培养检查。

183. C　患儿脐部感染史,血培养阳性,黄疸,哭声低弱,不吃奶,高热,诊断新生儿败血症。

184. C 生后 24 h 内出现的黄疸首先考虑新生儿溶血病。

二、A3/A4 型题

185. D 该患儿脐部存在感染,肝脾大、黄染、拒乳、精神差,考虑新生儿脐炎、新生儿败血症。黄疸有时是败血症的唯一表现。

186. E

187. D 若无禁食母乳指征可不禁母乳。

188. C 肺表面活性物质一般在 34~35 周左右产生,该患儿错过肺表面活性物质产生的最佳时期,生后进行性呼吸困难及发绀,两肺湿鸣,首先考虑肺表面活性物质缺乏。

189. E 肺透明膜病又名特发性呼吸窘迫综合征或新生儿呼吸窘迫综合征,是指生后不久由于进行性肺不张而出现的进行性呼吸困难、发绀、呼气性呻吟、吸气性三凹及呼吸衰竭;病理上以终末细支气管至肺泡壁上附有嗜伊红性透明膜为特征。一般见于早产儿,主要因表面活性物质不足而导致肺不张,故又称"表面活性物质缺乏综合征"。它是引起早产儿早期呼吸困难及死亡的最常见原因。

190. E 首先应进行正压给氧。

191. B 该患儿考虑后鼻孔闭锁。因出生时新生儿一般在 3 周之内只会用鼻呼吸而难以用口呼吸,所以先天性双侧完全性后鼻孔闭锁的患儿,出生后即出现严重的呼吸困难、发绀甚至窒息。有些患儿虽然症状不如上述严重,但每于吃奶或闭口时呼吸困难加重,并出现发绀,从而拒绝吃奶。当张口啼哭时,呼吸困难和发绀反而显著改善或消失。再次吃奶或闭口时,上述症状再次出现。故呼吸困难常呈周期性发作。因患儿吃奶不便而致营养障碍,加之不能经鼻呼吸,失去对吸入气体的过滤及加温加湿作用,从而易罹患肺炎甚至夭折。若能幸存下来,新生儿需经历约 3 周才逐渐习惯用口呼吸,但吃奶时仍有憋气。随着患儿年龄的增长,憋气或呼吸困难症状会日趋减轻。因此时患儿思维和沟通能力增强,患儿可主诉嗅觉丧失或不能擤出鼻涕。先天性单侧后鼻孔闭锁的患儿,吃奶时可

出现气急,平时可无明显症状。但有一种情况需加重视,即习惯用健侧鼻孔呼吸的先天性单侧后鼻孔闭锁婴幼儿,如健侧偶然堵塞,可能会突发呼吸困难或窒息。因后鼻孔闭锁,鼻腔分泌物不能自后鼻孔排入咽部,所以患儿表现为白黏涕自前鼻孔流出。因单侧或不完全的后鼻孔闭锁的患儿鼻腔尚可通气,气味分子可进入鼻腔,刺激嗅神经,所以这些患儿多不出现嗅觉功能障碍。嗅觉丧失见于双侧后鼻孔闭锁的患儿。先天性后鼻孔闭锁的患儿常伴发其他畸形。

192. B 检查时应用鼻饲管自鼻孔插入,观察其能否抵达咽部。

193. E 该患儿脐部分泌物,有感染史,体温不升、不吃、不哭,皮肤黄染,肝大,血白细胞计数较高,首先考虑新生儿败血症。

194. E 患儿前囟张力高,有感染表现,应行血培养+脑脊液检查。

195. E 治疗首选青霉素+三代头孢。

196. C 该患儿现病情重,应待病情平稳时再行脑脊液检查。

197. B 腰椎穿刺术为侵袭性操作。该患儿病情重,有中枢神经系统感染可能,应首先控制症状,待病情平稳时再行腰椎穿刺术。

198. B 该患儿黄疸出现早,进展快,肝大,贫血,网织红细胞计数升高,首先考虑溶血性黄疸。

199. D 若临床判断为溶血性黄疸,首先应进行血型抗体检查明确诊断。

200. D 以游离性胆红素升高为主的黄疸治疗应立即行光照疗法减轻黄疸,预防胆红素脑病。

201. A 该患儿有重度窒息史,出生不久即出现神经精神症状,前囟张力高,双侧瞳孔大。患儿无明显感染史,血钙、血糖在正常范围,应考虑是否存在颅内出血,首先应进行头颅 B 超检查。

202. B 该患儿现病情危重,应首先控制症状,待病情平稳后再行腰椎穿刺术排除是否存在颅内感染。

203. C 亚胺培南作为广谱抗生素可以在严重感染时应用,但有潜在引发抽搐的可能,所以中枢感染抽搐的患儿不用。

204. D 先天性巨结肠通常在婴幼儿期发病,患儿失去正常的排便反射,粪便排出障碍。患儿便

秘、腹胀如鼓,甚至呕吐,影响生长发育,病情有时会突然恶化。

205. A 首先应进行钡剂灌肠,能观察黏膜表现和检出微小病变,可用于检查大肠各种占位性病变(大肠癌)、炎症性病变、憩室、肠气囊肿症、肠套叠以及先天性巨结肠等疾病。

206. C 患儿8个月,胆红素值稍高,半个月来出现面色苍黄,智力及动作发育倒退,首先应进行血常规+血细胞形态检查。

207. E 巨幼细胞贫血的表现:①贫血。临床上一般表现为中至重度贫血,除贫血的症状如乏力、头晕、活动后气短心悸外,严重贫血者可有轻度黄疸,可同时有白细胞和血小板减少,患者偶有感染及出血倾向。②胃肠道症状。表现为反复发作的舌炎,舌面光滑乳突及味觉消失,食欲不振、腹胀、腹泻及便秘偶见。③神经系统症状。表现为乏力、手足对称性麻木、感觉障碍、下肢步态不稳、行走困难。

208. D 正常1岁半以内婴幼儿巴氏征阳性为正常反射。

209. A 新生儿和婴儿肌腱反射较弱,提睾反射、腹壁反射也不易引出,至1岁时才稳定。出生后3~4个月前的婴儿肌张力较高,Kernig征可呈阳性,2岁以下小儿Babinski征阳性亦可为生理现象。

210. C 该患儿为过期产儿,巨大儿,羊水3度污染,Apgar评分3分,重度窒息,应诊断为高危儿。

211. E 该患儿42^{+3}周分娩,体重大于4 000 g,应诊断为过期产儿,巨大儿。

212. A 胎粪吸入综合征(MAS)是指胎儿在宫内或娩出过程中吸入被胎粪污染的羊水,发生气道阻塞、肺内炎症和一系列全身症状,生后出现以呼吸窘迫为主,同时伴有其他脏器损伤的一组综合征,多见于足月儿和过期产儿。一般常于生后数小时出现呼吸急促(>60次/分)、发绀、鼻翼扇动和吸气性三凹征等呼吸窘迫表现。

213. C X线表现两肺透亮度增强伴有节段性或小叶肺不张,也可仅有弥漫浸润影或并发纵隔气肿、气胸等。

214. B 严重MAS常伴有PPHN,主要表现为严重发绀,其特点为:吸氧浓度大于60%,发绀仍不缓解,哭闹、不如或躁动时发绀加重,发绀程度与腹部体征不平衡(发绀重、肺部体征轻)胸骨左缘第2肋间可闻及收缩期杂音,严重者可出现休克和心力衰竭。

215. D 一氧化氮吸入疗效最肯定。由于NO的局部作用,使肺动脉压力下降,而动脉血压不受影响。近年来的临床试验表明对部分病例有较好疗效。此外,在PPHN的治疗中高频振荡通气及体外膜肺(ECMO)也取得较好疗效。

216. D 新生儿呼吸窘迫综合征又称新生儿肺透明膜病,指新生儿出生后不久即出现进行性呼吸困难和呼吸衰竭等症状,主要是由于缺乏肺泡表面活性物质所引起。肺表面活性物质一般在孕中后期出现,该物质缺乏导致肺泡进行性萎陷,患儿于生后4~12 h内出现进行性呼吸困难、呻吟、发绀、吸气三凹征,严重者发生呼吸衰竭。发病率与胎龄有关,胎龄越小,发病率越高。体重越轻,病死率越高。

217. E 肺透明膜的早期两侧肺野普遍性透亮度减低,内有均匀分布的细小颗粒和网状阴影,小颗粒代表肺泡的细小不张,网状阴影代表充血的小血管。支气管则有充气征,但易被心脏和胸腺影所遮盖,至节段和末梢支气管则显示清楚。

218. C **219.** A **220.** D

221. E 新生儿呼吸窘迫综合征在治疗当中容易并发动脉导管开放,临床多表现为呼吸急促、尿量减少、心率增快,血氧饱和度下降。

222. D 治疗应口服吲哚美辛关闭动脉导管。

223. C 湿肺是一种自限性疾病,是由于肺内液体积聚引起,国内此症的发生率相当高。胎儿出生前肺泡内有一定量液体,可防止出生前肺泡的黏着,又含有一定量表面活性物质,出生后使肺泡易于扩张。X线检查肺部病变广泛多样,但吸收快,大部分4天内消失。

224. E 新生儿湿肺是一种自限性疾病,症状可很快消失,可不予特殊处理。如发绀明显,可予氧疗。

225. C 患儿球囊加压给氧及胸外心脏按压时,口鼻腔流出血性泡沫液体,考虑肺出血。肺出血是新生儿的主要死亡原因之一,是由多种疾病引起的临床危重征象。早期诊断非常困难,一旦口鼻涌出血性泡沫液体已属晚期,病死率极

高。原发病有多种,如早产、低体重出生儿、感
染性肺炎、重度窒息、先心病、硬肿症、颅内出
血、羊水吸入性肺炎、多脏器出血、败血症等,都
可能引起新生儿肺出血。主要表现有拒哺,不
吸吮或吸吮无力;气急,呼吸快速而不规则,半
数有呼吸暂停,可见鼻翼扇动;发绀,多见于鼻
唇沟发青;呻吟,患儿不能安睡、痛苦表情、哭
闹,但声音微弱似抽泣;低体温,可在 35℃ 以
下,四肢发凉;出血,开始为血性泡沫痰液,重时
可口鼻出血、窒息。

226. B　呼吸机的应用大大提高了治愈率,新生儿
肺出血应立即 IPPV 机械通气,并给予适当的
PEEP。

227. E　治疗应采取综合治疗,如保暖、保持呼吸道
通畅、吸氧、治疗原发病、纠正酸中毒及出凝血
障碍、补充血容量、用多巴胺维持血压在
50 mmHg 以上。对肺出血高危儿只要有低氧
血症,尤其合并低体温或酸中毒者,应行气管插
管,以便能起到早期治疗或预防肺出血的作用。

228. C　患儿重度窒息史,频繁划船样动作一般为
癫痫的典型表现。查体前囟饱满,肌张力增高,
首先应进行头颅 CT 检查排除颅内病变及电解
质是否紊乱。

229. B　患儿前囟张力高,首先应脱水降颅内压。

230. C　患儿抽搐发作,应用苯巴比妥镇静止惊。

231. A　换血指征:①产前确诊为新生儿溶血病,出
生时有贫血,脐血红蛋白<120 g/L,水肿,肝脏
肿大,心力衰竭者。②血清胆红素生后 24 h>
17 μmol/L,24~48 h>257 μmol/L,每日胆红
素上升速度>85 μmol/L,或经综合治疗血清总
胆红素继续上升达 342 μmol/L 者。③出现早
期胆红素脑病症状者。④早产儿及前一胎有死
胎,全身水肿,严重贫血者可放宽换血指征。该
患儿血清总胆红素 390 μmol/L,已达换血指
征,应立即换血。

232. B　该患儿血清胆红素值明显升高,发生抽搐
首先考虑胆红素脑病。

233. D　该患儿考虑溶血性黄疸,应行直接抗人球
蛋白试验检查。

234. B　新生儿窒息复苏方案中首先应尽量吸净呼
吸道黏液,保持气道通畅。

235. A　若初步复苏后无自主呼吸,应加用复苏囊

帮助建立自主呼吸。

236. C　若面罩正压给氧无效应行气管插管。

237. B　患儿无异常孕产史及分娩史,生后一般情
况可。但患儿黄疸出现早,渐波及手足心,近
4 天出现双目凝视及呼吸暂停,吃奶差,应考虑
并发胆红素脑病。

238. C　若需明确诊断,应行总胆红素、分钟胆红素
测定。

239. D　该患儿为早产儿,极低出生体重儿,生后 28
小时突然出现呼吸不规则、面色苍白、前囟饱满
等呼吸节律不齐、前囟张力增高表现,应考虑有
无并发颅内出血。

240. A　应予止血及对症支持治疗。

241. E　该患儿存在脐部感染,诊断新生儿脐炎。
低体温,易激惹,前囟张力高,肝大,四肢末梢循
环欠佳,黄疸,考虑脐部感染导致新生儿败
血症。

242. D　血培养对诊断新生儿败血症有确诊意义。

243. A　由于新生儿血脑屏障发育不完善,败血症
容易并发脑膜炎。

244. A　腰椎穿刺术可以排除中枢神经系统感染。

245. D　治疗感染引起的败血症应选用敏感抗生素
静脉注射。

246. D　该患儿母亲用未经消毒的小刀断脐,导致
破伤风杆菌从脐部侵入导致感染,引起新生儿
破伤风。

247. C　新生儿破伤风早期症状为哭闹、口张不大、
吸吮困难,如用压舌板压舌时,用力越大,张口
越困难,压舌板反被咬得越紧,称为压舌板试验
阳性,有助于早期诊断。

248. A

249. D　控制痉挛是治疗成功的关键。地西泮首
选,缓慢静脉注射,5 min 内即可达有效浓度。
但半衰期短,不适合做维持治疗。痉挛短暂停
止后立即留置胃管,地西泮改用口服制剂,由胃
管注入。苯巴比妥钠是治疗新生儿其他惊厥的
首选药,但用于破伤风,难以很好地控制痉挛,
可与地西泮交替使用。

250. E

251. D　新生儿单纯疱疹病毒感染多见于早产儿,
也可以发生在足月儿。病变常累及全身多个
器官。单纯疱疹病毒为双股 DNA 病毒,可分

为两型,Ⅰ型主要引起唇、口周、齿龈及咽部皮肤黏膜疱疹;Ⅱ型引起生殖器疱疹。新生 HSV 感染多由Ⅱ型,偶由Ⅰ型所致。

252. C HSV 具有能长期潜伏、反复发作及嗜神经组织的特点。患儿神经系统受累者,脑脊液可有蛋白增多,淋巴细胞数增多或无改变。中枢神经系统症状出现较晚,罕见并发病毒血症,少数病例有皮肤黏膜疱疹。病儿血中多具有来自母体 HSV 中和抗体及抗体依赖细胞的细胞毒抗体,病毒可能沿神经而不是通过病毒血症传播到中枢神经系统。临床表现为发热、嗜睡、烦躁、尖叫、昏迷、惊厥、前囟隆起等。

253. B　254. A

255. B 严重缺氧和混合型酸中毒使肺动脉痉挛或其肌层增生(长期低氧血症),使肺动脉阻力增高,右心压力增加,导致卵圆孔水平的右向左分流;同时又可使处于功能性关闭或未闭的动脉导管重新活开保持开放,导致导管水平的右向左分流,使低氧血症和混合型酸中毒进一步加重,形成恶性循环,即新生儿持续肺动脉高压。高参数通气状态下,患儿 SpO_2 始终较低,双侧胸廓未见异常,考虑是否存在新生儿肺动脉高压。

256. C 应完善心脏彩超检查。

257. D

258. A 患儿呼吸机辅助呼吸,突然出现面色发绀,氧饱和度下降,双肺出现湿啰音,考虑肺出血。

259. B 患儿腹部症状明显,应立即行腹部 X 线片检查。

260. A　261. A

262. B 患儿为早产儿,出生后"进行性呼吸困难25分钟",无明显发绀表现,应首先进行床旁胸片检查。

263. C 患儿为早产儿,呼吸困难考虑肺泡表面活性物质缺乏所致,应尽快应用肺表面活性物质。

264. A 患儿高血糖为缺氧应激所致。

265. B 可能的原因为应激性血糖升高导致的高血糖症。

266. C 患儿呼吸机辅助通气中出现体温升高,左肺部可闻及少许粗中湿啰音,为机械通气相关性肺炎。

267. B 应进一步完善痰培养检查。

268. D

269. B 应立即行腹部平片检查,观察有无肠壁积气及门静脉积气。

270. C 对于新生儿硬肿症的复温治疗应每小时使体温升高1℃,在6~12 h 内恢复正常体温。

271. B 患儿突然出现面色发绀,呕吐血性泡沫样液体,考虑肺出血,应立即行胸片检查。

272. A 最有效的治疗措施为呼吸机辅助呼吸,维持通气。

273. A 患儿口周发绀明显,右肺呼吸音减低,最有可能的原因为气胸。

274. A

275. C 患儿吸氧后缓解不明显,心脏听诊有杂音,应进行心脏彩超检查排除有无心脏疾病。

276. A 该患儿呕吐物不含胆汁及粪便。腹部无异常发现,肛诊直肠无空虚感。可排除巨结肠。

277. D 患儿呕吐进行性加重,首选钡剂灌肠,排除消化道畸形。

278. C 落日眼,耳聋,牙齿深褐色,流涎,对外界反应迟钝,伴手足徐动,为核黄疸后遗症表现。

279. C　280. C

281. A 社会心理测验的类别较多,有综合性的测验,也有多种复合能力的测验。从测验的目的可以分为筛查性和诊断性两大类。目前最普遍的发育筛查方法是发源于美国科罗拉多州丹佛斯的丹佛发育筛查法(简称 DDST)。年龄范围:0~6岁。筛查性方法:筛出正常、可疑或异常。

282. D 该患儿为早产儿,出生后进行性呼吸困难,氧饱较低,无明显发绀表现,首先考虑新生儿肺透明膜病。

283. C　284. D　285. B　286. B　287. C

288. E 体检中最能支持诊断的发现是脐部有脓性分泌物,提示既往感染。

289. B

三、X 型题

290. ABCD　291. ACD　292. ADE　293. AD

294. CDE　295. DE　296. AC

297. ABCD 鹅口疮又名雪口病、白色念珠菌病,为真菌感染,是儿童口腔的一种常见疾病。在口腔黏膜表面形成白色斑膜,多见于婴幼儿。本病是白色念珠菌感染所引起。这种真菌有时也可在口腔中发现,当婴儿营养不良或身体衰弱时可以发病。2岁以内的婴幼儿最多见。表现为:①口腔黏膜出现乳白色、微高起斑膜,周围无炎症反应,形似奶块。无痛,擦去斑膜后可见下方不出血的红色创面。斑膜面积大小不等,可出现在舌、颊、腭或唇内黏膜上。②好发于颊、舌、软腭及口唇部的黏膜,白色的斑块不易用棉棒或湿纱布擦掉。③在感染轻微时,白斑不易发现,也没有明显痛感,或仅在进食时有痛苦表情。严重时宝宝会因疼痛而烦躁不安、胃口不佳、啼哭、哺乳困难,有时伴有轻度发热。④受损的黏膜治疗不及时可不断扩大,蔓延到咽部、扁桃体、牙龈等,严重者可蔓延至食管、支气管,引起念珠菌性食管炎或肺念珠菌病,出现呼吸、吞咽困难,少数可并发慢性黏膜皮肤念珠菌病,影响终身免疫功能。甚至可继发其他细菌感染,造成败血症。

第四章　内分泌遗传代谢病

一、A1/A2型题

1. A　由于细胞内存在高效能的生物放大系统,所以有的激素血中浓度极低,生理作用极大。
2. D　激素的转运代谢异常亦是内分泌疾病。
3. D　地方性克汀病的病因已比较明确,是胚胎时期和新生儿时期严重缺碘结果,故选D。
4. E　用药后精神、食欲好转,但仍需维持量。
5. B　欲检测骨龄,行膝部平片意义较大。
6. E　新生儿筛查可早期诊断甲状腺功能减退症,早期治疗可预防智力低下。
7. B　甲状腺功能减退,激素分泌的减少,可影响患儿智力发育,对小儿智力有重大影响。
8. A　Graves病为儿童常见的甲状腺功能亢进的原因。
9. D
10. E　甲状腺功能亢进症表现为机体代谢率高的状态,表现为易激惹、多动和注意力不集中。故选E。
11. B　甲亢与食盐加碘无关。
12. E　根据患儿症状、体征可诊断为甲状腺功能减退症。
13. C　血清T₃、T₄、TSH测定对诊断甲状腺功能检测有诊断性意义。
14. C　根据患儿的主要症状、体征可诊断为甲状腺功能减退症,故还需测定T₃、T₄、TSH。
15. D　目前的剂量对治疗有明显效果,应继续维持当前剂量。
16. B　甲巯咪唑为抗甲状腺药物,适用于各种类型的甲状腺功能亢进症。
17. C　服用抗甲状腺药物的最重要的不良反应是粒细胞减少症,患儿有抗甲状腺药物服用史,故考虑C。
18. B
19. D　患儿有糖尿病,且有发热。糖尿病患者合并重症感染者考虑胰岛素治疗。
20. D　根据患者的症状、体征可诊断为生长激素缺乏。智力无影响可排除甲状腺功能低下。
21. C
22. B　根据患儿的症状、体征,其父母的身高,可判断为家族性身材矮小。
23. C　患儿只有乳房而无其他部位的症状,故可诊断为单纯乳房早发育。
24. E　患儿不仅仅有乳房症状,可排除A、B、C。相比于同龄人,这些症状较同龄人发育较成熟,故可排除D。
25. B　患儿较同龄人成熟,不仅仅是乳房部位症状,可排除A。患儿无多毛等症状,可排除D。原发性甲状腺功能减退症会有情绪淡漠等症状,可排除E。
26. E
27. E　21-羟化酶缺陷和3-β羟类固醇脱氢酶缺陷会有男性化和失盐表现,出现低血钠、高血钾、循环衰竭等症状。患儿外阴性别难辨,为典型的21-羟化酶缺陷,故选E。
28. A

29. A 小儿为 46,XY,−14,+t(14q21q),属于 D/G 易位型唐氏综合征,这种易位型约半数为遗传性,即亲代中有 14/21 平衡易位染色体携带者,核型为 45,XX(或 XY),−14,−21,+t(14q21q)。其母亲核型应为 45,XX,−14,−21,+t(14q21q)。故选 A。

30. C 胸骨左缘闻及 3/6~4/6 级收缩期杂音,一般表示伴有心包炎。智力低下而又伴心包炎,最有可能的诊断是先天性甲状腺功能减退症。A 项一般伴有先天性心脏畸形,而不是心包炎;B、D 一般不伴有心包炎;E 选项一般智力正常。故选 C。

31. A 唐氏综合征又称 21−三体综合征。细胞遗传学特征是第 21 号染色体呈三体征。其发生主要是由于生殖细胞在减数分裂形成配子时,或受精卵在有丝分裂时,21 号染色体发生不分离,使胚胎体细胞内存在一条额外的 21 号染色体。

32. E 抗呆小病的治疗服用的是促进甲状腺激素分泌的药物,故过量,则会引起机体代谢亢进,表现为烦躁、多汗、消瘦、腹泻。

33. A 儿童糖尿病酮症酸中毒是因为胰岛素缺乏,故不应使用碳酸氢钠。

34. D 根据糖尿病类型的分型,1 型糖尿病多用胰岛素,2 型糖尿病多用药物控制。

35. D 36. B 37. A

38. D 苯丙酮尿症为近亲结婚发病率高。

39. D 糖化血红蛋白监测的是近 3 月内的血糖情况。

40. C 21−羟化酶缺乏症是最常见的类型。

41. B 性早熟是指女童在 8 岁以前,男童在 9 岁前呈现第二性征发育的异常性疾病。而体质性性早熟多在 4~8 岁出现,也有在婴儿期出现者,临床检验及检查并无明显异常变化。

42. D 对于先天性甲状腺功能低下者,需终身服用甲状腺素制剂,故选 D。

43. A 甲状腺功能减退症,根据起病年龄不同可有不同的临床表现。婴幼儿期主要影响大脑发育、骨骼生长,导致智力障碍和身材矮小。故应行腕部 X 线片检查。

44. E

45. D 呆小病患儿的骨龄较正常患儿发育较缓慢,故选 D

46. E 先天性甲状腺功能减退症患者需终身服用药物。

47. D 呆小病的患者不会表现为皮肤细白,而是面容呆滞。

48. B 甲状腺功能亢进症是指由于内源性甲状腺素过多所致的一种临床综合征。儿童甲状腺功能亢进症主要见于弥漫性毒性甲状腺肿,仅少数患儿是由一些罕见疾病所造成的。

49. E 甲状腺素的合成与释放受多物质的影响。二碘酪氨酸、甲状腺球蛋白参与甲状腺素的合成过程。促甲状腺激素是垂体分泌影响甲状腺素分泌的物质。丙硫氧嘧啶可阻断碘与酪氨酸结合,影响甲状腺素分泌。

50. A 甲状腺不发育或发育不良是先天性甲状腺功能减退症的最常见原因。

51. B 预防地方性呆小病的措施是食盐加碘。

52. B 甲状腺功能亢进症女性的发病率较男性高,是男性的 6 倍。

53. C 对于儿童所患的甲状腺功能亢进症,一般首选抗甲状腺药物治疗。

54. B 甲状腺功能亢进症简称"甲亢",是由于甲状腺合成释放过多的甲状腺激素,造成机体代谢亢进和交感神经兴奋,引起心悸、出汗、进食及便次增多和体重减少的病症。多数患者还常常同时有突眼、眼睑水肿、视力减退等症状。

55. E 56. B 57. C 58. B 59. E 60. C

61. B 中枢性尿崩症是由于各种原因导致的 ADH 合成和释放减少,造成尿液浓缩,表现为多饮、多尿、大量低渗尿,血浆 ADH 水平降低,应用外源性 ADH 有效,不会表现为多汗。故选 B。

62. D 苯丙酮尿症是一种常见的氨基酸代谢病,是由于苯丙氨酸代谢途径中的酶缺陷,使得苯丙氨酸不能转变为络氨酸,导致苯丙氨酸及酮酸蓄积,并从尿中排出,本病在遗传性氨基酸代谢缺陷疾病中比较常见。饮食具体的方法应选 D。

63. A 64. B

65. B 苯丙酮尿症会使黑色素合成减少,故患儿面色白皙且毛发色淡。

66. C

67. E 先天愚型又称唐氏综合征。主要的临床表现为严重智力低下,头小而圆鼻梁低平,眼裂小而外侧上斜,眼距开,口半开,舌常伸出口外,耳位低,颈短粗。故选 E。

68. C **69.** A **70.** A **71.** B **72.** E **73.** D

74. B 手和/或足背水肿是先天性卵巢发育不全症新生儿期极为特征性的表现,也是患儿早期诊断的重要指标。否则,这种患者在达到青春期前不易引起家长或医务人员注意。

75. C 肝豆状核变性的发病机理为体内铜过多积聚导致各种脏器损害,故目前无法进行针对病因治疗的情况下应以减少铜的摄入和增加铜的排出为主要治疗原则;应用青霉胺、限制吃食含铜高的食物和锌剂治疗仅是上述原则中的个别环节,并不全面;而肝移植仅适用于个别病例如急性肝功能衰竭或失代偿性肝硬化经各种保守治疗无效者。

76. A 先天性睾丸发育不全症目前无根治方法,只能减轻由于睾丸发育不全,从而造成睾酮缺乏所致的症状。故应在到达青春期时用替代治疗。

77. B 特征性面容是 21-三体综合征新生儿期唯一具有诊断价值的临床表现,也是正确诊断最重要的指标,是医师必须掌握的。

78. E 先天性卵巢发育不全症的治疗目的主要是使患儿心理健康,故目标为增加身高和获得第二性征。方法为在身高增长期应用重组人生长激素,青春期用药物制造人工月经周期。

79. A 先天性卵巢发育不全综合征又称 Turner 综合征,是女性性染色体畸变中最常见者。其最常见的异常染色体核型为“45,XO”,有典型的临床表现。

80. D 典型苯丙酮尿症的预后不仅取决于开始治疗的早晚和饮食控制是否严格,还与疗程是否够长有极大关系。近年发现过早放松饮食控制者日后智能较疗程更长者差。进行强化教育虽然很重要但不起决定性作用。

81. E 导致染色体畸变的原因:①物理因素。如 X 射线、电离辐射等。②化学因素。化学药物如抗代谢、抗癫痫药物等,农药、毒物如苯、甲苯、砷等。③生物因素。一些微生物如弓形虫、风疹病毒、巨细胞病毒、麻疹病毒、腮腺炎病毒等的感染。④高龄孕妇。

82. E **83.** C

84. C 21-三体综合征与产妇的年龄有关。

85. A 21-三体综合征属于常染色体的畸变。

86. C **87.** B **88.** D

89. C 要保证血糖正常,应少量多餐。

90. B 糖原累积病是糖原贮存异常,绝大多数糖原在肝脏、肌肉、肾脏等组织贮存。

91. E **92.** C **93.** A

94. E 尿黏多糖阳性不能诊断为黏多糖病。

95. C **96.** C **97.** C

98. A 戈谢病是由于葡萄糖脑苷脂在肝、脾、骨骼和中枢神经系统的单核巨噬细胞内蓄积所致。

99. D

100. A 一般可注意营养,预防感染,也可对症治疗以及酶治疗。

101. A

102. A 肝豆状核变性的发病机制为体内铜过多积聚导致各种脏器损害,不能正常合成铜蓝蛋白。

103. D 根据患者生后母乳喂养困难,且黄疸消退时间延长,有腹胀、便秘等症状,以及辅助检查,可诊断为先天性甲状腺功能减退症。

104. B 甲状腺素的治疗需终身服药。

105. D 对于甲状腺功能低下者,应服用甲状腺素治疗而不是碘剂。

106. B 根据患者的症状,可诊断为 21-三体综合征,所以进一步应测腕部骨龄。

107. B 21-三体综合征不会出现皮肤粗糙。

108. E **109.** A **110.** B

111. B 苯丙酮尿症会抑制黑色素的形成,故根据这一典型症状可诊断为苯丙酮尿症。

112. D

113. A 苯丙酮尿症的患儿尿有特殊臭味,而 21-三体综合征患儿不会出现。

114. A

115. E 先天性肾上腺皮质增生症的诊断涉及许多激素及中间产物。其实验室检查的诊断要点如下:①患儿皮质醇和 ACTH 浓度常在正常范围内,对诊断意义不大。②尿液 17-酮类固醇、17-羟类固醇、孕三醇和血浆中 17-羟孕酮、脱氢异雄酮、雄烯二酮等检测可用于鉴别各型先天性肾上腺皮质增生症。③失盐型 21-羟化酶缺乏症患儿,血去氧皮质醇明显降低。④17α-羟化酶缺乏症患儿,血浆和尿中去氧皮质酮明显增高。

116. C 内分泌系统是由下丘脑-垂体-靶腺的反馈

系统调节,各内分泌激素之间可互相协同或拮抗,在体内形成动态平衡。下丘脑的促垂体激素分为释放激素和抑制激素,目前已知的有 10 种,包括生长激素释放激素(GHRH)、生长激素抑制激素(GHIH)、促甲状腺素释放激素(TRH)等。

117. E 矮身材、骨龄落后、生长速度每年≤5 cm均为生长激素缺乏症的诊断标准,但最可靠的依据是药物激发试验。药物激发试验阳性的判定标准为两次药物激发试验 GH 峰值<10。

二、A3/A4 型题

118. B 先天性卵巢发育不全综合征应做血染色体检查明确诊断。

119. D 若确诊为先天性卵巢发育不全综合征,应使用重组人生长激素+雌激素。

120. E

三、X 型题

121. AE 21-三体综合征的诊断防范抽取羊水以及染色体检查。

122. ABDE 眼角膜 K-F 患为肝豆状核变性的临床表现。

123. ACE Turner 综合征又称先天性卵巢发育不全综合征。典型表现为女性表型、颈蹼、乳距宽,常伴心脏畸形,以主动脉缩窄多见;青春期无性征发育、原发性闭经,但大部分智力正常。最多见的异常染色体核型为 45,XO。

第五章 免疫性疾病

一、A1/A2 型题

1. E 除游走性多发性关节炎外,风湿热可表现为心脏炎、皮下结节、环形红斑和舞蹈病。这些表现可以单独或合并出现。

2. E

3. C 风湿热 40%～50% 累及心脏,主要侵犯二尖瓣和(或)主动脉瓣。二尖瓣关闭不全表现为心尖部 2/6～3/6 级吹风样全收缩期杂音。

4. E 丙种球蛋白可迅速退热,预防冠状动脉病变的发生,同时合并应用阿司匹林。所以川崎病急性期的最佳治疗药物是丙种球蛋白+阿司匹林。

5. D 选项 A,抗 RNP 阳性率约 40%,对 SLE 特异性不高;选项 B,抗双链 DNA 对 SLE 的特异性高达 95%,但敏感性只有 70%,对确诊 SLE 和判断狼疮的活动性有很大的参考价值;选项 C,抗 Scl-70 是弥漫性系统性硬皮病的标志性抗体;选项 D,抗 Sm 对 SLE 的特异性高达 99%,但敏感性仅为 25%,可作为 SLE 回顾性诊断的重要依据;选项 E,抗 Jo-1 是皮肌炎的较特异的抗体。抗 Sm 抗体特异性最高,故选 D。

6. C 风湿性心肌炎的治疗原则:①休息。急性风湿热患儿需卧床休息至少 2 周,密切观察有无心脏受损的表现。若有心脏炎,应绝对卧床休息 4 周,待急性症状完全消失,血沉正常后逐渐起床活动。若伴心力衰竭,则应在心功能恢复后 3～4 周(即至少需卧床休息 8 周)方能起床活动。②消除链球菌感染。肌内注射青霉素 60 万～80 万 U,每日 2 次,不少于 2 周。对青霉素过敏者可改用红霉素。③抗风湿热治疗。肾上腺皮质激素,心脏炎时应早期使用。泼尼松日用量 2 mg/kg,分次口服。2～4 周后减量,总疗程 8～12 周。④充血性心力衰竭的治疗。凡发生心力衰竭者,均视为风湿热活动伴严重心脏炎,应即刻给予大剂量静脉注射糖皮质激素治疗。应慎用或不用洋地黄制剂,必要时应用吸氧、利尿及低盐饮食。

7. C 急性风湿热累及心脏形成心肌炎时,宜早期使用糖皮质激素,剂量为泼尼松每日 2 mg/kg,最大不超过 60 mg/d。

8. D ASO≥500 U/ml 说明链球菌感染。

9. C Ⅰ型变态反应即过敏反应,有皮肤黏膜过敏症、荨麻疹、湿疹、血管神经性水肿、呼吸道过敏反应(过敏性鼻炎、支气管哮喘、喉头水肿)、消化道过敏症(食物过敏性胃肠炎),全身过敏症(过敏性休克)等。Ⅱ型变态反应即细胞毒型,有新生儿溶血、血型不符的输血反应、自身免疫性溶血性贫血、粒细胞减少症、血小板减少性紫癜、某些药物反应等。Ⅲ型变态反应即称血管炎型超敏反应,有 Arthus 反应、血清病、链球菌感染后肾小球肾炎等。Ⅳ型变态反应即迟发型,有接触性皮炎、移植排斥反应,多种细菌、病毒(如结核杆菌、麻疹病毒)感染过程中出现的Ⅳ型变态反应等。

10. D　在系统性红斑狼疮中,脾脏肿大的患者仅为少数,不是 SLE 的主要体征。

11. E　抗双链 DNA 抗体与系统性红斑狼疮相关。

12. B　红细胞沉降率是反映红细胞悬浮稳定性的一个指标。在某些疾病情况下(如风湿热、活动性肺结核等),红细胞彼此能较快地以凹面相贴,称为红细胞叠连,导致摩擦力减小,红细胞沉降率加快。血浆中纤维蛋白原、球蛋白和胆固醇含量增高时,可加速红细胞叠连和沉降率;血浆中白蛋白、卵磷脂含量增多则可抑制叠连发生,降低沉降率。

13. A　系统性红斑狼疮是一全身性疾病,各系统和组织器官均可受累。皮肤狼疮带是具有特征性的变化之一,它是指在正常皮肤处取材的皮肤,在表皮与真皮连接处有免疫球蛋白 IgG(或IgM)沉着。这种表现较特异地存在于系统性红斑狼疮中。

14. C　抗 Sm 抗体几乎仅出现于 SLE,故又称之为SLE 标记抗体,对 SLE 特异性高,可达 99%,但阳性率仅 30%,且与 SLE 病情活动无关。

15. C　系统性红斑狼疮是常见的Ⅲ型超敏反应性疾病,发病机制是患者体内产生抗核抗体,与核物质如 DNA 等形成免疫复合物,随血流沉积到机体的多个部位,引起多系统、多器官的炎症损伤。

16. A　类风湿关节炎较具特异性的自身抗体是抗IgG-Fc 片段抗体,系统性红斑狼疮较具特异性的自身抗体是抗双联 DNA 和 Sm 抗原抗体,口眼干燥综合征较具特异性的自身抗体是抗 SSA和 SSB 抗体,硬皮病较具特异性的自身抗体是抗 DNA 拓扑异构酶抗体。

17. E　结核——结核 T 细胞检测。

18. D　白喉是由白喉杆菌所引起的一种急性呼吸道传染病,破伤风是破伤风杆菌引起的疾病,

接种疫苗可以达到预防效果。

19. A　类风湿关节炎的特征性症状是对称性、周围性多个关节慢性炎症,临床表现为受累关节疼痛、肿胀、功能下降,病变呈持续反复发作过程,关节受累以手部指掌、腕、足趾等小关节最常见。故选 A。

20. C　类风湿关节炎的特点是对称性多关节肿痛和晨僵,以近端指间关节、掌指关节、腕关节等小关节为著,并可在关节隆起部与受压部皮下出现无痛性结节。风湿性关节炎、系统性红斑狼疮、痛风一般无晨僵表现。骨关节炎虽有晨僵,持续时间一般较短,且关节损害多见于老年人、下肢关节,活动后改善。患者临床表现符合类风湿关节炎。

21. E　风湿病属于变态反应性疾病。与溶血性链球菌感染有关,以心脏病变对机体影响最重,皮下结节和环形红斑有助于临床诊断。风湿病引起风湿性关节炎属于浆液性炎症,因此容易吸收,不导致关节畸形。

22. A　流行病学调查显示类风湿关节炎的发病有一定的遗传倾向,遗传基因 HLA-DR4、TNF基因、性别基因、球蛋白基因等与类风湿关节炎的发病和发展有关。HLA-B27 与强直性脊柱炎的发病有关。

23. B　风湿性疾病包括弥漫性结缔组织病、脊柱关节病、退行性疾病、晶体性疾病、感染因子相关性疾病等。骨关节炎属于退行性疾病,因此答案应选 B。而 A、C、D 选项均属于脊柱关节病。

24. C　抗磷脂抗体是一种自身抗体。目前临床应用的抗磷脂抗体包括抗心磷脂抗体、狼疮抗凝物等。A、B、D 三个选项虽均为自身抗体,但不属于抗磷脂抗体。

25. D

26. B　类风湿关节炎的滑膜组织有大量 CD4 细胞浸润,其产生的细胞因子 IL-2 和 γ 干扰素增多,所以认为 CD4 细胞在类风湿关节炎发病中起主要作用。

27. A　结缔组织病包括系统性红斑狼疮、硬皮病、皮肌炎、类风湿关节炎、结节性多动脉炎、韦格纳氏肉芽肿、巨细胞动脉炎及干燥综合征等。强直性脊柱炎属于脊柱关节病范畴。

28. C　29. D

30. E 糖皮质激素目前仍是治疗 SLE 最常用最有效的药物,适用于急性暴发型狼疮和(或)有重要脏器如肾脏、中枢神经、心肺和有溶血性贫血等病变的 SLE。最常用泼尼松,剂量为每日每千克体重 1 mg,病情严重者剂量可加倍,病情轻者可按每日每千克体重 0.5 mg 给药。一般治疗 4～6 周,病情明显好转后开始减量。

31. B

32. D 该患儿考虑为川崎病,故查血常规及血沉最有诊断价值。

33. C

34. B 过敏性紫癜有全身皮肤紫癜、腹型、关节型和肾脏的改变。一般预后好,极少数可死于肠套叠、肠出血、肠坏死。一旦出现外科情况,需立即手术。

35. E 幼儿类风湿关节炎 X 线骨关节摄片可见关节面破坏、关节间隙变窄和邻近骨骼骨质疏松。

36. E 儿童于感冒 2 周后出现全身出血倾向,血小板明显减少,而 Hb、WBC 正常,诊断应首先考虑特发性血小板减少性紫癜。过敏性紫癜血小板数正常。急性白血病和类白血病反应时,白细胞分类有幼稚细胞。急性再生障碍性贫血时,血常规为全血细胞减少。

37. E

38. C 风湿热的特征性表现为风湿性心脏炎,其中风湿性心内膜炎最常累及二尖瓣,其次为二尖瓣和主动脉瓣联合受累。

39. B 过敏性紫癜是一种全身性血管炎,可累及小动脉、小静脉等,体内常因高凝状态而出现外周血血小板增高,因此可与 ITP 相鉴别。

40. D 过敏性紫癜患者血清 IgA 明显增高。

41. D 过敏性紫癜容易发生肾炎。

42. D 风湿性疾病泛指影响骨、关节及周围软组织的疾病。故选 D。

43. C 类风湿关节炎突出的临床表现为:①反复发作的、对称性、多发性小关节炎,以手部指掌、腕、足趾等关节最常见;②早期呈现红、肿、热、痛和功能障碍,晚期关节可出现不同程度的僵硬和畸形。其诊断需下列各项中的 2 项,而且关节症状的持续时间应不少于 6 周:①晨僵;②压痛及活动时痛(为医生所看到);③关节肿胀的病史或所见;④皮下结节(为医生所看到);⑤血沉增快、

C 反应蛋白阳性。因为手部关节通常为小关节,故 E 是对的。大关节一般不受累,故 C 不出现,选 C。

44. D 风湿性关节炎多累及四肢大关节。系统性红斑狼疮 ANA(＋),RF(＋)。骨关节炎多累及负重关节,RF(－)。结核菌感染引起的关节炎多有原发病的特点。故选 D。

45. D 根据题干该患儿可诊断为风湿热,该病可导致二尖瓣狭窄,故为预防此病应长效青霉素肌内注射,选 D。

46. E 类风湿关节炎的外科手术治疗包括关节置换和滑膜切除术,前者适用于较晚期有畸形并失去功能的关节。本患者尚未达到手术程度,故选 E。

47. A 类风湿关节炎的特征性症状为对称性、多个周围性关节的慢性炎症病变,临床表现为受累关节疼痛、肿胀反复发作的过程。实验室检查轻至中度贫血,白细胞及分类正常,血沉升高,C 反应蛋白增高,抗核抗体阳性。故选 A。

48. E 系统性红斑狼疮目前不能根治,可予强有力的药物控制,主要的药物是糖皮质激素,一般选用泼尼松或泼尼松龙。活动较严重的 SLE 联合免疫抑制剂(雷公藤总苷、环磷酰胺和磷酸氯喹)。

49. C

50. A 迟发型皮肤过敏反应由 T 细胞介导。

51. E 支气管扩张剂多用于治疗哮喘急性发作。

52. C

53. B PEF 指深吸气后用力吐气时产生的最大气流。哮喘特征为呼气相延长,气流减小。

54. A 变态反应性接触性皮炎有一定潜伏期,是迟发性变态反应。

55. B 荨麻疹为迟发型变态反应,IgE 介导。

56. A 丘疹性荨麻疹皮损多发于躯干和四肢伸侧,群集或散在,为绿豆至花生米大小略带纺锤形的红色风团样损害。有的可有伪足,顶端常有小水疱;有的发生后不久便成为半球形隆起的紧张性大水疱,内容清,周围无红晕,呈皮肤色或淡红色或淡褐色;有的皮疹为较硬的粟粒大丘疹,搔抓后呈风团样肿大。新旧皮疹常同时存在。一般幼儿患者红肿显著,并有大疱,常有剧痒而影响睡眠。搔抓可引起继发感染。皮疹经 1～2

周消退,留下暂时性的色素沉着,但有新疹可陆续发生使病程迁延较久。常复发,一般无全身症状。局部淋巴结不肿大。

57. E　新生儿期各种吞噬细胞的功能可呈暂时性低下,其原因为新生儿期接触抗原或过敏原较少,抗体产生较少;血清缺乏补体、调理素、趋化因子等。

58. C　①T细胞在出生时才发育成熟,而B细胞由于缺乏抗体及T细胞多种信号的辅助刺激,故B细胞产生抗体的功能低下。与T细胞免疫相比,B细胞免疫发育较迟缓。②IgG在胎龄8周开始通过胎盘转运给胎儿,在妊娠晚期达高峰。IgG类抗体应答需在生后3个月出现。③胎儿期已能产生IgM,出生后更快。④足月新生儿B细胞数量高于成人,但产生抗体的能力低下。⑤IgG是唯一能通过胎盘的免疫球蛋白。

59. B

60. D　判断风湿热活动的指标包括白细胞计数和中性粒细胞增高、血沉增快、C反应蛋白阳性、α₂球蛋白和黏蛋白增高等,但仅能反映疾病的活动情况,对诊断本病并无特异性。

61. B

62. E　川崎病的主要表现:①发热40℃,持续7～14天或更长,呈稽留或弛张热型,抗生素治疗无效。②球结合膜充血,于起病3～4天出现,无脓性分泌物,热退后消散。③唇及口腔表现:唇充血皲裂,口腔黏膜弥漫充血,舌乳头突起、充血呈草莓舌。④手足症状:急性期手足指(趾)端硬性水肿和掌跖红斑,恢复期指(趾)端甲下和皮肤交界处出现膜状脱皮,指(趾)甲有横沟,重者指(趾)甲亦可脱落。⑤皮肤表现:多形性红斑和猩红热样皮疹,常在第1周出现。肛周皮肤发红、脱皮。⑥颈淋巴结肿大:单侧或双侧,坚硬有触痛,但表面不红,无化脓。病初出现,热退时消散。

63. D　小儿扁桃体1岁末才逐渐增大,4～10岁发育达高峰期,14～15岁逐渐退化,故扁桃体炎症常见年长儿。故选D。

64. B　B细胞与T细胞免疫相比,B细胞免疫发育较迟缓。B细胞对抗原的刺激在胎儿时即能产生相应的IgM类抗体,但产生有效的相应的IgG类抗体需在出生3个月后才出现。足月新生儿

B细胞量略高于成人,而小于胎龄儿外周血中B细胞数量较少,不利于抗感染的特异性抗体产生,容易发生暂时性低两种球蛋白血症。

65. A　风湿性心内膜炎主要侵犯二尖瓣和(或)主动脉瓣,以前者更常见。

66. E　风湿热皮肤症状:①环形红斑。较少见,多见于躯干及四肢屈侧,呈环形或半环形,边缘稍隆起,无痛,此起彼伏、时隐时现。②皮下结节。多见于肘、膝、踝等关节伸面或骨骼突起处,表现为隆起皮肤豌豆大小的圆形小结,与皮肤无粘连,硬而无压痛。故选E。

67. E　原发性免疫缺陷病的主要表现是感染,表现为反复、严重、持久的感染。

68. A　风湿热诊断标准的主要表现包括:心脏炎,多发性关节炎,舞蹈病,环形红斑,皮下小结。次要表现包括:发热,关节痛,风湿热既往史,血沉增快,CRP阳性,PR间期延长。B、C、D、E均符合,故选A。

69. C　凡年龄小于3岁,评分原则为:①喘息发作大于3次(3分);②肺部出现哮鸣音(2分);③喘息突然发作(1分);④其他特应性病史(1分);⑤一级或二级亲属有哮喘史(1分)。按照上述评分原则该患儿可得4分,故选C。

70. B　川崎病的治疗方法主要有:①阿司匹林:抗血小板聚集;②丙种球蛋白:减少冠状动脉瘤发生率;③糖皮质激素:联合应用阿司匹林,控制早期炎性反应,一般不单用糖皮质激素;④双嘧达莫:抗血小板聚集作用;⑤出现冠状动脉狭窄内科治疗无效的患者行心脏外科手术治疗。故此题应选B。

71. D　有充血性心力衰竭时除低盐饮食、氧气吸入外,可给予利尿剂、洋地黄制剂和血管扩张剂,有心脏炎合并心力衰竭慎用洋地黄制剂,且剂量宜小(1/3～1/2剂量),用快速制剂,要及时纠正电解质紊乱。故选D。

72. D

73. A　免疫系统功能分为体液免疫和细胞免疫。体液免疫包括:补体、甘露聚糖结合凝集素、急性期蛋白、干扰素、免疫球蛋白。B、C、D、E均为体液免疫的测定。细胞免疫包括:中性粒细胞、巨噬细胞、自然杀伤细胞、树突状细胞、T细胞、B细胞。故选A。

74. C IgG 是唯一能通过胎盘进入胎儿的抗体,在生后 5～6 个月以后消失,故选 C。

75. E 各种补体成分浓度或活性在生后 6～12 个月后才能达到成人水平,故选 E。

76. B 风湿热诊断标准的主要表现为心脏炎、游走性多发性关节炎、舞蹈病、环形红斑、皮下结节。根据题意,A、C、D、E 的叙述都是风湿热诊断的主要标准,选项 B 不符合题意,故选 B。

77. A 类风湿关节炎是全身结缔组织疾病的局部表现,病因不清,可能由自身免疫反应所致。表现为多发性、对称性、慢性关节炎,近侧指间关节常见,其次为手、腕、膝、肘、踝、肩、髋。

78. D 急性白血病有发热、骨痛、贫血、出血倾向,肝、脾、淋巴结肿大等。先天性心脏病常表现为贫血、脾大、皮肤瘀斑或其他栓塞症状。类风湿关节炎常伴发热和关节炎,主要侵犯小关节。心肌炎的心脏杂音不明显,较多出现期前收缩等心律失常。急性风湿热在确定链球菌感染证据的前提下,有两项主要表现(心脏炎、游走性多发性关节炎、舞蹈病、环形红斑、皮下小结)或一项主要表现伴两项次要表现(发热、关节痛、风湿热既往史、血沉增快、CRP 阳性、PR 间期延长)即可做出诊断,故选 D。

79. D 猩红热是一种由 A 族溶血性链球菌所致的急性呼吸道传染病。风湿热仅发生于上呼吸道链球菌感染后,潜伏期 1 周至数周。一般表现有发热、多汗等。心脏炎以心肌炎和心内膜炎多见,心率增快,与体温不成比例,入睡后心率仍快。游走性多关节炎还可出现舞蹈病。故选 D。

80. B 因为多关节型 RF 阳性者最易出现多关节畸形,故一旦确诊,即应早期加用皮质激素治疗,以减轻关节畸形的发生。

81. B 抗 Sm 抗体是 SLE(系统性红斑狼疮)的特异性抗体,其他抗体也可阳性。

82. C

83. A 面部皮肤对称性蝶形红斑是 SLE(系统性红斑狼疮)的特异性临床表现。

84. D 他汀类降脂药可导致横纹肌肌内溶解;NSAIDs 的不良反应包括胃出血、肠穿孔、肾间质性损害、胃溃疡等。

85. C 川崎病血小板早期正常,第 2～3 周时增多。

86. E

87. D 儿童 SLE 的远期预后主要取决于肾脏受损及神经精神狼疮的程度。

二、A3/A4 型题

88. C 89. B 90. E 91. B 92. D 93. C 94. C

95. B 过敏性紫癜诊断依据:①发病前 1～3 周有低热、咽痛、全身乏力或上感病史;②典型四肢皮肤紫癜,可伴腹痛、关节肿痛和(或)血尿;③血小板计数、功能及凝血检查正常;④排除其他原因所致血管炎及紫癜。左上下肢肌力 4 级,右上下肢肌力 5 级,考虑小儿偏瘫。

96. D 97. A

98. B 流行性脑脊髓膜炎的临床表现有发热、头痛、呕吐、皮肤瘀点及颈项强直等脑膜刺激征表现。脑脊液呈化脓性改变。

99. A

100. D 肾病综合征临床具有以下四个特点:①大量尿蛋白(超过 3.5 g/24 h);②低蛋白血症(血浆白蛋白低于 30 g/L);③水肿;④高脂血症即高胆固醇和(或)高甘油三酯血症。其中①②两项为诊断必备条件,具备此两项及③④中的一项或两项,肾病综合征诊断即可成立。

101. E 102. E 103. B

三、X 型题

104. BD 胸腺发育不全(DiGeorge)综合征的表现包括低钙惊厥、先天性心血管疾病。惊厥是低钙惊厥而非高热惊厥。

105. BCDE 儿童时期常见的继发性免疫缺陷病的原发性疾病包括肿瘤(白血病、淋巴瘤、骨髓瘤)、感染(结核、麻风、HIV、EB 病毒、CMV、寄生虫)、遗传性疾病(染色体异常、酶缺乏)、外科手术及创伤(脾切除、胸腺切除)、特殊器官或系统功能不全、消耗性疾病(糖尿病、尿毒症、肾病综合征)、免疫抑制剂应用(糖皮质激素、环磷酰胺、环孢素、他克莫司)、营养不良(蛋白能量营养不良、微量元素缺乏)等。

106. AD

107. ABD CBN 是 4 岁内婴幼儿最常见的中性粒

细胞减少类型,90%发生于 14 个月内。临床表现可为小儿反复严重的感染,也可无任何症状。感染包括蜂窝织炎、乳突炎、中耳炎、咽炎和肺炎等,偶尔可发生脑膜炎和败血症。病原菌主要为革兰氏阳性菌。重组人粒细胞刺激因子可提高中性粒细胞数量。此病多在 4 岁前痊愈。

年长儿自行缓解的机会要少一些。

108. ABCD　腺苷脱氨酶(ADA)缺陷的临床表现有骨骼异常、淋巴细胞数量减少、常染色体隐性遗传、免疫球蛋白进行性下降等。骨髓干细胞移植是最常规的治疗方案。

第六章　感染性疾病

一、A1/A2 型题

1. E　风湿热主要为关节疼痛,一般无头痛表现。

2. B　该患儿无明显宫内感染表现,不支持。患儿现食欲减退、烦躁、呕吐、皮肤黄染,考虑败血症。总胆红素未见明显升高,血红蛋白正常范围,不考虑溶血病。患儿现生后 7 天,黄疸处于正常峰值,暂不考虑母乳性黄疸。患儿无特殊面容、腹胀、便秘、嗜睡等表现,暂不考虑甲减。

3. A

4. E　小儿腹泻是多病原、多因素引起的以腹泻为主的一组疾病。主要特点为大便次数增多和性状改变,可伴有发热、呕吐、腹痛等症状及不同程度水、电解质、酸碱平衡紊乱。可由病毒(主要为人类轮状病毒及其他肠道病毒)、细菌(致病性大肠杆菌、产毒性大肠杆菌、出血性大肠杆菌、侵袭性大肠杆菌以及鼠伤寒沙门氏菌、空肠弯曲菌、耶氏菌、金葡菌等)、寄生虫、真菌等引起。肠道外感染、滥用抗生素所致的肠道菌群紊乱,过敏、喂养不当及气候因素也可致病。腹泻是 2 岁以下婴幼儿的常见病。

5. D　治疗应合理饮食,纠正水、电解质紊乱等,不宜过早应用止泻剂。

6. C　慢性胃炎症状无特异性,体征很少,X 线检查一般只有助于排除其他胃部疾病,故确诊要靠胃镜及胃黏膜活组织检查。

7. A　缺铁性贫血患儿对感染的易感性高主要是因为细胞免疫功能缺陷。

8. B　患儿尿中无蛋白,排除肾病综合征。患儿血压正常,无水肿,可排除肾小球肾炎。无尿频、尿急、尿痛表现,可排除尿路感染。患儿 2 年来反复

发生肉眼血尿,此次上呼吸道感染后血尿加重,尿中无蛋白,血压正常,无水肿,尿中可见红细胞,故诊断单纯性血尿。

9. B　患儿病后长期忌盐,钠摄入少,在感染及大剂量应用利尿剂时出现食欲缺乏、恶心、呕吐的症状,血压偏低,符合低钠血症的表现,故应选 B。患儿无乏力、四肢软弱无力等低钾表现,无肌肉痉挛、肢体抽动等低钙表现。

10. D　学龄儿童,急性起病,水肿、少尿、血尿、高血压,结合尿检结果,应考虑急性肾炎,同时出现气促、心率加快,肺底啰音等循环负荷加重、肺水肿的表现,故应选 D。患儿无发热、咳嗽、明显感染的征象,故不应考虑肺炎。

11. B　该病例应考虑为轻型下尿路感染,一般选用口服治疗。SMZ 通过肾脏排泄,在尿中浓度较高,是较理想的治疗尿路感染的药物。庆大霉素在肠道中不吸收,主要作用于局部肠道,对尿路感染无作用。故应选 B。

12. B　流行性脑脊髓膜炎简称流脑,是由脑膜炎双球菌引起的化脓性脑膜炎,多为隐性感染。致病菌由鼻咽部侵入血循环,形成败血症,最后局限于脑膜及脊髓膜,形成化脓性脑脊髓膜病变。主要临床表现有发热、头痛、呕吐、皮肤瘀点及颈项强直等脑膜刺激征,脑脊液呈化脓性改变。

13. D

14. C　风湿热是一种与 A 组溶血性链球菌感染有关的全身性结缔组织的非化脓性疾病,曾经是危害学龄儿童及青少年生命和健康的主要疾病之一,可累及心脏、关节、中枢神经系统及皮下组织,但以心脏和关节最为明显,临床表现为心脏炎、环形红斑、关节炎、舞蹈症和皮下结节。病变

可呈急性或慢性反复发作,可遗留心脏瓣膜病变,形成慢性风湿性心瓣膜病。

15. C　**16.** A

17. D　结核菌素试验阴性提示没有结核菌感染。但仍要排除下列情况:①结核菌感染后,需 4～8 周变态反应才能充分建立;所以在变态反应前期,结核菌素试验可为阴性。②应用糖皮质激素等免疫抑制剂者,营养不良以及麻疹、百日咳患者,结核菌素反应可暂时消失。③严重结核病和各种危重患者对结核菌素无反应。④其他:如淋巴免疫系统缺陷(白血病、结节病)患者和老年人的结核菌素反应也常为阴性。

18. B　**19.** A

20. C　小儿结核病属Ⅳ型变态反应。结核杆菌侵入人体后,需经 4～8 周产生细胞免疫,同时也产生变态反应。

21. C　3 岁小儿出生时接种过卡介苗,2 岁时 PPD 试验为(+)属接种后正常反应,但最近 PPD 试验转为(++),提示新近有结核感染的可能。是否为皮肤激惹反应或假阳性反应,病例中未提示有关信息,可不考虑。

22. E　革兰氏阴性杆菌可释放内毒素,造成机体组织受损,激活 TNF、IL-1 等细胞因子,最终使毛细血管通透性增加、血容量不足以至重要脏器灌注不足而发生休克和 DIC。

23. E　A、B、C、D 均可以是水痘的并发症.但最常见的并发症应为皮肤继发细菌感染。

24. B　发热按病因分感染性疾病、非感染性疾病和分类不明的疾病。婴幼儿期最多见的发热原因是病毒和细菌引起的呼吸道感染。

25. C　**26.** C

27. D　人类免疫缺陷病毒是一种反转录病毒,它具有极强的迅速变异能力,这一特征不仅使人体的免疫系统难以抵御其侵害,而且给特效治疗药物和预防用疫苗的研制带来困难。HIV 直接侵犯人体的免疫系统,破坏人体的细胞免疫和体液免疫。它主要存在于感染者和患者的体液(如血液、精液、阴道分泌物、乳汁等)及多种器官中,它可通过含 HIV 的体液交换或器官移植而传播,可通过胎盘传播。

28. E　沙门菌感染的临床类型分型:①胃肠炎型,为常见的临床类型,约占 70%,多有不洁饮食(尤其是动物性食物)史。②伤寒型:症状极似伤寒,但潜伏期较短(平均 3～10 天),病程亦较短(10～14 天),病情多较轻,无明显系统症状或有胃肠道表现。③败血症型:散发发病,多发生于儿童及抵抗力减低的患者。④局部化脓型。出现于菌血症阶段或菌血症之后,发热时或热退后。以上 4 种临床类型,常发生相互重叠,故不易明确划分。

29. D　艾滋病可以分成为以下几期:①急性感染期;②无症状感染期;③艾滋病前期;④艾滋病期。

30. E

31. D　流行性脑脊髓膜炎的发病过程分为 3 个阶段:上呼吸道感染期、败血症期和脑膜炎期。该患儿病程较短,临床表现为高热、皮肤瘀点,尚无脑膜刺激征等神经系统表现,因此临床可考虑患儿暂时处于败血症期,如果不及时治疗将很快进展并可累及中枢神经系统。

32. D　蓝氏贾第鞭毛虫性肠炎是一种较难诊断的肠炎,需要多次检查新鲜大便,在常见变异型免疫缺陷病患儿中易发生。

33. A　本病最佳治疗方法为 HLA 配型的造血干细胞移植以重建 T 细胞免疫功能。胎肝移植实际上亦为移植其内的造血干细胞,但效果不及前者。

34. C　湿疹不宜经常清洗皮肤,会加重皮肤受损症状。

35. E　结节性红斑是一种主要累及皮下脂肪组织的急性炎症性疾病,多见于中青年女性。一般认为该病与多种因素有关。结节性红斑常见于小腿伸侧,临床表现为红色或紫红色疼痛性炎性结节,青年女性多见,病程有局限性,易于复发。发病前有感染史或服药史,皮损突然发生,为双侧对称的皮下结节,自蚕豆至核桃大不等,数目达 10 个或更多,自觉疼痛或压痛,中等硬度。早期皮色淡红,表面光滑,轻微隆起,几天后,皮色转暗红或青红,表面变平。3～4 周后结节逐渐消退,留暂时色素沉着,结节始终不发生溃疡。皮损好发于胫前,也可见于大腿、上臂伸侧及颈部,少见于面部。

36. B　休克治疗主要内容为扩容、纠正酸中毒和应用血管活性药物。其中扩容一般用晶体液和胶体液。甘露醇不属于扩容用液。

37. D　在临床上小儿与成人有很多不同之处,年龄越小,差别越大。表现在疾病种类、病理、临床表现以及预后各个方面与成人的不同。儿童患病起病急、变化快、调节能力差,因此小儿疾病病死率显著高于成人。年龄越小,病死率越高,因此对新生儿及小婴儿患病应更为密切、细致地观察病情变化,及时采取措施,以改善预后。另一方面小儿生长旺盛,机体修复能力强,如诊断治疗正确及时,虽病情危重,大多可望痊愈。

38. C　亚临床维生素 A 缺乏在我国较常见,尤其在春季,其原因在于膳食中维生素 A 的摄入不足。儿童维生素 A 每日仅需 700 μg 左右,但仍有许多儿童由于挑食、偏食和膳食结构不合理而出现轻微的维生素 A 缺乏,即亚临床维生素 A 缺乏。这些儿童通常在体检或反复患感染性疾病时,通过血液化验发现维生素 A 含量很低。这部分孩子外观无夜盲、干眼症等明显不适,但由于维生素 A 缺乏直接影响到机体免疫力,因此患各种呼吸道、消化道疾病的机会及其程度都明显高于正常儿童。

39. D　咯血是指喉部以下的呼吸器官(即气管、支气管或肺组织)出血,并经咳嗽动作从口腔排出的过程。咯血不仅可由呼吸系统疾病引起,也可由循环系统疾病、外伤以及其他系统疾病或全身性因素引起。呼吸系统疾病如肺结核、支气管扩张、支气管炎、肺脓肿、肺癌、肺炎、肺吸虫病、肺阿米巴病、肺包虫病、肺真菌病、肺囊虫病、支气管结石、肺部转移性肿瘤、肺腺瘤、硅肺等。这些炎症导致支气管黏膜或病灶毛细血管渗透性增高,或黏膜下血管壁溃破,从而引起出血。

40. A　41. E　42. D

43. B　以脾大为主的感染性疾病有:①病毒感染,如慢性病毒性肝炎、传染性单核细胞增多症。②细菌感染,如伤寒、副伤寒、败血症、脾真脓肿、急性粟粒型肺结核、亚急性细菌性心内膜炎。③各种寄生虫感染,如血吸虫病、疟疾、黑热病。

44. B

45. B　热性惊厥是小儿时期较常见的中枢神经系统功能异常的紧急症状,在婴幼儿更为多见,好发年龄为 6 个月～5 岁,以 9～20 个月为高峰,其发病率约为 2%～4%,在欧美为 2%～5%。

热性惊厥大多由于各种感染性疾病引起,以上呼吸道感染最为多见,其发作的典型临床表现是:意识突然丧失,多伴有双眼球上翻,凝视或斜视,面肌或四肢肌强直、痉挛或不停地抽动。发作时间可由数秒至几分钟,有时反复发作,甚至呈持续状态。严重的热性惊厥可遗留神经系统的后遗症。

46. B　颅内肿瘤又称"脑瘤",是神经外科最常见的疾病。多数是起源于颅内各组织的原发性颅内肿瘤。继发性颅内肿瘤则来源于身体其他部位的恶性肿瘤转移或邻近组织肿瘤的侵入。男性稍多于女性。任何年龄都可发病,但 20～50 岁最多。起病方式常较缓慢,病程可自 1～2 个月至数年不等。有些病例可呈急性或亚急性发病,甚至可能出现卒中。后者多数是因肿瘤的恶性程度较高,进展迅速,或因肿瘤发生出血、坏死、囊变等继发性变化的结果。颅内压增高症状包括"三主征",即头痛、呕吐及视乳头水肿。局灶性症状取决于颅内肿瘤的部位。常见的局灶性症状有运动及感觉功能障碍,表现为肢体的乏力、瘫痪及麻木,抽搐或癫痫发作,视力障碍、视野缺损,嗅觉障碍,神经性耳聋,语言障碍,平衡失调,智能衰退,精神症状及内分泌失调、发育异常等。常组成不同的综合征。

47. B　脑脊膜检查适应证:①有脑脊膜刺激症状时可检查脑脊液协助诊断。②疑有颅内出血时。③有剧烈头痛、昏迷、抽搐或瘫痪等症状和体征而原因不明者。④疑有脑膜白血病患者。⑤中枢神经系统疾病进行椎管内给药治疗、手术前腰麻、造影等。

48. A　颅内占位性病变是在颅腔内占据一定空间位置的一组疾病的总称,临床上以颅内压增高(即成人颅压>200 mmH₂O)和局灶性神经损害为特征,其中以颅内肿瘤、颅内血肿和脑脓肿等为常见。临床表现:①颅内压增高。在颅腔内占有一定空间位置的肿块样病变,如脑肿瘤、脑脓肿和脑血肿。随着病变体积的增大,颅内压生理调节失代偿,其颅内压力超过正常值(80～180 mmH₂O),常伴有脑功能障碍。②头痛。颅内压增高时其脑膜、重要的血管神经受牵拉引起。发病初期不典型,重时可逐渐呈持续性,甚至难以忍受。③呕吐。是脑干移位、牵拉或肿瘤直接刺激延髓的呕吐中枢,呕吐呈喷射性,不伴有其他消化道症状,常在头痛剧烈时出现,呕吐后头痛稍缓解。儿童因肿瘤常发生在后颅凹,早期即可出现呕吐,易被误诊为消化道疾病。④视乳头水肿。颅内压增高,眼静脉回流受阻,视乳头边界欠清、静脉充血、渗出或出血。早期视力正常,中晚期因继发性视神经萎缩而视力逐渐减退。⑤癫痫发作。是占位性病变刺激皮质产生的异常放电。成年人的癫痫发作往往是占位性病变引起。⑥脑疝。是颅内压增高的晚期并发症,手术是唯一可靠的选择手段,可去除病变,缓解颅压高,改善症状,恢复脑功能。个别病变不能手术切除者可行颅内或颅外减压术,缓解症状,延长寿命。脱水药物可暂时减轻颅内高压,缓解症状。

49. D

50. D 咯血的治疗:(1)一般治疗。进行吸氧、监护、止血、输血、输液及对症和病因治疗。(2)大咯血的抢救。大咯血要及时抢救,否则患者生命会受到威胁。大咯血对人体的影响,除咯血的量和出血的速度外,还和患者的一般状况有关,如为久病体弱,即使出血<300 ml也可能是致命的。大咯血造成的直接危险主要是窒息和失血性休克,间接危险是继发肺部感染或血块堵塞支气管引起肺不张,如为肺结核患者还可通过血行播散。①体位。保持镇静,不要惊慌,令患者取卧位,头偏向一侧,鼓励患者轻轻将血液咯出,以避免血液滞留于呼吸道内。如已知病灶部位则取患侧卧位,以避免血液流入健侧肺内。如不明出血部位时则取平卧位,头偏向一侧,防止窒息。②镇静。避免精神紧张,给予精神安慰,必要时可给少量镇静药,如口服地西泮。③咳嗽剧烈的大咯血患者,可适量给予镇咳药,但一定要慎重,禁用剧烈的镇静止咳药,以免过度抑制咳嗽中枢,使血液淤积气道,引起窒息。④观察病情。密切观察患者的咯血量、呼吸、脉搏等情况,防止休克的发生。⑤勿用力排便,防止用力大便而加重咯血。⑥保持呼吸道通畅。如患者感胸闷、气短、喘憋,要帮助患者清除口鼻分泌物,保持室内空气流通,有条件时给予吸氧。⑦窒息患者的抢救。如若发生大咯血窒息,立即体位引流,取头低足高位(可将床尾抬高45°左

右),或侧头拍背。

51. A 早产儿视网膜病变(ROP)是指在孕36周以下、低出生体重、长时间吸氧的早产儿,其未血管化的视网膜发生纤维血管瘤增生、收缩,并进一步引起牵拉性视网膜脱离和失明。以往曾称为Terry综合征或晶状体后纤维增生症,但后者仅反映了该病的晚期表现。孕期更短或更低出生体重者,发生率可达60%~80%。因未完全血管化的视网膜对氧产生血管收缩和血管增殖而引起。正常视网膜血管约在胚胎36周发育达到鼻侧边缘,40周时达到颞侧缘。此期内暴露于高浓度氧,可引起毛细血管内皮细胞损伤、血管闭塞,刺激纤维血管组织增生。

52. A

53. B 该患儿为学龄期儿童,病程长达2年,以腹痛、脓血便为主要表现,抗生素治疗无效,因此除外感染性腹泻包括细菌性痢疾,因多次寻找阿米巴原虫均阴性,该病可能性小。因此,应考虑炎症性肠病、非特异性结肠炎等,也需除外肠结核的可能性。故结肠镜检查应列为首选。

54. C 引起上呼吸道感染最常见的病原体是病毒感染,婴幼儿全身症状相对重而且容易出现并发症。

55. C

56. B 急性上呼吸道感染的治疗原则主要包括以下几个方面:①一般治疗。休息,多饮水,良好的护理,保持空气清新,清淡饮食,易消化而营养丰富,注意呼吸道隔离,预防并发症。②病因治疗。针对不同病原可选用抗病毒药物。如果继发细菌感染或重症者可选用抗生素,如复方磺胺甲噁唑,青霉素类等,一般疗程3~5日,局部可用1%利巴韦林滴鼻液,每日4次,病毒性结合膜炎可选用0.1%阿昔洛韦滴眼液。③对症治疗。处理高热、惊厥、咽痛、鼻塞等。

57. D

58. C 病毒性心肌炎临床诊断依据:①心功能不全,心源性休克或心脑综合征;②心脏扩大;③心电图有严重心律失常或ST-T改变持续4天以上;④CK-MB升高或心肌肌钙蛋白阳性。具有以上2项可诊断。发病同时或发病前1~3周有病毒感染证据更支持诊断。

59. E 根据病例所示杂音特点提示为室间隔缺损,

因畸形引起血流改变冲击心内膜,病原菌易在该处停留,而引发感染性心内膜炎。结合该病例有发热及皮肤瘀点诊断不难。

60. A　**61.** C

62. A　因为儿童急性肾炎主要是以链球菌感染后肾炎多见,因此预防感染是主要预防措施。

63. A　叙述的 5 种因素均可能参与致病,但最主要的还是免疫复合物致病。

64. D

65. E　急性链球菌感染后肾炎补体恢复的时间如果超过 8 周,就应该探求其他导致补体下降的原因。

66. D　激素有 T 细胞抑制作用,因此治疗期间或刚停药期不能进行预防接种(尤其不能接种活疫苗),以避免发生疫苗诱导的感染。

67. B　原发性肾病综合征的诊断依据:①高度水肿;②24 h 蛋白尿>3.5 g;③高脂血症;④低蛋白血症;⑤除外继发性肾病综合征。多容易并发感染。

68. E　当原发性肾病综合征合并细菌感染时,可使用抗生素治疗感染,但绝不能将抗生素作为预防感染的药物。

69. C　儿童尿路感染主要是以逆行感染为主,因此病原菌主要是大肠杆菌。

70. C　尿路感染,是指病原体侵犯尿路黏膜或组织引起的尿路炎症。根据感染部位,尿路感染可分为上尿路感染和下尿路感染,前者主要为肾盂肾炎,后者主要为膀胱炎。根据有无基础疾病,尿路感染还可分为复杂性和非复杂性。当患者满足下列条件之一者,可确诊为尿路感染:①典型尿路感染症状+脓尿(离心后尿沉渣镜检白细胞>5 个/HP)+尿亚硝酸盐实验阳性;②清洁离心中段尿沉渣白细胞数或有尿路感染症状者>10 个/HP;③有尿路感染症状者+正规清晨清洁中段尿细菌定量培养,菌落数≥10^5/ml,且连续两次尿细菌计数≥10^5/ml,两次的细菌及亚型相同者;④作膀胱穿刺尿培养,如细菌阳性(不论菌数多少);⑤典型尿路感染症状,治疗前清晨清洁中段尿离心尿沉渣革兰氏染色找细菌,细菌>1 个/油镜视野。

71. C　**72.** A

73. B　小儿尿路感染因容易反复或复发,因此在急

性期停药后至少应随访 3 个月。

74. C

75. B　患者的情况可诊断为是急性链球菌感染后肾炎,而链球菌感染后肾炎的典型病理类型就是毛细血管内增生性肾小球肾炎。

76. C　生理状况下,高热可致一过性蛋白尿。

77. D　该患者诊断尿路感染成立。由于病程反复,应该做静脉肾盂造影,除外泌尿道畸形、结石等基础疾病合并存在。

78. E　该患者考虑诊断为急性肾炎,没有使用糖皮质激素和免疫抑制剂的指征。

79. A　GBS 病因尚未充分阐明。约 70%的患者发病前 8 周内有前驱感染史,通常见于病前 1~2 周,少数患者有手术史或疫苗接种史。空肠弯曲菌感染最常见,约占 30%,腹泻为前驱症状的 GBS 患者感染率高达 85%,常与急性运动轴索型神经病有关。空肠弯曲菌感染潜伏期为 24~72 h,腹泻初为水样便,以后出现脓血便,高峰期 24~48 h,1 周左右恢复。患者常在腹泻停止后发病,约 50%的空肠弯曲菌肠炎患者腹泻 2 周后就不能分离出细菌。巨细胞病毒感染与严重感觉型 GBS 有关,多数患者较年轻,发病症状严重,常出现呼吸肌麻痹,脑神经及感觉受累多见,与 GM2 抗体关系密切。抗 CMV 的 IgM 抗体和冷凝集抗体滴度增高。观察发现 CMV 感染的 GBS 有群发现象。发生于传染性单核细胞增多症发病前后的 GBS 常伴 EB 病毒感染。肺炎支原体感染的 GBS 患者年龄较轻。乙型肝炎病毒感染患者 GBS 发生率显著高于非 HBV 感染组。另外亦有人类免疫缺陷病毒(HIV)及 Lyme 病的报道。

80. D　根据临床表现、病理及电生理表现,将 GBS 分为以下类型:①急性炎性脱髓鞘性多发神经病。是 GBS 中最常见的类型,也称经典型 GBS,主要病变为多发神经病和周围神经节段性脱髓鞘。②急性运动轴索性神经病。以广泛的运动脑神经纤维和脊神经前根及运动纤维轴索病变为主。③急性运动感觉轴索性神经病。以广泛神经根和周围神经的运动与感觉纤维的轴索变性为主。④Miller-Fisher 综合征。与经典 GBS 不同,以眼肌麻痹、共济失调和腱反射消失为主要临床特点。⑤急性泛自主神经病。较少见,以

自主神经受累为主。⑥急性感觉神经病。少见，以感觉神经受累为主。

81. C **82.** A **83.** C

84. D 结合病史和临床表现考虑急性播散性脑脊髓炎。发生在病毒性疾病退热后可诊断为感染后脑脊髓炎，是一组由于感染-变态反应所致中枢神经系统脱髓鞘疾病。发生率最高的疾病为麻疹，其他依次为水痘、风疹、腮腺炎和流感。以病毒感染起病后 7～14 天或出疹后 2～4 天多见。急性期应静脉注射或滴注足量的类固醇类药物，后改为泼尼松口服。故正确答案为 D。

85. D 由于结核杆菌的致病损伤是细胞免疫损害，故感染结核杆菌后是否发病，机体细胞免疫功能强弱起决定因素，故 D 正确。

86. D 儿童感染结核杆菌后即出现变态反应，是一种细胞免疫反应。这一过程是Ⅲ型变态反应，时间 3～4 周。

87. B 目前正规接种卡介苗后极个别儿童出现严重结核杆菌播散感染。发生这种情况根本原因是可能有先天性细胞免疫缺陷，故选择 B。

88. C **89.** B

90. E 世界防疫协会经广泛调查，目前世界感染结核最严重的地区是亚洲和大洋洲，其次是欧洲（主要是独联体国家）。故应选择 E。

91. C 卡介苗（Bacillus Calmette-Guérin，简称 BCG，中文名称来自其发明者卡氏-介氏）是用于预防结核病的疫苗，使用活的无毒牛型结核杆菌（Mycobacterium bovis）制成。接种人体后通过引起轻微感染而产生对人型结核杆菌的免疫力。90%以上的受种者会在接种局部形成溃疡，持续数周至半年，最后愈合形成瘢痕，俗称卡疤。牛型结核杆菌在特殊的人工培养基上，经数年的传代，丧失对人类的致病能力，但仍保持有足够高的免疫原性，成为可在一定程度上预防结核的疫苗，对预防结核性脑膜炎和血行播散性结核有效。

92. E 异性麻疹主要有见于接种过麻疹活疫苗或死疫苗而再次感染麻疹者，临床表现有高热、无麻疹黏膜斑，出疹顺序与正常相反，发病为接种麻疹减毒活疫苗后数月。

93. C 麻疹后患儿的免疫反应受到暂时的抑制，可以使潜伏结核病灶变为活动甚至播散，引起粟粒型肺结核或结核性脑膜炎。

94. E **95.** B

96. C 流行性乙型脑炎传染源是感染的动物和人，猪自然感染率最高，所以是主要的传染源。

97. C **98.** C

99. C 丙型病毒性肝炎，简称为丙型肝炎、丙肝，是一种由丙型肝炎病毒（HCV）感染引起的病毒性肝炎，属于黄病毒科，主要经输血、针刺、吸毒等传播。丙型肝炎呈全球性流行，可导致肝脏慢性炎症坏死和纤维化，部分患者可发展为肝硬化甚至肝细胞癌（HCC）。未来 20 年内与 HCV 感染相关的病死率（肝衰竭及肝细胞癌导致的死亡）将继续增加，对患者的健康和生命危害极大，已成为严重的社会和公共卫生问题。

100. B HBsAg 是 HBV 感染的标志，高滴度提示有病毒复制，HBsAb 为保护性中和抗体。HBeAg 是病毒复制的标志，HBeAb 出现表明病毒复制停止，见于急性感染恢复期、慢性感染非复制期，不具有保护性。HBcAb 高滴度表示病毒复制，低滴度提示既往感染。

101. C **102.** E

103. E VCA - IgG 阳性表明既往或正在感染 EBV，VCA - IgM 阳性是急性原发感染的标志。VCA - IgG 双份血清诊断价值不大。慢性或再发感染时 VCA - IgG 抗体高滴度；EA 抗体常增高，VCA - IgM 抗体通常阴性。

104. E HCMV - mRNA、HCMV - DNA、病毒颗粒任何一项阳性均表明有活动性感染。HCMV - IgM 抗体是原发感染或活动性感染的标志。HCMV - IgG 抗体是既往感染的标志，双份血清抗体滴度≥4 倍增高提示活动性感染。6 个月以下则要注意胎传抗体可能。

105. D

106. A 先天感染中约有 5%～10%有临床症状，临床表现以黄疸及肝、脾肿大最常见，可以伴有小头畸形等。一旦合并有神经性损害，往往是不可逆的。

107. B 出生后 3～12 周排毒者为围生期感染，主要经水平传播，多无症状，显性表现有 HCMV 肝炎、肺炎，很少留下后遗症。

108. B **109.** A

110. D 2002 年中华医学会儿科学分会感染学组制

定的小儿 AIDS 确诊标准是≥18 个月患儿
HIV 抗体阳性或 HIV‐RNA 阳性,<18 个月
患儿取不同时期样本任何 2 项病毒检测试验
阳性。

111. B　1985 年提出的儿童艾滋病定义是:婴儿或
儿童存在至少下述两项主要症状或体征及两
项次要症状或体征,并排除已知的引起免疫抑
制的原因(如癌症、严重营养不良或其他原因),
即可怀疑为儿童艾滋病。主要症状:①体重减
轻或生长异常迟缓;②慢性腹泻>1 个月;③长
期发热>1 个月。次要症状:①全身淋巴结肿
大;②口腔部念珠菌病;③复发性感染(耳炎、咽
炎等);④持续性咳嗽;⑤全身性皮炎;⑥证实母
亲有 HIV 感染。

112. D

113. E　该病是由脑膜炎奈瑟菌引起的急性化脓性
脑膜炎。流脑经呼吸道传播,主要表现为突发
高热、剧烈头痛、频繁呕吐、皮肤黏膜瘀斑和脑
膜刺激征,严重者危及生命。流行性脑脊髓膜
炎流行病学特征如下:①传染源。人是本菌唯
一的天然宿主。带菌者和流脑患者是本病的传
染源。患者在潜伏期末和急性期均有传染性。
治疗后细菌很快消失,流行期间人群带菌率可
达 50%以上,故带菌者作为传染源比患者更重
要。②传播途径。经呼吸道传播,病原菌主要
是通过咳嗽、喷嚏等经飞沫直接从空气中传播。
密切接触亦对传染本病有重要意义。③人群易
感性。人群普遍易感,儿童发病率高,但 6 个月
以内的婴儿可自母体获得免疫而很少发病;故
以 5 岁以下尤其是 6 个月～2 岁的婴幼儿发病
率最高。成人发病率低。人感染后可对本群病
原菌发生持久免疫力,各群间有交叉免疫但不
持久。人群感染后多数为无症状带菌者,仅
1%为典型流脑表现。

114. B

115. B　流行性脑脊髓膜炎简称为流脑,是由脑膜
炎双球菌引起的急性化脓性脑膜炎。其主要临
床表现为突起发热、头痛、呕吐,皮肤黏膜瘀点、
瘀斑,脑膜刺激征,脑脊液化脓性改变。严重者
可有败血症休克和脑实质损害,常可危及生命。
部分患者暴发起病,可迅速致死。带菌者和流
脑患者是本病的传染源。

116. A　化脓性脑膜炎可由任何化脓性细菌引起,
最常见的致病菌为脑膜炎双球菌、流感嗜血杆
菌和肺炎链球菌,其次为金黄色葡萄球菌、链球
菌、大肠杆菌、变形杆菌、沙门菌及铜绿假单胞
菌等,其他较为少见。新生儿脑膜炎以大肠杆
菌和溶血性链球菌为多见,开放性颅脑损伤所
引起的多数为葡萄球菌、链球菌和铜绿假单胞
菌。主要感染途径是呼吸道。

117. A　118. B

119. E　革兰氏阴性杆菌可释放内毒素,造成机体
组织受损,并启动严重炎症反应,引起微循环
障碍,进而导有效血容量不足、重要脏器灌
注不足而发生感染性休克。

120. D　121. B　122. A　123. C　124. B

125. A　尿路感染 95%以上是由单一细菌引起的,
其中 90%的门诊患者和 50%左右的住院患者
其病原菌是大肠埃希菌。

126. A

127. E　预防控制医院感染的措施有:①加强医院
感染的管理;②加强感染源的管理;③开展医院
感染的监测;④加强临床抗菌药物的管理;⑤加
强医院消毒灭菌的监督管理;⑥加强医务人员
手的清洁与消毒;⑦加强医院卫生学监测;⑧加
强医源性传播因素的监测与管理;⑨严格探视
与陪护制度;⑩加强临床使用一次性无菌医疗
用品的管理;⑪加强重点部门、重点环节、高危
人群与主要感染部位的医院感染管理;⑫对易
感人群实行保护性隔离;⑬及时总结与反馈临
床上分离的病原体及其对抗菌药物的敏感性;
⑭开展医院感染的宣传教育。

128. E

129. A　厌氧菌是一类在无氧条件下比在有氧环境
中生长好,而不能在空气(18%氧气)和(或)
10%二氧化碳浓度下的固体培养基表面生长的
细菌。这类细菌缺乏完整的代谢酶体系,其能
量代谢以无氧发酵的方式进行。它能引起人体
不同部位的感染,包括阑尾炎、胆囊炎、中耳炎、
口腔感染、心内膜炎、子宫内膜炎、脑脓肿、心肌
坏死、骨髓炎、腹膜炎、脓胸、输卵管炎、脓毒性
关节炎、肝脓肿、鼻窦炎、肠道手术或创伤后伤
口感染、盆腔炎以及菌血症等。

130. A

131. C 抗生素必须选择对厌氧菌敏感的抗生素。常选用的抗生素是青霉素＋甲硝唑。

132. D 真菌感染的诱因有：①长期使用广谱抗生素；②长期使用糖皮质激素；③遗传；④免疫系统受损；⑤环境因素。

133. B 真菌感染的病原诊断方法有：①真菌镜检；②真菌培养；③真菌鉴定。

134. C　**135. C**　**136. C**　**137. C**　**138. B**

139. C

140. C 血吸虫病的流行病学特点主要包括：①传染源。本病的传染源是患者与保虫宿主。保虫宿主包括牛、猪、羊、狗、马等。②传播途径。必须具备以下3个条件——带虫卵的粪便入水，钉螺的存在、孳生，人体接触疫水。③人群易感性。人群普遍易感，随接触疫水的机会而异。

141. D 7月下旬发病，起病急，病程3天后出现明显神经系统症状及病理反射阳性，结合脑脊液改变应考虑为乙脑。由于乙脑早期外周血象白细胞可升高，且以中性粒细胞为主，因此要排除细菌感染。化脓性脑膜炎脑脊液细胞数及蛋白应明显升高，糖、氯化物降低；流行性脑脊髓膜炎发病季节为冬春季，且临床特点为皮肤瘀点、瘀斑，脑脊液化脓性改变；结核性脑膜炎起病缓慢，脑脊液生化改变为蛋白升高明显，糖、氯化物降低明显，细胞分类以单核细胞为主；中毒性痢疾起病更急，多伴有休克表现及消化道症状。

142. D 患儿发热、咳嗽较剧烈，X线显示较临床体征显著，且使用阿莫西林、头孢噻肟治疗6天无效，支原体肺炎可能性大；感染中毒症状不重，青霉素类、头孢菌素药物治疗无效及X线结果不支持金黄色葡萄球菌肺炎或大叶性肺炎；患儿结核中毒症状不明显，X线结果不支持肺结核。患儿为学龄前儿童，无嗜睡、精神萎靡、喘憋等表现，腺病毒肺炎可能性小。

143. C

144. B 小儿皮肤黏膜淋巴结综合征又称川崎病，是1967年日本川崎富作医师首先报道，并以他的名字命名的疾病。本病是一种以全身血管炎为主要病变的急性发热出疹性小儿疾病。高发年龄为5岁以下婴幼儿，男多于女，成人及3个月以下小儿少见。临床多表现可有发热、皮疹、颈部非脓性淋巴结肿大、眼结合膜充血、口腔黏膜弥漫充血、杨梅舌、掌跖红斑、手足硬性水肿等。

145. B 荨麻疹俗称风疹块，是由于皮肤、黏膜小血管扩张及渗透性增加而出现的一种局限性水肿反应，通常在2～24小时内消退，但反复发生新的皮疹。荨麻疹的病因非常复杂，约3/4的患者找不到原因，特别是慢性荨麻疹。常见原因主要有：食物及食物添加剂，吸入物，感染，药物，物理因素如机械刺激、冷热、日光等，昆虫叮咬，精神因素和内分泌改变，遗传因素等。

146. A 变应性鼻炎是一种由基因与环境互相作用而诱发的多因素疾病。变应性鼻炎的危险因素可能存在于所有年龄段：①遗传因素。变应性鼻炎患者具有特应性体质，通常显示出家族聚集性，已有研究发现某些基因与变应性鼻炎相关联。②变应原暴露。变应原是诱导特异性IgE抗体并与之发生反应的抗原，它们多来源于动物、植物、昆虫、真菌或职业性物质。其成分是蛋白质或糖蛋白，极少数是多聚糖。变应原主要分为吸入性变应原和食物性变应原。吸入性变应原是变应性鼻炎的主要原因。

147. B X-连锁无丙种球蛋白血症为X-连锁隐性遗传病，是由于人类B细胞系列发育障碍引起的原发性免疫缺陷病。本病仅见于男性，又名Bruton综合征。临床表现：在出生4～6个月以后，来自母体的IgG的保护作用消失，开始反复发生严重细菌感染，尤其是上呼吸道及下呼吸道感染，常见有支气管炎、肺炎、中耳炎等，亦可发生脑膜炎、骨髓炎及化脓性关节炎等，但对毒素及真菌则无特殊易感性。患儿淋巴结发育不良，扁桃体小或缺如，虽反复发生感染，但淋巴结及脾脏均不肿大。

148. D 不同年龄上呼吸道感染的临床特点：(1)3个月以下婴儿：发热轻微或无发热。因鼻塞及鼻塞所致的症状较突出。如哭闹不安、张口呼吸、吸吮困难、拒奶、有时伴有呕吐及腹泻。(2)婴幼患儿表现：①全身症状较重，病初突然高热39.5～40℃，持续1～2天，个别达数日，部分患儿高热同时伴有惊厥；②一般鼻塞、流涕、咳嗽或咽痛等症状较重；③常伴有拒食、呕吐、腹泻或便秘等消化道症状；④体检除发现咽部充血外无其他异常体征。(3)3岁以上患儿多不发热或低热，个别亦有高热，伴畏寒、头痛、全身酸困、食欲缺乏,一般上呼吸道的其他症状明显,鼻塞、流涕、喷嚏、声音嘶哑及咽炎等。

149. C **150.** C **151.** B **152.** E **153.** D

154. D 幼儿急疹又称婴儿玫瑰疹,是婴幼儿常见的一种急性发热发疹性疾病,由人类疱疹病毒6、7型感染引起。其特点是在发热3~5天后热度突然下降,皮肤出现玫瑰红色的斑丘疹,病情减轻,如无并发症可很快痊愈。

155. E 急性上呼吸道感染是小儿时期最常见的疾病。其中病毒感染可占90%以上,主要有呼吸道合胞病毒、流感病毒、副流感病毒、腺病毒等。细菌有溶血性链球菌、肺炎链球菌、流感嗜血杆菌等。

156. E 二者均可存在肌张力减低,腱反射消失,无病理征,病程长者可出现肌肉萎缩,但吉兰-巴雷综合征存在感觉异常,如疼痛、麻木或其他异常感觉,体检时可发现手套、袜套样分布的感觉障碍。

157. A 甲类传染病包括两种:鼠疫和霍乱。

158. A 金葡菌肺炎与腺病毒肺炎两者病情均重,金葡菌肺炎症状体征出现较早,有明显细菌感染中毒表现;腺病毒肺炎症状重,体征出现较晚。

159. C 轮状病毒性肠炎多发生于秋冬两季,起病急,常伴有发热和上呼吸道感染症状,一般无明显中毒症状。大便次数多,每日超过10次或数十次,呈水样或蛋花汤样,无臭味,易出现脱水和酸中毒。

160. B 轻度缺氧缺血性脑病兴奋症状在24小时内最明显,3天内消失。

161. C 革兰氏阳性球菌,凝固酶试验阳性提示金黄色葡萄球菌感染。

162. E 新生儿坏死性小肠结肠炎(NEC)为一种获得性疾病,由于多种原因引起肠黏膜损害,使之缺血、缺氧,导致小肠、结肠发生弥漫性或局部坏死的一种疾病。病因:①肠道供血不足,如新生儿窒息、肺透明膜病、脐动脉插管、红细胞增多症、低血压、休克等。②饮食因素,如高渗乳汁或高渗药物溶液可损伤肠黏膜,食物中的营养物质有利于细菌生长和碳水化合物发酵产生氢气。③细菌感染,如大肠埃希菌、克雷伯杆菌、铜绿假单胞菌、沙门氏菌、梭状芽孢杆菌等过度繁殖,侵入肠黏膜造成损伤,或引起败血

症及感染中毒性休克加重肠道损伤。选E。

163. D 风湿热是链球菌上呼吸道感染后引起的免疫炎症性疾病,而不是直接蔓延引起。

164. C 肠道内感染多是外来致病菌侵犯肠道所致。

165. A

166. E 每3~4周肌内注射苄星青霉素(长效青霉素)120万单位,预防注射期限至少5年,最好持续至25岁;有风湿性心脏病者,宜进行终身药物预防,对青霉素过敏者可改为红霉素类药物口服,每月口服6~7天,持续时间同前。

167. C T,弓形虫;O,即others,如乙型肝炎病毒、HIV病毒、梅毒螺旋体等;R,风疹病毒;C,巨细胞病毒;H,单纯疱疹病毒。

168. A

169. B TORCH感染是常见的宫内感染,且可引起患儿智力低下。

170. B EBV(EB病毒)又称人类疱疹病毒4型,属于疱疹病毒科R亚型,DNA病毒。

171. D

172. B 治疗白喉常选用青霉素类抗生素,对于青霉素过敏或应用青霉素1周后培养仍阳性者,可改为红霉素。

173. E 肌酸激酶有CK-MB、CK-MM、CK-BB 3种同工酶,其中CK-MB对心肌炎有诊断价值;心肌炎时乳酸脱氢酶(LDH)也可升高,但肝功能受损时,LDH也可升高,故特异性不高;天门冬氨酸氨基转移酶(AST)增高是肝功能受损的指标。

174. B HBsAb是唯一的保护性抗体。

175. D

176. D 流行性感冒大流行是由于流感病毒抗原性变异,变异的形式有两种,即抗原性漂移和抗原性转换。甲型变异有3种类型,大组变异是指血凝素和神经氨酸酶均大变异,也称为抗原性转换,往往引起大流行。亚型变异是指血凝素变异而神经氨酸酶不变或小变,称为抗原性漂移。

177. C 流感病毒属于正黏病毒科,基因组为单链RNA,其结构包括衣壳、包膜及蛋白质。包膜有3种蛋白突起,分别是血凝素、神经氨酸酶和基质蛋白。抗原性漂移引起中小型流行。抗原性转换形成新的亚型。

178. C 狂犬病病毒属于弹状病毒科,病毒基因为单

链 RNA,病毒在狂犬病患者神经细胞内形成特有的胞质内包涵体。传染源不仅是病犬,还有猫、狼等。病毒主要存在于病犬或患者的唾液中。

179. A　**180.** B　**181.** D

二、A3/A4 型题

182. D　该患者无原因的发生出血和血小板减少,因此最大可能的诊断是 ITP。其他除 TTP 有血小板减少外,血小板均正常,而 TTP 常伴有微血管病性溶血性贫血,与题干描述不符。故答案选 D。

183. E　ITP 是由于自身免疫造成的血小板减少,血小板破坏增加,所以实验室检查应该见骨髓巨核细胞增多;由于巨核细胞与血小板有共同的抗原性,所以抗体在破坏血小板的同时,也抑制巨核细胞的成熟,所以导致产板型巨核细胞减少,而幼稚、颗粒型增多,答案为 E。

184. A　由于 ITP 是自身免疫所致,所以首选的治疗是糖皮质激素,疗效不满意时才考虑脾切除或加用免疫抑制剂。而血小板输注只适用于血小板明显减少($<20\times10^9$/L)伴明显出血者。故答案选 A。

185. B　当血小板明显减少而出血重者的治疗常选用静脉注射免疫球蛋白 G、地塞米松或甲泼尼龙及静脉输注浓缩血小板,疗效快而肯定。一般不选用长春新碱,此疗法作用慢,而且不是全部有效。故答案选 B。

186. C　肺炎支原体肺炎多见于年长儿,临床常有发热,热型不定,热程 1～3 周,刺激性咳嗽为突出表现,可有咽痛、胸痛的症状。肺部体征不明显。X 线改变分 4 种:①肺门影加重;②支气管肺炎改变;③间质性肺炎改变;④均一的片状阴影似大叶性肺炎改变。故选 C。

187. C　起病 2 周后,约 2/3 的患者冷凝集试验阳性,滴度逐步升高时,更有诊断价值。目前用于检测肺炎支原体感染的实验诊断方法有肺炎支原体分离培养、冷凝集试验、肺炎支原体特异性抗体检测及 PCR 等。故选 C。

188. D　早期适当抗生素治疗可减轻症状,缩短病程。本病有自限性,多数病例不经治疗可自愈。大环内酯类抗生素,如红霉素,仍是肺炎支原体感染的首选药物。喹诺酮类如左氧氟沙星、加替沙星和莫西沙星等,四环素类也用于肺炎支原体肺炎的治疗。因肺炎支原体无细胞壁,青霉素或头孢菌素等抗生素无效。故选 D。

189. B　根据患儿的临床表现可诊断为风湿性心肌炎。选 B。

190. A　风湿性心肌炎诊断标准中常伴有链球菌感染的证据,抗透明质酸酶是曾经感染链球菌的证据。选 A。

191. C　风湿性心肌炎患儿治疗首选药物是糖皮质激素。选 C。

192. D　先天性心脏病拍胸片主要是了解心外形、位置及肺血情况。故选 D。

193. D　除心脏彩超外,心导管检查是先天性心脏病明确诊断的重要检查方法之一。

194. E　根据口唇黏膜发绀,轻度杵状指趾和特征性心脏杂音,本患儿考虑为法洛四联症。法洛四联症可合并脑血栓,若为细菌性栓子,则形成脑脓肿。本患儿呼吸道感染 2 周后出现神经系统症状,同时外周血象提示细菌感染存在,故考虑合并脑脓肿。选 E。

195. E　将患儿的并发症治愈后,应进一步治疗心脏疾病。选 E。

196. C　患儿存在中枢神经系统感染,应首先进行脑脊液检查。选 C。

197. D　**198.** E　**199.** A

第七章　消化系统疾病

一、A1/A2 型题

1. D　慢性胃炎常表现为上腹痛或不适、上腹胀、早

饱、嗳气、恶心等消化不良症状。有无这些症状及其严重程度与慢性胃炎的内镜所见和组织病理学改变并无肯定的相关性。自身免疫性胃炎患

者还可伴有贫血表现。

2. D

3. C　Barrett 食管是食管远端黏膜的鳞状上皮被化生的腺上皮所替代。这种化生的腺上皮可呈异型增生,进而可形成腺癌,癌变率可达 10%。一般认为 Barrett 食管发生腺癌的危险性与其病灶的大小有关,2 cm 以上的 Barrett 黏膜癌变的发生率较对照人群高 30～40 倍。需定期复查。

4. D　慢性胃炎的确诊主要依赖内镜检查和胃黏膜活检组织学检查。其他检查手段有胃液分析、血清促胃液素(胃泌素)检查、自身抗体以及血清维生素 B$_{12}$ 浓度和维生素 B$_{12}$ 吸收试验。幽门螺杆菌有助于病因检查。故选 D。

5. A　6. C

7. C　慢性浅表性胃炎腺体不会消失。

8. D　幽门螺杆菌感染是慢性胃炎最常见的原因。

9. A

10. B　急性胃炎的常见病因有:①应激。如手术、精神紧张、严重创伤等,可引起胃黏膜微循环障碍,屏障功能受损。②非甾体抗炎药,如阿司匹林。③酒精。④创伤和物理因素,如剧烈恶心或呕吐、放置鼻胃管等可致胃黏膜糜烂甚至溃疡。⑤十二指肠-胃反流。其中的胆汁酸等物质可以损伤胃黏膜上皮细胞,引起糜烂、出血。⑥胃黏膜血液循环障碍。

11. A　A 型胃炎为胃体胃炎,壁细胞萎缩,胃酸绝对缺乏。

12. E　行急诊胃镜检查,一般应在大出血后 24～48 h 内进行,可见以多发性糜烂,出血灶和黏膜水肿为特征的急性胃黏膜损害。

13. C　一般认为应激状态下胃黏膜微循环不能正常运行而造成黏膜缺血、缺氧是发病的重要环节。

14. E　肠内营养时输入速度过快及溶液浓度过高时,肠黏膜不能吸收完全,导致肠内渗透压升高,产生腹胀、腹泻。长期应用引起肠炎、肠道细菌移位等,但一般不引起胃炎。

15. C　急性胃炎不是急性胆囊炎的并发症,其余皆是。急性胆囊炎最严重的并发症是坏疽穿孔致胆汁性腹膜炎,较少见,但病死率高。

16. D

17. B　胃食管反流病可发生咳嗽、哮喘及咽喉炎等消化道外症状,少部分患者甚至以咳嗽、哮喘为首发或主要表现。这些消化道外症状与反流物刺激食管黏膜致炎症和痉挛有关。

18. A　胃液细胞学检查:用显微镜观察胃液沉淀物中有无癌细胞。胃灌洗液沉淀法查癌细胞,可提高阳性率,早发现、早诊断是提高胃癌疗效的关键。对于 40 岁以上,以往无胃病史而近期出现上腹部不适者,长期溃疡病史,而近期疼痛规律出现变化者,患有胃酸缺乏、胃溃疡、胃息肉、萎缩性胃炎者;胃液中胃酸缺乏或减少,大便隐血持续阳性者,应做 X 线钡餐、纤维胃镜或胃液细胞学检查,必要时定期复查。

19. D　幽门螺杆菌呈弧形、S 形或海鸥状,有鞭毛,革兰氏染色阴性。微需氧,营养要求高。幽门螺杆菌尿素酶丰富,是鉴定的主要依据。幽门螺杆菌与人类慢性胃炎、消化性溃疡及胃癌等有着密切的关系。

20. E　胃食管反流病的临床表现。胃食管反流病的临床表现多样,包括反流物刺激食管引起的表现和食管以外的刺激表现,选项中只有胸痛是属于反流物刺激食管引起的表现,而其余 4 个选项均为食管以外刺激症状。属于食管以外刺激症状的还有咽喉炎等。

21. A　胃食管反流病是指胃十二指肠内容物反流入食管引起的一系列症状。其中胸痛是该病的非典型症状,是由反流物刺激食管痉挛所致。疼痛可发生在胸骨后,可为剧烈刺痛,可放射到后背、胸部、肩部、颈部、耳后等部位,有时酷似心绞痛。故答案 A 是错误的。

22. E　夜间胃酸分泌过多是十二指肠溃疡的发病机制。

23. B　本题考点是胃食管反流病的临床表现。烧心是胃食管反流病的最常见症状,常在餐后 1 小时出现,而不是半小时出现,其余均是正确的。

24. E　急性胃炎可引起明显的恶心、呕吐,同时有上腹痛或不适,呕吐后腹痛可缓解。如同时有腹泻则称为急性胃肠炎。急性糜烂出血性胃炎患者多以突然发生呕血和(或)黑便的上消化道出血症状而就诊。黄疸与本病无明确相关。

25. A　慢性萎缩性胃体炎主要由自身免疫反应引起,约 90% 患者可检出抗壁细胞抗体,75% 患者有抗内因子抗体存在,发病与遗传有关。由于影响到维生素 B_{12} 的吸收,易发生恶性贫血。

26. E 慢性浅表性胃炎不引起恶性贫血,其余几项均是其特点。

27. B HP 感染致慢性胃炎的机制是 HP 分泌毒素引起炎症,多种毒素渗入黏膜致中性粒细胞浸润,导致黏膜屏障破坏,氢离子逆向弥散,引起散在的胃黏膜糜烂。

28. D 溃疡的黏膜缺损超过黏膜肌层,不同于糜烂。

29. A 缺铁性贫血的病因包括:摄入不足、需要量增加、慢性失血和吸收不良。以慢性失血最常见。

30. D 小儿腹泻病或称腹泻病,是一组由多病原、多因素引起的以大便次数增多和大便性状改变为特点的儿科常见病。

31. C 鼻窦炎、牙周疾病等分泌物容易被吸入而致病。

32. C 根据患儿的主要症状可以排除 A、B 选项,外周血白细胞增高可排除结核及病毒性脑膜炎。故选 C

33. A 胃食管反流的检查方法很多,其中 24 小时 pH 检测是最可靠的方法,能检测到有无反流、反流次数、反流最长时间、反流与症状的关系等,因而能区分生理性与病理性反流。

34. C 儿童胃食管反流病需药物治疗,首选制酸剂,其次是胃肠促动剂。制酸剂又以质子泵抑制剂为首选,如奥美拉唑,对儿童安全、疗效好。疗程 4～8 周。

35. C 小儿胃食管反流较常见,但绝大多数为生理性反流,大部分在生后 12～18 个月内呕吐症状消失,如无适当治疗,可发展为胃食管反流病。

36. B 根据患者的主要症状容易排除 A、C、D,患儿腹痛,且在进食时或进食前后出现,加上体征,为慢性胃炎的典型表现,可排除 E。

37. E 补液时未补充钙离子易引起抽搐。

38. E 腹泻病儿童易发生低钾血症而需补钾。其静脉补钾原则为:见尿补钾,补钾量按 3～4 mmol/kg(0.3～0.4 g/kg),钾溶液浓度为不超过 0.3%,补钾速度应不少于 8 h,补钾要维持 4～6 天。

39. D HP 具有传染性,其父检测出,患儿也应做

HP 的检测,纤维胃镜为诊断胃病最直接的辅助检查。

40. B

41. C 该患儿以腹痛为主要表现,腹痛特点为:反复发作、发作突然、消失迅速、部位不定、发作间歇正常、腹部无固定压痛点。因此,器质性病变引起的可能性较小,应考虑腹型癫痫。

42. E **43.** E **44.** B

45. C ST 段鱼钩样压低为地高辛中毒的表现。

46. C

47. B 患儿有明显的药物服用史,加之消化道症状,可诊断为药物性胃炎,故选 B。

48. E 婴儿,高热,有颅高压症状(呕吐、两眼凝视、前囟隆起)、面色青灰提示感染重,血象提示细菌感染,故诊断为化脓性脑膜炎。

49. E 根据患儿疱疹的主要部位、表现,可判断为单纯疱疹。

50. C 根据症状和体征,考虑小儿腹泻病。应检查粪常规、血气分析和血电解质。根据粪常规有无白细胞可将腹泻分为侵袭性细菌以外的病原感染和侵袭性炎症病变两组;根据测定血生化可了解有无低钠、低钾、低钙等电解质紊乱;血气分析有助于判断有无酸碱平衡失调。

51. D 根据典型症状、体征即可诊断,无须找到真菌和孢子。

52. B 新生儿坏死性小肠结肠炎以腹胀、呕吐、腹泻、血便为主要临床表现,其病理以小肠和结肠坏死为特征,相应 X 线平片以动力性肠梗阻、肠壁积气和门静脉积气为特征。

53. E 低渗乳汁并非引起坏死性小肠炎的主要因素。

54. D 腹泻病的治疗不宜早期使用止泻剂。

55. E 患儿因吐泻丢失和摄入不足而使体内钙、镁减少。但在脱水、酸中毒时由于血液浓缩及离子钙增加,可不出现低钙症状。当脱水、酸中毒纠正后,血钙被稀释及离子钙减少,易出现惊厥。所以该患儿首先考虑低血钙。

56. A 应尽快对症处理。

57. D 低钾血症时主要表现为神经肌肉兴奋性降低,如骨骼肌无力,出现腱反射迟钝或消失。平滑肌受累出现腹胀、肠鸣音减弱。心肌受损时出现心音低钝,心电图显示 ST 段降低、T 波平,但

不会 T 波高尖。

58. E　婴儿月龄越小,越容易吐奶。因为婴儿的构造同成人相比,更容易呕吐。大人的胃呈曲线形,而婴儿的胃是直条状,而且胃入口处的肌肉不紧绷,进入胃里的食物容易倒流出来。溢奶是指婴儿(尤其是新生儿)喂奶后非强烈、无压力、非喷射性地从口边溢出奶液。每天溢乳 1 次或多次,每次溢出的奶量较少,故不影响婴儿的生长发育。引起溢乳的原因主要是新生儿胃的位置呈水平位,胃容量小,摄入奶液后易使胃扩张,同时吸入空气也较多。

59. B　自从 1983 年澳大利亚学者 Warren 和 Marshall 首次从慢性胃炎患者的胃黏液中分离出 HP 以来,大量的研究表明,HP 与慢性胃炎密切相关。在儿童中原发性胃炎,HP 感染率高达 40%,慢性活动性胃炎高达 90% 以上,而正常胃黏膜几乎很难检出 HP。因此 HP 是慢性胃炎的一个重要病因。

60. E　小儿腹泻病为多因素、多病原引起的、以大便次数增加和大便性状改变为主要表现的综合征。

61. A　新生儿期以继发性溃疡为主,但也可发生原发性溃疡。

62. E　幽门螺杆菌在人群中的感染率较高,因其与胃癌的关系尚未完全清楚和治疗成本等,不主张对所有 HP 感染者给予治疗。目前主张的适应证为:胃癌、MALT 淋巴瘤、消化性溃疡伴 HP 感染。慢性胃炎伴 HP 感染是否治疗意见不统一,但若反复发作则宜治疗。

63. A

64. B　消化性溃疡的维持治疗:对症状严重、反复发作、有并发症或高危因素的病儿,主张给予 H_2 受体拮抗剂维持治疗 1～2 年。

65. C　66. C

67. A　急性肠套叠的治疗首选空气灌肠。但若有下列情况则为空气灌肠的禁忌证,需手术治疗:①病程超过 48 小时;②全身情况差;③3 个月以下的婴儿;④高度腹胀;⑤小肠型肠套叠;⑥多次复发疑有器质性病变者。

68. D　引起胃食管反流的原因为抗反流屏障功能低下,食管廓清能力降低,胃、十二指肠功能失常和食管下段括约肌松弛,现认为频发短暂的

LES 松弛是其主要发病机制。食管下段括约肌松弛障碍与胃食管反流无关

69. A

70. C　溃疡性结肠炎的病理特点为:以直肠开始,向近端发展,回肠受累较少;炎症呈延续性;炎症较浅表,一般累及黏膜层及黏膜下层;肛周病变及瘘管较少。Crohn 病特点为:回肠开始,向远端发展,回肠最常受累,直肠受累极少;炎症呈节段性;透壁性炎症,肠壁全层受累;肛周病变及瘘管多见。

71. B　该患儿突发剧烈腹痛、伴腹部压痛及肌紧张,应考虑急性腹膜炎;结合患儿平素有空腹痛,年长儿,提示十二指肠溃疡可能,故考虑溃疡穿孔。虽然右下腹压痛,但因无发热等中毒症状,腹痛突发而剧烈,不支持阑尾炎穿孔的诊断;蛔虫性肠梗阻、绞窄性肠梗阻、急性坏死性胰腺炎均不考虑。

72. E　致病性大肠杆菌肠炎好发于夏天,大便每日 10 余次,量中,蛋花汤样,常有少量黏液,粪常规有少量白细胞,与轮状病毒性肠炎好发于秋冬季、蛋花汤大便、不含黏液、粪常规无白细胞不同。

73. A　婴儿腹泻时不应禁食。

74. C　小儿幽门括约肌发育不成熟。

75. A　钡剂灌肠常因小儿不合作,造成操作时间延长,受 X 线辐射影响小儿生长发育。故本题选 A。

76. D　低钾血症临床表现为四肢肌肉软弱无力,腱反射减弱或消失;呼吸肌受累则出现呼吸困难,吞咽困难,精神萎靡,表情淡漠,心音低钝,心律失常,可致低血压;腹胀、食欲缺乏。

77. B　78. C

79. E　等渗性脱水:水和电解质成比例丢失,临床表现为一般脱水症状。低渗性脱水:电解质的丢失多于水的丢失,血清钠<130 mmol/L,除有一般脱水体征外,易出现外周循环衰竭,表现为皮肤发花,四肢厥冷、血压下降、尿少或无尿等休克症状。高渗性脱水:水的丢失多于电解质的丢失,血清钠>150 mmol/L,脱水症状不如等渗性脱水明显。血钠增高后刺激中枢而出现明显口渴、高热、烦躁不安,皮肤黏膜干燥,肌张力增高,甚至出现惊厥。

80. A   学龄期小儿消化性溃疡以原发性十二指肠球部溃疡多见,主要表现为反复发作脐周及上腹部发作性胀痛,烧灼感。饥饿时或夜间多发,可持续数分钟至数小时。

81. E   消化性溃疡的直接征象为龛影。间接征象包括溃疡对侧切迹,十二指肠球部痉挛,畸形,易激惹,幽门部痉挛,胃潴留较多,胃蠕动增强。故本题选E。

82. D   龛影为消化性溃疡的直接征象。

83. A   溃疡性结肠炎主要症状是腹泻、黏液血便、腹痛、肠外表现等。故本题选A。

84. E   奥美拉唑能选择性地作用于胃黏膜壁细胞,抑制处于胃壁细胞顶端膜构成的分泌性微管和胞质内的管状泡上的 H^+-K^+-ATP 酶的活性,从而有效地抑制胃酸的分泌,起效迅速,适用于胃及十二指肠溃疡、反流性食管炎和胃泌素瘤。由于 H^+-K^+-ATP 酶是壁细胞泌酸的最后一个过程,故本品抑酸能力强大,可强而持久的抑制基础胃酸及食物、五肽胃酸泌素所致的胃酸分泌。临床多治疗选择奥美拉唑治疗难治性溃疡。

85. B

86. A   多潘立酮用药禁忌指出1岁以下儿童由于其血脑脊液屏障发育不完善,故不能排除对1岁以下婴儿产生中枢不良反应的可能性。

87. B   正常情况下当吞咽时,LES即松弛,食物得以进入胃内。一过性LES松弛(TLESR)与吞咽时引起的LES松弛不同,它无现行的吞咽动作和食管蠕动的刺激,松弛时间更长,LES压的下降速率更快、LES的最低压力更低。正常人虽也有TLESR,但较少,而胃食管反流病患者TLESR较频繁。目前认为TLESR是引起胃食管反流的主要原因。

88. C   89. B

90. C   病毒性肠炎又称病毒性腹泻,是一组由多种病毒引起的急性肠道传染病。临床特点为起病急、恶心、呕吐、腹痛、腹泻,排水样便或稀便,也可有发热及全身不适待症状,病程短,病死率低。其中较为重要的、临床常见的是轮状病毒。

91. B   产毒性大肠杆菌肠炎的发病机制是刺激细胞环磷酸腺苷(cAMP)增多,引起小肠持续过度分泌而腹泻。

92. B   93. A   94. D   95. A

96. C   肠套叠我国发病率较高,占婴儿肠梗阻首位。

97. D   肠套叠常见于婴儿,2岁以后随着年龄的增长,发病率减少。肠套叠一年四季均可发病,以春末夏初发病率高,以肥胖儿多见,好发于回盲部。三大典型症状是腹痛、血便、腹部肿块,可在套叠部近端扪及肿块。男女比例为4:1。

98. E   消化性溃疡手术治疗指征包括失血量大、药物治疗无效、合并穿孔、幽门梗阻、复发较频的难治性溃疡、药物治疗效果不佳者。

99. B   年长儿原发性十二指肠球部溃疡多见,主要表现为反复发作脐周及上腹部发作性胀痛,烧灼感。饥饿时或夜间多发,可持续数分钟至数小时。严重时可有呕吐、贫血。

100. A   小儿消化性溃疡主要表现为反复发作脐周及上腹部发作性胀痛,烧灼感。饥饿时或夜间多发,可持续数分钟至数小时。严重时可有呕吐、贫血。

二、A3/A4 型题

101. A   患儿服用阿司匹林,且有消化道症状,应行胃镜检查,明确诊断。

102. D   应暂禁饮食。

103. A   患儿有药物服用史,故可诊断为药物性胃炎。

104. C   患儿双耳垂下肿痛,双侧腮腺肿大,应询问患儿是否患过流行性腮腺炎。

105. C   患儿有喷射状呕吐,应行脑脊液检查。

106. D   根据症状、体征可诊断为腮腺炎合并脑膜脑炎。

107. D   根据症状、体征不难诊断为肠套叠。

108. B   腹部平片为最直观的辅助检查。

109. E   肠套叠需尽快复位。

110. A   111. D   112. D   113. D

三、X 型题

114. ABCD   医学上,一段肠管套入邻近的肠腔内称为肠套叠。急性肠套叠多发生在4～10个月儿童,慢性肠套叠多发生于较大儿童和成人。小儿肠套叠多与肠功能紊乱有关,上呼吸道感染有可能累及回盲部，增加该病发生的机会。当遇有幼儿哭闹、呕吐，伴有果酱色大便时应高度怀疑肠套叠的可能。早期行水压灌肠既有诊断意义，又有治疗效果。当水压灌肠无效时不可强行加大水压，以免引起肠破裂，造成腹腔污染。超过48 h或有腹膜刺激症状时均提示有肠绞窄的可能，都应行手术治疗。较大儿童肠套叠往往与肠息肉及肠道其他器质性病变有关，且病情可有起伏，一经诊断，多以手术治疗为主。

115. ABCE　胃食管反流病是指胃十二指肠内容物反流入食管引起临床症状及食管炎的一种疾病。临床的主要表现是反酸、烧心或疼痛、咽下困难，但一般不会出现上腹部包块。

116. ACDE　腹部平片检查可以判断大肠及小肠有无扭转、梗阻以及有无气体或积液等。消化性

溃疡行腹部平片无意义。

117. BCDE　小儿腹泻补液应遵循先快后慢、先浓后淡、先盐后糖、见尿补钾的原则。要定量、定性、定时。第1天定量包括补充累积损失量、继续丢失量和生理需要量。定性即输液的种类，低渗性脱水给予2/3张含钠液，等渗性脱水给予1/2张含钠液、高渗性脱水给予1/3张含钠液，扩容用2∶1等张含钠液。对判断脱水性质有困难时，可按等渗性脱水处理。应在8~12 h补充累积损失部分，继续丢失量和生理需要量于12~16 h滴完。

118. BCDE　小儿急性腹泻病的治疗是综合治疗，应包括饮食疗法、液体疗法、对症处理，如有感染控制感染，而不需要洗胃。

119. AD

第八章　呼吸系统疾病

一、A1/A2 型题

1. B　腺病毒肺炎为腺病毒所致。主要病理改变为支气管和肺泡间质炎。本病多见于6月~12岁，起病急，表现稽留高热，萎靡嗜睡，面色苍白，咳嗽较剧烈，频咳或阵咳，可出现喘憋、呼吸困难、发绀等。肺部体征出现较晚，发热4~5日后始闻湿啰音，病变融合后有肺实变体征。X线特点为"四多三少两一致"，即肺纹理多、肺气肿多、大病灶多、融合病灶多；圆形病灶少、肺大泡少、胸腔积液少；X线与临床表现一致。以后易见心力衰竭、惊厥等并发症。

2. A　肺炎链球菌肺炎即大叶性肺炎常呈铁锈色样痰。

3. C　夜间及凌晨发作和加重是哮喘的特征之一，其余选项均无此特征。

4. B

5. D　首先要解除持续状态，应静脉应用糖皮质激素。

6. B　目前普遍认为气道炎症是导致气道高反应性的重要机制之一。当气道受到变应原或其他刺激

后，由于多种炎症细胞、炎症介质和细胞因子的参与，气道上皮的损害和上皮下神经末梢的裸露等而导致气道高反应性。

7. A　吗啡对呼吸中枢有抑制作用，治疗量的吗啡可使呼吸频率减慢，每分呼气量和潮气量减少，并且吗啡还可促进释放组胺类活性物质，使气道痉挛加重。

8. D　多发空洞为金葡菌肺炎的典型X线表现，其余选项为支原体肺炎的X线表现。

9. D　①氨茶碱能松弛支气管平滑肌，用于治疗支气管哮喘和哮喘持续状态。②肾上腺素激动β受体舒张支气管平滑肌，激动α受体收缩支气管黏膜血管，减轻水肿，可用于缓解支气管哮喘。③特布他林为短效β2受体激动剂，可用于支气管痉挛的急性发作治疗。④异丙肾上腺素选择性作用于β受体，对β1和β2受体无选择性，平喘作用强大，但不良反应多。⑤色甘酸钠主要用于支气管哮喘的预防性治疗，能防止变态反应或运动引起的速发和迟发性哮喘反应，故选D。

10. D　急性肺水肿是肺脏内血管与组织之间液体交换功能紊乱所致的肺含水量增加。本病可严

重影响呼吸功能,是临床上较常见的急性呼吸衰竭的病因。主要临床表现为极度呼吸困难、端坐呼吸、发绀、大汗淋漓、阵发性咳嗽伴大量白色或粉红色泡沫痰,双肺布满对称性湿啰音,X线胸片可见两肺蝶形片状模糊阴影,晚期可出现休克甚至死亡。

11. B　吸气性呼吸困难多由于喉、气管、大支气管的炎症水肿、肿瘤或异物等引起狭窄或梗阻所致。其特点是吸气显著困难,高度狭窄时呼吸肌极度紧张,胸骨上窝、锁骨上窝、肋间隙在吸气时明显下陷(称为"三凹征"),可伴有干咳及高调的吸气性哮鸣音。故选B。

12. B　肺炎链球菌并不产生真正的外毒素,荚膜多糖抗原也不会引起组织坏死。消散期白细胞大量破坏,产生蛋白溶解酶,使渗出物中的纤维素被溶解,因而愈后通常不会遗留肺损伤及纤维瘢痕。故选B。

13. C　大叶性肺炎实变期患者,早期肺部体征无明显异常,仅有胸廓呼吸运动幅度变小,轻度叩浊,呼吸音减低和胸膜摩擦音。并且实变时有典型体征,如叩浊、语颤增强和支气管呼吸音。消散期可闻及湿啰音。而气管向健侧移位多见于气胸,大量胸腔积液等。故选C。

14. A　肺炎链球菌肺炎的典型病理变化分4期:充血水肿期、红色肝样变期、灰色肝样变期和溶解消散期。消散期渗出物被溶解吸收或咳出,病变消散后肺组织的结构和功能大多恢复正常。余均有一定的改变。故选A。

15. B　金黄色葡萄球菌肺炎随病情发展,易并发肺大疱、脓气胸。

16. B　呼吸衰竭发病机制:①肺通气不足。肺泡通气量减少会引起缺氧和CO_2潴留。是Ⅱ型呼衰的机制。②弥散障碍。因二氧化碳弥散能力为氧的20倍,故弥散障碍时,通常以低氧血症为主。是Ⅰ型呼衰的发病机制。③通气/血流比例失调。正常成人每分钟肺泡通气量约为4L,肺毛细血管血流量约5L,通气/血流比值约为0.8。一方面当肺毛细血管损害而通气正常时,则通气/血流比值增大,结果导致生理无效腔增加,即为无效腔效应;另一方面当肺泡通气量减少(如肺不张、肺水肿、肺炎实变等)肺血流量正常时,则通气/血流比值降低,使肺动脉的混合静脉血

未经充分氧合而进入肺静脉,形成肺动—静脉样分流或功能性分流,若分流量超过30%,吸氧并不能明显提高PaO_2。无论通气/血流比值增高或降低,均影响肺的有效气体交换,可导致缺氧,而无二氧化碳潴留。是Ⅰ型呼衰发病的主要机制。④氧耗量增加。发热、寒战、呼吸困难和抽搐均增加氧耗量而使机体缺氧加重。

17. E　腺苷脱氨酶(ADA)是人体嘌呤核苷分解代谢过程中起关键作用的酶,它在组织中的分布具有多态性。淋巴细胞和肺组织中均有丰富的ADA,在淋巴细胞中活性最高。当发生结核性胸膜炎时,宿主通过细胞免疫抵抗结核病。ADA在淋巴细胞的分化和单核细胞成熟为巨噬细胞的过程中起一定的作用,因淋巴细胞明显增多,故ADA在胸腔积液中的含量明显增多。而癌性胸腔积液时,T细胞增殖抑制,ADA活性一般降低。测定胸腔积液中ADA活性可作为鉴别结核性与恶性胸腔积液的标志,特异性及敏感性均很高,明显优于其他检查方法。所以本题选E。

18. C　金葡菌肺炎一般多见于<6个月龄的婴幼儿,感染中毒症状重,WBC升高,X线示肺浸润,肺大疱,脓肿影,该患儿与此不符。呼吸道合胞病毒肺炎多发于冬、春季,2~6个月龄的婴幼儿多见,约2/3有发热,喘憋严重,满肺哮鸣音,X线示肺纹理粗,可见肺气肿表现。该患儿表现以咳嗽为主,X线亦不支持。腺病毒肺炎多发于6个月~2岁的婴幼儿,呈稽留高热,感染中毒症状重,咳嗽较剧,易并发多系统损害。X线示肺实变影,可有胸膜炎、胸腔积液,体征不明显时即可有X线表现,该患儿与此表现相似。肺炎支原体肺炎多发于冬初,热型不定,热程长,咳嗽严重;体征不明显,可有其他系统症状;X线示肺门影增浓,均一实变影,该患儿与此不符。肺炎链球菌肺炎多发于>2岁小儿,X线示大叶实变影,WBC升高,核左移。患儿与此不符。故选C。

19. B　支气管炎以咳嗽为主要表现,一般无发热或仅低热,肺部呼吸音粗或有干啰音;支气管肺炎病理为肺泡毛细血管充血,肺泡内水肿和渗出,故以发热、咳嗽、肺部中小水泡音为主要表现;毛细支气管炎仅发生于2岁以下小儿,多数在6个

月以内,以喘憋、三凹征和喘鸣音为主要临床特
点,喘憋缓解期亦可闻及中、细湿啰音,一般由病
毒感染引起,不引起白细胞升高;上呼吸道感染
无肺部体征;支气管哮喘一般表现为反复发作的
喘息、呼吸困难,发作时双肺呼气相哮鸣音,应用
平喘药或可自行缓解,血中嗜酸性粒细胞增高。
故选 B。

20. A　疱疹性咽峡炎属于急性上呼吸道感染的两
种特殊类型之一,病原体为柯萨奇 A 组病毒。
好发于夏、秋季。起病急骤,临床表现为高热、咽
痛、流涎、厌食、呕吐等。体检可发现咽部充血,
在咽腭弓、软腭、悬雍垂的黏膜上可见数个至十
余个 2~4 mm 大小灰白色的疱疹,周围有红晕,
1~2 日后破溃形成小溃疡,疱疹也可发生于口
腔的其他部位。病程为 1 周左右。故选 A。

21. E　肺炎支原体肺炎特点:①多见于学龄期(>5
岁)儿童及青年。②发热,可持续1~3 周,可伴
有咽痛和肌肉酸痛。③以刺激性干咳为突出表
现,常有黏稠痰液,偶带血丝,少数病例可类似百
日咳样阵咳,可持续1~4 周。④肺部体征常不
明显,甚至全无。少数可听到散在干、湿啰音,但
多很快消失,故体征与剧咳及发热等临床表现
不一致,为本病特点之一。⑤肺部 X 线改变是
本病的重要诊断依据:支气管肺炎、间质性肺
炎、均匀一致的片状阴影似大叶性肺炎改变、肺
门阴影增浓。⑥部分患儿可出现有溶血性贫血、
脑膜炎、心肌炎、肾炎、吉兰-巴雷综合征等肺外
表现。⑦血冷凝集试验为 1:32 有很大参考价
值。该患儿最可能的诊断是肺炎支原体肺炎,故
治疗首选大环内酯类抗生素,如红霉素、阿奇霉
素等。

22. D　具有臭味甚至奇臭无比,是厌氧菌感染分泌
物的特点。涂片革兰氏染色并不能区别需氧菌
与厌氧菌。

23. A　本题属定义理解判断题,为中等难度。考查
考生对支气管哮喘的有关基本概念的理解。
①哮喘和 COPD 都可有气流受限。是否有气流
受限取决于各种细胞的生物特性,如嗜酸性粒
细胞、肥大细胞的免疫反应可呈现典型的变态
反应过程,故气流受限是完全可逆的。而参与哮
喘气道慢性炎症的主要细胞是嗜酸性粒细胞、
肥大细胞等多种细胞及细胞组分,因而哮喘所

致气流受限是可逆的。参与 COPD 炎症反应的
主要炎症细胞有中性粒细胞、巨噬细胞。中性粒
细胞、巨噬细胞主要是通过释放中性粒细胞蛋
白酶,包括弹性蛋白酶、组织蛋白酶 G、基质蛋白
酶等,引起慢性黏液高分泌状态并破坏肺实质,
其特征是不可逆的。故 A 为正确答案。②为了
合理的防治支气管哮喘,世界各国的哮喘防治
专家共同起草,并不断更新了 GINA,GINA 也
已经成为防治哮喘的重要指南,B、C、D、E 均
符合指南内容,故可排除。

24. C　此题是理解题。考查考生对不引起感染中
毒性休克肺炎的理解情况。肺炎重度感染常可
发生休克,但肺炎支原体肺炎一般均不重,肺炎
支原体的致病性不是因其毒性太大,而是可能
与患者对病原体或其代谢产物的过敏反应有
关.所以肺炎支原体肺炎不会发生感染中毒性
休克。

25. D

26. D　支气管哮喘的典型特点为呼气性呼吸困难,
其余选项均常表现为吸气性呼吸困难。

27. A　典型的支气管哮喘可出现反复发作的胸闷、
气喘及呼吸困难、咳嗽等症状。在发作前常有鼻
塞、打喷嚏、眼痒等先兆症状,发作严重者可短时
间内出现严重呼吸困难、低氧血症。有时咳嗽为
唯一症状(咳嗽变异型哮喘)。A 项正确。

28. C　如果在正常肺泡呼吸音部位听到支气管呼
吸音(正常听到此音部位:胸骨柄、喉部、胸骨上
窝),则为异常的支气管呼吸音,或称管样呼吸
音。常见于以下疾病:①肺组织实变,如大叶性
肺炎;②肺内大空腔,如肺脓肿或空洞型肺结核;
③压迫性肺不张。

29. D　血钾浓度超过 6.5 mmol/L 时应选择血液净
化疗法。

30. E　细菌性肝脓肿不会出现反应性胸膜炎及胸
腔积液。

31. A　空肠弯曲菌引起的主要疾病是婴幼儿急性
胃肠炎,临床表现为痉挛性腹痛、腹泻、血便或果
酱样便。

32. D　支气管哮喘是由于细支气管狭窄引起的阵
发性呼吸困难,肺暂时性处于过度充气状态,吸
气时气道阻力小,呼气时气道阻力增大。

33. A　B、C、D、E 选项均为支气管哮喘的特点。

支气管哮喘患者的气道反应性增高,但并不是所有气道反应性增高的疾病都是支气管哮喘,例如 COPD。

34. B　肺炎链球菌肺炎的治疗首选青霉素 G。轻症患者每日用量为 240 万单位,分 3 次肌内注射。病情稍重者,每日剂量240 万～480 万单位,分次静脉滴注,每 6～8 小时 1 次,滴注时每次用量尽可能在 1 小时内滴完,以维持有效血浓度。重症及并发脑膜炎者,每日可增至 1 000 万～3 000 万单位,分 4 次静脉滴注。对青霉素过敏者,或感染耐青霉素菌株者,可用氟喹诺酮类、头孢噻肟或头孢曲松等药物,多重耐药菌感染者可用万古霉素、替考拉宁等。

35. C

36. A　肺血栓栓塞症的体征主要有:①呼吸系统体征,如呼吸急促(最常见)、发绀、肺部哮鸣音、胸腔积液等;②循环系统体征,如心动过速、血压变化、颈静脉充盈或搏动、P_2亢进或分裂、三尖瓣区收缩期杂音;③发热等。

37. A　胸腔积液压迫肺组织,引起心悸,呼吸困难。可穿刺抽液减压,配合使用利尿剂、糖皮质激素、氨茶碱等,不能应用强效镇静剂。

38. B

39. C　支气管哮喘发作时患者可出现严重的呼气性呼吸困难,被迫采取坐位或端坐位,呼吸辅助肌参与呼吸,严重者大汗淋漓伴发绀。呼吸动度变小,呈吸气位。由于多数并发肺气肿,所以语音震颤减弱。两肺可闻干啰音及哮鸣音等症状。

40. D　胸膜炎引起呼吸困难,是由于胸膜炎所产生的积液可对肺部产生压迫症状,因此患者的呼吸困难并不是突然出现的。而其余选项均可突然出现呼吸困难。

41. D　常见的血性胸腔积液一般由肿瘤引起,其他病变破坏血管也可引起,确诊则需对胸水进行全面检查。

42. D

43. C　大气道狭窄时容易出现吸气性呼吸困难,易出现三凹症。

44. E　肺炎链球菌为大叶性肺炎,可继发胸膜炎、脓胸。

45. E　慢性阻塞性肺气肿的病因极为复杂,一般认为是多种因素协同作用形成的。慢性支气管炎的感染、吸烟、大气污染、职业性粉尘和有害气体的长期吸入、过敏、蛋白酶-抗蛋白酶的失衡、呼吸道防御能力降低等因素均可引起慢性阻塞性肺气肿。其中以慢性支气管炎并发阻塞性肺气肿最常见。

46. E　慢性肺源性心脏病大多由支气管、肺疾病引起,以慢支并发阻塞性肺气肿最为多见,占 80%～90%,其次为支气管哮喘、支气管扩张、重症肺结核、尘肺等。

47. D　近年认为,哮喘是一种慢性非特异性气道炎症,有气道高反应性,遗传因素有重要作用。

48. E　支气管哮喘是多种炎症细胞参与的气管慢性炎症,以气道高反应为特征。外源性支气管哮喘浆细胞产生使人体致敏的抗体是 IgE。

49. A　肾上腺糖皮质激素具有提高 β 受体拟肾上腺素类物的效应及活化腺苷环化酶和抑制磷酸二酯酶活性的作用,能阻止白三烯等生物活性物质的生成及释放和抑制免疫反应。目前,激素是预防和抑制哮喘者气道炎症反应及降低气道对各种刺激因子高反应性的最有效药物。

50. E　哮喘发作期主要体征为:呼吸幅度减低,叩诊过清音,两肺满布哮鸣音;合并感染者可闻及湿啰音;可有发绀。轻症哮喘可以逐渐自行缓解,缓解期无任何症状和异常体征。哮喘严重发作持续在 24 h 以上者称为哮喘持续状态。

51. E　支气管-肺组织感染和阻塞为支气管扩张症的主要发病因素。

52. D　肺炎支原体肺炎的治疗首选大环内酯类抗生素,药物疗程一般为 2 周。

53. D　肺炎支原体肺炎是肺炎支原体引起的呼吸道和肺部感染,病原体由咳嗽时的飞沫经呼吸道吸入感染。治疗本病首选大环内酯类抗生素。

54. E　胸水细胞学与细菌学检查可明确胸腔积液性质。

55. C　癌性胸腔积液诊断的金标准是找到癌细胞。

56. E　胸腔积液产生的原因有毛细血管内静水压增高,胸腔负压增加,毛细血管渗透压增加,胸内淋巴引流障碍。

57. C　支气管哮喘发作时可并发肺部感染、气胸、肺不张等。突发胸痛,气急,呼吸困难,应考虑并发气胸。

58. C　氨茶碱在支气管哮喘与心源性哮喘中均可

应用,并有较好疗效。

59. E 咳粉红色泡沫痰是心源性哮喘的表现。

60. D 肋骨骨折,若皮下形成气肿,说明肺部或气管有损伤,将肺通气的气体漏出,在皮下形成气肿。

61. D 典型的症状和体征,同学中有数人发病,可诊断为流行性感冒。

62. B 呼吸道合胞病毒肺炎常见于2岁以内,尤以2~6个月婴儿多见,以喘憋、三凹征和气促为主要特征,可伴中等程度发热,肺内呼气相哮鸣音为主,可闻细湿啰音。胸片显示两肺小点片状影,伴肺气肿,与本例表现相符。腺病毒肺炎多为稽留高热或弛张热,热程可长达2周以上,中毒症状重,肺部体征出现较晚,且可有肺部实变体征,肺部X线改变较肺部体征出现早。支气管肺炎以2岁以下婴幼儿多见,主要临床表现为发热、咳嗽、气促和肺部较多量固定性中、细湿啰音,于深吸气末更为明显。肺部X线以两肺下野、中内带出现大小不等小斑片状影为主。婴幼儿肺炎支原体肺炎热型不定,病程较长,刺激性咳嗽为突出表现,肺部X线改变多样化为其特征。若感染性喘息发作3次以上应考虑支气管哮喘的可能,应用支气管舒张剂有显著疗效者支持诊断。

63. C 本题临床表现不典型,可采取排除法,腺病毒肺炎发热一般39℃以上,起病急,中毒症状中,啰音出现晚,可排除。肺炎链球菌肺炎常见于5岁以下,而不是1岁以下,起病急骤,高温达40℃,不符合题意。肺炎支原体肺炎主要表现为发热、嗜睡、精神萎靡、咳嗽、呼吸困难、面色苍白等,不符合题意。金黄色葡萄球菌肺炎临床特点为起病急、病情严重、进展快、全身中毒症状明显,故排除。只有呼吸道合胞病毒肺炎符合题意。

64. B "双肺可闻及较固定的中、细湿啰音"为支气管肺炎的重要体征,B项正确。其余选项均不可出现固定的中、细湿啰音。咽红、扁桃体肿大都不是特异性指征。

65. E 患儿持续咳嗽>1个月,以夜间和(或)清晨为著,运动后加重,痰少,经较长时间抗生素治疗无效,使用支气管舒张剂诊断性治疗可使咳嗽发作缓解。符合咳嗽变异型哮喘的诊断。

66. E 哮喘急性期胸片正常或呈间质性改变,可有肺气肿或肺不张。胸片还可排除肺部其他疾病,如肺炎、肺结核、气管支气管异物和先天性畸形等。

67. B 患儿咳嗽,有痰咳不出,双肺未闻及中、小湿啰音为支气管炎诊断要点。

68. A 儿童哮喘病情较重的急性病例应给予口服泼尼松短程治疗(1~7天),每天1~2 mg/kg,分2~3次。一般不主张长期使用口服糖皮质激素治疗儿童哮喘。

69. B 热性惊厥的发病年龄一般为3个月~5岁,体温在38℃以上时突然出现惊厥,排除颅内感染或其他导致惊厥的器质性和代谢性疾病,既往无惊厥病史者即可诊断。70%以上与急性上呼吸道感染有关,也可伴于中耳炎、下呼吸道感染等疾病。患儿一般体质较好,发作前后一般情况良好,惊厥多为全身强直性阵挛发作,发作次数少、持续时间短,迅速恢复,无神经系统异常。该患儿符合热性惊厥的表现。

70. B 患儿反复发作的喘息,发作时双肺可闻及弥漫性哮鸣音,体温正常,符合支气管哮喘的诊断。

71. C 患者突然发病,胸部刺痛,呼吸困难,左肺呼吸音减弱,考虑并发气胸。

72. D 患儿持续高热,感染中毒症状重,结合血常规白细胞总数正常,胸片显示肺炎,支持病毒感染性肺炎。腺病毒为引起小儿重症肺炎的主要病原体,符合以上特点。

73. E 支气管肺炎高发年龄为2岁内婴幼儿,其特点为发热、咳嗽、气促、肺内可闻中细湿啰音。胸片见小斑片状阴影,以双肺下野、中内带居多。大叶性肺炎及支原体肺炎以年长儿多。腺病毒肺炎持续高热、喘憋症状突出;毛细支气管炎多见于6个月至2岁小儿,肺内可闻及呼气性喘鸣音。

74. B 患儿既往体健,病史短,一般情况尚可,基本可除外恶性肿瘤和结缔组织病合并胸腔积液。患儿接种过卡介苗,卡疤阳性,PPD(—),胸腔穿刺液不是以淋巴细胞为主,基本除外结核性胸膜炎。而血象不高,抽出液体为黄色稀薄液体血非脓性液体,基本可除外化脓性胸膜炎。故本例最可能的诊断为支原体肺炎合并胸腔积液。

75. A 小婴儿,喘憋明显,双肺满布哮鸣音,X线片肺气肿表现,是呼吸道合胞病毒肺炎的特点。

76. E 重症肺炎合并喘息、脑水肿、休克及 ARDS 时,可用肾上腺皮质激素治疗以改善症状和病情。但在肺炎并发脓胸或胸腔积液引起肺压迫症状时,肾上腺皮质激素无助于缺氧症状的改善。

77. B 本例特点为小婴儿,发热伴咳嗽1周,肺内可闻细小水泡音,为典型幼儿支气管肺炎表现。曾出现发热,惊厥1次,脑膜刺激征(一),考虑合并高热惊厥可能性大。心率140次/分,不够婴儿合并心衰的诊断标准(>160次/分)。如为毛细支气管炎,应可闻及呼气性喘鸣音。腺病毒肺炎的肺部体征多以实变和肺气肿改变为主。

78. E 急性会厌炎又称急性声门上喉炎,多见于3~7岁,小婴儿较少见,一旦患病病情发展极快,可危及生命,常可因喉阻塞而窒息死亡。增大、红肿、呈樱桃样的会厌,是本病的特征。激素是抢救的重要有效药物。由于缺氧患儿常有烦躁,应尽量不用镇静剂。对喉头梗阻严重者应尽早做气管切开或经鼻气管插管,排除喉气管异物、喉外伤、急性喉炎而后建立初步印象,给予恰当的治疗。

79. D 婴幼儿咽鼓管较宽、直、短,呈水平位,鼻、咽炎时易致中耳炎。

80. D 在胸腔积液的诊治中,以穿刺抽胸水最重要,既可有助于诊断,鉴别渗出液与漏出液,又可作为缓解呼吸困难、肺脏受压的治疗手段。

81. B 金黄色葡萄球菌肺炎多见于新生儿及婴幼儿,病情重,进展快,并发症多,易并发脓胸、脓气胸、多发性肺脓肿等。

82. A 肢体水肿在小儿肺炎合并心衰诊断中不是很重要。肺炎合并心衰的表现是呼吸困难突然加重,面色苍白,心率增快,肝脏增大等。多种疾病均可以引起肢体水肿。

83. C 84. C

85. D 本症临床表现无特异性,与支原体肺炎相似,一般症状轻,有时发热,常伴咽喉炎及鼻窦炎为其特点,上呼吸道感染症状消退后出现干湿啰音,白细胞计数正常。胸片无特异性,多为单侧下叶浸润,表现为节段性肺炎,严重者呈广泛双侧肺炎。

86. D 小儿重症肺炎常并发心力衰竭、呼吸衰竭、中毒性脑病和消化道功能障碍。

87. B 小儿上呼吸道指鼻旁窦、鼻腔、咽及耳咽管、喉等部位,其中鼻和鼻腔相对短小,后鼻道狭窄,缺少鼻毛,鼻黏膜柔嫩,富于血管组织。小儿咽部相对狭小及垂直,鼻咽部富于集结的淋巴组织,其中包括鼻咽扁桃体和腭扁桃体。小儿喉部相对较长,喉腔狭窄,呈漏斗形,软骨柔软,声带及黏膜柔嫩,富于血管及淋巴组织。

88. C 小儿咽部相对狭小及垂直,鼻咽部富集淋巴组织,其中包括鼻咽扁桃体和腭扁桃体,因此小儿不易患此病。

89. A 由于小儿胸廓解剖特点,肺容量相对较小,使呼吸受到一定限制,而小儿代谢旺盛,需氧量接近成人,为满足机体代谢和生长需要,只有增加呼吸频率来代偿,故年龄愈小,呼吸频率愈快。婴幼儿胸廓活动范围受限,呼吸辅助肌发育不全,故呼吸时肺向横膈方向移动,呈腹(膈)式呼吸。婴幼儿因呼吸中枢发育不完善,呼吸运动调节功能较差,迷走神经兴奋占优势,易出现呼吸节律不齐、间歇呼吸及呼吸暂停等,尤以新生儿明显。

90. C 婴幼儿胸廓短、呈桶状;肋骨呈水平位,膈肌位置较高,使心脏呈横位;胸腔较小而肺相对较大;呼吸肌不发达,呼吸时胸廓活动范围小,肺不能充分地扩张、通气和换气,故呼吸时肺向横膈方向移动,呈腹(膈)式呼吸。

91. C 腺样体也叫咽扁桃体,位于鼻咽部,位置隐蔽,自1岁时逐渐增大,5~6岁达到高峰,到12岁左右开始萎缩。

92. E 咽-结合膜热由腺病毒3、7型所致,常发生于春夏季,可在儿童集体机构中流行。以发热、咽炎、结合膜炎为特征。

93. D 风湿热是链球菌上呼吸道感染后引起的免疫炎症性疾病,而不是直接蔓延引起。

94. E 咽结合膜热临床上需要与川崎病鉴别诊断,但在疾病的恢复期没有指(趾)端膜状脱屑。

95. E 毛细支气管炎是小儿最常见且较严重的疾病,好发于冬季,可引起局部流行。毛细支气管炎的病变主要发生在肺部的细小支气管,也就是毛细支气管,所以病名为"毛细支气管炎",通常是由普通感冒、流行性感冒等病毒性感染引起的并发症,也可能由细菌感染所致,是小儿常见的一种急性下呼吸道感染。毛细支气管炎的病原体主要为呼吸道合胞病毒，可占 80% 或更多；其他依次为腺病毒、副流感病毒、鼻病毒、流感病毒等；少数病例可由肺炎支原体引起；感染病毒后，细小的毛细支气管充血、水肿，黏液分泌增多，加上坏死的黏膜上皮细胞脱落而堵塞管腔，导致明显的肺气肿和肺不张。炎症常可累及肺泡、肺泡壁和肺间质，故可以认为它是肺炎的一种特殊类型。毛细支气管炎不同于一般的气管炎或支气管炎，临床症状类似肺炎，但以喘憋为主，此病多发生在 2.5 岁以下的小儿，80% 在 1 岁以内，多数是 6 个月以下的小儿。

96. D 毛细支气管炎发病可急可缓。大多先有上呼吸道感染症状，也可忽然出现频繁而较深的干咳，以后渐有支气管分泌物。婴幼儿不会咯痰，多经咽部吞下。症状轻者无明显病容，重者发热 38～39℃，偶达 40℃，多 2～3 日即退。感觉疲劳，影响睡眠食欲，甚至发生呕吐、腹泻、腹痛等消化道症状。年长儿可诉头痛及胸痛。咳嗽一般延续 7～10 天，有时迁延 2～3 周，或反复发作。如不经适当治疗可引起肺炎，白细胞正常或稍低，升高者可能有继发细菌感染。身体健壮的小儿少见并发症，但在营养不良、免疫功能低下、先天性呼吸道畸形、慢性鼻咽炎、佝偻病等患儿中，不但易患支气管炎，且易并发肺炎、中耳炎、喉炎及鼻旁窦炎。

97. A 引起支原体肺炎的病原菌是肺炎支原体，是介于细菌和病毒之间的一种微生物。肺炎支原体对四环素和大环内酯类抗生素敏感，红霉素为首选药物，剂量为 30 mg/(kg·d)，口服 1 日 3 次，疗程 2～3 周。青霉素对本病无效。

98. E 支原体肺炎，好发于儿童或青少年。伴有中等程度的发热，体温在 39℃ 左右，热型不定，多数咳嗽较重、频繁。体格检查肺部多无阳性体征发现。

99. B 青霉素对支原体肺炎无效。

100. D 血支原体抗体检测是诊断肺炎支原体感染广泛使用的血清学诊断方法。

101. D 渗出液的特点是：外观较黏稠，易凝固，比重 >1.016，蛋白 >25～30 g/L，胸水 LDH/血清 LDH >0.6，Rivalta 试验（＋），细胞数 >500/mm^3。

102. B 体液免疫缺陷包括 X 连锁无丙种球蛋白血症等，由于长期、反复、严重的肺部感染，是引起支气管扩张的常见免疫缺陷病。

103. B 目前通过高分辨 CT 通常能明确支气管扩张的诊断。

104. E 气管支气管异物是儿科急症，可以造成小儿的突然死亡。本病多见于学龄前儿童，以婴幼儿最多见，男孩比女孩多 1 倍，5 岁以下者占 80%～90%。

105. A 吸气性呼吸困难主要表现为吸气时间延长，由于吸气时空气不易进入肺内，此时胸腔内负压增加，出现胸廓周围软组织凹陷，如胸骨上窝、锁骨上窝、剑突下出现凹陷，临床上称之为"三凹"征，严重者肋间隙也可发生凹陷。吸气性呼吸困难常见于上呼吸道发生阻塞性病变者。

106. A 诊断气管支气管异物病史非常重要，一般家长多能详细叙述。因此临床工作中应加强对临床技能的训练。

107. E 金属异物依靠 X 线诊断较容易，非金属异物有时难以鉴别，支气管镜检查可更直观明确。

108. D 气管异物的 X 线表现为双肺透亮度增高，横膈位置低平，心影反常大小（即吸气时心影增大）。而纵隔摆动表现为吸气时纵隔向患侧移动，是支气管异物的 X 线表现之一。

109. D 特发性肺含铁血黄素沉着症的急性出血期 X 线表现为肺野中有边缘不清、密度浓淡不一的云絮状阴影，病灶可自米粒大小至小片融合，多涉及两侧，一般右侧较多，亦可呈透光度一致性减低的毛玻璃样改变，肺尖多不受累，且在追踪观察中可见片絮状阴影，于 2～4 天内即可消散，但亦可在短期重现。

110. B 反复呼吸道感染的病因非常复杂，包括免疫缺陷、先天性畸形、微量元素缺乏、慢性病灶、环境因素及其他原因。

111. A 反复呼吸道感染形成的因素较为复杂，诊断主要依据病史。幼儿免疫功能比较低下，易患呼吸道疾病，母乳喂养则较人工喂养免疫力强。长期偏食、挑食，以及耐寒力差的小儿易患呼吸道感染。大气污染对易感呼吸道病也有影响。

112. C 反复呼吸道感染是儿科临床常见病，发病率达20%左右,是指1年内上呼吸道感染或下呼吸道感染次数频繁,超过一定范围。不同的年龄诊断标准不同。反复上呼吸道感染2岁以内婴幼儿超过7次/年,3~5岁儿童超过6次/年,6岁以上儿童超过5次/年;反复下呼吸道感染2岁以内婴幼儿超过3次/年,3~5岁儿童超过2次/年,6岁以上儿童超过2次/年,可诊断反复呼吸道感染。

113. A 反复上呼吸道感染治疗原则:①寻找致病因素并给予相应处理;②注意与支气管哮喘、喘息性支气管炎、复发性痉挛性喉炎等鉴别;③抗感染药物治疗需根据病原学检测结果和机体的免疫状态而定,合理应用抗生素;④对症治疗同反复肺炎。

114. D 喉梗阻的临床表现为吸气性呼吸困难及喉喘鸣,部分患者可表现为声音嘶哑及三凹征,但其中最主要的表现为吸气性呼吸困难。

115. D

116. A 急性感染性喉炎多继发于上呼吸道感染,也可为急性传染病的前驱症状或并发症,有不同程度发热,夜间突发声音嘶哑,犬吠样咳嗽和吸气性喉鸣,患者面色可发灰、发绀,症状白天轻,夜间重。

117. D 喉梗阻分为4度。1度:安静时无呼吸困难,活动哭闹时可有轻度吸气期呼吸困难,稍有呼气期喉喘鸣及吸气期胸廓周围软组织凹陷。2度:安静时也有轻度吸气期呼吸困难、喉喘鸣、胸廓周围软组织凹陷,活动时加重,但不影响睡眠进食,无躁狂不安等缺氧症状,脉搏正常。3度:吸气性呼吸困难明显,喉喘鸣声音较响,吸气期胸廓周围软组织凹陷显著,并出现缺氧症状,如烦躁不安,不易入睡,不愿进食,脉搏加快。4度:呼吸极度困难,患者坐卧不安,手足乱动,出冷汗,面色苍白,发绀,定向力丧失,心律不齐,脉搏频数,昏迷,大小便失禁。

118. D   119. B

120. B 支气管肺炎又称小叶性肺炎,为最常见的婴幼儿疾病。本病一年四季均可发病,而尤以冬春寒冷季节及气候骤变之时多见。现代医学认为支气管肺炎大都由肺炎链球菌所致,主要病变部位在支气管附近的肺泡、支气管壁及黏膜,不影响深部,有时小病灶融合成为较大范围的支气管肺炎。

121. C 2岁以下婴幼儿的气管腔隙更细小,在发生感染时,由于气管黏膜水肿及分泌物增多,更容易引起气管发生堵塞,导致患儿出现明显的呼吸困难。易患毛细支气管肺炎。

122. A 毛细支气管炎的病原主要为呼吸道合胞病毒,可占80%或更多;其他依次为腺病毒,副流感病毒、鼻病毒、流感病毒等;少数病例可由肺炎支原体引起。

123. D

124. C 利尿剂主要通过促进体内电解质和水分排出,使血容量减少,血压下降,对提高受体对平喘药的敏感性无帮助。

125. A

126. B 四环素对本病无效。故选B。

127. E 患儿有肺炎,现症状加重,有呼吸困难、烦躁等,体征有肺部呼吸音减弱,考虑气胸可能,应立即胸腔穿刺抽气,缓解症状。故选E。

128. A 金黄色葡萄球菌肺炎是由金黄色葡萄球菌引起的急性肺化脓性炎症,多表现为急骤起病,高热、寒战、胸痛,脓性痰。现患儿表现为低体温,虽血象正常,这并不是病情得到初步控制的表现。故选A。

129. C

130. E 特发性含铁血黄素沉着症乃一种病因未明,肺内间歇出血的少见疾病。肺泡内红细胞破坏后,珠蛋白被吸收,含铁血黄素沉着于肺组织引起反应。由于反复出血可继发缺铁性贫血。根据患儿的症状、体征及辅助检查,可诊断为特发性肺含铁血黄素沉着症。

131. E 要诊断为吸入性肺炎,其异物吸入史很重要,故小儿的溢奶后呛咳发病史是最有力的证据。

132. B

133. D 衣原体肺炎临床表现无特异性,与支原体肺炎相似。起病缓,病程长,一般症状轻,常伴咽喉炎及鼻窦炎为其特点。上呼吸道感染症状消退后,出现干、湿啰音等支气管肺炎表现。咳嗽症状可持续3周以上。白细胞计数正常。胸片无特异性,多为单侧下叶浸润,表现为节段性肺炎,严重者呈广泛双侧肺炎。故选D。

134. C

135. E　柯萨奇病毒 A 组感染潜伏期 1～3 天,起病急,流涕、咳嗽、咽痛、发烧、全身不适。典型症状为疱疹性咽峡炎,即在鼻咽部、会厌、舌和软腭部出现小疱疹,黏膜红肿、淋巴滤泡增生、渗出,扁桃体肿大,伴吞咽困难,食欲下降。据调查(Robinson,1958)伴有口咽部疱疹和皮疹的急性发热疾病中,79% 为柯萨奇病毒 A 组所致。

136. D　毛细支气管炎仅发生于 2 岁以下小儿,多数在 6 个月以内,以喘憋、三凹征和喘鸣音为主要临床特点,喘憋缓解期亦可闻及中、细湿啰音,一般由病毒感染引起,不引起白细胞升高。

137. D　支气管肺炎并心衰患儿,同时患有维生素 D 缺乏性手足搐搦症时,应用钙剂可能掩盖真实病情,故临床中治疗此类疾病禁用。

138. D　呼吸机临床应用的适应证:①严重通气不足,如慢性阻塞性肺部疾患引起的呼吸衰竭、哮喘持续状态,各种原因引起的中枢性呼吸衰竭和呼吸肌麻痹等。②严重换气功能障碍,如急性呼吸窘迫综合征、严重的肺部感染或内科治疗无效的急性肺水肿。③减少呼吸功耗,如胸部和心脏外科手术后,严重胸部创伤等。④心肺复苏。

139. C　万古霉素系窄谱抗生素,抗菌谱仅覆盖革兰氏阳性菌,对革兰氏阳性菌有强大的抗菌作用,包括耐甲氧西林金黄色葡萄球菌、表皮葡萄球菌和肠球菌有强大的抗菌作用,且不易产生耐药,所以对于耐甲氧西林金黄色葡萄球菌感染首选万古霉素类抗生素。

140. D　ARDS(急性呼吸窘迫综合征)主要应用 CPAP(持续气道正压给氧)/PEEP(呼气末正压通气),以纠正严重的低氧血症,防止呼气末肺泡萎陷。其他治疗方法为辅助治疗。ECMO 为一种体外气体交换技术,在试用阶段,用于 ARDS 治疗,有待进一步观察。

141. E　EMB(乙胺丁醇)为抑菌药物,其余均为杀菌药物。

142. C　ARDS(急性呼吸窘迫综合征)的临床表现为呼吸急促(频率加快、呼吸费力)、发绀,以及用氧疗方式不能缓解的呼吸窘迫,可伴有胸闷、咳嗽、心率加快、血痰等症状。阵发性呼吸困难多见于左心功能不全。

143. C　依据咯血量临床上将其分为三度。Ⅱ度咯血为一次或反复加重的咯血,失血量为有效循环量的 5%～10%,外周血红细胞计数及血红蛋白值较出血前降低10%～20%。

144. E　应为 PCWP≤18 mmHg。

145. B　沙丁胺醇治疗哮喘急性发作的药理基础为兴奋 β_2 肾上腺素受体,扩张支气管。

146. C　吸入溴化异丙托品治疗哮喘的药理机制为拮抗 M 胆碱能受体,抑制腺体分泌,减轻气道炎症。

二、A3/A4 型题

147. E　重型肺炎除呼吸系统症状、体征较重外,还合并有全身中毒症状及消化、循环、神经系统受累的临床表现。

148. D　患儿有感染史,现出现神经精神症状,脑脊液压力升高,考虑并发中毒性脑病。

149. C　患儿肺部症状明显,应进一步做胸部 X 线片检查。

150. C　患儿血钠在正常范围,无蛋白尿、血尿、高血压等表现,考虑抗利尿激素分泌异常综合征。

151. D　患儿有喘憋、呼气性困难等症状,为典型的支气管哮喘。肺结核做细菌培养可鉴别,支气管异物会有吸气性呼吸困难,大叶性肺炎会有发热等症状,急性支气管炎肺部不会闻及哮鸣音。

152. E　哮喘发作时禁用镇静类药物。

153. E　喘息性支气管炎表现为支气管炎伴喘息,有哮鸣音但无明显的呼吸困难,发作缓慢,随炎症控制喘息可控制,病程常 1 周左右。故不选 A。毛细支气管炎常发生在 6 个月～2 岁的小儿,该患儿年龄不符,故不选 B。肺炎时可闻及固定水泡音,该小儿无水泡音,故不选 C。气管异物常有呛咳病史,故不选 D。故选 E。

154. A

155. C　咳嗽变异性哮喘的治疗与支气管哮喘的治疗相同,常选择支气管扩张药、茶碱类药物、糖皮质激素和抗胆碱类药。沙丁胺醇为支气管扩张药,故选 C。

156. D　异丙肾上腺素属于抗胆碱类药物,用于哮喘缓解期的治疗,若肺部哮鸣音广泛而且持续存在,则不能使用此类药物进行治疗,故选 D。其余 4 个选项的药物都可用于哮喘发作期的治疗。

157. B 若患儿病情恶化,出现呼吸音减弱时,患儿可表现为严重的呼吸困难、缺氧等,此时需要立即进行机械通气,维持呼吸道的通畅,故选 B。

158. C 159. E

三、X 型题

160. ABCDE

161. ABC 腺病毒肺炎不会并发脓气胸,故不选 D、E。

162. BDE 漏出液常见原因:血浆胶体/晶体渗透压降低,如肝硬化、肾病综合征、重度营养不良性贫血、低蛋白血症;血管压力增高,如心力衰竭、心包积液;淋巴管梗阻等。

第九章　循环系统疾病

一、A1/A2 型题

1. B

2. A 胺碘酮适用于下列心律失常,尤其合并器质性心脏病如冠状动脉供血不足及心力衰竭:①房性心律失常(心房扑动、心房颤动转律和转律后窦性心律的维持);②交界性心律失常;③室性心律失常(治疗危及生命的室性期前收缩和室性心动过速以及室性心律过速或心室颤动的预防);④伴 W-P-W 综合征的心律失常。

3. B 对左心室来说,在无主动脉瓣狭窄或主动脉瓣缩窄时,其后负荷主要取决于:①主动脉的顺应性,即主动脉内容量随压力升高管壁扩张的能力,如血管壁增厚,则顺应性降低。②外周血管阻力,取决于小动脉血管床的横断面积及血管紧张度,后者受血管和体液因素的影响。③血液黏度。血液黏度增高,则外周血管阻力增大。④循环血容量。其中以外周血管阻力为最重要。临床上常以此作为左心室后负荷的指标。

4. A 支气管扩张患者的体征取决于病变范围及扩张程度,轻微的支气管扩张可无明显体征,一般在扩张部可听到大小不等的湿啰音,其特点是部位固定且持续存在。

5. A 室间隔缺损患儿有时出现声音嘶哑原因是扩张的肺动脉压迫喉返神经。

6. D

7. C 病毒性心肌炎确诊有赖于活检。

8. C 艾森曼格综合征即大型室间隔缺损右心室收缩压超过左心室收缩压时,左向右分流逆转为双向分流或右向左分流,出现持续性发绀,并逐渐加重。

9. B 小型室间隔缺损是指缺损直径<5 mm 或缺损面积<0.5 cm²/m² 体表面积。缺损小,心室水平左向右分流量少,血流动力学变化不大,几乎不出现右心室肥大。

10. A 甘露醇经静脉注射后,不易从毛细血管渗入组织,能迅速提高血浆渗透压,使组织间液向血浆转移而产生组织脱水作用,可降低颅内压和眼内压,是治疗脑水肿、降低颅内压安全而有效的首选药物。螺内酯、呋塞米、氯噻嗪和氢氯噻嗪都属于利尿药,主要用于治疗高血压和充血性心力衰竭引起的水肿。故选 A。

11. D ①阿司匹林、保泰松等与血浆蛋白结合率高,使血中游离的香豆素浓度增高,抗凝作用增强。②甲苯磺丁脲为磺酰脲类降血糖药,可引起白细胞减少、粒细胞缺乏、血小板减少、低血糖等不良反应,加强其抗凝作用。③奎尼丁为膜抑制性抗心律失常药,与抗凝药合用,可使凝血酶原进一步减少,增强抗凝作用。故不选 A、B、C、E。④有报道表明,口服避孕药中的雌激素,可能会增加血液的凝固性,减弱香豆素类药物的抗凝血作用,故选 D。

12. E　心肌炎是心肌发生的局限或弥漫性炎症,可原发于心肌,也可是全身性疾病的一部分。病因有感染、理化因素、药物等,最常见的是病毒性心肌炎,其中又以肠道病毒,尤其是柯萨奇病毒 B 组感染最多见。故选 E。

13. A　心尖区触及舒张期震颤常见于二尖瓣狭窄。主动脉关闭不全常在胸骨右缘第 2 肋间触及收缩期震颤,室间隔缺损常在胸骨左缘第 3～4 肋间触及收缩期震颤,动脉导管未闭则在胸骨左缘第 2 肋间触及连续性震颤,瓣膜关闭不全时震颤较少见。故选 A。

14. C　主动脉瓣狭窄患者晕厥可为首发症状,多在体力活动中或其后立即发作。机制可能为:运动时外周血管阻力下降而心排血量不能相应增加,运动停止后回心血量减少,左心室充盈量及心排血量下降;运动使心肌缺血加重,导致心肌收缩力突然减弱,引起心输出量下降;运动时可出现各种心律失常,导致心输出量的突然减少。以上心输出量的突然降低,造成脑供血明显不足,即可发生晕厥。故选 C

15. A　动脉导管未闭患者常出现响亮、粗糙,似机器转动声的心脏杂音,持续于整个收缩期和舒张期,在胸骨左缘第 2 肋间最清楚,常伴有震颤。故选 A。

16. B　房室传导阻滞是指窦房结发出冲动:在从心房传到心室的过程中,由于生理性或病理性的原因,在房室连接区受到部分或完全、暂时或永久性的阻滞。下壁心肌梗死多引起房室传导阻滞和束支传导阻滞。前壁心肌梗死多引起室性心律失常,尤其是室性期前收缩。故选 B。

17. B　心电图运动负荷试验,是最常用的运动负荷试验,一般能够确诊。早期病变,心脏 X 线片、动态心电图、超声心动图无明显改变。如果诊断有困难时才考虑行放射性核素检查和冠脉造影。故本题应选 B。

18. B　植入型心律转复除颤器已经被许多临床实验证实能够有效地预防心脏性猝死(包括二级预防和一级预防),其功能是一旦有持续性室性心动过速(VT)和(或)心室颤动(VF)的发作,能在几秒内识别并有效终止。对药物治疗无效的反复发作室性心动过速、心室颤动的心力衰竭患者,最适宜的治疗为植入型心律转复除颤器。

故选 B。

19. A　洋地黄类药物适用于如下心律失常:阵发性室上性心动过速的转复;快速心房颤动的减慢心室率;使心房扑动转为心房颤动,并减慢心室率。阵发性室性心动过速、房室传导阻滞、预激综合征等禁用洋地黄。故选 A。

20. B　法洛四联症表现为肺动脉狭窄、室间隔缺损、主动脉骑跨、右心室肥厚。法洛四联症的杂音主要是在血流突破狭窄肺动脉瓣而进入肺动脉的过程产生的,为位于胸骨左缘 2/6～4/6 级的喷射样收缩期杂音。故选 B。

21. D　β受体阻断剂能使心率减慢,心肌收缩力减弱,心输出量减少,心肌耗氧量下降,故适合法洛四联症缺氧发作时使用,特别是伴有心动过速时。故选 D。

22. B

23. B　胸骨左缘第 2～3 肋间 2/6～3/6 级收缩期杂音,肺动脉瓣区第二心音亢进,伴固定性分裂为房间隔缺损的特异性表现。

24. B

25. B　室间隔缺损易并发支气管肺炎、充血性心力衰竭、肺水肿及亚急性细菌性心内膜炎。

26. A　由于电流容易经电阻低的血液传导,故心血管系统是电击伤的最主要损害对象。另外,心脏的电生理很容易受外来电场的干扰,造成心律失常。脑是仅次于心脏的易受电击伤影响的器官。故选 A。

27. C　甲亢的主要表现有怕热、多汗、易饿、多食而消瘦、疲乏无力,兴奋、多语、易激动,双手、上眼睑、伸舌有细颤,腱反射活跃;心率增快(静息时心率仍快)、心音强烈、心律失常、心脏增大、心力衰竭;收缩压增高而舒张压偏低、脉压增大;肠蠕动加快、大便不成形、次数多或腹泻;肌无力、肌萎缩和慢性甲亢肌痛,可发生低钾性麻痹,月经紊乱,经量减少,不易受孕等。老年患者可不出现高代谢综合征。静息时心率快是甲状腺功能亢进症的特征性表现。

28. C

29. D　房间隔缺损时,由于右心室增大,大量的血流通过正常的肺动脉瓣时(形成相对狭窄)在左第 2 肋间近胸骨旁可闻及 2～3 级喷射性收缩期杂音。

30. E　柯萨奇病毒B组不仅可以引起心肌炎和心包炎,还可以引起新生儿病毒性心肌病,造成扩张性心肌病,最终导致猝死或心力衰竭。

31. E　肺心病引起肺动脉高压的原因包括肺血管阻力增加的功能性因素和解剖学因素,以及血容量增加和血液黏稠度增加。功能性因素较其他因素更为重要。缺氧、高碳酸血症和呼吸性酸中毒使肺血管收缩痉挛,其中缺氧是肺动脉高压形成最重要的因素。

32. C　室性心动过速如患者已发生低血压、心绞痛、休克、充血性心力衰竭或脑血流灌注不足等症状,应迅速施行电复律。同步电复律能迅速终止室速,改善血流动力学。洋地黄中毒引起的室速,不宜用电复律,应给予药物治疗。持续性室速患者,如病情稳定,可经静脉插入电极导管至右室,应用超速起搏终止心动过速。室速患者如无显著的血流动力学障碍,首先给予静脉注射利多卡因或普鲁卡因胺,同时静脉持续滴注。静脉注射普罗帕酮亦十分有效,但不宜用于心肌梗死或心力衰竭的患者。无效时可选用胺碘酮静脉注射或改用直流电复律。压迫颈动脉窦可用于阵发性室上性心动过速的治疗。

33. E　洋地黄中毒治疗措施:立即停用洋地黄;出现快速性心律失常可应用苯妥英钠或利多卡因;异位快速性心律失常伴低钾血症时,可给予钾盐静脉滴注,房室传导阻滞者禁用。洋地黄中毒为电复律禁忌证,故本题选E。

34. A　扩张型心肌病的病理改变是心肌细胞肥大、变性,间质纤维化。扩张型心肌病的主要特征是左心室或右心室明显扩大和心肌收缩功能减退,常伴心力衰竭、心律失常、血栓栓塞并发症。

35. B　肺源性心脏病患者可出现多种心律失常,多表现为房性期前收缩及阵发性室上性心动过速,也可出现心房扑动及心房颤动。少数病例由于急性严重心肌缺氧,可出现心室颤动以至心搏骤停。

36. C　房间隔缺损患儿的心电图:右心室肥大,不完全性或完全性右束支传导阻滞,心电轴右偏,P波增高或增大,PR间期延长。

37. E　慢性心力衰竭最常见的诱因是感染(呼吸道感染是最常见、最重要的诱因)、心律失常(如心房颤动是器质性心脏病最常见的心律失常之一,也是诱发心力衰竭的最重要因素)及治疗不当等。

38. D　肥厚型梗阻性心肌病时,左室血液充盈受阻,舒张期顺应性下降。首选药物为β受体阻滞剂或钙离子拮抗剂。而增强心肌收缩力的药物会加重流出道梗阻,从而加重肥厚型梗阻性心肌病的症状。

39. A　血管舒缩障碍见于单纯性晕厥、体位性低血压、颈动脉窦综合征、排尿性晕厥、咳嗽性晕厥及疼痛性晕厥等。

40. D　正常情况下,肺动脉瓣的关闭时间较主动脉瓣的关闭时间延迟0.03s,当这个时间间隔增大就会产生心音分裂。房间隔缺损时,由于右心室的容量增加,收缩时喷射血流的时间延长,肺动脉瓣关闭更落后于主动脉瓣,从而出现第二心音固定分裂。

41. C

42. E　普萘洛尔可用于治疗心律失常、心绞痛、高血压、甲状腺功能亢进等。

43. B　洋地黄中毒最常见的心电图表现是各种心律失常,最常见的是室性期前收缩。

44. A　充血性心力衰竭时的血流动力学异常主要表现为心输出量降低,心室舒张末压力增高。

45. E　凡是能增加左心负担,引起左心排血量显著、急骤降低,导致急性肺淤血和肺水肿者,均为左心衰竭的病因,题中所列后4项均为急性左心衰竭的常见病因,而E项是引起右心衰竭的病因。

46. E　动态心电图主要用于检测常规心电图难以捕捉的一过性心律失常,监测患者24小时内心律变化规律,对发生的心律失常进行定性和定量分析,但不能对产生心律失常的病因进行判断。

47. D　房颤时易有左心房血栓形成,并可脱落,故体循环动脉栓塞是房颤的常见并发症。

48. C　阵发性室上性心动过速可用兴奋迷走神经的方法纠正。Valsalva动作、按压颈动脉窦、诱发恶心等动作可使心动过速突然减慢至正常。

49. E

50. A　心脏骤停指心脏射血功能的突然停止,其发病原因以冠心病最多见。

51. B 震颤常见于某些产生高速分流的先天性心脏病,如室间隔缺损、动脉导管未闭以及心脏瓣膜狭窄,如二尖瓣狭窄、主动脉瓣狭窄、肺动脉瓣狭窄等。瓣膜关闭不全时震颤较少见。

52. A 心脏骤停时最常见的心律失常是心室颤动。一旦心电监测显示为心室颤动,应立即用360J能量进行直流电除颤,若无效可立即进行第二次和第三次除颤。

53. A

54. D 周围血管征指脉压增大而导致周围动脉和毛细血管搏动增强的一组体征。常见于主动脉瓣关闭不全、动脉导管未闭、主动脉窦瘤破裂、动静脉瘘、甲状腺功能亢进、严重贫血、老年主动脉硬化等疾患。

55. D 轻者可无症状,或仅有心悸、胸闷、乏力、食欲缺乏等症状,大多心率增快而与体温升高不相称,也有少数心动过缓;重者可有心力衰竭、心律失常、心源性休克甚至猝死。

56. D 左向右分流使肺循环血流量增多,易并发肺炎。

57. E 烟碱样症状:交感神经兴奋引起,与烟碱中毒所引起症状相似。横纹肌兴奋表现为肌纤维、肌束震颤,乃至全身抽搐,严重者可转为抑制,出现肌无力;交感神经节兴奋,血管收缩,血压升高,心跳加快和心律失常,体温升高;但中毒严重时,因血管运动中枢麻痹使血压下降,甚至休克。

58. A

59. A 由于肺动脉狭窄,患儿血氧含量下降,轻微活动,如吃奶、啼哭、情绪激动、体力活动、寒冷等,即可出现气急及发绀加重。部分患儿有缺氧发作病史,发作时表现为进食、哭闹或无明显诱因后突然起病,呼吸加深加快,伴发绀明显加重,心脏杂音减弱或消失,重者可发生昏厥、抽搐,甚至死亡,发作后通常伴全身软弱及睡眠。

60. A 两肺闻及粗湿罗音和哮鸣音,肝肋下3cm,是心力衰竭的表现。其余选项不符合题意。

61. A 胸骨左缘第3、4肋间可闻及3/6级粗糙收缩期杂音是室间隔缺损的特征诊断。

62. D 正常情况下,右心室流入肺动脉的血液是含CO_2多的静脉血,左心室流入主动脉的血液是含氧量高的动脉血。如肺动脉血氧含量超过右室,说明主动脉血液流入肺动脉,即动脉导管未闭。

63. D 此题为临床应用判断题,考查考生对小儿几种类型先天性心脏病的鉴别能力。法洛四联症包括肺动脉狭窄、室间隔缺损、主动脉骑跨和右心室肥厚,早期出现发绀是其主要临床表现。本例胸部X线检查为典型"靴型心"、肺动脉段凹陷及肺血减少。动脉导管未闭、房间隔缺损及室间隔缺损均为左向右分流型先天性心脏病,胸部X线检查的共同特点是肺动脉段凸出、肺血增多及有肺门"舞蹈"征,与本征不难鉴别。艾森曼格综合征为房间隔或室间隔缺损晚期伴肺动脉高压,右心室压力高于左心室时,血自右向左分流,而出现永久性发绀。

64. E 本题为典型的法洛四联症。胸骨左缘第3肋间闻及3/6级喷射性收缩期杂音。提示肺动脉狭窄。

65. C 根据杂音特点,P_2固定性分裂是房间隔缺损的独特体征。

66. E 患儿胸骨左缘第2、3肋间有连续性杂音,伴震颤,提示动脉导管未闭。下肢水肿、气促、咳嗽、肝大提示心力衰竭。感染性动脉炎、充血性心力衰竭、心内膜炎等是动脉导管未闭常见的并发症。亚急性感染性心内膜炎常发生于风湿性心脏瓣膜病、室间隔缺损、动脉导管未闭等心脏病的基础上,主要表现为低、中度发热、进行性贫血、乏力、盗汗、肝、脾大,杵状指(趾),实验室检查可发现镜下血尿和轻度蛋白尿等。

67. D 患儿易患反复呼吸道感染,体格检查胸骨左缘第3、4肋间可闻及收缩期杂音,符合室间隔缺损的诊断。

68. C 患儿临床表现符合麻疹的诊断。患儿出疹后5天高热不退,咳、喘重,查体肺部有水泡音,提示肺炎的可能;肝大、心率加快、发绀,提示心力衰竭。

69. A 患儿临床表现提示合并心力衰竭。有临床症状如反复呼吸道感染和充血性心力衰竭时应进行抗感染、强心、利尿、扩血管等内科处理。一般不用强效镇静剂。

70. D

71. C 患儿症状(反复呼吸道感染)、体征(胸骨左缘第3、4肋间可闻及收缩期杂音)符合室间隔缺损的诊断。发热,呼吸明显增快,心率快,双肺闻及广泛的水泡音(可能有左心功能不全),肝大、下肢水肿(有右心功能不全的表现),符合肺炎合并心力衰竭的诊断。

72. E 患者有上感症状,但上感时不会有哮鸣音;急性发病,且年轻,不符合慢性支气管炎喘息型;心肌炎除心率增快>100次/分外,还应有心电图改变和血清学依据。故正确诊断应为支气管哮喘。

73. E 室间隔缺损胸骨左缘第3～4肋间可闻及3/6～5/6级粗糙的全收缩期杂音,传导广泛,杂音最响部位可触及震颤。

74. C 早产儿动脉导管未闭时,可以用吲哚美辛治疗,往往具有较好的效果。

75. A

76. E 患儿年龄较小,咳嗽,哭闹时出现发绀,加之肺部体征,可诊断为动脉导管未闭。

77. B

78. C 病毒性心肌炎不能用肾上腺素。

79. B 室间隔缺损、肺动脉高压可在胸骨左缘第3～4肋间闻及3/6级全收缩期杂音。

80. A 患儿并不会出现缺氧的状态。故不选A。

81. B 患儿平时健康,活动后无气喘,体检时发现胸骨左缘2～3肋间3/6级收缩期喷射性杂音,传导较局限,肺动脉瓣区第二心音略增强伴固定分裂。考虑房间隔缺损。故选B。

82. D 83. E 84. B

85. C 法洛四联症包括室间隔缺损、肺动脉狭窄,右室肥厚,主动脉骑跨。患儿不仅有房、室间隔缺损的症状,故可排除A、B。动脉导管未闭分流量小常无症状,胸骨左缘第2肋间偏外侧有响亮的连续性杂音,故可排除D。艾森曼格综合征是先天性心脏病左向右大量分流,继发功能性肺动脉高压,日久可产生肺血管的梗阻性病变,引起器质性肺动脉高压,致使分流部位发生双向或右向左分流,出现持久发绀,故可排除E。

86. E 肺动脉瓣狭窄时右心室的血液流向肺动脉时压力增大,会引起右心室的肥厚,故选E。

87. D 患儿有发绀、呼吸困难等症状,X线提示右心室增大,提示有肺动脉高压,故选D。

88. A 89. C

90. C 主动脉影增宽是动脉导管未闭与房缺、室缺

的区别。后两者缩小。

91. E 叩诊心界可估计心脏大小、形状,3岁以内婴幼儿一般只叩心脏左界。通常1岁以内小儿心脏左界在左乳线外1～2 cm,2～5岁在左乳线外1 cm,5～12岁在左乳线上或乳线内0.5～1 cm,12岁在左乳线内0.5～1 cm。

92. D 地高辛用于各种急性和慢性心功能不全以及室上性心动过速、心房颤动和扑动等。同步电复律适用于除室颤以外的快速型心律失常。

93. B 动脉导管生后3个月左右在解剖上逐渐闭合成为动脉韧带,若不闭合则成为动脉导管未闭。

94. B 根据流行病学资料统计,小儿充血性心力衰竭多发生在1岁内。

95. B 充血性心力衰竭患儿常伴有水与电解质紊乱,液体总量以50～70 ml/(kg·d)为宜。总液量在24 h内以均匀速度输入,切不可急于在短期内纠正失水。

96. E 正常心脏在儿童生长发育旺盛阶段或发热、剧烈运动等应激情况下可出现2/6级以下的柔和的收缩期杂音而不伴有心电图、胸片或超声心动图的异常。

97. A 法洛四联症特有临床表现为蹲踞。

98. B

99. E 大型室间隔缺损:缺损直径大于15 mm或缺损面积>1.0 cm²/m²体表面积。大量左向右分流量使肺循环血流量增加,当超过肺血管床的容量限度时,出现容量性肺动脉高压、肺小动脉痉挛、肺小动脉中层和内膜层渐增厚,管腔变小、梗阻。随着肺血管病变进行性发展则渐变为不可逆的梗阻性肺动脉高压。当右室收缩压超过左室收缩压时,左向右分流逆转为双向分流或右向左分流,出现发绀,即艾森曼格综合征。

100. E 主动脉狭窄的症状:可有面色苍白、全身组织低灌注、代谢性酸中毒等症状,甚至出现腹腔脏器缺血坏死。婴幼儿期的患者可有呼吸急促、易激惹、多汗、喂养困难、恶病质等心功能衰竭的表现。出生后正常的股动脉搏动在1周后消失。可出现或不出现差异性发绀。在婴儿期可有心力衰竭、心脏扩大。可有上半身高血压、股动脉搏动减弱和心脏杂音。

101. B 预激是一种房室传导的异常现象,冲动经附加通道下传,提早兴奋心室的一部分或全部,

引起部分心室肌提前激动,有预激现象者称为预激综合征(pre-excitation syndrome)或 WPW(Wolf-Parkinson-White)综合征,常合并阵发性室上性心动过速发作。

102. B

103. C　地高辛的作用随着血浓度增高而增高,不良反应发生率也相应增高。血浓度 $1 \sim 3$ ng/ml 时,有治疗作用,不良反应较少;血浓度超过 3 ng/ml 时,易发生中毒。血浓度达到 4 ng/ml 或更高,几乎都发生中毒。因此长期使用地高辛治疗时,需监测血药浓度,$1 \sim 3$ ng/ml 为有效浓度,临床上常控制在 $1 \sim 2$ ng/ml,既有效,又安全。

104. B　法洛四联症最常见的并发症为脑血栓(系红细胞增多,血黏稠度增高,血流滞缓所致)、脑脓肿(细菌性栓塞)及亚急性细菌性心内膜炎。

105. C　本题考察室间隔缺损临床分型:小型室间隔缺损者胸部 X 线检查无明显改变;中、大型缺损者心外形增大,以左心室增大为主,左心房也常增大,晚期可出现右心室增大。肺动脉段突出,肺血管影增粗。右心导管检查可见:右心室血氧含量高于右心房,右心室和肺动脉压力正常或升高。

106. C　动脉导管未闭早期易患呼吸道感染和生长发育迟缓,产生逆向分流,出现下半身发绀。典型的体征是胸骨左缘第 2 肋间听到响亮的连续性机器样杂音,水冲脉,脉压 >25 mmHg。胸片示心脏扩大,肺纹理增多。

107. D　洋地黄中毒的心电图表现最常见者为室性期前收缩,多表现为二联律,也可见非阵发性交界区心动过速、房性期前收缩、心房颤动及房室传导阻滞。

108. B　青少年和儿童第二心音分裂在胸骨左缘第 2、3 肋间最易听到。

109. B　流行病学:常规心电图检查,健康学龄儿童期前收缩发生率为 2.2%,故选 B 最接近。

110. A　普罗帕酮对折返性心动过速及自律性增高均有效。维拉帕米为钙通道阻滞剂,适用于 1 岁以上儿童未并发心衰者;利多卡因用于室性心律失常;ATP 应用于婴儿剂量为每次 $3 \sim 5$ mg;葡萄糖酸钙可加重心律失常,禁用。

111. B

112. C　糖皮质激素可促进心肌中酶的活力,改善心肌功能,减轻心肌炎性反应和抗休克的作用。一般用于抢救急症病例,如二度或三度房室传导阻滞。

113. D

114. B　房间隔缺损(ASD)为临床上常见的先天性心脏畸形,其典型表现为胸骨左缘第 2、3 肋间闻及 2/6 ~ 3/6 级收缩期吹风样杂音,伴有 P_2 亢进和固定分裂,收缩期杂音为肺动脉瓣血流速度增快所致,少数患者还可扪及收缩期震颤。房间隔缺损时 X 线检查显示心脏外形呈轻、中度扩大,以右心房、右心室增大为主。

115. D　**116.** C　**117.** A

118. B　最常见的是室间隔缺损。室间隔缺损由于左向右分流,不仅导致肺血增多还易并发肺部感染,同时加重左心负荷,左室增大。本症典型的杂音为胸骨左缘第 3~4 肋间 3/6 级以上的全收缩期响亮杂音,并有震颤。肺动脉高压晚期,临床出现发绀,并逐渐加重,发展为艾森曼格综合征。

119. A　法洛四联症的畸形包括室间隔缺损、主动脉骑跨、右心室肥厚、房间隔缺损。法洛四联症患儿的预后主要取决于肺动脉狭窄程度及侧支循环情况。

120. C　小儿病毒性心肌炎以柯萨奇病毒 B 组引起的最为常见。

121. E　原发性心肌病分为 3 型:①扩张型心肌病;②肥厚型心肌病;③限制型心肌病。

122. A　感染性心内膜炎以草绿色溶血性链球菌多见。

123. D　患儿的肺动脉瓣区有杂音,但无传导,心电图及超声心动图都正常,故可认为是生理性杂音。故选 C。

124. B　动脉导管未闭早期无症状,常见的症状有劳累后心悸、气急、乏力,易患呼吸道感染和生长发育迟缓。心影增大,早期为左心室增大,晚期时右心室亦增大,分流量较多者左心房亦扩大。升主动脉和主动脉弓阴影增宽,肺动脉段突出。肺动脉分支增粗,肺野充血。有时透视下可见肺门"舞蹈"征。患儿平时多无症状,但辅助检查提示左心室增大、主动脉影增宽,故可诊断为动脉导管未闭。

125. C 患儿肺门有舞蹈症,故可诊断为动脉导管未闭。

126. C **127.** E

128. B 大室间隔缺损分流量大,伴有肺动脉压增高,宜在2岁以内手术。

129. E **130.** A

131. C 法洛四联症症状为发绀,呼吸困难,蹲踞。体征:生长发育迟缓,常有杵状指、趾,胸骨左缘第2~4肋间可闻及粗糙的喷射样收缩期杂音。心电图电轴右偏,右房肥大,右室肥厚。胸部X线检查左心腰凹陷,心尖圆钝上翘,主动脉结突出,呈"靴状心",肺野血管纤细。艾森曼格综合征发绀出现较晚、较轻,X线示肺野周围血管细小,而肺门血管粗且呈残根状,右心导管和超声心动图检查示肺动脉压明显升高。

132. A **133.** D

134. B 克山病的诊断要点是:①根据流行病学特点、流行季节以及人群发病情况;②结合临床表现,有心脏扩大、心律失常,奔马律和急、慢性充血性心力衰竭,应考虑本病的可能。

135. E 克山病发生与缺硒有关。

136. D 室性心动过速:①心室率常在150~250次/分之间,QRS波宽大畸形,时限增宽,②T波方向与QRS主波相反,P波与QRS波之间无固定关系。③QT间期多正常,可伴有QT间期延长,多见于多形室速,④心房率较心室率缓慢,有时可见到室性融合波或心室夺获。

137. A 大室间隔缺损分流量大,伴有肺动脉压增高,宜在2岁以内手术。如有反复发作肺部感染,呼吸窘迫及难治性心力衰竭,应立即手术。

138. C 房间隔缺损可有心脏杂音,活动后心悸、气

促等。可以出现胸骨左缘2~3肋间收缩期柔和杂音,P_2固定分裂等。心电图检查:表现为电轴右偏、不完全性右束支传导阻滞和右心室肥大。胸部X线:主要表现有肺野充血、心影轻到中度增大和肺动脉段突出,左心室和主动脉正常或比正常稍小。室间隔缺损往往易患感冒,在胸骨左缘第3、4间可听到粗糙的收缩期吹风样杂音,心电图示电轴左偏,胸片示肺血增多,典型的体征是胸骨左缘第2肋间听到响亮的连续性机器样杂音。

二、A3/A4型题

139. C 法洛四联症的常见并发症为脑血栓、脑脓肿及亚急性细菌性心内膜炎。根据该患儿临床表现(头痛、病理征阳性、白细胞和中性粒细胞增多)考虑可能并发脑脓肿。脑出血一般不会出现发热、咽痛、白细胞和中性粒细胞增多,故可除外。肺炎、心肌炎不会出现病理征阳性,故可除外。结核性脑膜炎并非法洛四联症常见并发症,起病缓慢,有结核中毒症状,出现脑膜刺激征,故应排除。故选C。

140. D 患儿根据表现拟诊为法洛四联症,应进行关于心脏结构和功能的检查,包括超声心动图、心导管及心室造影检查、心功能检查、胸片、心电图等。脑电图、头颅CT、腹部B超均与先心病确诊无关,而心肌酶主要反映心肌受损情况。故选D。

141. A

142. B 出现永久性发绀说明肺动脉高压显著,产生持续的右向左分流,即艾森曼格综合征。

第十章　泌尿系统疾病

一、A1/A2型题

1. E 患者有咽痛、咳嗽病史,病情进展较快,结合生化检查首先考虑为急进性肾小球肾炎。

2. D 激素抵抗性肾病综合征是指肾病综合征患者使用常规剂量(泼尼松1 mg/kg·d)的激素治疗

8~12周无效,或初始激素治疗有效,复发后再次使用无效的情况。在4周内转阴为激素敏感型。

3. B 掌握肾病综合征中单纯型肾病和肾炎型肾病的定义。

4. A

5. A 泼尼松为诱导肾病缓解的首选药物,其基本

治疗原则为：初量足、减量慢、维持久、个体化。故选 A。

6. B　急性肾小球肾炎多在 8 周内痊愈；急进性肾小球肾炎早期即有少尿、无尿等；无症状性蛋白尿和（或）血尿肾功能大多正常，本例肾功能轻度损害；肾病综合征尿红细胞大多很少，白蛋白应更低。故 B 最符合。

7. A

8. A　中、长程疗法：可用于各种类型肾病综合征。先以泼尼松 2 mg/(kg·d)，最大量 60 mg/d，分次服用。若 4 周内尿蛋白转阴，则自转阴后至少巩固 2 周开始减量；以后改为隔日 2 mg/kg 早餐后顿服，继用 4 周；以后每 2～4 周减总量 2.5～5 mg，直至停药，疗程必须达 6 个月（中程疗法）。本题中共用激素 5～7 个月，故选 A。

9. E　肾病综合征的低白蛋白和高脂促进躯体高凝状态，易导致各种动静脉血栓形成，以肾静脉血栓形成最常见，表现为突发腰痛，出现血尿或血尿加重、少尿甚至肾衰竭。

10. C　该题目需要强调的是，过敏性紫癜肾炎病理学表现和 IgA 肾病较为相似，但是前者有典型的肾外表现，如皮肤紫癜、关节肿痛、腹痛及黑便等。

11. C　肾病综合征的并发症有感染、低血容量休克和电解质紊乱、血栓形成、肾小管功能障碍和急性肾衰竭。肾病综合征应短期限制水、钠摄入，病情缓解后不必继续限盐，以免出现低钠血症。该患儿长期低盐饮食，考虑钠摄入不足，故最有可能合并低钠血症，故选 B。

12. B

13. B　肾病综合征出血热应用透析疗法的适应证：少尿持续 4 天以上或无尿 24 小时以上，或出现以下情况时：①明显氮质血症，血 BUN＞28.56 mmol/L，有严重尿毒症表现者；②高分解状态，每天 BUN 升高＞7.14 mmol/L；③血钾＞6 mmol/L，ECG 有高耸 T 波的高钾表现；④高血容量综合征。应用透析疗法，可清除过多水分，以减轻身体负荷。放血疗法现已罕见应用，只有在严重的高血容量综合征危及患者生命，如心衰、明显肺水肿，且又缺乏其他措施的情况下应用。

14. E　我国儿科将原发性肾病综合征分为单纯型

和肾炎型肾病两型，临床上根据血尿、高血压、氮质血症、低补体血症来鉴别：①尿检查红细胞≥10 个/HP（指 2 周内 3 次以上尿沉渣检查）；②反复或持续高血压，除外糖皮质激素等原因所致；③肾功能不全，排除血容量不足所致；④持续性低补体血症。凡肾病综合征表现并具有以上 4 项之一或多项者诊断为肾炎型肾病，不具备以上条件者为单纯型肾病。胎儿出生后随着年龄的增长，其血清 C3 水平逐渐增加，到 12 岁左右达成人水平（0.8～1.5 g/L）。结合患儿的临床表现及相关实验室检查结果可诊断为肾炎型肾病。

15. D　根据病史、化验和肾活检结果，考虑为肾病综合征，病理为轻度系膜增生性肾炎，常出现的并发症为感染、肾静脉血栓形成、急性肾衰竭、蛋白质及脂肪代谢紊乱。

16. E　诊断依据：①尿蛋白（＋＋＋）；②血浆清蛋白 12 g/L，小于 30 g/L；③水肿，腹水；④高脂血症。符合肾病综合征的诊断。

17. E　干燥综合征时，口干、眼干的症状多较明显，可出现紫癜样皮疹，以下肢为常见，30％～50％患者肾脏有损害，可出现蛋白尿、管型等表现。类风湿因子（＋），抗 SSA 抗体阳性，抗双链 DNA 抗体阳性有诊断意义。

18. E　肾病综合征患者常有凝血、抗凝和纤溶系统失衡，呈现高凝状态，当应用利尿剂和糖皮质激素治疗过程中会进一步加重高凝状态，因而易发生血栓栓塞并发症，其中以肾静脉血栓最为常见。该患者的表现均支持肾静脉血栓形成，而其余选项均不是该患者出现如此病情变化最可能的原因。

19. D　长期应用激素须严密观察有无不良反应和并发症，并及时给予处理。本例患者为激素敏感型，但出现激素的消化道不良作用，此时不可停用泼尼松或换药，应予以对症处理。停用激素应渐减，用药时间越长减药须越慢。

20. B

21. A　凡是急性起病，尿检查有蛋白、红细胞和管型，有或无高血压均可诊断为急性肾炎。若近期有链球菌感染性疾病 ASO 升高和血清补体 C3 降低，即可诊断为急性链球菌感染后肾炎。故为明确诊断，应进行 ASO 和血浆蛋白电泳检查，选 A。

22. C　肾病综合征是以大量蛋白尿(24 小时尿蛋白超过 3.5 g)、血清白蛋白＜30 g/L,高脂血症以水肿为特点的临床综合征,前两项最为典型。

23. E　难治性肾病综合征是指经常发作的肾病综合征和激素治疗无效的肾病综合征。应用激素的原则是:开始量足,减量要慢,维持治疗要长,并可联用激素和免疫抑制剂。

24. B　肾小球滤过膜电荷屏障受损,使滤过膜通透性增大,出现非选择性蛋白尿。

25. B　短期肾功能急剧下降,诊断为急进性肾小球肾炎。

26. D　泼尼松治疗肾病综合征时,起始要足量,口服 8 周,必要时可延长至 12 周。该患者用药方 3 周,应用原量继续观察。

27. B

28. D　肾病综合征的治疗:①激素疗法;②免疫抑制剂;③利尿剂。

29. B　患者水肿、少尿、蛋白尿,首先考虑肾病综合征。伴发热,尿白细胞增多,考虑泌尿系感染,选 B。

30. A

31. C　肾病综合征关键性的改变是毛细血管壁的损伤,它主要包括微小病变肾病、膜性病变、局灶性节段性肾小球硬化、系膜增生性肾小球肾炎、膜增生性肾小球肾炎。毛细血管内增生性肾炎又称"大红肾",发生在毛细血管内。因此本题选 C。

32. C　根据水肿、高血压、血尿,考虑为急性肾小球肾炎。

33. E　管型是蛋白质、细胞或碎片在肾小管、集合管中凝固而形成的圆柱形蛋白聚体,故 A、B、C、D 均可产生管型。急性膀胱炎不具备管型形成的条件,故选 E。

34. B　肾静脉血栓发生最常见的原因是肾病综合征,其典型临床表现如下:①患侧腰肋痛或腹痛;②尿异常,出现血尿(镜下或肉眼血尿)及蛋白尿(原有蛋白尿增多);③肾功能异常,双侧肾静脉主干大血栓可致急性肾衰竭;④患侧肾增大(影像学检查证实)。根据题干描述可知该患者可能是 B。

35. E　小儿肾病综合征的临床表现为"三高一低",即大量蛋白尿,高脂血症,低蛋白血症,明显水肿。其中诊断小儿肾病综合征的必备条件是低蛋白血症,大量蛋白尿,故选 E。

36. C　该患儿有明显水肿、大量蛋白尿和低蛋白血症,符合肾病综合征的临床表现,但该患儿没有持续的高血压、肾功能不全和低补体血症的表现,不属于肾炎型肾病,故选 C。

37. B　肾病综合征的患儿易出现感染、电解质紊乱、血栓形成等并发症。该患儿出现腹胀、乏力,膝反射减弱,心音低钝,心电图出现 U 波,由此可得出患儿为低钾血症,需补充钾盐,故选 B。

38. A　答案 B、C、D、E 引起的水肿大多为全身性,而丝虫病引起局部淋巴管堵塞所致的水肿为局部性。

39. C　患儿肾病复发,明显水肿,已存在血容量不足,在应用利尿剂时应注意先扩容,防止发生低血容量休克。低分子右旋糖酐和白蛋白具有提高血管内渗透压的作用以达到利尿消肿的目的。口服利尿剂较缓和,不易低血容量发生休克,可适当应用。静脉推注呋塞米快速利尿,可加重血容量不足,造成低血容量休克,故不宜单独使用。应选 C。

40. D　溶血尿毒综合征的治疗中链激酶的疗效不肯定且不良反应严重,故一般不宜选用。

41. D　硝普钠可直接扩张血管达到快速降压作用。

42. E　肾肿瘤不是肾穿刺的绝对适应证。

43. C　大量蛋白尿是肾病综合征病理生理改变的基础。

44. E　上述选项都有血尿,但除了 IgA 肾病外,其余主要是以镜下血尿为常见。

45. D

46. D　单纯型肾病综合征无血尿表现,故选 D。

47. A　急性链球菌感染后有些病例会出现严重的循环充血、高血压脑病,甚至出现急性肾衰竭,称之为急性链球菌感染后肾小球肾炎的严重病例,一般在 2 周内发生,故选 A。

48. A　急性肾小球肾炎表现为少尿、血尿,轻、中度的蛋白尿,水肿及高血压,患儿表现与此相符。泌尿系感染常有发热、腰痛、尿路刺激症状,尿常规可见管型,WBC 升高。肾病表现为高度的蛋白尿、重度的高脂血症、重度的低白蛋白血症及水肿。可见患者并无肾病及泌尿系感染的症状、体征,可排除 B、C、D、E。故选 A。

49. A　患儿症状均为肾病综合征的临床表现。肾病综合征依临床表现分为两型:单纯性肾病和肾炎性肾病。凡具有以下四项之一或多项者属于肾炎型肾病:①2 周内分别 3 次以上离心尿检查 RBC>10 个/HP,并证实为肾小球源性血尿者;②反复或持续高血压,学龄儿童≥130/90 mmHg,学龄前儿童≥120/80 mmHg,并除外糖皮质激素等原因所致;③肾功能不全,并排除由于血容量不足等所致;④持续低补体血症。故选 A

50. A　患儿 8 岁,血尿、少尿、水肿、高血压,双肺底可闻及少量湿啰音,肝大。故最可能的原因为急性肾小球肾炎并发严重循环充血,其治疗最关键的是利尿剂利尿,保护肾脏。

51. D　患儿 15 岁,有明显的前驱感染史,血尿、水肿、高血压,故最可能的原因为急性感染后引起的肾小球肾炎。

52. C　正常儿童新鲜尿沉渣镜检:红细胞<3 个/HP,白细胞<5 个/HP,管型不出现。12 小时尿 Addis 计数:红细胞<50 万,白细胞<100 万,管型<5 000 个为正常。

53. E　急性链球菌感染后肾炎的严重病例常发生在起病 1～2 周内。

54. B　肾病综合征最常见的并发症是感染、电解质紊乱和低血容量、血栓形成、急性肾衰竭、肾小管功能障碍,其中以各种感染为主。常见为呼吸道、皮肤、泌尿道感染和原发性腹膜炎等,尤以上呼吸道感染最多见,占 50%以上。

55. A　急性肾小球肾炎临床表现:①水肿。70%的病例有水肿,一般仅累及眼睑及颜面部,重者 2～3 天遍及全身,呈非凹陷性。②血尿。50%～70%患者有肉眼血尿,持续 1～2 周即转镜下血尿。③蛋白尿。程度不等。有 20%可达肾病水平。蛋白尿患者病理上常呈严重系膜增生。④高血压。30%～80%病例有血压增高。⑤尿量减少。严重者可伴有排尿困难。

56. D　根据少尿、血尿(尿红细胞>100 个/HP)、高血压考虑为急性肾炎;血压明显升高(170/120 mmHg)伴头痛、头昏、呕吐、抽搐,为高血压脑病表现。

57. D　新生儿尿量每小时<1.0 ml/kg 为少尿,每小时<0.5 ml/kg 为无尿。学龄儿童每日排尿量少于 400 ml,学龄前儿童少于 300 ml,婴幼儿少于 200 ml 时为少尿;每日尿量少于 50 ml 为无尿。故选 D。

58. D

59. B　题中患儿为急性起病,尿检有蛋白、红细胞,可初步判断为急性肾小球肾炎。同时伴有头痛、眼花、恶心的症状和血压升高,是高血压脑病的症状。两者结合,应为急性肾小球肾炎合并高血压脑病,故 B 正确。

60. D　在组织或细胞内出现均匀一致、半透明状伊红染色物质,称为玻璃样变性。常见的玻璃样变性有 3 类:①结缔组织玻璃样变性:常见于瘢痕组织、动脉粥样硬化的纤维斑块、纤维化的肾小球等。②血管壁玻璃样变性:常发生于高血压病的肾、脑、脾及视网膜的细动脉。③细胞内玻璃样变性:细胞质内出现圆形均质无结构红染物质。如肾炎或其他疾病伴有大量蛋白尿时,蛋白质被肾近曲小管上皮细胞吞饮,在细胞质内融合成玻璃样小滴。

61. C　玻璃样变性又称透明变性,是十分常见的变性,主要见于结缔组织、血管壁和细胞内,常见于瘢痕、缓进性高血压、肾小球肾炎等疾病。

62. D　**63.** E　**64.** C　**65.** A

66. C　电镜下,不同类型的肾小球肾炎有着不同的病理改变。急性弥漫增生性肾小球肾炎以脏层上皮细胞和基底膜间出现驼峰样高密度沉积物为特点。膜性肾病以上皮下电子致密物与基底膜样物质形成钉突样结构为特点。膜增生性肾小球肾炎可表现为基底膜内皮侧、致密层或系膜区电子致密物沉积。系膜增生性肾炎以系膜区低密度电子致密物沉积为特点。

67. E　所谓选择性蛋白尿为尿液中出现以白蛋白为主的中分子质量。

68. E　链球菌感染后急性肾小球肾炎与 IgA 肾病的根本不同是肾脏组织病变,前者病理类型是毛细血管内增生性肾小球肾炎,而 IgA 肾病主要为系膜增生性肾炎。其余各项均非根本性不同。

69. E　急进性肾小球肾炎慢性期肾功能出现缓慢、不可逆损害,此时的治疗主要以保护残余肾功能、延缓慢性肾衰竭的发展为重点。

70. D 急进性肾小球肾炎是临床以急性肾炎综合征、肾功能急剧恶化、早期出现少尿性急性肾衰竭为特征、病理呈新月体性肾小球肾炎表现的一组疾病,常伴有中度贫血,因此"常无贫血表现"不支持该病诊断。

71. D 原发性肾小球疾病临床分类:①急性肾小球肾炎;②急进性肾小球肾炎;③慢性肾小球肾炎;④隐匿性肾小球疾病;⑤肾病综合征。

72. E 隐匿性肾小球肾炎也称为无症状性血尿或(和)蛋白尿,因此可无血尿,或无蛋白尿,另外患者无水肿、高血压和肾功能损害。但本病是由多种病理类型的原发性肾小球病所致,尽管病理改变多较轻,故E错误。

73. A 中枢性尿崩症是由于各种原因导致的精氨酸血管升压素合成和释放减少,造成尿液浓缩障碍。表现为多饮、多尿、大量低渗尿,血浆精氨酸血管升压素水平降低。应用外源性精氨酸血管加压素有效。B、C、D选项尿液虽可增多,但无低渗表现。原发性醛固酮增多症多引起水钠潴留,不选E。

74. B 小儿急性肾小球肾炎90%病例有链球菌的前驱感染,为A组乙型溶血性链球菌(致肾炎株)感染所引起。

75. A 急性肾炎的前驱期为咽炎病例,ASO往往增高,但是ASO的滴度与肾炎的程度无相关性。

76. C

二、A3/A4型题

77. D

78. B 结合SLE的诊断标准考虑为SLE。患者尿常规提示已有肾损伤,可诊断为狼疮性肾炎。狼疮性肾炎的治疗以糖皮质激素为主。可每月输注一次环磷酰胺冲击治疗,连用6个月,或加用硫唑嘌呤,或血浆置换,或加大激素用量。

79. E 此为微小病变型肾病。首先诊断为肾病综合征是无疑问的;患者为青少年男性,尿蛋白增高,镜下血尿较少,首先考虑微小病变型肾病。

80. A 系膜毛细血管性肾小球肾炎对糖皮质激素效果差,可能仅对部分儿童案例有效。

81. D 凡尿化验异常(蛋白尿、血尿)、伴或者不伴

水肿及高血压病史达3个月以上,无论有无肾功能损害均应考虑此病,在除外继发性肾小球肾炎及遗传性肾小球肾炎后,临床上可诊断为慢性肾小球肾炎。尿蛋白定量0.5~0.8g排除肾病综合征,存在慢性病史排除急性肾小球肾炎,高血压肾病一般好发年龄为40~50岁,存在5~10年高血压病史,且多伴水肿症状,不符合题意。

82. A 若想进一步证实慢性肾小球肾炎的分型,首选肾穿刺活检。

83. D 慢性肾小球肾炎的主要治疗措施是积极控制高血压和减少蛋白尿,D项正确。

84. C 控制血压首选ACEI或者ARB类。

85. D 患者有蛋白尿、高血压、肾功能减退,病程2年,故可确定为慢性肾炎氮质血症期。血压测量的数值不支持3级高血压,而且患者较年轻因而可排除高血压肾损害。无尿路感染症状及尿中又无白细胞,而主要表现为水肿,可排除肾盂肾炎。

86. E 患者处于氮质血症期,一般不用透析治疗,降压及促红素只是解决某项症状的对症治疗,可为辅助治疗。最佳治疗应是非透析综合治疗。

87. D 高血压与肾炎的发病史可鉴别慢性肾炎引起高血压与高血压病引起肾功能不全。

88. A 根据题中患者的前驱病史、临床表现及实验室检查,与急性链球菌感染后肾炎的表现较为符合,故最可能的诊断是急性链球菌感染后肾炎,选A。

89. B 当临床诊断有困难时,肾炎患者需要考虑进行肾活检以明确诊断,指导治疗。指征为:①少尿1周以上或进行性尿量减少伴肾功能恶化者;②病程超过2个月而无好转趋势者;③急性肾炎综合征伴肾病综合征者。此题中患者的病情与指征②相符。故选B。

90. E 饮食应低盐,限制蛋白摄入,并以优质蛋白为主;对症治疗包括利尿、消肿、降血压,预防心脑并发症的发生。故选E。此期补充白蛋白可造成肾小球破坏。

91. D 慢性肾小球肾炎以中、青年为主,男性多见,起病缓慢、隐匿,以蛋白尿、血尿、高血压、水肿为基本临床表现。结合题干,可选D。A选项无水

肿、高血压及肾功能损害,不选。C 选项的诊断
必须影像学检查有局部粗糙的肾皮质瘢痕,伴
有相应肾盏变形,故不选。E 选项的诊断标准中
尿蛋白大于 3.5 g/L 和血浆白蛋白低于 30 g/L
为诊断所必需,故不选。

92. E 肾脏 B 超可判断肾脏大小及实质厚度,如果
肾脏缩小则可确定为慢性肾功能不全,如果肾
脏增大,则支持急性肾功能不全,故本题答案
为 E。

93. D 按肾功能损害的程度可分为:①肾功能不全
代偿期:肾小球滤过率(GFR)下降至正常的
50%～80%,血肌酐正常,患者无症状;②氮质血
症期:GFR 下降至正常的 25%～50%,出现氮
质血症,血肌酐高于正常,但<450 μmol/L,通常
无症状,可有轻度贫血、多尿和夜尿;③肾衰竭
期:GFR 下降至正常的 10%～25%,血肌酐显
著升高(450～707 μmol/L),贫血较明显,夜尿增
多及水电解质失调,并可有轻度胃肠道、心血管
和中枢神经系统症状;④尿毒症期:GFR 下降
至正常的 10%以下,血肌酐>707 μmol/L,肾衰
竭的临床表现和血生化异常已十分显著。故
选 D。

94. A 抗核抗体是筛选结缔组织病的主要指标,见
于几乎所有的系统性红斑狼疮患者,故选 A。

95. D

96. B 系统性红斑狼疮经合理治疗后可缓解,包括
糖皮质激素、免疫抑制剂、静脉注射丙种球蛋
白。糖皮质激素是治疗 SLE 是主要药物,故
选 B。

97. C 抗双链 DNA 抗体为系统性红斑狼疮的特
异性抗体,题目中出现抗双链 DNA 抗体阳性,
应首先考虑系统性红斑狼疮。并且该患者有关
节疼痛、口腔溃疡及肾病变,符合系统性红斑
狼疮分类标准。故选 C。该患者有口腔干燥、
抗 SSA 抗体阳性(干燥综合征多见,但并非特
异性抗体),可考虑干燥综合征,但干燥综合
征累及肾脏以肾小管酸中毒多见,仅小部分
出现较明显的肾小球损害,而且通过各项检
验证实有干燥性角膜炎和口腔干燥症,故不
作为首选。

98. E 系统性红斑狼疮目前不能根治,但合理治疗
后可以缓解。该患者反复高热,且有内脏损害,
病情较重,应同时应用激素及免疫抑制剂,而免
疫抑制剂目前应用于狼疮合并肾损害最常用的
为环磷酰胺。故选 E。

99. E 该例肾病综合征患者行肾穿刺活检,电镜下
见有广泛的肾小球脏层上皮细胞足突消失,这是
微小病变型肾病的病理特点。

100. C 微小病变型肾病患者表现为典型的肾病综
合征,多为儿童。

101. E 首选糖皮质激素。90%的病例对单用糖皮
质激素治疗敏感,最终可达到临床完全缓解。

102. D 该女性患儿急性起病,有发热,伴明显的
尿频、尿急、尿痛等尿路刺激症状及腰痛,结合
双肾区有叩击痛,化验尿有蛋白、白细胞明显
增高及可见白细胞管型,最可能的诊断是急性
肾盂肾炎。而急性肾小球肾炎是以水肿为主,
不伴尿路刺激症状和腰痛,化验尿以蛋白为
主,白细胞不高,更无白细胞管型。急性尿道
炎和急性膀胱炎虽然可有明显的尿刺激症状,
但无腰痛和双肾区叩击痛,也不会有白细胞
管型。

103. E 因为急性肾盂肾炎的细菌多为大肠埃希
菌,喹诺酮类、头孢菌素类和广谱青霉素均可用
于大肠埃希菌感染引起的急性肾盂肾炎。

104. C 急性肾盂肾炎一般用药的疗程是 14 天。

三、X 型题

105. ABCDE 严重循环充血常发生在起病 1 周内,
由于水钠潴留、血浆容量增加而出现循环充血。
严重者可出现呼吸困难、端坐呼吸、颈静脉怒
张、心脏增大和奔马律。

106. ABCDE

107. ABE 各型肾小管酸中的共同特点是生长发育
落后、高氯性酸中毒、碱性尿。高血钾在 Ⅳ 型
RTA 存在,其他各型均为低血钾;Ⅱ 型 RTA 一
般无肾性佝偻病。

108. ABCDE 109. ABC 110. ABCDE
111. ABDE 112. DE 113. ABCD

第十一章　造血系统疾病

一、A1/A2 型题

1. A　酸溶血试验是诊断阵发性睡眠性血红蛋白尿症的主要确诊试验,抗人球蛋白试验是诊断自身免疫性溶血性贫血(AIHA)的重要依据。

2. E　CD20 是 B 细胞及其肿瘤的标记,用含抗 CD20 单抗的化学方案治疗后明显好转,说明此淋巴瘤是 B 细胞来源的,上述答案中只有弥漫性大 B 细胞淋巴瘤是 B 细胞肿瘤,而外周 T 细胞淋巴瘤、间变性大细胞淋巴瘤、蕈样肉芽肿和 Stzary 综合征均为 T 细胞肿瘤。故选 E。

3. D　血管壁缺陷是全身血管病变,心脏检查应能发现动脉瘤;B、C 选项皮肤应有出血点和瘀斑;D 正确,因为凝血功能障碍时会难以止血,而皮肤无出血点和瘀斑表现。E 选项不会出现拔牙后出血不止的情况,排除 E。故选 D。

4. B　胃大部分切除术后影响了铁的吸收,引起缺铁性贫血。缺铁性贫血的常见表现有黏膜损害,有口角炎、舌炎、咽下困难及外胚叶组织营养缺乏的表现,如皮肤干燥、毛发枯、反甲等,还会出现神经、精神系统表现,如异食癖。缺铁性贫血由于红细胞中血红蛋白含量的下降,血液携氧能力下降,会有皮肤苍白、心率加快、心脏杂音等循环系统改变。B 项属共济失调,病变在小脑;深感觉减退见于脊髓后索(薄束和楔束)损伤。故选 B。

5. B　缺铁性贫血是体内铁的储存不能满足正常红细胞生成的需要而发生的贫血,是由于铁摄入量不足、吸收量减少、需要量增加、铁利用障碍或丢失过多所致。形态学表现为小细胞低色素性贫血。缺铁性贫血的生化检查结果:血清铁降低,<8.95 μmol/L;总铁结合力升高,>64.44 μmol/L;转铁蛋白饱和度降低<15%。故选 B。

6. B　Coombs 试验亦即抗球蛋白试验,是检测体内有无不完全抗体的一种很好的方法。该试验分为直接抗人球蛋白试验和间接抗人球蛋白试验两种。直接试验是测定患者红细胞上有无附着不完全抗体,间接试验是测定患者血清中有无游离不完全抗体。临床意义:阳性可见于自身免疫性溶血性贫血、冷凝集素综合征、药物诱发的免疫性溶血性贫血、新生儿同种免疫性溶血病、某些高球蛋白血症患者,如系统性红斑狼疮、类风湿关节炎、恶性肿瘤等。Coombs 试验为诊断温抗体型溶血性贫血最重要的试验。故选 B。

7. A　选项 A,缺血性贫血是由于体内贮存铁减少,不能满足正常红细胞生成的需要,引起血红素合成障碍而导致的贫血。选项 B,再生障碍性贫血是一组由于化学、物理、生物因素及不明原因引起的骨髓造血功能衰竭,以造血干细胞损伤、外周血全血减少为特征的疾病。选项 C,海洋性贫血是由于血红蛋白的珠蛋白链有一种或几种的合成受到部分或完全抑制所引起的一组遗传性溶血性贫血。选项 D,巨幼细胞贫血是由于叶酸和(或)维生素 B_{12} 缺乏或其他原因引起细胞核 DNA 合成障碍所致的贫血。选项 E,慢性病贫血通常是指继发于其他系统疾病,如慢性感染、恶性肿瘤、肝脏疾病、慢性肾功能不全及内分泌异常等直接或间接影响造血组织而导致的一组慢性贫血。故选 A。

8. B　因为再生障碍性贫血是由于骨髓造血功能衰竭,以造血干细胞损伤、外周血全血细胞减少为特征的疾病,因此可进行骨髓移植治疗。其他贫血并不是由于骨髓造血功能衰竭、造血干细胞损伤而导致的贫血,不适合用骨髓移植治疗。故选 B。

9. A　贫血的分类包括:(1)大细胞性贫血,常见于叶酸及维生素 B_{12} 缺乏导致的营养性巨幼细胞贫血,妊娠期或婴儿期巨幼细胞贫血,恶性贫血等。(2)正常细胞性贫血:①急性失血性贫血,见于创伤或手术大出血时;②急性溶血性贫血,血型不合的输血,自身免疫性溶血性贫血,某些溶血性细菌感染,化学物质或药物中毒;③造血组织疾病,如再生障碍性贫血、白血病。(3)单纯小细胞性贫血:感染,中毒,急、慢性炎症,尿毒症等疾病导致的贫血。(4)小细胞低色素性贫血:①慢性失血性贫血,如消化性溃疡、钩虫病、月经过多等因素造成的失血;②缺铁性贫血。本题中只有急性失血性贫血属于正常细胞性贫血,故选 A。

10. D 缺铁性贫血时,血清蛋白降低、血清铁降低、转铁蛋白饱和度降低、红细胞游离原卟啉(FEP)升高、总铁结合力增高。FEP 是指红细胞中未与铁结合的原卟啉。当发生缺铁性贫血时,由于体内铁含量减少,使得 FEP 相对增加。故选 D。

11. C 缺铁性贫血患者血清铁降低(<50 μg/L),总铁结合力升高(>4 500 μg/L),转铁蛋白饱和度降低(<15%)。当幼红细胞合成血红素所需的铁供给不足时,红细胞原卟啉值升高,一般>600 μg/L。故选 C。

12. C 患者为青少年男性,MCV 75 fl 及 MCHC 31% 提示为小细胞低色素性贫血。小细胞低色素性贫血见于缺铁性贫血、海洋性贫血(即珠蛋白生成障碍性贫血)、铁粒幼细胞性贫血、慢性病性贫血。A、B、D、E 选项均不符合小细胞低色素性贫血,故选 C。

13. D 根据患者发热、鼻出血病史,骨髓原始细胞占 0.65,应考虑为急性白血病,结合全身浅表淋巴结肿大及肝、脾大,考虑淋巴细胞白血病的可能性最大。故选 D。

14. C 骨髓中原始和幼稚淋巴细胞达 80%,淋巴细胞白血病诊断明确。患者 1 年前即开始出现乏力、消瘦、脾大等症状,而无淋巴结肿大,故考虑为慢性粒细胞白血病。近 1 周出现不明原因的发热、皮肤出血点,考虑为原有疾病进入急变期。综上,该患者最可能的诊断为慢性粒细胞白血病急淋变。故选 C。

15. D FAB 分型是根据骨髓中原始细胞的百分率及其细胞特点,将骨髓增生异常综合征分为难治性贫血、伴有环形铁粒幼细胞的难治性贫血、伴原始细胞增多的难治性贫血、转变中的伴原始细胞增多的难治性贫血、慢性粒单核细胞白血病。故选 D。

16. B ①浓缩红细胞适用于:各种急性失血的输血;各种慢性贫血,高钾血症,肝、肾、心功能障碍者输血;小儿、老年人输血交义配合实验。②红细胞悬液适用于:血容量正常的贫血患者,老年、幼儿及手术后需要输血的患者。③洗涤红细胞适用于:对血浆蛋白有过敏反应的贫血患

者,自身免疫性溶血性贫血患者,阵发性睡眠性血红蛋白尿症,高钾血症及肝肾功能障碍需要输血者的主侧配血试验。④少白细胞的红细胞适用于:由于输血产生白细胞抗体,引起发热等不良反应的患者;防止产生白细胞抗体的输血(如器官移植的患者)与受血者 ABO 血型相同。患者有贫血、肾功能障碍、高钾血症,故选 B。

17. D 根据该患儿表现面色苍白,早产儿,鲜牛奶喂养未添加辅食,肝脾大,血红蛋白和红细胞数均下降,血红蛋白降低比红细胞数减少明显,平均红细胞体积小,血清铁蛋白降低,最可能的诊断为缺铁性贫血,故选 D。

18. C 为预防缺铁性贫血,早产儿应于出生后 2 个月给予铁剂,因为一般生理性贫血发生于生后 2 个月。

19. E   20. E

21. E 缺铁可以引起异食癖,即对正常饮食不感兴趣,却对粉笔、糨糊、泥土、石灰、布、纸、蜡烛等异物有癖好,吃得津津有味。现研究发现,异食癖者缺铁、缺锌明显,补充铁、锌后可迅速好转。缺铁引起的异食癖形式多样,最为多见的是嗜食冰,寒冷天气也喜食冰块。

22. D 血清铁蛋白降低可作为早期诊断缺铁性贫血依据。

23. E   24. D   25. E   26. D

27. C 红细胞破坏过多最常见的是溶血性贫血,红细胞膜破裂,细胞质内容物溶出,使得血液的携氧能力大大降低。慢性胃肠道失血、月经过多、咯血等慢性失血可造成铁丢失过多,引起缺铁性贫血。

28. B 血清结合珠蛋白减少,见于各种溶血、肝细胞病变、巨幼细胞贫血和组织中出现出血等。溶血性贫血时血清结合珠蛋白降低,外周血涂片破碎和畸形的红细胞增多,红细胞寿命缩短,网织红细胞计数升高。

29. E 血清铁蛋白可较敏感地反映体内贮存铁的情况,因而是诊断缺铁性贫血早期的敏感指标。

30. A 抗人球蛋白试验(Coombs)阳性——自身免疫性溶血性贫血。

31. E 溶血性贫血最主要的原因是红细胞破坏过多导致寿命缩短。

32. C　铁摄入量不足是小儿缺铁性贫血的主要原因。人乳、牛乳、谷物中含铁量均低,如不及时添加含铁较多的辅食,容易导致缺铁性贫血。慢性失血是成人缺铁性贫血的主要原因。

33. C　缺铁性贫血消化系统症状:食欲缺乏,少数有异食癖(如嗜食泥土、墙皮、煤渣等)。营养性巨幼细胞贫血可出现肢体震颤。

34. B　遗传性球形红细胞增多症最主要的治疗方法是脾切除,有显著疗效。

35. D　慢性溶血性贫血的临床表现为贫血、黄疸、脾大。

36. A　营养性缺铁性贫血外周血象:血红蛋白减少比红细胞数减少更明显,呈小细胞低色素性贫血。外周血涂片可见红细胞大小不等,以小细胞为多,中央淡染区扩大。

37. D　红细胞中的 NADPH 能维持细胞内还原型谷胱甘肽(GSH)的含量,使红细胞免受外源性和内源性氧化剂的损害。磷酸戊糖途径是红细胞产生 NADPH 的唯一途径。葡萄糖-6-磷酸脱氢酶是磷酸戊糖途径的重要酶。

38. B　Rh 系统的抗体主要是 IgG,其分子比较小,能通过胎盘。当 Rh 阴性的孕妇怀有 Rh 阳性的胎儿时,Rh 阳性胎儿的少量红细胞或 D 抗原可以进入母体,使母体产生免疫抗体,主要是抗 D 抗体。这种抗体可通过胎盘进入胎儿的血液,使胎儿的红细胞发生溶血,造成新生儿溶血性贫血。

39. E　叶酸必须在维生素 B_{12} 的作用下才能转化为具有生物活性的四氢叶酸,参与合成 DNA。维生素 B_{12} 缺乏可导致叶酸的相对不足,DNA 合成减少,幼红细胞分裂增殖减慢,细胞体积增大,导致巨幼红细胞贫血。维生素 B_{12} 的吸收需要与胃壁细胞分泌的内因子结合,形成内因子-维生素 B_{12} 复合物,避免维生素 B_{12} 被消化酶破坏。胃大部切除术导致壁细胞数量大量减少,内因子分泌不足,引起巨幼细胞贫血。

40. B　常见的 Ⅱ型超敏反应疾病包括新生儿溶血症、感染性溶血性贫血、恶性贫血、药物过敏性血细胞减少症、弥漫性毒性甲状腺肿、输血反应等。

41. A　贫血可按红细胞的形态(即指血常规化验时 MCV、MCH 和 MCHC 的大小)进行分类,正常细胞性贫血是指血常规化验时 MCV、MCH 和 MCHC 均在正常范围,即为正常细胞(MCV、MCH 正常)、正色素(MCHC 正常)性贫血。上述选项只有急性失血性贫血为正常细胞性贫血。慢性失血性贫血、缺铁性贫血和铁粒幼细胞性贫血均为小细胞低色素性贫血。巨幼细胞贫血为大细胞性贫血。

42. B　巨幼细胞贫血是造血原料缺乏。

43. E　缺铁性贫血的病因包括需铁量增加而铁摄入不足、铁吸收障碍及铁丢失过多(最多见)。

44. C

45. B　营养性巨幼细胞贫血的主要临床表现如下:①贫血。表现为轻度或中度贫血者占大多数。患儿面色苍黄,疲乏无力。常伴有肝、脾大。②精神神经症状。患儿可出现烦躁不安、易怒等症状。维生素 B_{12} 缺乏者还可出现表情呆滞、嗜睡,对外界反应迟钝,不哭不笑,智力发育、动作发育落后,甚至退步。此外,还常出现肢体、躯干、头部和全身震颤,甚至抽搐、感觉异常、共济失调、踝阵挛及巴宾斯基征阳性等。③中性粒细胞变大并有分叶过多现象,可见到 5% 以上的中性粒细胞有 5 个以上的核分叶。

46. B　**47.** C

48. A　奎尼丁与地高辛合用时,奎尼丁可增加地高辛的血药浓度,应减少地高辛的用量。

49. B　H 受体拮抗剂,特异性地作用于 H_1、H_2 受体,竞争组胺与受体的结合,使由组胺释放引起的过敏症状消失或减轻。

50. C　异丙嗪是属抗组胺药,可用于镇吐、抗晕眩、晕动症以及镇静催眠。①抗组胺作用:与组织释放的组胺竞争 H_1 受体,能拮抗组胺对胃肠道、气管、支气管或细支气管平滑肌的收缩或挛缩,能解除组胺对支气管平滑肌的致痉和充血作用。②止呕作用:可能与抑制了延髓的催吐化学感受区有关。③抗晕动症作用:可能通过中枢性抗胆碱性能,作用于前庭和呕吐中枢及中脑髓质感受器,主要是阻断了前庭核区胆碱能突触迷路冲动的兴奋。④镇静催眠作用:有关抑制中枢神经系统的机制尚未确切阐明,可能由于间接降低了脑干网状结构激活系统的应激性。

51. D　苯海拉明为乙醇胺类抗组胺药,可与组织中释放出来的组胺竞争效应细胞的 H_1 受体,从而阻止过敏反应。能对抗或减弱组胺对血管、胃肠和支气管平滑肌的作用,对中枢神经系统有较强的抑制作用,也有镇吐和抗胆碱作用。

52. E 发育退步、全身颤抖、腹泻是巨幼细胞贫血的较典型临床表现;红细胞降低较血红蛋白明显,中性粒细胞分叶过多是其血象特点。

53. E　54. A　55. B　56. E　57. C

58. D　59. E　60. E　61. B

62. E 遗传性球形红细胞增多症,手术切除脾脏后均能立即获得完全持久的临床治愈。

63. E

64. B 缺铁性贫血表现为小细胞低色素贫血。

65. D　66. C　67. E　68. D

69. D 预防小儿营养性缺铁性贫血可在饮食中添加含铁丰富的食品,例如动物内脏、瘦肉。

70. C 长期服用广谱抗生素对体内铁的吸收无影响。

71. D

72. E 缺铁性贫血缺铁期:贮存铁下降,早期出现血清铁蛋白下降;缺铁性红细胞生成期:贮存铁更进一步减少,铁蛋白减少,血清铁和转铁蛋白饱和度下降,总铁结合力增高和游离原卟啉升高,出现一般症状;缺铁性贫血期:有明显红细胞和血红蛋白减少,并出现多个系统症状。

73. D

74. E 补充铁剂以口服为主,一般用药至血红蛋白正常后2个月左右停药。

75. D 缺铁性贫血对粒细胞无影响。

76. C 血清锌正常最低值为 $75\ \mu g/dl$,因此患儿可诊断为锌缺乏。

77. C 出生后14天补充维生素D,出生后2个月补充铁剂。

78. D D错误。未达到输血标准。

79. E 患儿为中度贫血以及感染。应抗感染和纠正贫血。

80. C 缺铁性贫血红细胞大小不等,小者多,大者少,染色区扩大。

81. C　82. A

83. C 羊奶中缺乏叶酸,服用羊奶,可能会导致巨幼细胞贫血。

84. C

85. D 血常规检查 MCV↑、MCH↑、MCHC 正常,提示为大细胞性贫血,应给予维生素 B_{12} 和(或)叶酸治疗。

86. A 营养性巨幼细胞贫血是由于维生素 B_{12} 或(和)叶酸缺乏所致的一种大细胞性贫血,主要临床特点是贫血、神经与精神症状、红细胞的胞体变大、骨髓中出现巨幼细胞,用维生素 B_{12} 或(和)叶酸治疗有效。故选A。

87. C 营养性缺铁性贫血的病因:①先天储铁不足;②铁摄入量不足,这是缺铁性贫血的主要原因。人乳、牛乳、谷物中含铁量均低,如不及时添加含铁较多的辅食,容易发生缺铁性贫血。③生长发育因素:随着体重,增加,血容量也增加较快,1岁时血循环中的血红蛋白增加2倍;未成熟儿的体重及血红蛋白增加倍数更高;如不及时添加含铁丰富的食物,则易致缺铁。④铁的吸收障碍:食物搭配不合理可影响铁的吸收,慢性腹泻不仅铁的吸收不良,而且铁的排泄也增加。⑤铁的丢失过多。故选C。

88. C 我国小儿血液学组(1989年)暂定:血红蛋白在新生儿期<145 g/L,1～4个月<90 g/L,4～6个月<100 g/L者为贫血。故选C。

89. E 解析:巨幼细胞贫血的临床表现:①虚胖或伴轻度水肿,毛发稀疏发黄,严重者可有皮肤出血点或瘀斑。②多数轻度或中度贫血,患儿面色苍黄,疲乏无力,常伴有肝、脾大,维生素 B_{12} 缺乏者,可表现出特征性神经症状。③烦躁不安、易怒。维生素 B_{12} 缺乏者还可出现表情呆滞、嗜睡,反应迟钝,少哭不笑,智力、动作发育落后,甚至退步。此外,还常出现肢体、舌、头部和全身震颤,甚至抽搐、踝阵挛及巴宾斯基征阳性等。④外周血象检查平均红细胞体积增大,平均红细胞容积(MCV)>94 fl。⑤血清维生素 B_{12}<100 ng/L,血清叶酸<3 $\mu g/L$,提示叶酸缺乏。

90. A 从5～7岁至18岁左右红骨髓仅存在于脊椎、胸骨、肋骨、颅骨、锁骨、肩胛骨、骨盆骨及长骨近端。

91. B 由于胎儿期处于相对缺氧状态,故红细胞数和血红蛋白量较高,出生时红细胞数(5.0～7.0)× 10^{12}/L,血红蛋白量 150～220 g/L,未成熟儿可稍低。至生后 $2\sim3$ 个月时红细胞数降至 $3.0\times10^{12}/L$,血红蛋白量降至 110 g/L 左右,出现轻度贫血,称为"生理性贫血"。

92. C 白细胞总数初生时较高,为 $(15\sim20)\times10^9/L$,然后逐渐下降,1 周时平均为 $12\times10^9/L$。婴儿期白细胞数维持在 $10\times10^9/L$ 左右,8 岁以后接近成人水平。

93. D 贫血是指末梢血中单位容积内红细胞数或血红蛋白量低于正常。根据世界卫生组织的资料,Hb 值的低限 6 个月~6 岁为 110 g/L,6~14 岁为 120 g/L,低于此值称为贫血。我国小儿血液学会议暂定:新生儿 Hb<145 g/L,1~4 个月 Hb<90 g/L,4~6 个月 <100 g/L 者为贫血。

94. D 阵发性睡眠性血红蛋白尿症(PNH)典型表现为血红蛋白尿发作。不典型者无血红蛋白尿发作,呈全血细胞减少,骨髓增生减低。但动态随访,可以发现 PNH 造血克隆,酸溶血试验(Ham 试验)、蛇毒因子溶血试验和微量补体溶血敏感试验可呈阳性。

95. C 血红蛋白尿可呈酱油色或暗红色,见于血管内溶血。

96. C G6PD 缺乏症系溶血性贫血,属于正细胞性贫血。

97. D 蚕豆病伴重度贫血时最重要的治疗措施是输注无 G6PD 缺乏的红细胞悬液,其余选项为贫血程度较轻时的治疗措施。

98. A ITP(免疫性血小板减少症),既往又称特发性血小板减少性紫癜,是小儿最常见的出血性疾病。维生素 K 依赖因子缺乏症是新生儿常见的出血症。

99. E ITP 患儿发病前常有病毒感染,但目前认为病毒感染不是导致血小板减少的直接原因,而是由于病毒感染后机体的免疫紊乱,导致的血小板破坏增多。

二、A3/A4 型题

100. E MCV 60 fl, MCH 24 pg, MCHC 25%,支持小细胞低色素性贫血。缺铁性贫血为缺铁引起的小细胞低色素性贫血。婴幼儿需铁量较多,若不补充蛋类、肉类等含铁量较高的辅食,易造成缺铁。

101. C 若治疗有效,首先出现细胞内含铁酶活性开始恢复,而后外周血网织红细胞增多。

102. E 应继续口服 1~2 月至血清铁蛋白正常。

103. C 患者应诊断为巨幼细胞贫血,因出现神经系统症状,考虑为维生素 B_{12} 缺乏,因此应补充维生素 B_{12},故选 C。

104. E

105. D 应检查血清维生素 B_{12}、叶酸以确诊,故选 D。

106. D　107. B　108. A

109. C 依据临床病史,体检及实验室检查,有贫血、黄疸、脾大、红细胞渗透脆性试验增高,其父有轻度黄疸史等,应当首先考虑备选答案 C,即遗传性球形红细胞增多症的诊断。选择其他干扰答案,均缺乏临床及实验室的依据。

110. A 最有价值的实验室检查应当是周围血片。血片可提示有球形细胞增多(20%~30%)。检查球形细胞不必检查骨髓象。

111. C 治疗措施应当首选脾切除,有显著疗效。其他干扰答案均不宜作为首选治疗措施。

112. D 患者有心脏瓣膜病,慢性起病,乏力、活动耐量下降,查体见发热、心率快、睑结膜小出血点、脾肿大,化验检查示贫血、白细胞增高、红细胞沉降率增快、镜下血尿,综上分析,最可能的诊断应为感染性心内膜炎。

113. C 本病确诊的主要指标是血培养。

114. E 患者杂音表现为胸骨左缘第 3 肋间舒张期叹气样杂音,并伴有心尖部第一心音减弱、脉压增大,符合主动脉瓣关闭不全的特点。

115. A 母乳加米糕喂养,未添加其他辅食,铁摄入不足,Hb 80 g/L,RBC $3.5\times10^{12}/L$,WBC 正常符合营养性缺铁性贫血的特点。

116. A 维生素 C 可促进铁的吸收。

117. C 网织红细胞上升是早期有效指标。

三、B 型题

118. B　119. C　120. E　121. A　122. B
123. D　124. E　125. C

四、X 型题

126. AB 小儿造血系统包括红细胞系统、粒细胞系统、巨核细胞血小板系统、单核-巨噬细胞系统、淋巴细胞和浆细胞系统等。出生后 2~3 个月内出现生理性贫血,骨髓造血期开始于妊娠 3 个月,妊娠 8 个月后骨髓增生极度活跃而且脂肪细胞很少,外观呈红色,称之为红髓。出生后造血场所主要是骨髓,但是在某些病理情况下可以出现髓外造血情况。当红骨髓内脂肪组织增多后,外观呈黄色,称之为黄骨髓。在儿童和少年由于骨髓的成分以红髓为主,因此,在某些病理情况下,如急性失血时,只能紧急动员髓外造血部位进行造血,这也是儿童较成人更易发生肝脏、脾脏和淋巴结肿大的原因。

127. ABC 营养性巨幼细胞贫血多见于婴幼儿,面色微黄,疲乏无力,呈虚胖体型或轻度水肿,

毛发稀疏、发黄,偶见皮肤出血点,多食欲不振。

128. ABDE 组织细胞坏死性淋巴结炎临床上呈亚急性经过,主要症状为持续高热,淋巴结肿大伴白细胞不升高或轻度下降,抗生素治疗无效,发病前常有病毒感染,多数情况下为一种温和的自限性疾病。

129. ABC 生理性贫血原因为循环血量增加较快,红细胞破坏,骨髓造血能力低下,红细胞生成素不足。

130. ABD 考虑为单一喂养,未添加辅食。

131. ABD 补充铁剂以口服为主,一般用药至血红蛋白正常后 2 个月左右停药。

132. ABDE 小细胞低色素贫血主要包括:缺铁性贫血、地中海贫血、遗传性铁粒幼细胞贫血、获得性铁粒幼细胞贫血等。

133. AD

第十二章　神经肌肉系统疾病

一、A1/A2 型题

1. E 答案 A、B、C、D 均为单纯性高热惊厥的特点,即诊断标准,而单纯性高热惊厥不应出现 EEG 的异常。

2. D 佝偻病后遗症主要有鸡胸、O 形腿和 X 形腿等。后遗症期所形成的骨骼畸形是不能逆转的,关键是使其不再继续向前发展。

3. E 维生素 A 滴剂急性中毒多在食用后 3~6 h 发病。主要表现有:①消化系统症状,如恶心、呕吐、食欲缺乏、口渴、腹痛、腹泻,肝脏肿大并有压痛。②神经系统症状,如头痛、头晕、呕吐、乏力、嗜睡、精神迟钝等,婴儿多有前囟隆起、烦躁不安及轻度脑膜刺激症状(主要是因维生素 A 过量使脑室膜分泌活跃,脑脊液增加导致颅内压升高所致)。③眼症状,如结膜充血、球结膜下出血、视力模糊、复视,有时出现视乳头水肿。④皮肤症状,如皮肤潮红,中毒 1~3 天后可有不同程度的脱皮,从口周及鼻唇间延及全身,呈鳞屑状至大

片状脱皮,并有色素沉着,头发及汗毛脱。因奇痒皮肤常有搔痕。

4. A 显性症状:惊厥、手足搐搦、喉痉挛。其他症状:睡眠不安、易惊哭,出汗等神经兴奋现象。隐性症状:面神经试验、腓反射、手足痉挛。

5. C 重症肺炎除呼吸系统症状外,缺氧、二氧化碳潴留及病原体毒素作用可引起脑水肿,出现一系列神经系统症状,如意识障碍、惊厥、前囟隆起等。

6. D 重症肺炎为在肺炎基础上出现心、脑、消化道等肺外脏器功能障碍,临床常表现为心力衰竭、脑水肿、消化道出血、呼吸衰竭。出现上述情况称为重症肺炎。

7. D 从心房或房室连接处突然发生规律的快速心律,统称为室上性心动过速,常具有突发突止,反复性的特点,发作时可首选兴奋迷走神经的方法纠止。阵发性室性心动过速则首选同步直流电击复律。

8. C 病毒性脑膜炎是一组由各种病毒感染引起的软脑膜(软膜和蛛网膜)弥漫性炎症综合征,主要

表现发热、头痛、呕吐和脑膜刺激征，是临床最常见的无菌性脑膜炎。大多数为肠道病毒感染，包括脊髓灰质炎病毒、柯萨奇病毒 A 和 B、埃可病毒等，其次为流行性腮腺炎病毒、疱疹病毒和腺病毒感染，疱疹性病毒包括单纯疱疹病毒及水痘带状疱疹病毒。脑脊液无色透明，以淋巴细胞为主的白细胞增多，糖和氯化物正常。病程呈良性，多在 2 周以内，一般不超过 3 周，有自限性，预后较好。通常急性起病，有剧烈头痛、发热、呕吐、颈项强直、典型的脑膜刺激征如 Kernig 征阳性，并有全身不适、咽痛、畏光、眩晕、精神萎靡、感觉异常、肌痛、腹痛及寒战等。部分患者可出现咽峡炎、视力模糊等症状。肠道病毒感染可出现皮疹，大多与发热同时出现，持续 4～10 天。临床神经系统损害症状较少见，偶尔发现斜视、复视、感觉障碍、共济失调、腱反射不对称和病理反射阳性。重者可出现昏睡等神经系统损害的症状。

9. D　患儿有上呼吸道感染史，发热时出现抽搐症状，持续时间短，精神反应好，神经系统查体未见阳性体征，可诊断为高热惊厥。

10. C　瑞氏综合征（RS）是一种严重的药物不良反应，病死率高。本病是儿童在病毒感染（如流感、感冒或水痘）康复过程中的一种罕见疾病，以服用水杨酸类药物（如阿司匹林）为重要病因。广泛的线粒体受损为其病理基础。瑞氏综合征会影响身体的所有器官，但对肝脏和大脑带来的危害最大。如果不及时治疗，会很快导致肝肾衰竭、脑损伤，甚至死亡。本病症状可能在患病毒性疾病期间表现出来，但更多是一两周后出现。最初患儿通常不停地呕吐。其他早期症状包括腹泻、疲倦、精神差等。随着疾病加重，并影响到大脑，患儿可能会变得不安、过度亢奋、神志不清、惊厥或癫痫，甚至昏迷。

11. E　婴儿脊髓肌萎缩症：①对称性肌无力。自主运动减少，近端肌肉受累最重，手足尚有活动。②肌肉松弛。张力极低，当婴儿仰卧位姿势时下肢呈蛙腿体位、膝反射减低或消失。③主要累及四肢、躯干，其次为颈、胸各部肌肉。④肋间肌无力，膈肌多不受累，膈肌运动正常，故呼气时胸部下陷呈现矛盾呼吸。⑤病程是进行性。晚期延髓支配的肌肉萎缩，以咽肌最为显著，伴有肌纤维震颤，咽腭肌肉萎缩引起呼吸及吞咽困难，易

有吸收性肺炎。

12. A

13. C　适应性行为是指人的适应外界环境赖以生存的能力。适应性行为也叫社会能力、社会适应性、社会成熟、适应能力，是指一个人处理日常生活及其在社会环境中求生存的能力。美国智力落后协会（AAMD）把适应性行为定义为：有效地满足个人环境中的自然和社会需要的能力。它主要包括两方面的内容：一是发挥和能保持自己独立性的程度；二是圆满地完成他所接受的个人和社会责任的程度。新生儿行为神经评分法属于适应行为评定法。

14. D　肾脏受累表现多在后期出现。

15. D　儿童性早熟可按其下丘脑-垂体-性腺轴功能是否提前发动分为中枢性（真性）和外周性（假性）两类。其中中枢性性早熟的病因有：①体质性；②下丘脑垂体病变，如错构瘤、神经母细胞瘤、中枢感染等；③先天畸形，如脑积水、脑穿通畸形等；④其他，如先天性肾上腺皮质增生症。

16. B　结核性脑膜炎，简称结脑，是结核分枝杆菌经血液循环侵入脑内或经其他途径播散至脑内而引起的中枢神经系统结核病。最常侵犯的是脑膜，同时亦可侵犯脑实质、脑动脉、脑神经和脊髓等，因此临床常见四种类型，即：①脑膜炎型；②脑结核球型；③脑脊髓型；④混合型。由于本病侵犯的解剖部位的重要性，所以结脑为重症结核病。若早期治疗，用药顺利，患者配合，可取得良好预后；但晚期病例，治疗不合理，用药困难（如患者不配合用药、耐药病例等），则预后差，重症留有后遗症，甚至死亡。患者出现昏迷多提示结核性脑膜炎已进入晚期。

17. B

18. D　小儿神经系统的发育：①脑的发育。在胚胎时期神经系统首先形成，脑的发育最为迅速。出生时脑重约 370 g，占体重的 10%～12%，7 岁时已接近成人脑重约 1 500 g。3 岁时神经细胞分化基本完成，8 岁时接近成人。神经纤维到 4 岁时完成髓鞘化。故婴儿期各种刺激引起的神经冲动传导缓慢，易泛化。小儿脑耗氧约占总耗氧量的 50%，而成人仅为 20%。②脊髓的发育。在出生时已较成熟，脊髓的成长与运动功能的发育相平行。胎儿时脊髓下端达第 2 腰椎下缘，

4 岁时上移至第 1 腰椎。作腰椎穿刺时应以 4～5 腰椎间隙为宜。

19. B

20. A　惊厥是指由中枢神经系统的器质性或功能性异常导致的全身任何骨骼肌的不自主单次或连续强烈收缩。患者表现为意识突然丧失，双眼上翻，四肢及躯干肌肉呈强直性或阵挛性抽动，发作持续数秒至数分钟不等，严重者可反复发作，甚至呈持续状态。这种表现主要是大脑神经元的突然过度杂乱性放电，引起神经系统间歇性功能失调所致。

21. A　胎粪吸入综合征(MAS)是指胎儿在宫内或娩出过程中吸入被胎粪污染的羊水，发生气道阻塞、肺内炎症和一系列全身症状，生后出现以呼吸窘迫为主，同时伴有其他脏器损伤的一组综合征，多见于足月儿和过期产儿。根据足月儿或过期产儿有羊水胎粪污染的证据，初生儿的指趾甲、脐带和皮肤被胎粪污染，生后早期出现的呼吸困难，气管内吸出胎粪及有典型的胸部 X 线片表现时可做出诊断。如患儿胎龄小于 34 周，或羊水清澈时，胎粪吸入则不太可能。

22. B　23. B

24. B　根据病理生理改变，低渗性脱水时，细胞外的水进入细胞内，因此细胞外脱水更明显，临床脱水症状比实际脱水重，易发生休克。高渗性脱水则相反，细胞内水进入细胞外，细胞内脱水明显，易引起神经系统症状，而脱水症状比实际脱水轻，不易发生休克。

25. E　26. D　27. A　28. C

29. B　白血病引起的中枢神经系统浸润多见于化疗后缓解期，检查脑脊液可确诊：脑脊液色清或微浊，压力增高；细胞数 $> 10 \times 10^6$/L，蛋白 > 0.45 g/L；将脑脊液离心沉淀涂片检查可发现白血病细胞。

30. A　考察传染性单核细胞增多症与急性白血病的鉴别诊断。

31. A

32. C　若干因素使热性惊厥(FS)患儿发生癫痫的危险性增加，称为癫痫危险因素，主要包括：①复杂型热性惊厥(CFS)；②直系亲属中癫痫病史；③首次 FS 前已有神经系统发育迟缓或异常体征。具有其中 2～3 个危险因素者，7 岁时癫痫发生率平均达 9% 以上，而无危险因素的 FS 不到 1%。EEG 在癫痫危险性的预测上价值尚无定论，故对单纯性 FS，一般无须做 EEG 检查；但对 CFS 患儿，若 EEG 中新出现痫性波发放，则可能提示癫痫发生的危险性。

33. C　癫痫是慢性反复发作性短暂脑功能失调综合征，以脑神经元异常放电引起反复痫性发作为特征。临床表现：①全面强直-阵挛发作(大发作)；②单纯部分发作；③复杂部分发作；④失神发作(小发作)；⑤癫痫持续状态。

34. B　癫痫病因极其复杂，可分三大类，并存在多种影响发病的因素：①特发性癫痫。可疑遗传倾向，无其他明显病因，常在某特殊年龄段起病，有特征性临床及脑电图表现，诊断较明确。②症状性癫痫。中枢神经系统病变影响结构或功能等，如染色体异常、局灶性或弥漫性脑部疾病，以及某些系统性疾病所致。③隐源性癫痫。较多见，临床表现提示症状性癫痫，但未找到明确病因，可在特殊年龄段起病，无特定临床和脑电图表现。

35. D　吉兰-巴雷综合征的瘫痪特点是进行性、对称性、弛缓性瘫痪。弛缓性瘫痪表现为肌张力降低，腱反射消失或减弱，病理征阴性，故选项 B、C 正确。该病可出现肢体麻木、瘙痒等感觉异常，严重者可有呼吸肌麻痹，故选项 A、E 正确。选项 D 为上运动神经元瘫痪特点，故选 D。

36. C　保持呼吸道通畅，防止继发感染是治疗的关键。①激素治疗应用有争议，可早期短时应用，疗程不宜过长，一般在 1 个月左右，急性严重病例可用氢化可的松、地塞米松短期冲击治疗。②大剂量丙种球蛋白静脉应用应尽早。③血浆交换治疗是近年来开展的新治疗，初步认为有效，但价格昂贵。④适当应用神经营养药物，如辅酶 A、ATP、细胞色素 C 等代谢性药物，亦可同时应用维生素 B_{12} 等。⑤吞咽肌及呼吸肌受累时咳嗽无力，排痰不畅，必要时气管切开，呼吸机辅助呼吸。

37. C　38. A　39. A

40. A　急性脊髓炎是指各种自身免疫反应(多为感染后诱发，个别为疫苗接种或隐源性原因)所致的急性横贯性脊髓炎性脊髓炎改变，又称急性横贯性脊髓炎，是临床上最常见的一种脊髓炎。

该病是指非特异性炎症引起脊髓急性进行性炎性脱髓鞘病变或坏死,病变常局限于脊髓的数个节段,主要病理改变为髓鞘肿胀、脱失、周围淋巴细胞显著增生、轴索变性、血管周围炎症细胞浸润。胸髓最常受累,以病损水平以下肢体瘫痪、传导束性感觉障碍和二便障碍为临床特征。

41. E 急性脊髓炎优先选择的检查为脊髓 MRI 和脑脊液检查。①脊髓 MRI。典型 MRI 显示病变部脊髓增粗,病变节段髓内多发片状或斑点状病灶,呈 T1 低信号、T2 高信号,强度不均,可有融合。但有的病例可始终无异常。②脑脊液检查。脑脊液压力正常或增高,若脊髓严重肿胀造成梗阻则压颈试验异常。脑脊液外观无色透明,细胞数、蛋白含量正常或轻度增高,淋巴细胞为主,糖、氯化物正常。

42. B 急性小脑性共济失调是一种特有的综合征。通常预后良好,多能完全恢复。其病因尚不清楚,可能与病毒和其他感染有关。临床上约有50%的病例在发生共济失调前有病毒感染。最常见的前驱病是水痘,其次是肠道病毒和脊髓灰质炎病毒感染。有的病例与麻疹、风疹、流行性腮腺炎及腺病毒等感染有关。约半数患者病前 2~3 周有前驱感染,表现为发热、上呼吸道感染症状、腹泻与皮疹等。在恢复过程中出现共济失调。有的无前驱感染症状,在完全健康的基础上出现共济失调。共济失调多从躯干及下肢开始,逐渐发展到上肢及全身,病后 3~5 天达到高峰,多无抽搐、昏迷。一般来讲,躯干比四肢严重,下肢比上肢严重,行走不稳,步态蹒跚,身躯左右摇摆。严重者不能行走,不能站立,甚至不能独坐。同时伴有念诗性语言,眼球震颤明显。症状可能持续 2 个月以上,轻者1~2 周内恢复,急性期脑电图后枕部慢波增加。颅脑 CT 检查多数正常,只部分患者小脑半球可见低密度灶。MRI 检查小脑半球可有脱髓鞘改变。

43. C   44. E   45. A

46. C 由于缺乏特异性的生物标记,急性播散性脑脊髓炎(ADEM)的诊断建立在临床和影像学特点上。在临床上,双侧视神经受累、皮质症状和体征、周围神经受累、意识状态改变、认知功能障碍,脑脊液细胞数增多、OB 阴性或阳性后很快转阴,均支持 ADEM 的诊断。国际儿童多发性硬化研究组在 2007 年制定了新的诊断标准如下:首次发生的急性或亚急性起病的多灶受累的脱髓鞘性疾病,表现为多症状并伴有脑病(行为异常或意识改变),激素治疗后症状或 MRI 多数有好转,也可有残存症状,之前没有脱髓鞘特征的临床事件,排除其他原因,3 个月内出现的新症状或原有症状波动应列为本次发病的一部分。神经影像:局灶或多灶累及脑白质为主的表现,且没有提示陈旧白质损害,脑 MRI 表现为大的(1~2 cm)、多灶的,位于幕上或幕下白质、灰质尤其是基底节和丘脑的病灶,少数患者表现为单发孤立大病灶,脊髓可表现为弥漫性髓内异常信号伴有不同程度强化。

47. C 肾上腺脑白质营养不良是一种严重侵害患者大脑、肾上腺、睾丸等器官,使身体产生功能损伤的遗传病。由于该病呈 X 染色体遗传,因此对男性后代健康具有极大威胁。肾上腺脑白质营养不良是一种脂质代谢障碍病。枕叶、顶叶及颞叶白质可见对称的大片状脱髓鞘病灶,可累及脑干、视神经,偶累及脊髓,周围神经不受损。本病血管周围炎性细胞浸润位于脱髓鞘病灶中央,是区别于多发性硬化的病理特点,并有肾上腺皮质萎缩、睾丸间质纤维化和输精管萎缩等。脑内和肾上腺含有大量长链脂肪酸。

48. B 小儿急性偏瘫现称为脑动脉血栓形成,是一组临床综合征,现在多以其病理命名,即脑动脉血栓形成,由于脑动脉血栓形成的部位多累及锥体束的供血,是缺血性脑梗死最常见的类型,所以急性偏瘫是其最主要的临床症状。发病原理主要是由于脑血流灌注不足而累及一侧锥体束的功能,小儿急性偏瘫可见于能引起闭塞性脑动脉病变的各种疾患。临床除急性偏瘫外,可伴有失语、惊厥、意识障碍、颅内压增高等症状。

49. C   50. A   51. D   52. A

53. D 多发性抽动主要表现为多种抽动动作和一种或多种不自主发声。患儿可短暂自行控制其抽动动作,部分患儿脑电图可有非特异性改变如背景节律慢化,需与癫痫、遗传代谢性疾病及其他累及锥体外系的变性疾病鉴别。该患儿的发作可自己控制,不符合癫痫的特点。风湿性舞蹈症的不自主运动在紧张时较重而入睡后消失,但一般很难自行控制,故选项 B 不正确。肝豆状核变性也可出现不自主运动,但常伴有肌张力异常、肝脏肿大及铜蓝蛋白降低。故正确答案为 D。

54. E　患儿有截瘫、自主神经功能障碍及感觉障碍平面,应为脊髓病变。急性脊髓炎起病急剧,双下肢瘫多对称,在脊髓休克期表现为下运动神经元瘫,患儿瘫痪从一侧开始,加重累及对侧且脊柱压痛明显,应考虑到脊髓占位性病变可能。故本题正确答案为 E。

55. D　视神经脊髓炎是视神经和脊髓同时或相继受累的急性或亚急性脱髓鞘病变。急性或亚急性起病,单眼或双眼失明,其前或其后数周伴发横贯性或上升性脊髓炎。单纯性球后视神经炎多损害单眼,没有脊髓病损,也没有缓解—复发的病程;多发性硬化磁共振检查脊髓病变节段极少超过 1 个脊柱节段。故正确答案为 D。

56. B　该患儿主要是神经系统受损及肾上腺皮质功能减退的表现。肾上腺皮质功能减退的表现是色素沉着及失盐,其血清钠仅 128 mmol/L。结合头颅 MRI 结果以及阳性家族史可诊断。故正确答案为 B。

57. E　患儿有典型皮肤表现即咖啡牛奶斑,视神经胶质瘤的症状与体征,伴骨骼系统的改变,结合阳性家族史以及头颅 CT,故考虑神经纤维瘤病。故正确答案为 E。

58. D　肝豆状核变性由 Wilson 在 1912 年首先描述,故又称为 Wilson 病(Wilson Disease,WD),是一种常染色体隐性遗传的铜代谢障碍性疾病,以铜代谢障碍引起的肝硬化、基底节损害为主的脑变性疾病为特点。对肝豆状核变性发病机制的认识已深入到分子水平。WD 的世界范围发病率为 1/30 000~1/100 000,致病基因携带者约为 1/90。本病在中国较多见。WD 好发于青少年,男性比女性稍多。如不恰当治疗将会致残甚至死亡。WD 也是至今少数几种可治的神经遗传病之一,关键是早发现、早诊断、早治疗。

59. B

60. E　由于钾摄入、排泄或代谢的障碍,可出现高钾血症、低钾血症及缺钾等。缺钾指体内钾总量减少,低钾血症指血钾低于 3.5 mmol/L。若细胞外钾转移入细胞,或细胞外液增多致钾稀释,则可表现低钾血症,但体内并无缺钾。故低钾血症可以反映缺钾,亦可见于无缺钾者。若因脱水,细胞外液浓缩,则体内缺钾而血钾不低;或细胞内钾移出细胞外(如酸中毒时),则细胞内缺钾而血钾亦不低。

61. E　单纯性热性惊厥诊断标准如下:(1)最低标准:①首次发病年龄在 4 个月~3 岁,最后复发不超过 6~7 岁。②发热在 38℃以上,先发热后惊厥,惊厥多发生于发热24 h 内。③惊厥为全身性抽搐,伴意识丧失,持续数分钟以内,发作后很快清醒。④无中枢神经系统感染及其他脑损伤。⑤可伴有呼吸、消化系统等急性感染。(2)辅助标准:①惊厥发作 2 周后脑电图正常。②脑脊液检查正常。③体格及智力发育正常。④有遗传倾向。

62. C　麻醉药品:是指连续使用后易产生身体依赖性、能成瘾癖的药品。精神药品:是指直接作用于中枢神经系统,使之兴奋或抑制,连续使用能产生依赖性的药品。医疗用毒性药品:是指毒性剧烈,治疗剂量与中毒剂量相近,使用不当会致人中毒或死亡的药品。放射性药品:是指用于临床诊断或治疗的放射性核素制剂或者其标记药物。

63. E　小儿良性癫痫也称良性部分发作性癫痫,属儿童期特有的一种类型。特点是只发生在小儿某一特定的发育时期(成人无此病),不是由于局限性疾病所致,有明显遗传因素,发作时意识不丧失,没有智力缺损,能自然缓解,预后良好。

64. D　ADHD 患儿主要表现为注意缺陷、多动、冲动行为,常伴有学习困难,但智能正常或接近正常。

65. D　治疗 ADHD 的一线药物包括短效的盐酸哌甲酯片和长效的盐酸哌甲酯控释片。

二、X 型题

66. BD　下运动神经元病变引起的截瘫以弛缓性为

67. ABD 多动综合征病因:①脑神经递质数量不足,如去甲肾上腺素、多巴胺等脑内神经递质浓度降低,削弱了中枢神经系统的抑制活动,使儿童动作增多。因此,多动症儿童首先必须考虑药物治疗。非母乳喂养的儿童,其父母尤其应该注意这一原因。②脑组织器质性损害。母亲孕期患高血压、甲状腺肥大、肾炎、贫血、低热、先兆流产、感冒等;分娩过程异常;儿童出生后1～2年内,中枢神经系统有感染或外伤。这样的儿童易患多动症。③遗传因素。一部分观点认为,先天体质缺陷和器官异常、染色体异常、父母的精神病等遗传因素,会不同程度地影响孩子的脑功能,造成其先天体质缺陷,从而导致多动。④其他因素。教育方法不当及早期智力开发过量,环境压力远远超过孩子心理的承受能力,导致孩子心理发育滞后,自控能力降低。另

外,过量摄入食物中的人工色素、含铅量过度的食物,虽不一定达到铅中毒,但可能会导致多动症。

68. ABCE 具有神经细胞结构和机能的细胞分泌激素(不包括由神经末梢分泌的乙酰胆碱或去甲肾上腺素等递质)的现象,称神经分泌。TRH、ADH、GHRH、GnRH是由神经分泌细胞所分泌的。

69. ACD 小儿出生时即具有一些原始反射,如觅食、吸吮、吞咽、握持、拥抱等反射,和对寒冷、疼痛及强光的反应。随着年龄的增长,某些原始(暂时性)反射如吸吮、拥抱、握持等反射应于3～4个月时自然消失。如这些反射在新生儿期减弱或消失,或数月后仍不消失,常提示有神经系统疾病。

70. ABCDE

第十三章　小儿常见危重症

一、A1/A2 型题

1. D 单纯性热性惊厥发作后无神经系统异常。

2. D 患儿有佝偻病体征,并且血钙明显降低,故应考虑为低钙惊厥。10个月在高热惊厥发生年龄段,但发作前均有发热,发作多在发热初起体温上升时。体温多大于39℃。

3. E 中度缺氧缺血性脑病的表现为嗜睡、肌张力减低、瞳孔缩小,出现惊厥、肌阵挛。

4. B 血糖4.4 mmol(80 mg/dl),排除血糖偏低;血钙1.6 mmol/L(6.4 mg/dl),血磷1.3 mmol/L(4 mg/dl),排除血磷偏高和血钙排出增多;有肋串珠排除血钙迅速转移到骨骼。故选B。

5. E 小儿急性持续性腹痛,阵发性加剧并伴有休克,最大可能为绞窄性肠梗阻。其他选项的腹痛一般无阵发性加剧的特点。

6. C 烦躁、气急、发绀,呼吸、心率增快,心音钝,两肺呼吸音略低,有少量中细湿啰音,肝肋下3.5 cm为循环淤血的征象,提示患儿可能合并急性心力衰竭。

7. D 气管右移,左胸上部叩诊鼓音为左侧气胸表现。

8. D 万古霉素系窄谱抗生素,抗菌谱仅覆盖革兰氏阳性菌,对革兰氏阳性菌,包括耐甲氧西林金黄色葡萄球菌、表皮葡萄球菌和肠球菌有强大的抗菌作用,且不易产生耐药。所以对于耐甲氧西林金黄色葡萄球菌感染首选万古霉素类抗生素。

9. C 小儿危重哮喘一般不存在奇脉(提示呼吸机疲劳)。

10. D

11. E 法洛四联症患儿,在哭闹后出现呼吸困难,随即昏厥,抽搐。产生此现象的最可能原因是肺动脉漏斗部狭窄的基础上突然发生该处肌部痉挛,引起一时性肺动脉梗阻,使脑缺氧加重。

12. A 除过严重腹泻外其他选项都是导致心源性休克的常见原因,均可致心脏泵血功能受损,心输出量减少而导致心源性休克;严重腹泻最易导致脱水,循环血量减少,出现休克,而非心源性休克。

13. E 儿童时期克山病的主要治疗措施包括:抢救

心源性休克、控制充血性心力衰竭、减轻心脏负担、纠正心律失常等。克山病非感染性心肌病，一般不采用抗生素治疗。

14. A 患儿血压高，头痛，存在颅内高压。颅内高压是腰穿的禁忌证。

15. B 目前患儿血压 160/94 mmHg，应立刻降压处理，常选血管舒张剂如硝普钠、硝酸甘油静脉滴注。

16. C 头痛、呕吐、惊厥、嗜睡系高血压导致的颅内高压所致；眼眶周围见针尖样瘀点系高血压致毛细血管充血破裂。

17. E

18. E 急性细菌性痢疾中毒型一般不形成 DIC。

19. E 暴发型流行性脑脊髓膜炎（休克型）表现为急骤起病，高热寒战、头痛、呕吐、精神萎靡，常于短期内出现遍及全身的瘀点、瘀斑，继而出现面色灰白，唇齿发绀，肢端厥冷，呼吸急促，尿少，脉搏细数，血压下降等急性循环衰竭的症状。脑膜刺激征大多缺如，脑脊液大多澄清，细胞数正常会轻度升高，血培养多为阳性。

20. D 该患儿诊断为暴发型（休克型）流行性脑脊髓膜炎，治疗以抗休克治疗为主。脑膜炎型治疗以脑水肿的治疗为主。

21. B 病前 2 周左手拇指不慎被刀割伤，后跟家人到后山采野果吃，环境易感染，有暴露史，出现高热、头痛、呕吐、四肢厥冷，血压测不出，脉细速，全身有较多出血点等表现。无腹泻排除痢疾；无鼠接触史，且无"三痛、三红"，可排除流行性出血热；血白细胞数 21×10⁹/L，中性粒细胞 0.88，血象高，考虑感染严重；暴发型流行性脑脊髓膜炎（休克型）不会出现此种血象，故排除；单纯的野果中毒，血象及症状体征不会这么明显与严重，应该以呕吐、腹泻为主，故排除。综上选 B。

22. C 发生枕骨大孔疝时，不一定先发生小脑幕切迹疝。

23. D 咳嗽、憋喘，呼吸困难，咳血性泡沫痰为肺淤血的征象，故考虑左心衰。

24. D 惊厥发生率随小儿年龄增长而降低；小儿时期易有频繁或严重惊厥发作；小儿惊厥持续状态的发生率高于成年人；引起小儿惊厥的病因多样、复杂。

25. E　26. A

27. B 绞窄性肠梗阻一般不伴发热，除 B 选项外，其他选项不伴有阵发性加剧特点。胆道蛔虫症典型表现为钻顶样痛。

28. E 咳嗽病史，后出现惊厥、嗜睡状、面色苍白、前囟膨隆，张力高，四肢肌张力阵发性增高，提示脑疝形成可能，故行头颅 CT 以明确。

29. C 根据患儿症状、体征表现可考虑诊断流行性脑脊髓膜炎，故行脑脊液检查以明确诊断。

30. B 腹泻 2 天，前囟、眼眶凹陷，表明患儿有严重脱水史；高热，烦渴，嗜睡与烦躁交替，四肢肌张力较高，膝反射活跃，加之有脱水史，首先考虑高渗性脱水。故能解释其临床特点的检查结果是血钠 160 mmol/L。

31. A

32. A 因新生儿免疫系统发育不完善，故血培养阳性率低。

33. A 脑脊液常规及生化符合化脓性脑膜炎表现。

34. D 患儿有呕血史，应先洗胃。患儿现在已经出现重度贫血、休克征象，故应先纠正贫血、休克，待贫血及休克纠正后再行胃镜检查以明确诊断。

35. C 咳嗽、发热 2 天，双肺可闻及细小水泡音，诊断肺炎明确。烦躁不安，面色发绀，呼吸急促，72 次/分，双肺可闻及细小水泡音，心音低钝，心率 188 次/分，心律整，腹软，肝肋下 4 cm，心电图示窦性心动过速，符合左心衰竭征象，故诊断心力衰竭。血气分析 PaO₂ 60 mmHg，PaCO₂ 46 mmHg，SaO₂ 88% 不符合呼吸衰竭诊断标准。

36. D pH 7.35，PaO₂ 45 mmHg，PaCO₂ 55 mmHg，符合 Ⅱ 型呼吸衰竭诊断标准。

37. D 急性肾炎的表现为水肿、血尿、高血压、蛋白尿，故发生惊厥，首先考虑高血压脑病。

38. E 儿童正常肾功能的指标是血 Cr、BUN 正常，Ccr 80～120 ml/(1.73 m² · min)；肾功能不全代偿期的指标是血 Cr、BUN 正常，Ccr 50～80 ml/(1.73 m² · min)；肾功能不全失代偿期的指标是血 Cr、BUN 升高，Ccr 30～50 ml/(1.73 m² · min)；肾衰竭期的指标是血 Cr、BUN 升高，Ccr 10～30 ml/(1.73 m² · min)；终末肾衰竭的指标是血 Cr、BUN 升高，Ccr 0～10 ml/(1.73 m² · min)。

39. B 患儿水肿、血尿、高血压、蛋白尿，符合肾炎表现。结合患儿发病时间，及肾功检查结果，应诊断为急进性肾炎。

40. B　水肿、血尿、高血压、蛋白尿、少尿符合急性肾炎表现,血尿素氮 26.5 mmol/L,肌酐 362 μmol/L,符合肾衰诊断标准,故考虑急性肾炎伴急性肾衰竭。

41. B　由于术前胃肠准备及术后禁饮食,现患儿出现肾功受损征象,应考虑系循环血量不足引起的急性肾衰竭,故最可能的诊断为肾前性急性肾衰竭。

42. D

43. E　患儿流行性脑脊髓膜炎(休克型),病情好转后,出现发热、前囟饱满(颅内高压征象),考虑诊断硬脑膜下积液。

44. E　肝素不属于抗休克治疗。

45. E

46. A　肺栓塞常见的症状为呼吸困难和胸痛,发生率均达 80% 以上。会出现血清 LDH 升高,动脉血 PaO_2 下降,但不会很快出现呼吸性酸中毒。

47. D　药物过敏的临床表现通常包括过敏性休克、药物性皮疹、药物热、哮喘样发作等,不包括晕厥。

48. C　吸入型 β_2 受体激动剂具有解除支气管痉挛的作用,故哮喘急性发作时快速解痉治疗首选吸入 β_2 受体激动剂。

49. B　支原体肺炎是一种非典型肺炎,一般不易引起 MODS 的发生。

50. D　**51.** C　**52.** C　**53.** A

54. C　少尿、呼吸困难、颜面发绀、嗜睡、意识障碍、消化道出血等症状,表明肾、肺、消化道等多脏器功能受损,故诊断 MODS。

55. A　**56.** B

57. D　乙醇具有抑制中枢神经系统的作用,醉酒后服用苯巴比妥等中枢神经抑制药,轻者致人昏睡,严重者引起昏迷,甚至因中枢神经麻痹而死亡。

58. A　患儿有腹泻病史,眼眶凹陷,哭时无泪,四肢凉,尿量极少,毛细血管在充盈时间大于 6 s 表明患儿已经出现休克征象,系因重度脱水导致的循环血容量减少所致。

59. E

60. E　抗惊厥大发作药首选地西泮,作用最强的是硫喷妥钠。

61. E　无论何种原因突然出现惊厥,均应立即将舌尖拉出口外,保持气道通畅,人工呼吸。

62. C　哮喘持续状态伴混合性酸中毒应首先解除支气管痉挛,应同时注射支气管舒张剂和糖皮质激素。

63. C　癫痫持续状态是指一次发作时间 >30 min;或反复多次发作 30 min 以上,发作间歇期意识不恢复者。

64. D　有发热及惊厥史,合并颅内高压(前囟隆起,张力较高),为明确诊断首选脑脊液常规和生化。

65. E　急性细菌性痢疾中毒型无脑膜刺激征。脑膜刺激征是急性细菌性痢疾中毒型与流行性乙型脑炎的鉴别要点之一。

66. C　血压 165/115 mmHg,烦躁、头痛,并有一过性失明,系高血压脑病的表现。

67. A　暴发型流行性脑脊髓膜炎(休克型)脑膜刺激征大多缺如,脑脊液大多澄清,细胞数正常或轻度升高,血培养多为阳性。

68. D　羊水栓塞时,除肺循环的机械性阻塞外,羊水中的胎儿代谢产物入血引起过敏性休克和反射性血管痉挛,同时羊水具有凝血激活酶样的作用,可以引起 DIC。

69. C　脑脊液检查是明确诊断的重要检查措施。结核性脑膜炎脑脊液压力增高,外观无色透明或呈毛玻璃样,白细胞多,分类以淋巴细胞占多数。蛋白定性阳性,糖和氯化物同时减少。将脑脊液静置 12~24 小时后,可见网状薄膜形成;可发现抗酸染色杆菌。化脓性脑膜炎临床表现为:起病急、出现高热、头痛、呕吐、烦躁、精神萎靡、嗜睡等症状,病情加重时可出现惊厥和昏迷。体检可见面色发灰,双目凝视,感觉过敏,脑膜刺激征阳性。如脑水肿严重,可有颅内压升高现象,如频繁呕吐、心率缓慢及血压升高等;严重者可发生脑疝,出现瞳孔大小不等,对光反应迟钝,呼吸不规则,甚至呼吸衰竭等。实验室检查白细胞总数早期明显增高,可达 $(20\sim40)\times10^6$/L;分类以中性粒细胞为主,可高达 80%~90%,有时可见中毒颗粒。脑脊液典型改变为压力增高,外观混浊甚至呈脓样。白细胞总数多在 $1\,000\times$ 10^6/L 以上,以中性粒细胞为主。糖减少,蛋白质显著增加。脑脊液涂片可找到病原菌,同时应做细菌培养及药敏实验。其中脑脊液中找到致病菌为确诊依据。

70. E

71. E　DIC(弥散性血管内凝血)是一种由多种原因引起的、发生于多种疾病过程中的获得性凝血亢进与继发性纤维蛋白溶解的病理生理现象。临床表现主要有出血、栓塞症状及休克或低血压、微血管病性溶血性贫血等。

72. A　在我国神经型食物中毒发病率最高地区是新疆。神经型食物中毒特指肉毒中毒,是由于进食含肉毒梭菌外毒素的食物而引起的急性中毒疾病。临床上以神经系统症状为主要表现,临床表现轻重不一,轻者仅轻微不适,无须治疗,重者可于 24 h 内致死。起病急骤,早期有恶心、呕吐等症状,继之出现头昏、头痛、全身乏力、视力模糊、复视等。如救治不及,病死率较高。

73. E　神经型食物中毒临床表现轻重不一,轻者仅轻微不适,无须治疗,重者可于 24 h 内致死。起病急骤,以中枢神经系统症状为主,早期有恶心、呕吐等症状,一般 B 型、E 型比 A 型常见;继之出现头昏、头痛、全身乏力、视力模糊、复视。当胆碱能神经的传递作用受损,可见便秘、尿潴留及唾液和泪液分泌减少。体检:精神紧张,上眼睑下垂,眼外肌运动无力,眼球调节功能减退或消失。有的患者瞳孔两侧不等大,光反应迟钝。重症者腭、舌、咽、呼吸肌呈对称性弛缓性轻瘫,出现咀嚼困难、吞咽困难、语言困难、呼吸困难等脑神经损害表现。四肢肌肉弛缓性轻瘫表现腱反射减弱和消失,但不出现病理反射。肢体瘫痪则较少见,感觉正常,意识清楚。

74. A　1 岁以下,特别是 6 个月以内的婴儿,因其肠道的特殊环境及缺乏能拮抗肉毒梭菌的正常菌群,食入被肉毒梭菌污染的食品后肉毒梭菌发芽、繁殖,产生毒素被吸收而致病,其症状与食物中毒类似。初发症状为便秘、不吃奶、全身弛软、哭声低沉、颈软不能抬头,继而出现脑神经麻痹。病情进展迅猛,可因呼吸麻痹死亡。也有较轻者,仅有腹胀,或难以觉察的便秘、乏力。故应警惕漏诊或误诊。

75. C　一般治疗:①清除肠内毒素。由于肉毒梭菌外毒素在碱性液中易破坏,在氧化剂作用下毒性减弱,故确诊或疑似肉毒中毒时,可用 5%碳酸氢钠或 1：4 000 高锰酸钾溶液洗胃,清除摄入的毒

素。对没有肠麻痹者,可应用导泻剂和灌肠排除肠内未吸收的毒素,但不宜使用枸橼酸镁和硫酸镁。因镁可加强肉毒梭菌毒素的神经肌肉阻滞作用。②对症治疗。加强护理,密切观察病情变化。呼吸道有分泌物不能自行排出者,应予以定期吸痰,必要时选择气管切开。一旦发生呼吸衰竭,应尽早使用人工呼吸器辅助呼吸,对较轻的病例可作气管插管。对严重肠梗阻患者应用鼻胃管胃肠减压。有尿潴留者应给予持续导尿。③补充液体及营养。有吞咽困难者应予鼻饲饮食或者静脉滴注每天必需的液体、电解质及其他营养。

76. B

二、A3/A4 型题

77. C　患儿无贫血征象,排除 A 选项;无智力低下表现排除 B 选项;患儿心音低钝,但无心功能不全表现,故排除 E 选项;婴幼儿腹泻者以脱水症状为主,长期腹泻可能导致上述症状,但题干中讲明患儿仅仅为有时腹泻,故排除 D 选项。

78. E　患儿有营养不良病史,清晨突然面色苍白、神志不清、体温不升、呼吸暂停,应首先考虑系自发性低血糖导致的能量供给不足。

79. C　考虑为自发性低血糖,首先应测血糖确定诊断,然后给予高渗葡萄糖静脉注射以纠正低血糖。

80. E　根据患儿体征可诊断为营养不良,现患儿出现突然面色苍白,神志模糊,唤之无反应,呼吸间有暂停,脉搏 60 次/分,应首先考虑自发性低血糖。

81. B　考虑自发性低血糖,首先应测血糖以确定诊断,然后给予高糖纠正低血糖。

82. C　患儿腹部皮脂消失,系重度营养不良。针对中重度营养不良,开始每天用 40～60 kcal/kg,渐增至每天 120～150 kcal/kg。

83. D　无腹泻,排除 A 选项;无"三红、三痛"表现,排除 C 选项;败血症及猩红热可有皮疹,但非瘀点、瘀斑状,且一般不伴有头痛、呕吐等颅内高压的症状;暴发型流行性脑脊髓膜炎(休克型)　般脑膜刺激征缺如,应注意。

84. C　皮肤有瘀点、瘀斑是确诊暴发型流行性脑脊髓膜炎(休克型)最重要的依据。

85. B　暴发型流行性脑脊髓膜炎(休克型)发病的原理是病原菌的内毒素通过刺激内皮细胞、吞噬细胞等释放大量细胞因子,导致血管痉挛、内皮细胞损伤,引起局部出血、坏死、细胞浸润及栓塞,导致微循环障碍。

86. B　山莨菪碱不能降低细胞应激性。

87. C　患儿现出现烦躁不安、面色苍白、四肢冷湿及末端发绀等休克征象,系病毒性心肌炎导致心输出量显著减少引起的严重急性周围循环衰竭所致,故考虑心源性休克。

88. E　纠正休克时,在血容量充足的基础上应该使用血管扩张剂,如硝普钠、硝酸甘油等。

89. D　免疫荧光技术及免疫电子显微镜证实心肌有病毒存在是病毒性心肌炎最有价值的确诊依据。

90. C　患儿有发热、咳嗽等上呼吸道感染病史;继而出现心悸、胸闷、烦躁不安,心率160次/分,第一心音低钝等心功能受损的表现;最后出现面色苍白,皮肤发凉,大理石样花纹,血压 80/50 mmHg 等休克表现。故患儿的休克系由肺部感染导致心力衰竭,进而导致心源性休克。

91. D　患儿有上呼吸道感染病史,继而很快进展为心源性休克,应首先考虑爆发性病毒性心肌炎。

92. B　弥散性血管内凝血(DIC)是一种由多种原因引起的、发生于多种疾病过程中的获得性凝血亢进与继发性纤维蛋白溶解的病理生理现象。临床表现主要有出血、栓塞症状及休克或低血压、微血管病性溶血性贫血。故该患儿诊断为 DIC。

93. B　DIC 的出血系获得性凝血亢进与继发性纤维蛋白溶解所致。

94. C　DIC 患儿突然出现惊厥、意识障碍,首先考虑颅内出血、脑栓塞。患儿血红蛋白 110 g/L,故最可能的原因是脑栓塞。

95. A　隔夜菜中含有大量亚硝酸盐,患儿食用后出现口唇及甲床明显发绀等体征说明患儿氧和血红蛋白含量减低,进一步表明患儿系亚硝酸盐中毒。

96. D　亚硝酸盐中毒的原因系血红蛋白被亚硝酸盐氧化为高铁血红蛋白而致氧化血红蛋白含量减低,导致组织缺氧。

97. C　亚硝酸盐中毒应用 1% 亚甲蓝 1～2 mg/kg

加葡萄糖液缓慢静脉注射解毒。

三、X 型题

98. AB　急性肝功能衰竭临床表现:①黄疸。绝大多数者有黄疸,在短时间内迅速加深,并呈进行性加重,且黄疸持续时间长,若经 2～3 周黄疸仍不退提示病情严重。②出血倾向。可出现皮下出血点、瘀斑、牙龈出血、鼻黏膜出血,甚至消化道出血,多为呕血和便血;颅内出血也可发生,往往后果严重。主要与肝功能衰竭致凝血因子合成障碍、血小板质与量的异常、DIC 伴局部继发纤溶等因素有关。③肝臭、肝萎缩。早期可出现肝臭,为含硫氨基酸分解出的硫醇不能被肝代谢,由肺排出所致;急性肝功能衰竭患者的肝常迅速、进行性缩小,是重要的体征。④消化道症状。有明显消化道症状,如食欲缺乏、恶心、呕吐、腹胀、腹泻;患者腹胀明显,可能由于内毒素致肠麻痹引起。

99. ABCD

100. ABCD　哮喘治疗原则为长期、持续、规范和个体化治疗,所以不能随意选用药物治疗。故不选 E。

101. ABDE　低钾血症、低镁血症、心肌病变时,心肌对洋地黄的敏感性增加,按常规剂量治疗时,易发生洋地黄中毒。肾脏功能不全时。洋地黄的排泄清除受到影响,按常规剂量治疗时,也易发生洋地黄中毒。用洋地黄治疗心衰时需要考虑上述因素,选择合适的剂量。

102. BCE　暴发型流行性脑脊髓膜炎(休克型)脑膜刺激征大多缺如,脑脊液大多澄清,细胞数正常或轻度升高,血培养多为阳性。

103. CDE　体温不是区分简单型热性惊厥和复杂型热性惊厥的因素。年龄小于 6 个月是复杂型热性惊厥的临床特点之一。简单型热性惊厥患儿年龄一般为 6 个月～5 岁。

104. BDE　急性肝功能衰竭需静脉支持。口服蛋白质类药物需由肝脏代谢,只能增加肝脏负担,加重病情。鼻饲蛋白质亦相同。

105. BD　MODS 的诊断标准:①诱发因素(严重创伤、休克、感染、延迟复苏以及大量坏死组织存留或凝血机制障碍等);②全身炎症反应综合征

(SIRS)(脓毒症或免疫功能障碍的表现及相应的临床表现);③多器官功能障碍(两个以上系统或器官功能障碍)。

106. ABCD　增强呼吸或给予呼吸兴奋剂可加重缺血性脑病,因增强呼吸或给予呼吸兴奋剂可导致耗氧量增加。

107. ABCE　肌张力的改变不是鉴别惊厥和寒战的因素。

108. ABDE　肠源性发绀(亚硝酸盐中毒)是一种中心性发绀。

109. ABCD　重症肺炎可有消化道出血、中毒性肠麻痹、中毒性脑病、心力衰竭、神经系统改变、DIC等表现。

110. BCD　急性肾炎严重病例包括严重循环充血、高血压脑病和急性肾功能不全。

111. ABCDE

112. ABCDE　肾病综合征的并发症有感染、电解质紊乱和低血容量、血栓形成、急性肾衰竭、肾小管功能障碍。

第十四章　模拟试卷一

一、A1/A2 型题

1. A　小儿出生时胸围平均 32 cm,1 岁以内胸围小于头围,1 岁至 1 岁半时头围与胸围相等,此后胸围逐渐大于头围。患儿 1 岁,头围 46 cm,胸围应该与头围相等,也为 46 cm。

2. C　小儿 4～10 个月乳牙开始萌出,最晚两岁半出齐。

3. C　破伤风——类毒素,白喉——类毒素,麻疹——减毒活疫苗,卡介苗——减毒活疫苗,流行性脑脊髓膜炎——多糖疫苗,百日咳——灭活疫苗,乙型脑炎——减毒活疫苗,脊髓灰质炎——减毒活疫苗。

4. E　第 3 磨牙俗称智齿,是人类口腔中最晚萌出的一颗牙,往往在 18～25 岁时才萌出。

5. C

6. D　新生儿消化系统幽门括约肌较发达,贲门和胃底部肌张力较低。

7. D　患儿系新生儿黄疸,以间接胆红素为主,光疗是减低间接胆红素(非结合胆红素)简单而有效的方法。

8. C　新生儿系 41⁺⁴ 周,未超过 42 周,所以不能属于过期儿;其体重位于同胎龄标准体重的第 80 百分位,所以不属于小样儿,也不属于巨大儿,故为足月儿。

9. E　患儿诊断为新生儿缺氧缺血性脑病,支持治疗包括:①根据血气给予不同方式的氧疗;②维持全身和脑部的良好血流灌注;③维持血糖在正常高值,以提供神经细胞代谢所需能源;④纠正酸碱平衡紊乱。

10. B　患儿有重度窒息史(生时 Apgar 评分 3 分),出生后不久出现神经系统症状,首先考虑新生儿缺氧缺血性脑病。

11. E　**12.** B

13. D　正常的胃容量为:1 个月 30～60 ml,1～3 个月 90～150 ml,1 岁 250～300 ml。

14. B　营养不良的早期表现是活动减少、营养较差、体重生长速度不增,随营养不良加重,体重逐渐下降,所以最先出现的是体重不增或减轻。

15. A　患儿系维生素 D 缺乏性佝偻病初期的表现。

16. E　小肠结肠炎是先天性巨结肠的常见并发症,可见于任何年龄,尤其是新生儿。

17. E

18. A　患儿系急性腹泻并脱水入院,需行粪常规明确腹泻类型,查血清钾、钠、氯及二氧化碳结合力、尿酮体评估电解质及酸碱平衡,按千克体重计算补液以纠正脱水,无须洗胃治疗。

19. D　中度脱水指失水量占体重的 5%～10%;等渗性脱水指血清钠在正常范围内(130～150 mmol/L)。

20. D　儿童的肠屏障功能差。

21. E　患儿有咳嗽病史,现出现烦躁不安、发绀,查体右上肺叩诊鼓音,右肺呼吸音降低,肝肋下 2 cm,诊断为右侧气胸,故首先应胸腔穿刺抽气。

22. E　患儿诊断为肺炎合并心衰,对于肺炎合并心力衰竭的治疗包括:吸氧、镇静、利尿、强心、应用血管活性药物,无须使用大量的激素。

23. A　哮喘急性发作合理应用支气管舒张剂和糖皮质激素等药物治疗后,仍有严重或进行性呼吸困难者,称为哮喘持续状态。当气道严重梗阻时,呼吸音减弱或消失、不能闻及哮鸣音,此为"闭锁肺(沉默肺)",是哮喘最危险的状态。

24. A　腺病毒肺炎的特点为高热持续时间长,阵发性喘憋,X线改变较肺部体征早,故该患儿最可能的诊断为腺病毒肺炎。

25. B　急性支气管肺炎的主要变化是由于支气管-肺泡炎症引起的通气和换气障碍,导致缺氧(低氧血症)和二氧化碳潴留(高碳酸血症),从而产生一系列的病理生理改变。

26. A　肺炎常见的病原体有呼吸道合胞病毒、腺病毒、肺炎链球菌、金黄色葡萄球菌、肺炎支原体、衣原体等。

27. C　间羟胺为α受体激动剂。

28. D　胸骨左缘第2肋间处闻及连续性机器样杂音是动脉导管未闭的体征,因分流量大,而出现左心室大。

29. E　患儿可能的诊断为肺动脉狭窄,以上所给选项中明确诊断最有价值的检查是心导管造影,胸部X线可辅助诊断。

30. C　狭窄后的肺动脉段扩张是肺动脉狭窄的特征性X线表现。

31. E　婴儿室上性心动过速的心电图特征是心率快而匀齐,心室率250～300次/分,RR间期绝对匀齐,可有继发性ST－T改变,但QRS波群形态基本正常。

32. B　室间隔缺损时的血流动力学改变为收缩期左心室部分血流通过缺损分流到右心室,并很快进入肺循环,使肺循环血流量增加,因此当心脏舒张时,较多的血流从肺循环经左心房回流入左心室,导致左心室舒张期容量负荷增加、左心室扩大;虽然从肺循环进入左心房的血流也增多,但在左心房停留的时间短暂,因此所受影响不如左心室明显;右心室舒张期容量负荷不增加,右心室收缩期负荷可增加,但仅发生于肺动脉压力增高之后,故右心室扩大发生于晚期;右心房负荷状态一般不受影响。

33. A　儿童高血压多为继发性高血压,以肾性高血压最常见。

34. C　根据临床表现该患儿可考虑诊断为营养性巨幼细胞贫血,结合患儿病史,考虑系维生素 B_{12} 缺乏引起,应肌内注射维生素 B_{12}。对于有神经系统症状,特别是烦躁、易激惹,甚至震颤的患儿,可予以维生素 B_6 治疗。

35. B　患儿发病诱因为口服阿司匹林,随后出现溶血、贫血及黄疸征象,血常规提示贫血,网织红细胞升高,提示患儿系由口服阿司匹林后导致的溶血性贫血,首先考虑G6PD缺乏症。

36. D　患儿有贫血征象,故肝脾大的原因首先考虑髓外造血。

37. B　巨幼细胞贫血中性粒细胞常呈分叶过多现象。

38. E　韩-薛-柯病多有颅骨缺损。

39. A　患儿现已出现心功能不全的表现,故应先利尿,减少循环血量,以降低血压,改善循环淤血。

40. B　患儿有水肿、高血压、血尿、蛋白尿,系肾炎表现;无低蛋白血症及高脂血症,故不考虑肾病。肾炎不需使用激素,而肾病需要使用激素治疗。

41. B　急性肾炎出现全身循环充血时最主要的治疗是利尿剂加血管扩张剂,以减少循环血量,改善循环充血征象。

42. D　清洁中段尿细菌培养阳性,菌落计数＞10万/ml对于小儿尿路感染具有确诊意义。

43. B　小儿肾病综合征治疗的首选药物是激素,激素治疗无效时才考虑应用免疫抑制剂。

44. D　部分性发作期中脑电图可见某一脑区的局灶性痫样放电,而非发作同侧皮质的痫样放电。

45. C

46. A　地中海贫血是遗传性疾病。

47. D　过敏性紫癜血清 IgA 升高,补体 C3、C4 正常或升高。

48. C　引起儿童身材矮小的原因一部分是内分泌疾病,如生长激素缺乏症、甲状腺功能减退症等,此类疾病骨龄都有不同程度的落后;部分矮小是正常变异所致,如体质性青春期延迟、家族性矮身材等。体质性青春期延迟骨龄稍落后于正常,而家族性矮身材其骨龄在正常范围内。

49. C　患儿诊断为先天性甲状腺功能减退症。对于该病,一旦确诊,需要终身服用甲状腺制剂,不能中断。

50. D

51. E 结核菌素试验阴性反应一般表明无结核感染,但也应考虑以下情况:如受试者处于原发感染早期,尚未产生变态反应;或患严重结核病,机体已经丧失反应能力;或受试者患有其他传染病。在此类情况下,均可暂时出现阴性反应。粟粒型结核时感染严重,结核菌素试验可呈阴性。

52. B

53. D 儿童伤寒病情较轻,病程短,易并发支气管肺炎,较少并发肠穿孔、肠出血,致死率低。

54. B 化脓性脑膜炎或流行性脑脊髓膜炎最有临床鉴别意义的是皮肤出现瘀点、瘀斑。流脑的败血症期70%的患者可出现皮肤黏膜瘀点、瘀斑。

55. C 对于化脓性脑膜炎并发硬膜下积液其治疗首先采用硬膜下腔穿刺排液,去除病灶。

56. D 患儿有发热、上呼吸道卡他症状,发热4天后出现皮疹,皮疹首见于耳后发际处,符合麻疹的特点。

57. C 流行性乙型脑炎的主要传播媒介是三带喙库蚊。

58. C 暂时性低丙种球蛋白血症属于自限性疾病,无须长期或定期注射丙种球蛋白,只需在并发感染时用适当的抗生素治疗。

59. A 婴幼儿暂时性低丙种球蛋白血症血清 IgG 少于 2.5 g/L,IgM、IgA 正常或减少。血液循环中 B 细胞数量正常,细胞免疫功能也正常。

60. A 患儿易感染,加之 X 线胸片未见胸腺影,故本例最可能的诊断为先天性胸腺发育不全。

61. C 抢救患儿进行心脏按压的频率是该年龄阶段正常情况下的心率。年幼儿胸外心脏按压频率较成人频率快,婴儿正确的心脏按压频率为 90~110/min。

62. D 头罩给氧时头罩内气体需不断更新,以排出罩内患者呼出的二氧化碳。这一过程需供气口不断提供一定流量的新鲜气流来保证,一般以氧流量 5~10L/min 较为合适。气流过大可造成氧的浪费。过小可致头罩内二氧化碳潴留。

63. D 昏迷者催吐易导致误吸和窒息。

64. C 有机磷农药中毒后,首先应该洗胃以清除未吸收的药物。

65. B 儿童时期生殖系统发育最迟。

66. A **67.** A

68. A 小儿出生时身长平均值均为 50 cm,1 岁时身长约 75 cm,增长约 25 cm;前 3 个月身长增长约 11~13 cm,约等于后 9 个月的增长值,故 65 cm 为5~6 个月。

69. C 因患儿大便实验室检查有较多的脂肪球,故母亲自己应减少脂肪摄入。

70. C 根据身高推算月龄约为 3~4 个月;大笑出声,抬头 90°,亦为 3~4 个月儿童的表现,故 C 选项最符合。

71. E 轻微的低钾血症患儿可无相关临床表现,当血钾下降 1 mmol/L 时,体内总钾减少已达到 10%~30%,此时大多数患儿能耐受。

72. C

73. D 血钾浓度正常仅代表细胞外液中的钾浓度暂时恢复正常,细胞内钾及体内总钾可能仍然处于缺乏状态,因此需要连续补钾 3~5 天,直至细胞内钾及总钾量也恢复正常。

74. D 巨细胞病毒感染者首选更昔洛韦。巨细胞病毒属于人类疱疹病毒 5 型,系 DNA 病毒。更昔洛韦在已感染的巨细胞病毒内,其磷酸化的过程较正常细胞更快。且本品能渗入到病毒和宿主细胞的 DNA 中,但对病毒 DNA 多聚酶的抑制作用较宿主细胞 DNA 多聚酶强。

75. D

76. B 支气管肺炎抗感染治疗用药时间:一般应持续至体温降至正常后 5~7 天,症状、体征消失后 3 天停药。支原体肺炎至少使用抗菌药物 2~3 周。葡萄球菌肺炎在体温正常后 2~3 周可停药,一般总疗程大于等于 6 周。

77. D 单纯性热性惊厥少有惊厥持续状态发生,但仍可出现。复杂性热性惊厥常见惊厥持续状态。

78. A 该患儿夏季发病,有脑病和循环衰竭表现,肛查见黏液脓血便,临床最可能的诊断为中毒性菌痢,其惊厥系中毒性脑病所致。故其脑脊液改变除压力增高外,常规、生化检查均应正常。故正确答案为 A。

79. D 水痘的皮疹特点为斑疹、丘疹、疱疹、结痂共存,故诊断为水痘。

80. D 抢救措施中一般以降温、止痉、防治呼吸衰竭为主,无须扩充血容量,即使出现水电解质平衡紊乱需要补液,也不能选择等张液,而必须选择低张液,且输液量不宜过多,以防脑水肿。

81. A MODS的临床类型:一期速发型,指原发急性病因发病24 h后,即出现两个或更多的系统器官功能障碍,该类常常原发急症特别严重。对于发病24小时内因器官衰竭而死亡者一般指归于复苏失败,而不作为MODS。二期迟发型,指首先出现一个系统器官功能障碍(多为心血管或肾或肺的功能障碍),之后似有一个稳定阶段,过一段时间再出现其他或更多器官系统的功能衰竭。

82. A 溺水现场急救中多花时间倾水会浪费急救时间,应该以保证呼吸循环为主,所以不提倡。

83. A 84. C

85. B 标准现场心肺复苏程序首先应该开放气道。

86. C 87. B 88. A 89. B

90. A 生殖技术不能只要受术者本人知情同意,其家属也应同意。

91. D 92. B

93. C 不具有完全民事行为能力者不予医师执业注册。

94. B A、C、D、E项均为医生义务。

95. C 96. B

97. E 未经医师(士)亲自诊查患者的医疗机构不得出具疾病诊断书、健康证明书或者死亡证明书等证明文件,未经医师(士)、助产人员亲自接产,医疗机构不得出具出生证明书或者死产报告书。

98. E 发生医疗事故应追究其他相关刑事责任,不能单纯责令改正。

99. A

100. C 按照《母婴保健法》规定,属于婚前医学检查的疾病有严重遗传性疾病、指定传染病、有关精神病。C项不属于。

101. E 心房肌复极的顺序是先除极的部分最先复极,后除极的部分较晚复极,因此,心房肌复极的方向与除极的方向一致。心电图上表现为Ta波的方向与P波的方向相反。Ta波振幅较小,常埋没在QRS波群或ST段之中。

102. B P波形态取决于探查电极与心房除极向量的相互位置。Ⅲ导联定位在+120°,几乎垂直于P环,因此,Ⅲ导联P波形态多变,可以为正向、双向或负向。

103. E

104. B 钟向转位主要根据胸导联QRS波群的R/S比值(呈RS型)来判断。①无转位:V_3或V_4导联QRS波群呈RS型;②顺钟向转位:由于右心室转向左面,左心室转向后面,V_5或V_6导联QRS波群呈RS型;③逆钟向转位:左心室转向前及右面,右心室转向后面,V_1或V_2导联QRS波群呈RS型。

105. A aVR导联属于加压肢体导联,正确的连接方式是右上肢接正极,左上肢和左下肢相连接负极。

106. C "口对口,向左走",故Ⅰ导联的QRS波群主波向上,Ⅲ导联的QRS波群主波向下可粗略判断电轴左偏。

107. E Ⅱ导联和V_1导联是分析心房活动最清楚的导联。此外,Ⅱ导联有助于识别逆行P'波,根据V_1导联的QRS波群形态有助于鉴别室内差异性传导与室性期前收缩。

108. A 与成人一样,新生儿及婴儿的PR间期与心率成反比,心率快则PR间期短,心率慢则PR间期长。

109. C 110. B

111. B 支气管肺炎又称小叶性肺炎,指炎症累及细支气管、终末细支气管及其远端肺泡,是以肺小叶为中心的急性化脓性炎症。

112. C

113. C "支气管充气征"是指当实变扩展至肺门附近,较大的含气支气管与实变的肺组织形成对比,在实变区中可见到含气的支气管分支影,称为支气管气像或支气管充气征。阻塞性肺炎时,支气管已被堵塞,支气管内没有气体影,因而不能在胸片上看到"支气管充气征"。

114. B 胸片所示考虑支气管肺炎可能性大,结合患儿病史、体征及实验室检查考虑为金黄色葡萄球菌肺炎可能。

115. E 血管瘤呈缓慢填充式强化。

116. A 先天性肝内胆管扩张症与肾肿瘤的发生无明显关系,但常合并"髓样海绵肾"。

117. A 溃疡型结肠炎X线钡剂灌肠时,急性期肠管痉挛激惹呈"线样征"。

118. A 十二指肠闭锁时,腹部平片可见"双气泡"征,为扩张的胃及十二指肠上段。

119. D　新生儿保健是儿童保健的重点,而新生儿的保健生后1周内是重中之重,1周内发病率、病死率最高。

120. B　陶瑟征是用血压计袖带如测血压样缠绕上臂,打气使血压维持在收缩压与舒张压之间,阳性者于5分钟内被试侧手出现痉挛症状。

121. E　引起急性单纯性胃炎的各种外源性刺激因子,尤其是乙醇与非甾体抗炎药均可破坏胃黏膜屏障,使氢离子及胃蛋白酶逆向弥散入黏膜而导致胃黏膜的急性糜烂。但一些危重疾病,如严重创伤、大面积烧伤、败血症、颅内病变、休克及重要器官的功能衰竭等严重应激状态更是常见的病因。

122. A

123. A　支气管哮喘缓解期多无明显异常,哮喘发作时可见两肺透亮度增加,呈过度充气状态。支气管扩张典型的X线表现为粗乱肺纹理中有多个不规则的蜂窝状透亮阴影或沿支气管的卷发状阴影,感染时阴影内出现液平面;慢性支气管炎X线可见肺纹理增粗紊乱,心力衰竭,X线可见心影增大;肺结核可见肺野内圆形或片状阴影,为病灶。

124. B　动脉导管未闭可以用药物治愈,年龄3岁以内的患儿效果最好,年龄大的孩子也有效。无并发症、缺损口中小型的患儿疗效好。

125. C　隐球菌脑膜炎是中枢神经系统最常见的真菌感染,由新型隐球菌感染引起。临床主要表现为发热、头痛、呕吐等亚急性或慢性脑膜炎、脑膜脑炎的症状,少数患者可表现为颅内占位性病变的临床表现。其病情重,疗程长,预后差,病死率高。①各年龄段均可发病,20～40岁青壮年最常见。②起病隐匿,进展缓慢。早期可有不规则低热或间歇性头痛,后持续并进行性加重;免疫功能低下的患者可呈急性发病,常以发热、头痛、恶心、呕吐为首发症状。晚期头痛剧烈,甚至出现抽搐、去大脑性强直发作和脑疝等。③神经系统检查。多数患者有明显的颈强直和Kernig征。少数出现精神症状如烦躁不安、人格改变、记忆衰退。大脑、小脑或脑干的较大肉芽肿引起肢体瘫痪和共济失调等局灶性体征。大多数患者出现颅内压增高症状和体征,如视乳头水肿及后期视神经萎缩,不同

程度的意识障碍,脑室系统梗阻出现脑积水。由于脑底部蛛网膜下腔渗出明显,常有蛛网膜粘连而引起多数脑神经受损的症状,常累及听神经、面神经和动眼神经等。④此类患者常可同时伴发其他菌种的新感染,或体内既往潜在的菌种感染复发,出现双重或多重感染症状,常见的有结核和/或弓形虫病等的伴发,使病情更趋严重复杂,值得注意。

二、A3/A4 型题

126. C　患儿肺部听诊无啰音,排除支气管炎及支气管肺炎;有咳嗽、喉鸣、呼吸困难排除咽炎;因无犬吠样咳嗽,排除急性喉炎。

127. E　以吸气性呼吸困难而就诊的患儿应该以气道异物相鉴别。

128. B　水肿、高血压、血尿、蛋白尿,无低蛋白血症及高脂血症,故诊断为肾炎而不是肾病;端坐呼吸,口唇发绀,心率116次/分,两肺底闻及少量细湿啰音,肝肋下2.5 cm提示合并循环淤血,故最佳答案为B。

129. E　肾炎者应予以低盐、低蛋白、高热量饮食,并限制液体量。

130. D　肾炎的对症治疗以利尿、降血压为主。经休息,控制水、盐摄入,利尿后血压仍高者才考虑给予降压药。

131. B　幼儿急疹的特点为发热3～4天后热退疹出,多见于6个月～2岁的小儿,故选B。

132. D　幼儿急疹的病原体为人类疱疹病毒6型。

133. E　幼儿急疹系病毒感染,不合并细菌感染时不使用抗生素治疗。

134. D　**135.** D　**136.** C

137. D　儿童运动发育中用拇、示指取物的年龄是9～10个月。

138. E

139. D　9～10个月小儿可用拇、示指取物,故可自己吃饼干。

140. A　体重(kg)＝(年龄×2)＋8,该小儿的标准体重应该为12 kg,患儿已经超过标准体重的25%,故属于超重。

141. A　皮下脂肪分布情况是评估营养状况的重要指标。

142. A

143. B　2岁小儿,系幼儿期,引起肥胖的原因为脂肪细胞数目的增多或体积增大,故常规检查血脂。

144. B　呕吐发生于进食后,不含胆汁,上腹可见胃蠕动波,右上腹可触及包块,故诊断幽门肥厚性狭窄。

145. A　腹部B超为幽门肥厚性狭窄的首选无创检查。

146. D　幽门肥厚性狭窄根治的治疗方法为幽门环肌切开术。

147. D　考虑患儿为感染性心内膜炎,故应行超声心动图检查。

148. D

149. E　感染性心内膜炎应用抗生素治疗疗程应是4~8周,用至体温正常,栓塞现象消失,周围血象、血沉恢复正常,血培养阴性。

150. B　肌肉震颤、瞳孔缩小、流涎、多汗、肺部较多湿啰音、呼出气有蒜臭味为有机磷农药中毒的特点。

151. E　有机磷农药系胆碱酯酶抑制剂,故血液胆碱酯酶活性测定是确诊机磷农药中毒最有价值的辅助检查。

152. E　解磷定是有机磷农药中毒的解毒药物,必要时可于2~4 h后重复。

153. E　左心室壁厚度为8~11 mm。

154. C

155. D　题干中患儿呈大细胞性贫血,血清铁蛋白处于正常范围,故可以排除缺铁性贫血。该患儿神经系统的症状明显,但是可以与先天性甲状腺功能减退鉴别,因为后者有明显的特殊面容,而且血清TSH 5 mU/L处于正常范围,选项A不正确。由病史该患儿未及时添加辅食,而且符合维生素 B_{12} 缺乏的临床表现,选项D正确。苯丙酮尿症有特殊鼠尿味,选项B不正确。婴儿肝炎综合征有肝脾大的症状,但其他症状与题目所述不符合,选项E不正确。

156. C　这两个值的测定可以协助确诊营养性巨幼细胞贫血,故选C。

157. E　有神经系统症状的,应以维生素 B_{12} 治疗为主,每次肌内注射 100 μg,每周2~3次,连用数周,直至临床症状好转。叶酸口服剂量为

5 mg,每日 3 次,连续数周直到症状好转。故选E。

三、B型题

158. E　生长激素缺乏患儿身材矮小,运动发育正常,智力正常,骨龄落后,身材匀称。

159. C　脑积水患儿身高正常,运动发育延迟,智力落后,骨龄正常,身材匀称。

160. A　甲状腺功能减低患儿身材矮小,运动发育延迟,智力落后,骨龄落后,身材不匀称。

四、X型题

161. CE　补钾静脉滴注浓度不能超过 0.3%;应持续补3~5天,因不仅要补充细胞外液的钾,还要补充细胞内钾及总钾。

162. CE　尿钾的排出与血钾水平成比例,原来血钾降低,又经补液后稀释,故尿中不会大量排钾。

163. ACDE　小儿急性喉炎为吸气末喉鸣音。

164. ABDE

165. AB　生后2~3个月出现生理性贫血;婴儿期在正常情况下,骨髓外造血非常少,当发生感染性贫血或溶血性贫血等导致造血需要增加时,肝、脾、淋巴结才参与造血。

166. ABCD　小儿肾脏具有浓缩和稀释功能、肾小管重吸收和分泌功能、调节酸碱平衡功能、肾小球滤过功能和内分泌功能,主要合成肾素和前列腺 E_2,不产生ADH。但肾脏是 ADH 的靶器官,一般至1~1.5岁才达成人水平。

167. AD　麻疹在出疹前2~3天至出疹后5天传染性最强,因此隔离期通常出疹后5天;如遇麻疹并发肺炎、喉炎、脑炎等,隔离期应延长至出疹后10天。

168. CDE

169. AC　年龄小于3个月的婴幼儿和新生儿化脓性脑膜炎的表现多不典型,主要差异在:①体温可高、可低或不发热,甚至体温不升;②颅内压增高表现不明显;③惊厥可不典型;④脑膜刺激征不明显。

170. ABCDE

171. ADE　维生素 A 缺乏时的临床表现为夜盲、结

膜干燥起皱、皮肤干燥脱屑,无水肿。口腔炎为 B 族维生素缺乏的表现。

172. ACE　急性轻型病毒性心肌炎不需用强心药及激素治疗。

173. DE　急性肾炎患儿出现非凹陷性水肿是因为免疫反应激活补体产生过敏毒素,使全身毛细血管通透性增加,血浆蛋白渗出到间质组织中及肾小球毛细血管内增生,肾小球血流量减少,肾小球滤过率降低,体内水、钠潴留。A 为甲减导致的水肿,B 为肾病水肿的原因,C 为心源性水肿的原因,均与肾炎水肿无关。

174. ABCDE　　**175.** ABCD

第十五章　模拟试卷二

一、A1/A2 型题

1. D　通过测量上臂围评估 1~5 岁小儿营养状况指标:>13.5 cm 为营养良好,12.5~13.5 为营养中等,<12.5 cm 为营养不良。

2. D　腕部出生时无骨化中心,10 岁时腕部骨化中心出全,共 10 个,1~9 岁腕骨化中心的数目大约等于其岁数加 1。

3. E　我国 1 岁内小儿需完成的基础计划免疫包括卡介苗、乙肝疫苗、脊髓灰质炎疫苗、百日咳-白喉-破伤风混合疫苗、麻疹疫苗。

4. D　新生儿硬肿症的发病机制:①体温调节中枢发育不成熟;②皮肤表面积相对较大;③能量储备少,产热不足(棕色脂肪少);④皮下的白色脂肪中,饱和脂肪酸多,熔点高;⑤寒冷损伤。

5. D　早发性维生素 K 出血症多为头颅血肿、脐带残端出血,也可有皮肤出血、消化道出血、颅内出血等;经典型出血部位多为胃肠道,也见于脐残端、皮肤受压及穿刺处;晚发性维生素 K 出血症,颅内出血最常见,预后不良。

6. C　轻度新生儿缺氧缺血性脑病症状最明显的时间是出生 24 h 内。症状在 72 h 内消失,预后较好。

7. D　新生儿缺氧缺血性脑病,为控制惊厥,应首选苯巴比妥,负荷量为 20 mg/kg,于 15~30 min 静脉滴注,若不能控制惊厥,1 h 后可加 10 mg/kg。

8. E　根据患儿的全身表现:①不吃、不哭;②体温不升;③黄疸。各系统表现:①脐部红肿,有脓性分泌物(脐炎);②两肺闻及湿啰音(肺部感染),最可能的诊断为新生儿败血症。

9. C　双歧杆菌、乳酸杆菌、酪酸梭状芽孢杆菌等有助于调节肠道正常菌群的生态平衡,抑制病原菌定植与侵袭。

10. B　人乳中维生素 D 含量比牛乳低,母乳喂养的小儿较牛乳喂养的小儿发生低钙血症的概率高。

11. A　营养不良时缺乏蛋白质,特别是缺乏白蛋白,导致血浆胶体渗透压降低,从而形成水肿。

12. B　母子平卧位喂奶,易导致小儿呛奶、呕吐。

13. B

14. C　维生素 D 缺乏性手足搐搦症发生时首先应止痉治疗,然后静脉推注钙剂,待惊厥控制后,按维生素 D 缺乏性佝偻病给予维生素 D 治疗。

15. E　患儿发病于夏天,大便每日十余次,量中,蛋花汤样,体检示中度脱水,粪常规有少量白细胞,故其病原体以致病性大肠埃希菌可能性最大。

16. E　补钾总量每天一般为 3 mmol/kg(相当于氯化钾 0.225 g/kg),严重低钾血症者可给予 4~6 mmol/kg(相当于氯化钾 0.3~0.45 g/kg)。

17. C

18. C　咽结合膜热的病原体为腺病毒 3、7 型。

19. D　异丙托溴铵系 M 受体激动剂,具有解除支气管痉挛,控制哮喘发作的作用;吸入后相对于沙丁胺醇起效慢,但作用时间长。

20. E　胸骨左缘第 2 肋间收缩期杂音,P₂ 增强,固定分裂系房间隔缺损的特异性体征。

21. B　根据患儿临床表现诊断为先天性心脏病——室间隔缺损;室间隔缺损者易并发支气管炎、充血性心力衰竭、肺水肿及感染性心内膜炎,其中最易并发支气管炎。

22. B　患儿心电图表现为室上性心动过速,故选 B。

23. E　室间隔缺损者易并发支气管炎、充血性心力衰竭、肺水肿及感染性心内膜炎。

24. C 房间隔缺损正常情况下,肺动脉瓣关闭较主动脉瓣关闭落后,但间距一般小于0.03 s,听诊时分辨不出两个成分。偶尔,在吸气期因静脉回心血流量增加,右室射血时间延长,肺动脉瓣与主动脉瓣关闭间距可超过0.04s,听诊时可有肺动脉瓣区第二心音分裂,但呼气期这种分裂即消失。房间隔缺损时,不管是在吸气期,还是在呼气期,左向右分流以及静脉回流使右室舒张期容量负荷增大,右室射血时间明显延长,故听诊时肺动脉瓣区第二心音出现固定分裂。

25. B 26. C

27. E 房性期前收缩的心电图表现:①提前出现的P'波;②P'R间期正常或轻度延长;③P'波形态与窦性P波不同(方向相同);④P'后QRS波群可正常或畸形;⑤常有不完全的代偿间歇。

28. D 发育退步、全身颤抖、腹泻是巨幼细胞贫血的较典型临床表现;红细胞降低较血红蛋白明显,中性粒细胞分叶过多是其血象特点。

29. D 全血细胞减少,网织红细胞绝对值减少,肝、脾无肿大时应考虑再障,骨穿可确诊。骨髓象特点为:增生低下,造血细胞减少,非造血细胞增多。

30. D 小细胞低色素性贫血时,MCV、MCH、MCHC均减小。

31. A 急性白血病者,白细胞升高者约占50%,其余正常或减少,但是在整个病程中,白细胞数可有增减变化。

32. D 患儿大量蛋白尿、水肿、低蛋白血症,首先考虑肾病,但因合并血尿,故非单纯肾病,而系肾炎型肾病。

33. B 该患儿诊断为肾炎型肾病。对于肾病,水肿的原因为低蛋白血症。

34. C 用于鉴别血尿与血红蛋白尿的主要方法是尿沉渣检查。血尿有红细胞,而血红蛋白尿无红细胞。

35. A

36. D ACEI类药物为RAS抑制剂,可抑制醛固酮的作用。醛固酮具有保钠排钾的作用,故在高血压伴肾功能不全、高血钾时ACEI类药物应该慎重选用。

37. B 除B选项外其余均为肾病的诊断标准之一,为单纯肾病及肾炎肾病的共同点。

38. B 乙脑是人畜共患的自然疫源性疾病,人和动物感染乙脑病毒后可发生病毒血症,成为传染源。人感染后毒血症期短暂,血中病毒含量少,不是主要的传染源。猪的感染率高,感染后血中病毒含量多,病毒血症期长,且猪的饲养范围广,更新快,是本病的主要传染源。

39. E

40. C 重症肌无力累及呼吸肌时可引发急性呼吸衰竭而危及生命。

41. C 川崎病的心脏表现为冠状动脉的扩张。

42. A 真性性早熟与假性性早熟的最主要区别点是有无性腺的发育。

43. B 中枢性尿崩症儿童由于多饮、多尿而常出现少汗表现。

44. C 糖化血红蛋白是糖与血红蛋白的结合产物,主要反映2~3个月内血糖的变化情况,比较稳定。患儿糖化血红蛋白HbA1c为15%,说明血糖近2~3月较高,而患儿自测血糖尿糖正常,故推测血糖及尿糖测试欠正确。

45. E 尿崩症的尿量不因进水量的减少而减少。

46. C 21-三体综合征绝大部分(95%左右)染色体核型是47,XX(或XY),+21(标准型)。

47. D

48. B 甲、戊型肝炎主要通过粪-口途径传播,乙型、丙型、丁型肝炎可通过血液、母婴和性接触传播。

49. C EBV所致典型传染性单核细胞增多症的主要诊断要点包括:(1)临床症状(以下症状至少3项以上阳性)。①发热;②咽炎、扁桃体炎;③颈部淋巴结肿大(>1 cm);④肝脏肿大(小于4岁者>2 cm,大于4岁者可触及);⑤脾脏肿大(可触及)。(2)血象检查。白细胞分类淋巴细胞>50%或淋巴细胞总数≥5.0×10⁹/L,异型淋巴细胞≥10%或总数≥1.0×10⁹/L。

50. A 巨细胞病毒为人疱疹病毒5型,系DNA病毒。

51. E 百日咳的抗生素治疗首选红霉素,每天30~50 mg/kg,分次口服或静脉滴注,疗程7~14天。或用罗红霉素,胃肠道反应少,每天5~10 mg/kg,口服,分2次,疗程7~10天;亦可用阿奇霉素,每天10 mg/kg,每天1次,口服或静脉滴注,疗程3~5天。

52. C 流行性乙型脑炎的并发症以支气管肺炎最

多见,多因昏迷患者呼吸道分泌物不易咳出,或应用人工呼吸机后引起。

53. D 流行性腮腺炎的隔离期为腮腺开始肿大至肿胀完全消退为止。

54. D 我国中毒型细菌性痢疾常见的病原菌为福氏 2a、宋内和痢疾 I 型,其他血清型比较少见。

55. B 水痘病毒为 DNA 病毒。

56. E 脊髓灰质炎患者出现呼吸肌瘫痪或呼吸中枢障碍时不可用大剂量镇静剂。

57. E 患儿与反复感染史,可考虑免疫缺陷性疾病,但免疫缺陷性疾病测定免疫球蛋白确诊的意义不大。

58. D 川崎病常累及冠状动脉,导致冠状动脉扩张和冠状动脉瘤形成等。冠状动脉瘤破裂或血栓形成是主要的致死原因。因此,川崎病患儿须做心脏超声检查,有冠状动脉扩张者须长期随访。

59. B

60. C A 指开放气道;B 指人工呼吸;C 指人工循环(胸外按压);D 指药物治疗;E 指心电监护;F 指除颤治疗。

61. D　62. A

63. E 12 月尚未萌牙者为乳牙萌出延迟,多见于佝偻病、营养不良、甲状腺功能减退症、先天愚型等。

64. E 一般采用生长速度、生长水平共同评价小儿的体格发育。

65. A 一般女孩青春期从 11~12 岁到 17~18 岁,个体之间存在生长差异,该女孩属于正常生长。

66. D 这种现象属于生理性乳腺肿大,系通过胎盘活从母体获得的激素导致的乳腺增生,无须特殊处理。

67. B 支气管肺炎确诊最主要的体征是肺部细湿啰音。

68. D Coombs 试验为免疫性溶血性贫血的主要检查指标。选项中除再生障碍性贫血外,均可发生自身免疫性溶血性贫血。

69. C 患儿发病特点符合高热 3~4 天,热退疹出的特点。

70. D　71. D　72. A　73. E

74. A 高渗性脱水伴休克时应该首先用 2:1 液体 20 ml/kg,总量少于 300 ml,于 30~60 ml 输入,然后用 1/3 张液体纠正脱水。该案例纠正缺水

的液体张力过低,导致血钠下降过快,而导致脑水肿,故小儿出现昏迷、惊厥。

75. C 低渗性脱水不伴有休克时,用 2/3 张液体纠正。

76. C 患儿目前诊断肺炎合并心衰,首先应该保持呼吸道通畅(吸痰),吸氧,然后纠正心衰,抗感染。

77. E　78. B

79. D 提高社区服务水平,应不断提高社区卫生服务的技术水平而不是积极发展高端医疗卫生服务决策,余选项均正确。

80. B　81. D　82. B　83. D　84. E　85. A

86. D　87. B　88. A　89. E

90. D 国家对麻醉药品、精神药品、医疗用毒性药品、放射性药品(麻、精、毒、放)实行特殊管理。

91. B

92. C 在标准心电图纸速(25 mm/s)的情况下,根据相邻 RR(或 PP)间距之间的大格数可以快速判断心率。应该牢记:RR(或 PP)间距为 1 个大格的心率为 300 次/分,2 个大格为 150 次/分,3 个大格为 100 次/分,4 个大格为 75 次/分,5 个大格为 60 次/分,6 个大格为 50 次/分,7 个大格为 42.8 次/分(约 43 次/分),8 个大格为 37.5 次/分(约 38 次/分),9 个大格为 33.3 次/分(约 33 次/分),10 个大格为 30 次/分。

93. C 早期复极的心电图特点是,运动时或心率增快时 ST 段抬高程度可减轻或恢复正常。

94. B J 波是指紧接 QRS 波群之后出现的一个稍隆起的小波,振幅不大,占有一定时限。J 波振幅较低,往往落在 R 波降支的底部,极易被忽略。J 波的出现常由于早期复极、心肌缺血、心室除极延迟、低温所致。J 波反映心室除极尚未完全结束之前,一部分心室肌就已经开始提前复极,故 J 波出现在 QRS 波群终末部结束之前,此时,心室肌的电活动处于一种不稳定状态,在特定的条件下(心肌缺血等)易引发室性心律失常,甚至心室颤动。

95. D 心电图的正常变异包括:①体位性 Q 波、一过性肺性 P 波、胸导联 QRS 波群高电压、V1 导联呈 rSr′图形;②迷走神经张力过高引起的一过性房室传导延迟;③P 波时间正常,但出现切迹;④ST 段偏移,如早期复极、J 点型 ST 段下降;

⑤功能型 T 波变化等。二度 Ⅱ 型窦房传导阻滞常为病理性改变。

96. E

97. E 左心房肥大表现为 P 波电压增高、时间增宽、峰间距>0.04s、电轴偏移和复极改变,这种改变不仅见于左心房肥大,也可见于心房负荷增加、房内阻滞等情况。近年,国际心电图指南建议使用术语"左心房异常"来代替"左心房肥大"更为合理。

98. D 右心房负荷增加、肺栓塞、房内阻滞、心肌梗死、低钾血症、甲状腺功能亢进、交感神经兴奋等,均可引起"肺型 P 波"样心电图改变,应注意鉴别。

99. E 病毒性肺炎影像学表现一般无特异性。

100. C 右心排血量降低时肺血减少。房间隔缺损,构成左向右的分流,右心房、右心室因容量过负荷而增大,肺血增多。

101. E 肺隔离症好发于两下肺后基底段,左下多见,肿块常呈软组织密度影,少数为多发小囊状低密度影。肺支气管扩张呈典型的轨道征或印戒征,肺结核瘤好发于上叶尖后段与下叶背段。肺先天性孤立性肺囊肿位于肺门周围及两下肺,有含液囊肿和气液囊肿。

102. D 慢性肺脓肿的 X 线表现为空洞外围因急性炎症吸收变得清晰,内壁光滑清晰,可有液面,空洞有时不规则或多房状。

103. B 动脉导管未闭最典型的 X 线征象是主动脉结增宽凸出,余征象其他心脏病亦可发生。

104. E 肺错构瘤的典型 X 线表现为斑点状或爆米花状钙化。

105. C 左心室扩大时心尖向下、向外移位,故 C 项不属于左心室扩大的表现。

106. B 肺气肿是指肺实质过度充气状态,X 线平片主要表现横膈低平,肺透亮度增高,肺纹理稀疏、纤细、变直,深吸气时肺体积变化减小,心影变窄小,胸骨后间隙增大,肋间隙增宽。

107. C 患儿具有动脉导管未闭的体征:胸骨左缘第 2 肋间闻及响亮的连续性机器样杂音。

108. C 过敏性结肠炎钡剂造影时可见钡剂通过迅速,小肠张力增高、痉挛,结肠袋明显增多、加深、张力增高;若结肠内积液较多时,钡剂呈"线样征"。

109. B 目前国内将胎龄 28 周至出生后 7 天定为围生期。

110. D 新生儿常见特殊生理状态:①生理性体重下降。新生儿初生数日内,因丢失水分较多,出现体重下降,但一般不超过 10%,生后 10 天左右,恢复到出生时体重。②生理性黄疸。③乳腺肿大。生后第 3~5 天,男、女足月新生儿均可发生乳腺肿胀,如蚕豆到鸽蛋大小,这是由于母亲的孕激素和催乳素经胎盘至胎儿,出生后母体雌激素影响中断所致。一般不需处理,切勿强烈挤压,以免继发感染。生后 2~3 周内消退。④口腔内改变。新生儿上腭中线和齿龈切缘上常有黄白色小斑点,分别俗称为"上皮珠"和"板牙",系上皮细胞堆积或黏液腺分泌物积留所致,多于生后数周至数月自行消失。其两颊部的脂肪垫,俗称"螳螂嘴",对吸乳有利,不应挑割,以免发生感染。⑤假月经。有些女婴生后 5~7 天阴道可见带血性分泌物,持续 2~3 天,称假月经。系因妊娠后期母亲雌激素进入胎儿体内,生后突然中断,而形成类似月经的出血,一般不必处理。

111. C 母乳的乳糖含量高,但蛋白质含量、饱和脂肪酸、含钙磷量较牛奶低,对酸碱缓冲力小,不影响胃酸酸度,利于酶发挥作用。故选 C。

112. E 此题为基本知识试题,考核对系统性红斑狼疮的组织病理变化特点的了解。系统性红斑狼疮是一全身性疾病,各系统和组织器官均可受累,有些并非特征性改变,有些则只在该病中出现,皮肤狼疮带就是具有特征性的变化之一。它是指在正常皮肤处取材的皮肤,在表皮与真皮连接处有免疫球蛋白 IgG 和 IgM 沉着。这种表现较特异的存在于系统性红斑狼疮中。骨髓、肺和淋巴结的病理变化大多对诊断系统性红斑狼疮无价值,因此 B、C 和 D 均不正确,选择这些备选答案的考生多由于概念不清。肾脏病理在系统性红斑狼疮诊断和治疗中均有指导作用,但不是每一个病理检查都会出现有诊断价值的变化,因此其特异性不如皮肤狼疮带试验。

113. A 类风湿因子是一种以变性 IgG 分子的 Fc 段为靶抗原的自身抗体。按免疫球蛋白类型 IgM、IgG、IgA、IgE、IgD 五类,其中 IgM-RF

为主要类型。其滴度与病情活动、预后相关。RF 阳性是类风湿关节炎诊断标准之一，其阳性还可见系统性红斑狼疮、干燥综合征、系统性硬化病等风湿性疾病和部分感染性疾病，如肝炎、结核、感染性心内膜炎等。

114. C 原发性免疫缺陷病的确诊有赖于分子诊断和特异的免疫功能实验。其他的处理均应在确诊后进行。

115. A 自身免疫性胃炎以富含壁细胞的胃体黏膜萎缩为主，患者血液中存在自身抗体如壁细胞抗体(PCA)，伴恶性贫血者还可以查到内因子抗体。

116. B 胃大部切除术后并发症分为早期并发症和远期并发症。早期并发症有：术后胃出血、胃排空障碍、胃壁缺血坏死、吻合口破裂或瘘、十二指肠残端破裂、术后梗阻。远期并发症有：碱性反流性胃炎、倾倒综合征、溃疡复发、营养性并发症、迷走神经切断术后腹泻、残胃癌。胃排空障碍属于早期并发症，其他选项均属于远期并发症。故选 B。

117. C 肺泡弹性回缩力下降及肺泡壁破坏为慢性阻塞性肺疾病的气流受限原因。

118. A 胺碘酮适用于下列心律失常，尤其是合并器质性心脏病如冠状动脉供血不足及心力衰竭者：①房性心律失常(心房扑动、心房颤动转律和转律后窦性心律的维持)；②结性心律失常；③室性心律失常(治疗危及生命的室性期前收缩和室性心动过速，以及室性心动过速或心室颤动的预防)；④伴 W－P－W 综合征的心律失常。

119. B 对左心室来说，在无主动脉瓣狭窄或主动脉瓣缩窄时，其后负荷主要取决于：①主动脉的顺应性，即主动脉管壁随压力升高而扩张的能力。如血管壁增厚，则顺应性降低。②外周血管阻力：它取决于小动脉血管床的横断面积及血管紧张度，后者受血管和体液因素的影响。③血液黏度。血液黏度增高，则外周血管阻力增大。④循环血容量。其中，以外周血管阻力为最重要，临床上常以此作为左心室后负荷的指标。

120. D IgA 肾病的预后受多种因素的影响，在临床上判断疾病的预后要从各个方面综合考虑。疾病的预后有较大的异质性，部分患者可完全缓解，治疗不佳的患者有 15%～40%发展为慢性肾功能衰竭。

121. A

122. C 温抗体型 AIHA 由于抗体附着在红细胞表面，可使红细胞呈球形。

123. A 颅内肿瘤发病率相当高，但在小儿其发病率次于白血病。

124. A 缺铁时血红素合成障碍，大量原卟啉不能与铁结合成为血红素，以游离原卟啉形式积累在红细胞内。

125. B 咳嗽刺激经传入迷走神经到咳嗽中枢，再由咳嗽中枢发出冲动经过迷走神经传至呼吸肌产生咳嗽。

二、A3/A4 型题

126. A 4 岁儿童平均身高为 98 cm，该小儿明显矮小，身高低于平均身高的 2SD 以上（SD＝2.3 cm），骨龄落后 2 年，每年身高增长速率小于 4 cm，呈匀称性矮小，智力正常，故应考虑生长激素缺乏症，又称侏儒症。

127. E 生长激素缺乏症应进行生长激素替代治疗。

128. C 根据患儿临床表现，考虑肺炎可能，故首先应该行 X 线胸部检查以明确。

129. B 患儿有循环淤血征象出现，故考虑肺炎合并心衰。

130. E 肺炎合并心衰患儿应首先纠正心衰，故应选洋地黄制剂以强心。

131. A 水痘有斑疹、丘疹、疱疹、结痂共存的特点，故根据该特点，加之患儿有长期应用激素史，考虑水痘。

132. E 对于水痘最有帮助的辅助诊断是疱疹液病毒分离。

133. E 对于白血病、器官移植、长期使用糖皮质激素或免疫抑制剂的患儿，在接触水痘后 72 h 内应用水痘-带状疱疹免疫球蛋白肌内注射，可预防水痘发生。一般患者如已发生水痘，则不必再用。

134. B 正常足月男婴出生体重约 3.3 kg，生后第 1 月体重增加可达 1～1.7 kg，生后 3～4 月体重约等于出生时的2倍(6.6 kg左右)。该小儿7个月,体重只有5 kg,故属于营养不良。

135. A 小儿营养主要通过精神、面色、皮下脂肪、肌肉的情况进行评估。

136. A **137.** B **138.** E

139. B 小儿肠系膜淋巴结炎的诊断依据腹部B超。

140. C 根据患儿突发心率加快,压迫眼球后心率恢复正常的特点,诊断为室上性心动过速。

141. C 根据心电图的表现可诊断预激综合征。

142. E 洋地黄会缩短房室不应期使心率增快;维拉帕米会加速预激综合征合并心房颤动患者的心室率,故发作时不应选择这两种药物。

143. B 患儿有贫血、出血的症状,三系细胞均减少,首先考虑白血病或再障。骨髓增生低下,全片未见巨核细胞,可诊断再障。根据患儿的发病时间,诊断为急性再生障碍性贫血(慢性再障的病程多为数年)。

144. D 再障的治疗以应用免疫抑制剂为主,环孢素适用于所有类型的再障。

145. D 水肿、大量蛋白尿、低蛋白血症,故最可能的诊断为肾病综合征。

146. C

147. D 肾病综合征的主要治疗药物是激素。

148. E aVF导联正常为探查电极置于左下肢并与心电图机正极相连,左右上肢连接构成无干电极并与心电图机负极相连,故即使左右手电极反接,记录的aVF导联心电图亦正常。

149. D aVR导联正常为探查电极置于右上肢并与心电图机正极相连,左、上下肢连接构成无干电极并与心电图机负极相连,故当左右手电极反接,aVR导联相当于实际的探查电极置于左上肢并与心电图机正极相连,右上肢、左下肢连接构成无干电极并与心电图机负极,即aVL。

150. A Ⅲ导联心电图正极被接左下肢,负极接左上肢,故当左右手接反时Ⅲ导联即相当于实际的心电图正极被接左下肢,负极接右上肢。即Ⅱ导联。

151. E 患儿生后3天黄疸达289 $\mu mol/L$,不能用生理性黄疸来解释;父母血型分别为AB型和O型,小儿血型应为A或B型,而Rh血型均为Rh阳性,所以要考虑有ABO血型不合溶血病

的可能,而对此病的明确诊断必须要进行抗人球蛋白试验。D项测定血型只能明确是否存在母婴血型不合,而不能说已经发生了溶血病。

152. C

153. A 光疗是降低血清非结合胆红素的简单而有效的方法,针对溶血性贫血光疗失败后才考虑换血疗法。

154. A 急性支气管炎是病毒或细菌等病原体感染所致的支气管黏膜炎症,是婴幼儿时期的常见病、多发病,往往继发于上呼吸道感染之后,也常为肺炎的早期表现常可闻及哮鸣音。

155. B

156. A 烦躁不安为神经系统症状,脑脊液压力增高系颅内高压的表现,故考虑中毒性脑病。

157. E 抗利尿激素其主要作用是提高远曲小管和集合管对水的通透性,促进水的吸收,是尿液浓缩和稀释的关键性调节激素。

158. A 为临床判断题。腹泻时间较长、次频、大便水分多、尿少、精神萎靡提示病情较重,需注意是否存在脱水。根据皮肤发花、弹性差、前囟眼窝明显凹陷、肢冷脉弱、心音低钝等表现,提示出现循环衰竭征象,应诊断为重度脱水。同时患儿还表现有呼吸深长,提示有代谢性酸中毒存在。6个月小儿心率160次/分,尚不够心力衰竭的诊断标准。

159. C 根据上题,诊断为重度脱水,其失水量约为体重的10%以上,答案C最为接近。中度脱水失水量占体重的5%~10%。轻度脱水失水量占体重的3%~5%。考查知识点为补液原则。

160. A 对于重度脱水、有循环衰竭症状者,需迅速扩容,以恢复有效血循环量及改善肾血流量。第一步补液应给予等张含钠液,20 ml/kg,于30~60 min内静脉注射。累积丢失量应在8~10 h内完成。继续丢失量与生理维持量在以后14~16 h内匀速进入。

三、X型题

161. ABDE 轮状病毒肠炎的主要表现为大便次数多,量多,水分多,蛋花汤样,伴有发热和上呼吸道感染症状,可并发脱水、酸中毒,但大便性状不会是脓血样。

162. CE 对于室间隔缺损,大中型缺损和难以控制的充血性心力衰竭者,肺动脉压力持续升高超过体循环的 1/2,肺循环与体循环量之比大于 2:1,或年长合并主动脉瓣脱垂、反流等应及时手术处理。

163. ABC 特发性血小板减少性紫癜与感染有关,一般无肝脾肿大。

164. ACE 地方性克汀病属于遗传代谢性疾病,急性胰腺炎属于炎症性疾病,与自身免疫无关。

165. ADE

166. DE 胎儿窘迫的征象有胎心率异常(大于 160 次/分或小于 120 次/分)、胎动变化、羊水胎粪污染等。

167. ABCD

168. ABCD 需要与癫痫鉴别诊断的疾病有:晕厥、癔症、睡眠障碍(如夜惊、梦游)、偏头痛、抽动障碍、屏气发作、儿童腿综合征、轻度胃肠炎伴良性惊厥、维生素 D 缺乏性手足搐搦症等。

169. AC 具有智力低下及特殊面容的疾病是 21-三体综合征、先天性甲状腺功能减退症。苯丙酮尿症有特殊气味,先天性肾上腺皮质增生症有特殊体征。

170. ABCD 抗生素治疗肺炎的原则:①依据病原菌选用敏感药物;②选用渗入下呼吸道浓度高

的药物;③早期、联合用药;④足量、足疗程。

171. ABCDE

172. AB 急性肾炎伴高血压脑病时可用硝普钠,或用二氮嗪,同时静脉注射呋塞米。

173. ABCDE

174. ABCE 上呼吸道感染可波及邻近器官,或向下蔓延。可引起中耳炎、鼻窦炎、颈淋巴结炎、气管炎、肺炎等,年长儿患链球菌性上呼吸道感染可引起急性肾炎、风湿热等。手足口病是柯萨奇病毒感染,在口腔内可见小疱疹或溃疡,手足部可见斑丘疹或疱疹,不属于上呼吸道感染并发症。

175. ABCDE 营养性缺铁性贫血红细胞及血红蛋白均降低,血红蛋白降低尤甚,呈小细胞低色素贫血。MCV<80 fl, MCH<28 pg, MCHC<32%。红细胞大小不均,以小的为主,中心淡染区扩大,可见嗜多色性或嗜碱性红细胞,偶见靶形红细胞,网织红细胞减少或正常。白细胞及血小板无明显改变。血生化中血清铁蛋白(SF)测定是一种灵敏而可靠的血清学诊断指标,在缺铁早期即可减少。缺铁时,FEP 不能与铁结合生成血红素,未被利用的原卟啉在红细胞内聚积,是红细胞内缺铁的生化证据。如FEP>0.9 μmol/L,表示合成蛋白减少。

第十六章　模拟试卷三

一、A1/A2 型题

1. E 体重=年龄×2+8(kg),身高=年龄×7+75 (cm)。小儿出生时头围约为 34 cm,出生后前 6 个月增加 8 cm,后 6 个月增加 4 cm,第 2 年内又增加 2 cm。故 2 岁时头围 48 cm,5 岁时头围 50 cm,15 岁时头围接近成人,约为 54~58 cm。

2. C 出生后 4~10 个月开始萌芽,最晚 2 岁半出齐 (20 个)。牙齿数=月龄-4(或 6)。

3. C

4. A 小儿出生时即刻注射卡介苗及乙肝疫苗;满月时打乙肝第二针;2、3、4 个月每月一次糖丸(脊髓灰质炎疫苗);3、4、5 个月每月一针百白破

疫苗;满半岁时乙肝第三针要接种完;8 个月接种麻疹疫苗;牛痘不属于基础免疫,根据家长自愿接种。

5. C 生理性黄疸足月儿在 5~7 天消退,最迟不超过 2 周。

6. C 溶血的患儿可以输血浆(10~20 ml/kg)或白蛋白(1 g/kg),以增加其与非结合胆红素的结合,预防胆红素脑病的发生,但是不可大量输注,否则新生儿循环血量增加,会导致循环淤血。

7. D 婴儿开始添加辅食时间为 4~6 个月,完全断奶的时间为 1 岁左右。

8. B 佝偻病肋骨串珠以肋骨与肋软骨交界处最明显。

9. A 0.4～0.8 cm 属于轻度;0.4 cm 以下属于中度;基本消失属于重度。

10. D 11. E

12. E 佝偻病早期主要表现为神经精神症状(非特异性症状);激期除神经兴奋性增高外,以骨骼改变为主;恢复期经治疗临床表现逐渐减轻、消失,X线摄片骨骼临时钙化带重现,骨骺软骨盘逐渐恢复正常;后遗症期患儿残留不同程度的骨骼畸形和运动功能障碍,骨骼X线摄片干骺端病变消失,此期血生化正常。

13. D 脱水患儿入院后的主要治疗方法为补液,纠正水、电解质平衡紊乱。

14. E 2∶1等张含钠液含有 0.9％NaCl 两份,1.4％NaHCO₃ 一份。故配置2∶1等张含钠液 120 ml 需 0.9％NaCl 80 ml,1.4％NaHCO₃ 40 ml。

15. E 小儿急性肠套叠原发性占95％;80％患儿年龄在2岁以内;健康肥胖儿多见。小儿回盲部系膜尚未完全固定,活动度较大是容易发生肠套叠的结构因素。

16. B

17. E 根据患儿临床表现首先考虑急性毛细支气管炎,主要的治疗是平喘,故选 E。

18. B 接受糖皮质激素治疗的患儿合并水痘,预后严重,甚至危及生命,故肺炎合并水痘是应用肾上腺皮质激素的禁忌证。

19. E

20. D 小儿肺炎的停止用药标准一般为体温正常后5～7 d,症状体征消失3 d。

21. A

22. B 原始心脏在胚胎发育第2周开始形成,约于第4周起有循环作用,到第8周心房和心室分隔基本完成,即形成四腔心脏。如果在这一时期心脏发育障碍,即可造成先天性心脏病。

23. D 室间隔缺损由于左向右分流,不仅导致肺血增多还易并发肺部感染,同时加重左心负荷,左室增大。本症典型的杂音为胸骨左缘第3～4肋间 3/6级以上的全收缩期响亮杂音,并有震颤。当肺动脉高压晚期,临床出现发绀并逐渐加重,发展为艾森曼格综合征。本例为室间隔缺损并发肺炎心衰。

24. B 患儿平时有偏食习惯,精神难以集中,出现

小细胞贫血,首先考虑营养性缺铁性贫血。

25. E 应继续用药2个月以补充铁的贮存量。

26. C 血友病 A 关节血肿可冷敷,不能热敷。

27. D 未经加热的鲜牛乳喂养可能导致急性腹泻,而非叶酸缺乏。

28. B 单纯型与肾炎型肾病综合征均有大量蛋白尿、水肿、低蛋白血症和高脂血症。

29. E 该病例为单纯型肾病初发,初次治疗,可单选用泼尼松中、长程疗法,为6～9个月。激素治疗 1.5～2年、联合环磷酰胺及环孢素 A 均为频繁复发的治疗方案。故应选 E。

30. E 该病例属于肾炎导致的心力衰竭,故紧急处理为扩血管(硝普钠)、利尿(呋塞米)。

31. D

32. D 肾病综合征的并发症有感染、电解质紊乱和低血容量、血栓形成、急性肾衰竭、肾小管功能障碍等。

33. C 急性肾炎由于免疫性肾脏损伤和肾小球滤过率下降,导致少尿,最终发展为急性肾功能衰竭。

34. A 急性颅内压增高已出现脑疝症状时首先选用 20％甘露醇降低颅内压。

35. C 婴儿痉挛症的临床特征有精神运动发育迟滞或倒退。

36. E 癫痫患儿要坚持长期规则服药,患儿发作得到完全控制,维持治疗2～5年或动态脑电图正常方可减量,再经6～12个月的逐渐减量才能停药。

37. B 风湿热的关节表现为游走性多关节炎,表现为关节红、肿、热、痛,活动受限。

38. C 低血糖症是小儿时期最常见的代谢紊乱之一,如持续时间过长或反复发作,即会造成不可逆脑损伤,婴幼儿对之尤为敏感,故及时诊断和治疗极为重要。导致小儿低血糖的原因很多,主要有小于胎龄儿、早产儿、糖尿病母亲娩出儿、有核红细胞增多症、糖原累积症、胰岛细胞增殖症、胰岛细胞腺瘤等。先天性肾上腺皮质增生症不是小儿低血糖的病因。

39. D 黏液性水肿是甲减的特殊表现。

40. C "鼠尿样"气味为苯丙酮尿症的特殊气味,加之患儿的其他临床表现,最可能的诊断为苯丙酮尿症。

41. D　对于21-三体综合征的遗传筛查,夫妇双方应进行染色体检查、唐氏筛查、羊水穿刺。

42. E　二者均可存在肌张力减低,腱反射消失,无病理征,病程长者可出现肌肉萎缩。但吉兰-巴雷综合征存在感觉异常,如疼痛、麻木或其他异常感觉,体检时可发现手套、袜套样分布的感觉障碍。

43. A　流行性腮腺炎为急性呼吸道传染病,患者须隔离至腮腺肿大消退或发病后10 d,接触者应立即检疫3周。

44. C

45. B　根据患儿临床表现考虑脑膜炎,脑脊液检查符合化脓性脑膜炎的临床表现,故首先考虑化脓性脑膜炎。

46. B　麻疹合并脑炎大多发生在出疹后2~6天,临床表现和脑脊液改变与病毒性脑炎相似,与麻疹轻重无关。该患儿有麻疹病史,根据患儿现在临床表现及辅助检查首先考虑麻疹并发脑炎。

47. D　小儿伤寒最常见的并发症为支气管肺炎,最严重的并发症为肠穿孔。

48. C　**49.** C

50. E　HBsAb是一种保护性抗体,应考虑属于急性乙型肝炎恢复期。

51. C

52. E　新生儿TH$_2$较TH$_1$细胞占优势,有利于避免母子免疫排斥反应。

53. E　婴幼儿暂时性丙种球蛋白低下症血清IgG少于2.5 g/L,IgM、IgA正常或减少。血液循环中B淋巴细胞数量正常,细胞免疫功能也正常。

54. B

55. A　肝素具有抗凝作用,能延长凝血时间、凝血酶原时间和凝血酶时间,可以抑制微血栓进一步形成,但不能溶解已经形成的血栓。

56. C　有机磷中毒主要引起一系列的毒蕈碱样、烟碱样和中枢神经系统症状,不引起肝功能损害。

57. C　**58.** B　**59.** D　**60.** B

61. D　身高=年龄×7+75(cm),体重=年龄×2+8(kg);满2岁乳牙萌全,共20个。故该小儿的标准体重应该为14 kg,身高为96 cm,乳牙萌全。小儿生长发育个体之间存在差异,故该小儿生长发育基本正常。

62. E　重度脱水时,应予2∶1等张含钠液20 ml/kg,总量小于300 ml,于30~60 min内输完。

63. A　患儿有羊水污染史,出生时有窒息史,出现气促、发绀、呻吟、三凹征,双肺可闻及粗湿啰音,故诊断胎粪吸入性肺炎;病情进展,左肺呼吸音减弱,故考虑合并气胸。

64. B　患儿心音有力,肺部听诊未见异常,目前尚无心力衰竭的临床表现,故暂不需要给予强心剂。但患儿口周发绀,呼吸快,偶有不规则,出现缺氧、呼吸衰竭的表现,故应给与吸氧纠正缺氧,同时行血气分析,明确是否存在呼吸衰竭或呼吸衰竭的类型,为进一步的治疗提供依据。

65. D　右下肺野可见云雾状阴影为肺炎支原体肺炎的可能影像学表现,故首选肺炎支原体抗体以明确诊断。

66. B　临床中常遇到患儿反复在同一部位发生肺炎,尤其是合并肺不张时,更要警惕是否有异物吸入。虽然不能问出异物吸入史,但是仍然不能轻易放弃气道异物诊断。

67. B　应立即进行X线检查,观察是否有气管、支气管异物的特征性表现。

68. D

69. B　因母乳中缺乏维生素K,故母乳喂养而未补充维生素K者,出现出血症状,首先应该考虑维生素K依赖因子缺乏导致的凝血功能障碍。

70. D　瑞氏综合征在光镜下的病理改变为肝脏脂肪变性,表现为肝细胞肿胀、变性。在电镜下的改变为线粒体肿胀和变形,线粒体嵴可消失,肝细胞质中可见许多细小的脂肪滴。典型的线粒体改变是确诊的重要病理依据,故本题正确答案为D。

71. A　黏多糖病是一组少见的先天性遗传性疾病,主要因降解黏多糖所需的溶酶体水解酶的缺陷,致使组织内有大量黏多糖蓄积,造成骨骼发育障碍、肝脾肿大、智力迟钝和尿中黏多糖类排出增多。

72. E　患儿临床表现符合咽结合膜热。因仅仅发热3 d,不符合川崎病的诊断标准;无关节症状等幼年类风湿关节炎的临床表现,故暂可排除;无淋巴结肿大等表现,传染性单核细胞增多症亦可排除;患儿前期卡他症状不明显,且发热3天,无皮疹出现,暂不考虑麻疹。故首先诊断咽结合膜热。

73. A　**74.** C

75. C　PEEP可增加功能残气量而非潮气量。

76. D　PEEP即呼气末正压通气,为呼吸机在吸气相产生正压,气体进入肺部,在呼气末气道开放时,气道仍保持高大气压力,以防止肺泡萎缩凹陷。

77. E

78. A　精神稍差,略有烦躁不安,皮肤稍干燥,弹性好,眼眶稍凹陷为轻度脱水的征象。电解质血钠为137 mmol/L,血钠在正常范围内,故属于轻度等渗性脱水。

79. D　高尖T波为高钾血症的心电图特征性表现。

80. A　**81.** C　**82.** E　**83.** A　**84.** C　**85.** C

86. E　医学术语患者难以理解是医生和患者两方面的共同原因。

87. D　**88.** D

89. D　见《医疗机构管理条例实施细则》第五十三条:医疗机构的门诊病历的保存期不得少于15年,住院病历的保存期不得少于30年。

90. A　**91.** B

92. C　超过有效期的、不注明生产批号的、擅自添加香料的、直接接触药品包装未经批准的都按劣药论处。

93. B　**94.** D　**95.** D

96. D　PR间期代表心房除极开始至心室除极开始的总时间,即自窦房结发出激动后,心房、房室结、房室束、左右束支及普肯耶纤维除极的全部时间。

97. E　婴幼儿常呈右心室占优势的心电图特征,额面QRS心电轴常呈现右偏,如心电轴<+10°,常提示为异常。

98. C　正常婴幼儿aVR导联T波倒置。

99. B　房间阻滞、左心房负荷增加、心房梗死、慢性缩窄性心包炎等,均可引起"二尖瓣型P波"。右心功能不全可出现"肺型P波"。

100. C　左心室肥大的心电图表现为:①面向左心室的导联QRS波群电压增高;②QRS波群时限延长,但一般不超过0.11 s;③QRS波群电轴轻度左偏,一般不超过-30°;④面向左心室的导联可出现继发性ST-T改变;⑤胸导联R波

递增不良(V_1、V_2导联呈QS型),左胸前导联Q波可缩小或消失;⑥U波倒置。如果同时有QRS波群电压增高和ST-T改变,则左心室肥大的诊断很少有假阳性。

101. C　右心房肥大的心电图主要表现为心房除极波振幅增高,而总的心房除极时间并不延长。上述A、B、D为左心房肥大的心电图表现,E为正常窦性P波的形态及振幅。

102. B　风湿性心脏病二尖瓣狭窄可引起左心房和右心室增大。左心房肥大的心电图主要表现为心房除极时间延长,P波时限≥0.12s,有切迹。

103. C　肺气囊是金黄色葡萄球菌肺炎的特征表现,可在发病1~2 d内出现,并可一日数变,囊壁薄,一般无液面。

104. C　肺吸虫病多为生食含有肺吸虫囊蚴的螃蟹或蝲蛄引起,多有咯血或咳果酱样痰。CT为多发边缘模糊斑片状影,无特异性。

105. A　大叶性肺炎实变的肺叶体积与正常相符。

106. C　**107.** A

108. B　室间隔缺损晚期,发展形成小血管阻塞性肺动脉高压,当右心室压力增高超过左心室时,继发右向左分流,形成所谓的"艾森曼格综合征"(Eisenmenger syndrome)。

109. A　原发性肺结核最多见于儿童,常表现为原发综合征,包括肺部原发病灶、局部淋巴管炎和所属淋巴结炎;其次还表现为胸内淋巴结结核。

110. B

111. E　肺血增多时肺动脉段膨隆,心腰变浅。故E项不正确。

112. B　室间隔缺损是最常见的先天性心脏病之一,易累及男性,按解剖部位的不同,可分为室间隔膜部缺损、漏斗部缺损和肌部缺损。

113. C　幼儿期小儿活动范围渐广,接触社会事物增多,但对危险的识别和自我保护能力都有限,因此意外伤害发生率非常高,应注意保护。

114. C　自出生到1周岁之前为婴儿期。此期是生长发育极其旺盛的阶段,因此对营养的需求量相对较高。

115. B　慢性呼吸道感染性疾病、迁延性肺炎、麻疹等,在维生素A摄入不足的基础上,因维生素A消耗增加而出现症状。

116. C　佝偻病是在婴幼儿期由于维生素D缺乏引

起体内钙、磷代谢紊乱,而使骨骼钙化不良的一种疾病,与大气污染无关。

117. D　营养不良常见的并发症有:维生素 A 缺乏症、呼吸道感染、腹泻病、缺铁性贫血以及低血糖等,佝偻病较少见。故选 D。

118. E　对于先天性风疹综合征的诊断,主要有以下几种途径:①流行病学资料,孕妇于妊娠初期有风疹接触史或发病史。实验室检查证实母体已受风疹感染。②出生后小儿有一种或几种先天缺陷的表现。③婴儿早期在血清标本中存在特异性风疹 IgM 抗体。④小儿在出生后风疹特异性 IgG 抗体滴度逐渐升高,8~12 个月被动获得母体抗体已不存在时,连续血清标本中仍持续出现相当水平的风疹抗体。

119. C　新生儿和婴幼儿血液中各种免疫球蛋白均低,婴幼儿呼吸道的非特异性和特异性免疫功能均较差,黏膜缺少 sIgA,因此婴幼儿易患呼吸道感染。

120. A　新生儿窒息的病因:(1)出生前的原因。①母体疾病如妊娠期高血压疾病、先兆子痫、子痫、急性失血、严重贫血、心脏病、急性传染病、肺结核等;②子宫因素如子宫过度膨胀、痉挛和出血,影响胎盘血液循环;③胎盘因素如胎盘功能不全、前置胎盘、胎盘早剥等;④脐带因素如脐带扭转、打结、绕颈、脱垂等。(2)难产如骨盆狭窄、头盆不称、胎位异常、羊膜早破、助产术不顺利或处理不当以及应用麻醉、镇静、催产药物不妥等。(3)胎儿因素如新生儿呼吸道阻塞、颅内出血、肺发育不成熟以及严重的中枢神经系、心血管系畸形和膈疝等。

121. B　多发性肌炎可有四肢无力,但一般无肾脏受损,可排除;急性肾小球肾炎、慢性肾小球肾炎和过敏性紫癜均无 ANA(+),故可排除;有光过敏、肾脏损害以及 ANA(+)可初步考虑系统性红斑狼疮,故选 B。

122. E　急性出血坏死型胰腺炎的一些患者,可因外溢的胰液经腹膜后途径渗入皮下溶解脂肪造成出血,在腰部、季肋部和腹部皮肤出现大片青色瘀斑,称 Grey-Turner 征,而脐周皮肤青紫称为 Cullen 征。故选 E。

123. E　应激性溃疡泛指休克、创伤、手术后和严重全身性感染时发生的急性胃炎,多伴有出血症

状,是一种急性胃黏膜病变。E 项正确。

124. E　急性胃炎的治疗原则:积极去除病因,治疗原发疾病和创伤,纠正存在的病理生理紊乱,同时服用抑制胃酸分泌的药物及胃黏膜保护剂,止血、促进黏膜修复。无须进行胃切除手术。

125. D　SLE 只有在合并神经精神表现如抽搐以及严重肾脏损害,如合并肾病综合征表现时,才使用静脉激素冲击治疗。

二、A3/A4 型题

126. B　患儿平时易惊,多汗,睡眠少,枕后有乒乓球感,可能为维生素 D 缺乏症的表现,现在出现双眼凝视,手足抽动,故考虑为维生素 D 缺乏性手足搐搦症。所以最可能的原因是血清降低。

127. E

128. A　维生素 D 缺乏性手足搐搦症的处理为止痉、补钙、补充维生素 D,患儿现已止痉,故此后的处理为补钙。

129. D　12 h 无尿,呼吸深大,前囟、眼窝明显凹陷,皮肤弹性很差,四肢冰凉等临床表现表明患儿已经出现重度脱水伴休克,故首先应该予以2:1 等张含钠液,按20 ml/kg,最大不超过300 ml,于 30~60 min 内输入。

130. B　重度脱水第 1 天的补液量按 150~180 ml/kg 进行,前 8 h 补总量的一半,后 16 h 补另一半。

131. A　患儿出现心音低钝、腹胀等临床表现,考虑低钠血症或低钾血症。血钠目前正常,故考虑低钾血症。患儿入院时血钾正常,且无尿,故补液期间很可能未注意补钾。脱水纠正后,一方面,体内循环血量增加,造成稀释性低钾血症;另一方面失水时钾离子由细胞内转向细胞外,待脱水纠正后,钾离子进入细胞内,造成低钾血症。

132. C　胸骨左缘第 2 肋间有收缩期连续性杂音为动脉导管未闭的特征性体征。患儿有原发性心脏病,现出现体温 39℃,皮肤有散在小瘀点等临床表现,故考虑合并细菌性心内膜炎。90% 的感染性心内膜炎患者均有原发性心脏病变,故先天性心脏病患儿当出现发热等感染征象

133. D 超声心动图为明确先心病的首选检查。

134. D 感染性心内膜炎首选青霉素抗感染,因患儿并无心功能衰竭的表现,故不需使用强心药物。

135. C 脑膜刺激征为脑膜炎的特异性体征,包括颈强直、Kernig 征和 Brudzinski 征。

136. C 脑脊液常规检查和培养为明确诊断化脓性脑膜炎最重要的检查。

137. B 化脓性脑膜炎的病理表现为在细菌毒素和多种炎症相关细胞因子的作用下,形成以软脑膜、蛛网膜和表层脑组织为主的炎症反应,表现为广泛性血管充血、大量中性粒细胞浸润和纤维蛋白渗出,伴有弥漫性血管源性和细胞毒性脑水肿。故该患儿病变部位主要见于蛛网膜与软脑膜。

138. C 婴儿的第 1 次感染性喘息发作大多数是毛细支气管炎。毛细支气管炎见于 2 岁以内的婴幼儿,尤其是 2～6 个月婴儿,出现上呼吸道感染表现后 2～3 日内出现持续性干咳、发作性喘息,呼吸浅快,鼻翼扇动,发绀,三凹征明显,肺部听诊呼气相呼吸音延长,呼气性喘鸣音,严重时呼吸音减低或消失,喘憋缓解时可闻及细湿啰音。

139. E 毛细支气管炎主要由呼吸道合胞病毒等引起,故一般血培养不作为常规检查。

140. E 毛细支气管炎的胸部 X 线检查可见不同程度的肺充气过度或肺不张,也可见到支气管周围炎及肺纹理增粗。

141. A 贫血分度诊断:轻度,血红蛋白90 g/L至正常下限;中度,血红蛋白 60～90 g/L;重度,血红蛋白 30～60 g/L;极重度,血红蛋白低于30 g/L。故该患儿属于轻度贫血。

142. B 患儿食欲缺乏,8 个月添加辅食,脾脏不大,首先考虑营养不良性贫血;加之 MCV 75 fl,考虑该患儿的贫血系小细胞性,故诊断营养性缺铁性贫血。

143. C 根据患儿临床表现诊断为急性上尿路感染。上尿路感染的抗菌药物治疗疗程为 10～14 天。

144. A 急性尿路感染经合理抗菌治疗,多数于数日内症状消失、治愈;但有近 50%的患者可复发或者再感染,故后期应注意定时复查尿常规。

145. D **146.** C

147. E 皮下气肿、肺气肿、胸腔积液、全身明显水肿、肥胖等,均可导致 QRS 波群振幅减低。

148. C 原发型肺结核的临床表现:症状轻重不一,轻者可无症状,仅在体检胸部 X 线时发现。年龄较大儿童一般起病缓慢,结核中毒症状多见如低热、食欲缺乏、疲乏、盗汗等。婴幼儿及重症患儿可急性起病,高热,但一般情况尚好,与发热不相称,持续 2～3 周后转为低热,并伴结核中毒症状,干咳和轻度呼吸困难最为常见。婴儿可表现为体重不增或生长发育障碍。部分高度过敏状态小儿可出现眼疱疹性结膜炎、皮肤结节性红斑和(或)多发性一次性关节炎。

149. B 针对原发性肺结核首选的检查为胸部 X 线片。

150. D 原发性肺结核的治疗:①无症状或症状不多的原发型肺结核,药物选择以异烟肼(INH)为主配合利福平(RFP)或乙胺丁醇(EMB),一般疗程 9～12 个月。②活动性原发型肺结核,宜分阶段治疗,在强化治疗阶段宜用三种杀菌药,即 INH、RFP、PZA(吡嗪酰胺)或 SM(链霉素),2～3 个月后以 INH、RFP 或 EMB 巩固维持治疗,INH 疗程 12～18 个月,RFP 及 EMB 疗程为 6～12 个月。

151. C 胸骨左缘 2～3 肋间闻及 3/6 级缩期喷射性杂音提示房间隔缺损。

152. C 房间隔缺损心脏杂音形成的最直接原因是经肺动脉瓣血流量增多。

153. B 房间隔缺损最典型的心电图改变是不完全性右束传导阻滞和电轴右偏。

154. B 患儿发热、胸痛,且右胸部饱满,叩诊浊音,白细胞增多,中性粒细胞百分比升高,首先考虑为急性脓胸。

155. A 急性脓胸应首选胸腔穿刺,抽出胸水,查明致病菌,从而制订治疗方案。

三、X 型题

156. ABCD 根据患儿临床表现及辅助检查,首先考虑诊断急性肠套叠。急性肠套叠是一种危及生命的急症,复位是紧急的治疗措施,一旦确诊,需要立即进行手术,故不应采取内科保守治疗。

157. ABCE 胃食管反流的临床表现包括呕吐、烧心、咽下疼痛、呕血和便血、呼吸道感染、哮喘、窒息和呼吸暂停、营养不良、声音嘶哑等,但不会出现上腹部包块。

158. ABCE 渗出液的特点是:外观较黏稠,易凝固;比重＞1.016;蛋白＞25～30 g/L;胸水 LDH/血清 LDH＞0.6;Rivalta 试验(＋);细胞数＞500×10⁶/L。

159. CDE 法洛四联症肺动脉口狭窄导致右室后负荷加重,但与单纯性肺动脉狭窄不同。由于法洛四联症存在室间隔缺损和主动脉骑跨,右室的血流可通过这些通道进入左室和主动脉,即右室不会进行性扩大,因此一般不会发生顽固性心力衰竭,差异性发绀是动脉导管未闭的表现。

160. BCE 肺动脉狭窄以肺动脉瓣狭窄最常见;肺动脉狭窄患儿生长发育多正常,大多无发绀。

161. ABDE 儿童糖尿病的治疗是一综合治疗的过程,共包括 5 个方面:药物的应用、饮食管理、适当运动、加强宣教及定期监测血糖。

162. ADE 氟喹诺酮类是治疗伤寒的首选药物。第三代头孢菌素在体外对伤寒杆菌有强大的抗菌活性,体内分布广,胆汁浓度高,不良反应少,尤其适用于孕妇、儿童、哺乳期妇女等患者。氯霉素也有治疗伤寒的作用,但由于耐药率及复发率高,且毒副作用大,现已很少使用。

163. ABCD 接触传染性疾病后无须预防性口服药物。

164. ABDE 念珠菌病系一种真菌感染,促使念珠菌病发病的因素有:机体免疫力低下,长期使用肾上腺皮质激素,外源性感染等。白细胞减少、T 细胞功能降低属于机体免疫力低下;使用污染的输液管及导管属于外源性感染。

165. AD 小儿身材矮小的诊断标准是身高低于平均身高的 2 个标准差以下或身高低于同龄、同性别正常小儿生长曲线第 3 百分位数以下。

166. ABDE

167. AB 出生时:乙肝疫苗和卡介苗;满月:乙肝第二针;2、3、4 每月每月一次脊髓灰质炎三型混合疫苗;3、4、5 每月每月一次百白破混合制剂。

168. ABCD 遗传性疾病可分为:染色体病、线粒体遗传病、单基因遗传病、多基因遗传病、基因组印记。

169. AB 铁的贮存形式为铁蛋白和含铁血黄素。

170. ABCDE 引起先天性甲状腺功能减退症的原因有:甲状腺不发育、发育不全或异位,甲状腺激素合成障碍,TSH、TRH 缺乏,甲状腺或靶器官功能低下,母亲因素(母亲服用抗甲状腺药物),缺碘等。

171. ABCE 苯丙酮尿症的临床表现有毛发、皮肤、虹膜色淡,皮肤干燥,可见湿疹,汗液和尿液有鼠臭味,智力与运动发育落后,小头畸形,肌张力增高,步态异常,腱反射亢进、惊厥等。

172. ABCDE 单纯肾病的特点包括:大量蛋白尿、水肿、低蛋白血症、高脂血症;肾炎型肾病的在单纯肾病的基础上包括高血压、血尿、低补体血症、肾功能不全等。

173. ABCDE

174. ABCD 新生儿肺透明膜病早期和病情轻者常先用 CPAP,如病情较重用机械通气,给予肺泡表面活性物质。因缺氧常发生酸中毒,需纠正酸中毒。肺透明膜病气道分泌物一般较少,除非继发细菌感染,所以积极清理气道分泌物不是主要治疗措施。

175. ABC 腺病毒肺炎 X 线表现出现早,表现为两肺可见小点片状,斑片状阴影,部分患儿有不同程度的肺气肿。

住院医师规范化培训内容与标准
——儿科培训细则

儿科学是一门研究小儿营养、生长发育规律、提高小儿身心健康水平和疾病防治的综合性医学学科。它的服务对象从胎儿到青少年,其生理、病理、疾病表现等方面与成人不同,具有动态生长和发育的特点。学科范围包括:儿童保健、围生医学、新生儿、感染、消化、呼吸、心血管、泌尿、血液及肿瘤、神经、精神心理、内分泌、免疫、遗传代谢、重症、康复、营养等。

一、培训目标

能够掌握正确的临床工作方法,准确采集病史、规范体格检查、正确书写病历。对儿科的常见病、多发病的病因、发病机制、临床表现、诊断与鉴别诊断、治疗与预防等有较详细的了解,并能独立处理;熟悉各轮转科室诊疗常规(包括诊疗技术)和临床路径。培训结束时,住院医师能够具有良好的职业道德和人际沟通能力,具有独立从事儿科临床工作的能力。

二、培训方法

采取在儿科范围内各三级学科(专业)科室轮转的形式进行。通过管理患者,参加门、急诊工作和各种教学活动,完成规定的病种和基本技能操作数量,学习儿科的专业理论知识,认真填写《住院医师规范化培训登记手册》,规范地书写病历,参加危重患者的抢救,低年资住院医师参与见习/实习医生的儿科临床教学工作,高年资医师指导低年资医师。

轮转科室及其时间安排:

轮转科室	时间/月
儿童保健	2(其中 1 个月可在基层)
新生儿、心血管、肾脏、神经、血液及肿瘤、消化、呼吸、传染病、重症医学(ICU)、内分泌、风湿免疫、辅助科室(影像、心电图)等	各 2~3(共计 28 个月,根据培训基地的具体情况安排)
门诊、急诊	3
合计	33

三、培训内容与要求

（一）儿童保健（2 个月）

1. 轮转目的

掌握：小儿生长发育规律、发育评价的方法；小儿营养的基本知识及正确的喂养方法；国家免疫规划、疫苗接种程序以及预防接种的方法、注意事项、禁忌证、常见的异常反应及处理等；疫苗针对传染病的报告、采样以及疫苗储运的基本要求；儿童佝偻病、贫血、肺炎、腹泻病的防治方案；小儿常见疾病（包括营养不良、锌缺乏症、肥胖症、注意力缺陷多动综合征、遗尿症等）的诊断及防治。

熟悉：各种心理行为测试的方法及其适应年龄，并对结果予以解释和评价；散居儿童及集体儿童的管理；身材矮小、厌食症、发育迟缓等症状的鉴别诊断；儿童早期发展的评价、咨询和干预；儿童保健的卫生宣教。

2. 基本要求

（1）学习病种及例数要求：

病种	最低例数	病种	最低例数
营养不良	3	贫血	3
锌缺乏症	3	遗尿症	3
注意力缺陷多动障碍	3	肥胖症	3
维生素 D 缺乏性佝偻病	3	儿童疾病综合管理	3

（2）基本技能要求：

常用体格指标的测量（如体重、身高、头围、胸围、上臂围、皮下脂肪），儿童常用心理行为量表评定。

（二）重症监护室（ICU）（2～3 个月）

1. 轮转目的

掌握：病情评估、观察生命体征，危重病例评分法；能够对血气分析、电解质、肝、肾功能等的测定结果进行分析和初步处理，并在上级医师的指导下，进行危重患者一般问题的处理；对循环、呼吸、泌尿、消化、中枢神经、代谢等系统监测参数的判读分析；多器官功能不全综合征（MODS）、全身炎性反应综合征（SIRS）、脓毒症（SEPSIS）、急性呼吸窘迫综合征（ARDS）、休克、弥散性血管内凝血（DIC）等综合征的概念、发病机制、病理生理和治疗原则；各系统损伤的病理生理、评估、支持原理和方法；营养支持治疗；感染的诊断和治疗原则；抗生素的合理应用；水电、酸碱紊乱分型和纠正原则；临床合理用血知识。

熟悉：急救常用药物及其剂量。

2. 基本要求

（1）学习病种及例数要求：

病种	最低例数	病种	最低例数
心肺复苏（心脏骤停、呼吸骤停）	3	急性呼吸窘迫综合征（ARDS）	3
重症哮喘	3	休克	3

(续表)

病种	最低例数	病种	最低例数
心律失常	3	急性肾衰竭	3
急性颅内高压	3	多脏器功能不全综合征	3
惊厥	3	各种中毒	3
急性呼吸衰竭	3	脓毒症	3
心力衰竭	3		

(2) 基本技能要求:能操作监护仪;进行气管插管不少于3例;心肺复苏术。

(三) 新生儿(2~3个月)

1. 轮转目的

掌握:新生儿的分类;足月儿、早产儿、小于胎龄儿、过期产儿、巨大儿等的解剖生理特点及护理特点;新生儿的病史询问及病历书写;新生儿常见病的病因、发病机制、临床表现、诊断和防治。

熟悉:新生儿、早产儿的喂养、用药(包括抗生素)和补液特点;新生儿输血适应证。

2. 基本要求

(1) 学习病种及例数要求:

病种	最低例数	病种	最低例数
新生儿窒息	3	新生儿颅内出血	3
新生儿缺氧缺血性脑病	3	新生儿呼吸窘迫综合征	1
新生儿肺炎	3	新生儿胎粪吸入综合征	3
新生儿败血症	3	新生儿化脓性脑膜炎	3
新生儿坏死性小肠结肠炎	1	新生儿寒冷损伤综合征	1
新生儿先天性梅毒	1	新生儿高血糖症	1
新生儿低血糖	1	TORCH(弓形虫、其他病原体、风疹病毒、巨细胞病毒、单纯疱疹病毒感染、肝炎综合征)	1
新生儿母子血型不合溶血病	1		
新生儿红细胞增多症	1		
新生儿高胆红素血症	3		

(2) 基本技能要求:正确进行新生儿全面的体格检查不少于3例。

(四) 传染性及寄生虫疾病(2~3个月)

1. 轮转目的

掌握:儿童常见传染病的病原、临床表现、诊断与鉴别诊断、治疗和预防。

熟悉:母婴传播性疾病(如艾滋病、淋病、梅毒等)的临床表现、诊断和防治;急性弛缓性麻痹的诊断和报告要点。

2. 基本要求

(1) 学习病种及例数要求:

病种	最低例数	病种	最低例数
麻疹	2	流感	2
风疹	2	百日咳	1

（续表）

病种	最低例数	病种	最低例数
幼儿急疹	2	手足口病	2
水痘	2	疟疾	1
流行性腮腺炎	2	蛔虫病、绦虫病、蛲虫病等	3
甲型、乙型、丙型病毒性肝炎	3	流行性乙型脑炎	1
细菌性痢疾	3	艾滋病、淋病、梅毒等	1
小儿各型结核病、中毒性菌痢、沙门菌感染、霍乱等	2	流行性脑脊髓膜炎	2
		血吸虫病	1

（2）基本技能要求：传染病的防护及处理措施。

（五）消化系统疾病（2～3 个月）

1. 轮转目的

掌握：小儿消化系统的解剖生理特点；小儿消化系统常见疾病的临床表现、诊断、鉴别诊断及防治；腹泻病的病因、临床表现、诊断与鉴别诊断及治疗（包括液体疗法、电解质紊乱、酸碱平衡失调的处理）。

2. 基本要求

（1）学习病种及例数要求：

病种	最低例数	病种	最低例数
口腔炎	3	胃食管反流	2
胃炎	3	消化性溃疡病	3
腹泻病	5		

（2）基本技能要求：插胃管 1 例。

（六）呼吸系统疾病（2～3 个月）

1. 轮转目的

掌握：小儿呼吸系统的解剖生理特点；小儿呼吸系统常见疾病的临床表现、并发症、诊断与鉴别诊断及防治。

2. 基本要求

（1）学习病种及例数要求：

病种	最低例数	病种	最低例数
上呼吸道感染	5	胸腔积液	2
急性喉炎	2	各型肺炎（大叶性肺炎、支气管肺炎、金黄色葡萄球菌肺炎、病毒性肺炎、支原体肺炎）	5
急性支气管炎	5		
毛细支气管炎	3		
支气管哮喘	3		

（2）基本技能要求：胸腔穿刺 1 例；氧疗。

(七) 心血管系统疾病(2～3 个月)

1. 轮转目的

掌握：小儿心血管系统的解剖生理特点、物理检查方法及意义；常见先心病的病史、体征、心电图、超声心动图和 X 线胸片的特点、诊断与鉴别诊断；常见心律失常的诊断和治疗；心肌炎的诊断和治疗；心导管造影前后的处理和输血适应证。

熟悉：心导管造影检查。

2. 基本要求

(1) 学习病种及例数要求：

病种	最低例数	病种	最低例数
室间隔缺损	1	肺动脉瓣狭窄	1
房间隔缺损	1	病毒性心肌炎	1
动脉导管未闭	1	常见心律失常	2
法洛四联症	1	心力衰竭	1

(2) 基本技能要求：心电图操作及分析不少于 5 例；静脉穿刺不少于 5 例。

(八) 泌尿系统疾病(2～3 个月)

1. 轮转目的

掌握：小儿泌尿系统的解剖生理特点；尿常规检查、肾功能检查的原理和报告的分析判断；肾小球疾病的临床和病理分型；急性肾炎(包括重症病例)的发病机制、临床表现和防治；泌尿系统感染及反流性肾病的临床特点、诊断及防治；肾病综合征的发病机制、临床表现、诊断及治疗(包括肾上腺皮质激素的短、中、长程疗法、免疫治疗、输血适应证等)。

2. 基本要求

(1) 学习病种及例数要求：

病种	最低例数	病种	最低例数
泌尿系统感染	3	其他肾炎	2
急性肾炎	3	孤立性血尿	3
肾病综合征	1		

(2) 基本技能要求：导尿 1 例。

(九) 血液及肿瘤疾病(2～3 个月)

1. 轮转目的

掌握：小儿胚胎造血、生后造血及不同年龄血象的特点；止血及凝血机制；小儿常见血液疾病的病因、发病机制、分类、防治及输血适应证。

熟悉：出血性疾病、溶血性疾病的鉴别诊断及处理原则；白血病及淋巴细胞瘤的诊断及治疗。

2. 基本要求

(1) 学习病种及例数要求：

病种	最低例数	病种	最低例数
营养性缺铁性贫血	3	白血病	1
营养性巨细胞性贫血	1	淋巴细胞瘤	1
特发性血小板减少性紫癜	1		

（2）基本技能要求：骨髓穿刺不少于 2 例。

（十）神经系统疾病（2～3 个月）

1. 轮转目的

掌握：小儿神经系统的解剖生理特点及检查方法；小儿神经系统常见疾病的临床表现、诊断与鉴别诊断及治疗。

熟悉：小儿神经遗传性疾病的诊断及治疗。

了解：脑电图结果与临床表现的关系。

2. 基本要求

（1）学习病种及例数要求：

病种	最低例数	病种	最低例数
癫痫	5	病毒性脑炎	3
脑性瘫痪	1	化脓性脑膜炎	3
脊髓炎	1	多发性神经根炎	1
常见肌病	1		

（2）基本技能要求：神经系统检查不少于 5 例；腰椎穿刺不少于 3 例；硬膜下穿刺 1 例。

（十一）内分泌及遗传代谢病、风湿免疫性疾病（2～3 个月）

1. 轮转目的

掌握：典型常见的内分泌系统疾病、遗传代谢病、风湿免疫性疾病的临床表现、诊断与鉴别诊断、治疗及输血适应证。

2. 基本要求

学习病种及例数要求：

病种	最低例数	病种	最低例数
风湿热	1	儿童糖尿病	1
幼年特发性关节炎	1	糖尿病昏迷	1
过敏性紫癜	2	先天性甲状腺功能低下	1
系统性红斑狼疮	1	先天愚型（21-三体综合征，唐氏综合征）	1
皮肤黏膜淋巴结综合征（川崎病）	1		

（十二）教学、科研能力培训

3 年内应参加一定的临床教学、科研工作；写出具有一定水平的文献综述或读书报告 1 篇。

儿科住院医师规范化培训结业理论考核大纲

大纲一级	大纲二级	大纲三级	大纲四级	掌握程度
公共理论	1. 政策法规	1. 卫生法基本理论		了解
		2. 医疗机构管理法律制度		了解
		3. 执业医师法律制度		了解
		4. 医疗事故与损害法律制度		了解
		5. 母婴保健法律制度		了解
		6. 传染病防治法律制度		了解
		7. 药品及处方管理法律制度		了解
		8. 血液管理法律制度		了解
		9. 突发公共卫生事件的应急处理条例		了解
	2. 循证医学与临床科研设计			了解
	3. 医学伦理学	1. 医学伦理学的理论基础和规范体系		了解
		2. 医患关系伦理		了解
		3. 临床诊疗中的伦理问题		了解
		4. 死亡医学伦理		了解
		5. 生命科学发展中的伦理问题		了解
		6. 健康伦理		了解
		7. 医学道德的评价、监督和修养		了解

（续表）

大纲一级	大纲二级	大纲三级	大纲四级	掌握程度
专业理论	1. 与本专业相关的基础理论知识	小儿各系统解剖、生理特点	（呼吸系统、消化系统、心血管系统、泌尿系统、神经系统、内分泌系统、风湿免疫系统、新生儿、血液系统）的解剖生理特点、病理生理过程、小儿胚胎造血、生后造血及不同年龄血象的特点、止血及凝血机制	掌握
	2. 本专业基本理论知识	儿童保健原则	1. 小儿生长发育规律、发育评价的方法	掌握
			2. 小儿营养的基本知识及正确的喂养方法	掌握
			3. 国家免疫规划、疫苗接种程序和预防接种的方法、注意事项及其禁忌证、常见的异常反应及处理	掌握
			4. 疫苗针对传染病的报告、采样以及疫苗储运的基本要求	了解
		儿童神经心理发育	1. 各种心理行为测试的方法及其适应年龄，并对结果予以解释、评价；散居儿童及集体儿童的管理	了解
			2. 儿童早期发展的评价、咨询和干预，儿童保健的卫生宣教	了解
		儿科危急症识别	1. 病情评估、观察生命体征，危重病例评分法	掌握
			2. 能够分析血气分析、电解质、肝肾功能等测定结果并进行初步处理，在上级医师的指导下，进行危重患者一般问题的处理	掌握
			3. 循环、呼吸、肾脏、消化道、中枢神经、代谢等系统监测参数的判读分析	掌握
		新生儿基本知识	1. 新生儿的分类	掌握
			2. 各类新生儿的解剖生理特点	掌握
			3. 新生儿、早产儿的喂养及用药（包括抗生素）及补液特点、新生儿输血适应证	了解
		儿科传染病基本知识	1. 儿童常见传染病的病原及预防	掌握
			2. 急性弛缓性麻痹（AFP）诊断、报告要点	了解
		儿科体液平衡特点及液体疗法	液体疗法，电解质紊乱、酸碱平衡失调的处理	掌握
		儿科肾脏疾病的检查方法	1. 尿常规检查、肾功能检查原理及报告的分析判断	掌握
			2. 肾小球疾病的临床及病理分型	掌握

（续表）

大纲一级	大纲二级	大纲三级	大纲四级	掌握程度
专业理论	2. 本专业基本理论知识	儿科血液系统疾病	1. 儿科血液系统常见疾病的病因、发病机制、分类及防治	了解
			2. 输血适应证,出血性疾病、溶血性疾病的鉴别诊断及处理原则	了解
		儿科神经遗传性疾病	1. 小儿神经遗传性疾病的诊断及治疗	了解
			2. 了解脑电图结果与临床表现的关系	了解
	3. 常见病种的诊疗规范	1. 呼吸系统	上呼吸道感染、急性喉炎、急性支气管炎、毛细支气管炎、支气管哮喘、胸腔积液、各型肺炎(支气管肺炎、金黄色葡萄球菌肺炎、病毒性肺炎、支原体肺炎)临床表现,并发症、诊断、鉴别诊断及防治	掌握
		2. 心血管系统	常见先心病(室间隔缺损、房间隔缺损、动脉导管未闭、法洛四联症肺动脉瓣狭窄)的病史、体征、心电图、超声心动图及X线胸片的特点、诊断及鉴别诊断;病毒性心肌炎、常见心律失常、心力衰竭诊断及治疗	掌握
		3. 消化系统	小儿腹泻病分类、病因、发病机制、临床表现、诊断与鉴别诊断、治疗和预防。口腔炎、胃炎、胃食管反流及消化性溃疡病的临床表现、诊断、鉴别诊断及防治	掌握
		4. 感染性疾病	麻疹、风疹、幼儿急疹、水痘、流行性腮腺炎、病毒性(甲型、乙型、丙型)肝炎、细菌性痢疾中毒型菌痢、沙门氏菌感染、霍乱流行病学、临床表现、诊断与鉴别诊断、治疗与预防。流感、百日咳、手足口病、结核病、流行性乙型脑炎、流行性脑脊髓膜炎的流行病学、临床表现、诊断与鉴别诊断、治疗与预防	掌握
			疟疾、蛔虫病、绦虫病、蛲虫病、血吸虫病、艾滋病、淋病的临床表现及诊治要点	了解
		5. 营养与营养障碍疾病	儿童维生素D缺乏性佝偻病、营养不良、锌缺乏症、肥胖症临床症状及鉴别诊断	掌握
			注意力缺陷多动综合征、遗尿症、身材矮小、厌食症、发育迟缓临床症状及鉴别诊断	了解
		6. 新生儿与新生儿疾病	新生儿窒息、新生儿缺氧缺血性脑病与颅内出血的、新生儿肺炎、新生儿败血症、新生儿溶血病、新生儿高胆红素血症、新生儿胎粪吸入综合征、新生儿化脓性脑膜炎临床特点、诊断及治疗	掌握

（续表）

大纲一级	大纲二级	大纲三级	大纲四级	掌握程度
专业理论	3. 常见病种的诊疗规范	6. 新生儿与新生儿疾病	新生儿坏死性小肠结肠炎、新生儿先天性梅毒、新生儿低血糖症和高血糖症、新生儿红细胞增多症、新生儿呼吸窘迫综合征、新生儿寒冷损伤综合征、新生儿 TORCH 感染的原因、临床特点、诊断及治疗	了解
		7. 泌尿系统	急性肾炎的发病机制、临床表现（包括重症病例）及防治；泌尿系统感染及孤立性血尿的临床特点、诊断及防治；肾病综合征的发病机制、临床表现、诊断及治疗原则	掌握
			反流性肾病、肾病综合征的激素治疗	了解
		8. 血液系统	营养性缺铁性贫血、营养性巨细胞性贫血、免疫性血小板减少症的病因、发病机制、分类及防治；白血病及淋巴瘤的诊断	掌握
			白血病及淋巴瘤的治疗	了解
		9. 神经肌肉系统疾病	病毒性脑炎、化脓性脑膜炎、多发性神经根炎的临床表现、诊断、鉴别诊断及治疗	掌握
			癫痫、脑性瘫痪、脊髓炎、常见肌病的临床表现、诊断及治疗	了解
		10. 免疫性疾病	风湿热、过敏性紫癜、皮肤黏膜淋巴结综合征（川崎病）的临床表现诊断与鉴别诊断、治疗	掌握
			幼年特发性关节炎、系统性红斑狼疮的临床表现、诊断与鉴别诊断、治疗	了解
		11. 内分泌遗传代谢性疾病	儿童糖尿病、糖尿病昏迷的临床表现、诊断与鉴别诊断、治疗	掌握
			先天性甲状腺功能低下、先天愚型（21-三体综合征、唐氏综合征）的临床表现、诊断与鉴别诊断、治疗	了解
		12. 急危重症	脓毒症（SEPSIS）、急性呼吸窘迫综合征（ARDS）、休克等综合征概念、发病机制、病理生理、治疗原则。重症哮喘、急性颅内高压、惊厥、急性呼吸衰竭、休克、急性肾衰竭的发病机制、病理生理、临床表现、诊断鉴别诊断和治疗原则	掌握
			多器官功能不全综合征（MODS）、弥散性血管内凝血（DIC）、重症心律失常、各种中毒发病机制、病理生理、临床表现、诊断鉴别诊断和治疗原则	了解

（续表）

大纲一级	大纲二级	大纲三级	大纲四级	掌握程度
基本技能	1. 基本急救技能	1. 心肺复苏		掌握
		2. 气管插管		了解
	2. 本专业基本技能	1. 病史采集、病历书写规范体格检查规范；各种专科查体（如新生儿、神经等）专科体格检查		掌握
		2. 生长发育指标的测量（体重、身高、头围、胸围、上臂围、皮下脂肪等）		掌握
		3. 传染病隔离措施（洗手、穿脱隔离衣、污染物处理）		掌握
		4. 各种临床常用穿刺（腰椎穿刺、骨髓穿刺、胸腔穿刺、腹腔穿刺）		掌握
		5. 心电图操作及分析、影像阅片、血及骨髓涂片分析、血气报告分析、血、尿、便常规的判读		掌握
		6. 导尿		了解
		7. 尿培养留取		了解
		8. 硬膜下穿刺		了解
		9. 胃管插管术、洗胃、抽取胃液		了解

儿科住院医师规范化培训结业实践技能
考核指导标准

考站设计	考核内容	考核形式与方法	时间/分钟	分值/分	合格标准	备注
第一站：接诊病人	病史采集	利用真实患者或 SP，床旁考核	15	12		
	体格检查：体格检查手法，顺序，结合病史情况重点查体	床旁，以真实患者考核操作形式考核	20	18		
	综合素质与人文关怀	仪表整洁，语言文明，操作熟练，问病史、查体过程中体现爱伤观念和人文关怀	10	6		
第二站：病例书写	根据所查患者，书写入院病历及首次病程日志	笔试	30	18	48	
第三站：病例相关问题	结合所查患者，阐述临床思维回答专家问题	口试	10	6		
第四站：人文沟通	向家长交代病情或特殊检查、治疗前谈话	口试	10	8		
第五站：临床技能操作	可选择心肺复苏、气管插管、腰穿、骨穿等操作项目进行考核	模拟操作	10	12		
第六站：辅助检查判读	考核影像片、血涂片、心电图等辅助检查结果判读能力	人机考试或读片	35	20	12	
合计	—	—	140	100	60	

1. 考站设计，考核内容等可根据基地实际情况进行调整。
2. 考核计分方法：分两大部分计分，两大部分为单项淘汰制。其中：第 1~5 站为第一部分考核，第一部分总成绩≥48 分为通过。第二部分为辅助检查判读，分别考核影像片、血涂片、心电图，第二部分总成绩≥12 分为通过。